Frank Block

Christian Prüter (Hrsg.)

Medikamentös induzierte neurologische und psychiatrische Störungen

Frank Block, Christian Prüter (Hrsg.)

Medikamentös induzierte neurologische und psychiatrische Störungen

Mit 24 zum Teil farbigen Abbildungen

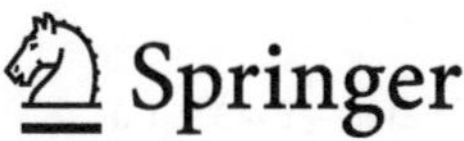

Prof. Dr. med. Frank Block
Neurologische Klinik
Helios-Kliniken Schwerin
Wismarsche Straße 392–397
19049 Schwerin

Dr. med. Christian Prüter
Gangelter Einrichtungen
Krankenhaus Maria Hilf
Fachkrankenhaus für Psychiatrie und Psychotherapie
Bruchstraße 6
52538 Gangelt

ISBN-10   3-540-28590-3 Springer Medizin Verlag Heidelberg
ISBN-13   978-3-540-28590-8 Springer Medizin Verlag Heidelberg

Bibliografische Information Der Deutschen Bibliothek
Die Deutsche Bibliothek verzeichnet diese Publikation in der Deutschen National-
bibliografie; detaillierte bibliografische Daten sind im Internet über
<http://dnb.ddb.de> abrufbar.

Springer Medizin Verlag

springer.de

© Springer Medizin Verlag Heidelberg 2006

Printed in Germany

Planung: Renate Scheddin
Projektmanagement: Renate Schulz
Lektorat: Dr. Karen Strehlow, Berlin
Design: deblik Berlin
Satz: K+V Fotosatz GmbH, Beerfelden
SPIN 11399155   Gedruckt auf säurefreiem Papier   2126 – 5 4 3 2 1 0

Vorwort

Jede Pharmakotherapie ist mit der Möglichkeit von Nebenwirkungen behaftet. Treten Symptome im zeitlichen Zusammenhang zur Medikamentengabe auf, verschwinden sie nach Absetzen und erscheinen erneut bei Reexposition, so ist von einem sicheren kausalen Zusammenhang zwischen Medikament und Symptom auszugehen. Das gilt desto mehr, wenn sich durch die Anamnese und nachfolgende Untersuchungen andere Ursachen ausschließen lassen. Allerdings ist die Situation im klinischen Alltag oft kompliziert. Bei multimorbiden Patienten, die mit mehreren Medikamenten behandelt werden, ist eine klare und eindeutige Zuordnung von neu auftretenden Symptomen zu einem Medikament oft problematisch. Bei Auftreten von neuen Beschwerden ist es ratsam und sinnvoll, eine sorgfältige und möglichst komplette Medikamentenanamnese zu erheben, um so zumindest die Möglichkeit einer Medikamentennebenwirkung als Ursache der Beschwerden in Betracht zu ziehen.

Zahlreiche Erhebungen haben gezeigt, dass bei ungefähr 5% der Anwendungen von Arzneimitteln Nebenwirkungen auftreten und etwa 2–6% der Krankenhauseinweisungen durch Nebenwirkungen von Arzneimitteln verursacht werden. Die Letalität liegt dabei zwischen 0,3 und 1,7%. Für Deutschland werden die dadurch bedingten direkten Kosten auf ca. 400 Mio. Euro und für die USA auf etwa 4 Mrd. Dollar jährlich geschätzt. Auch wenn es keine Zahlen über die Nebenwirkungen gibt, die bei Patienten auftreten, die daraufhin nicht stationär behandelt werden müssen, so ist davon auszugehen, dass diese Gruppe noch deutlich größer ist.

Das zentrale und periphere Nervensystem sind mögliche Orte von Nebenwirkungen verschiedenster Medikamente. Die daraus resultierenden Symptome umfassen fast das ganze Spektrum neurologischer und psychiatrischer Erkrankungen. Als klinisch tätiger Neurologe und Psychiater oder auch als Internist und Geriater ist man täglich der Frage nach einer medikamentösen Ursache neurologischer oder psychiatrischer Symptome ausgesetzt. Selten sind die durch Medikamente bedingten Nebenwirkungen so spezifisch, dass sie als einzige Erklärung einer Symptomatik in Frage kommen. Gerade die Abgrenzung gegenüber anderen Ursachen kann sich im Einzelfall sehr schwierig gestalten.

Das vorliegende Buch soll eine Orientierungshilfe bieten, um die Möglichkeit einer arzneimittelinduzierten Nebenwirkung als Ursache der vom Patienten beklagten Beschwerden und der in der neurologischen bzw. psychiatrischen Untersuchung festgestellten Veränderungen abzuwägen. Wichtige und häufige Symptome stellen dabei den Ausgangspunkt dar, um die für bestimmte neurologische bzw. psychiatrische Veränderungen verantwortlichen Medikamente zu beschreiben. Zunächst werden jeweils kurz die entsprechenden Symptome näher dargestellt, bevor dann in weitestgehend alphabetischer Reihenfolge – Ausnahmen bestätigen hier das eine oder andere Mal die Regel – die Medikamentengruppen und Einzelsubstanzen aufgeführt werden, die das entsprechende Symptom, oder wie beim Parkinson-Syndrom eine ganze Symptomatik, hervorrufen können. Wir möchten unseren Lesern damit im klinischen Alltag die Möglichkeit geben, sich nach Ausschluss anderer Ursachen im Dschungel der Multimedikation besser zurecht zu finden und für ihre Patienten die bestmögliche Therapie zu finden.

Wir danken unseren Autoren und Koautoren für ihre Unterstützung, das vielfältige Spektrum der möglichen medikamentös induzierten Nebenwirkungen kompetent abgedeckt zu haben, und dem Springer-Verlag, insbesondere der Programmplanerin Frau Renate Scheddin, und der Projektmanagerin Frau Renate Schulz, für die kompetente und zügige Umsetzung unseres Vorhabens sowie der Lektorin, Frau Dr. Karen Strehlow, für die professionelle Bearbeitung der Texte.

Schwerin und Gangelt, im Herbst 2005
Frank Block
Christian Prüter

Inhaltsverzeichnis

Neurologische Störungen

1 Kopfschmerzen 3
F. Block

2 Pseudotumor cerebri 23
C. Spitzer

3 Intrazerebrale Blutung 35
F. Block

4 Sinusvenenthrombose 47
C. Kosinski

5 Enzephalopathie 53
F. Block

6 Bewusstseinstrübungen 73
C. Spitzer

7 Schlafstörungen 117
J. Schiefer

8 Krampfanfälle 165
F. Block

9 Aseptische Meningitis 181
F. Block

10 Tremor 191
F. Block

11 Parkinson-Syndrom 205
F. Block

12 Dystonien 217
M. Schwarz

13 Zerebelläre Ataxien 231
D. Timmann, S. Richter

14 Schwindel 251
M. Dafotakis

15 Sehstörungen 267
F. Block

16 Hörstörungen 289
F. Block

17 Periphere Neuropathie 303
F. Block, J. Weis

18 Myasthenes Syndrom 329
F. Block

19 Myopathie 343
F. Block, J. Weis

Psychiatrische Störungen

20 Demenz 361
C. Prüter

21 Delir 385
C. Prüter

22 Organische Psychosen 407
C. Minov, T. Messer, M. Schmauß

23 Depression 421
C. Prüter

Farbtafeln 447

Sachverzeichnis 451

Autorenverzeichnis

Prof. Dr. med. Frank Block
Neurologische Klinik Helios-Kliniken Schwerin
Wismarsche Str. 393–397
19049 Schwerin

Dr. med. Manuel Dafotakis
Neurologische Klinik des Universitätsklinikums Aachen
Pauwelsstr. 30
52057 Aachen

Priv.-Doz. Dr. med. Christoph Kosinski
Neurologische Klinik des Universitätsklinikums Aachen
Pauwelsstr. 30
52057 Aachen

Dr. med. Thomas Messer
Psychiatrische Klinik Bezirkskrankenhaus Augsburg
Dr.-Mack-Str. 1
86156 Augsburg

Dr. med. Christo Minov
Psychiatrische Klinik Bezirkskrankenhaus Augsburg
Dr.-Mack-Str. 1
86156 Augsburg

Dr. med. Christian Prüter
Gangelter Einrichtungen
Krankenhaus Maria Hilf
Fachkrankenhaus für Psychiatrie und Psychotherapie
Bruchstr. 6
52538 Gangelt

Dr. rer. nat. Stefanie Richter
Neurologische Klinik und Poliklinik
Universität Duisburg-Essen
Hufelandstr. 55
45122 Essen

Dr. med. Johannes Schiefer
Neurologische Klinik des Universitätsklinikums Aachen
Pauwelsstr. 30
52057 Aachen

Prof. Dr. med. Max Schmauß
Psychiatrische Klinik Bezirkskrankenhaus Augsburg
Dr.-Mack-Str. 1
86156 Augsburg

Prof. Dr. med. Michael Schwarz
Neurologische Klinik
Klinikum Dortmund gGmbH
Beurhausstr. 40
44137 Dortmund

Dr. med. Christoph Spitzer
Neurologische Klinik
Klinikum Dortmund gGmbH
Beurhausstr. 40
44137 Dortmund

Prof. Dr. med. Dagmar Timmann
Neurologische Klinik und Poliklinik
Universität Duisburg-Essen
Hufelandstr. 55
45122 Essen

Prof. Dr. med. Joachim Weis
Institut für Neuropathologie des Universitätsklinikums Aachen
Pauwelsstr. 30
52057 Aachen

Neurologische Störungen

Kopfschmerzen

F. Block

Kopfschmerzen sind ein häufiges Symptom in der Bevölkerung, die Lebenszeitprävalenz wird mit über 90% angegeben. Kopfschmerzen können ein Symptom verschiedener neurologischer und internistischer Erkrankungen sein, sie können aber auch ein eigenständiges Krankheitsbild darstellen (so genannte primäre Kopfschmerzen). Verschiedene Medikamente einschließlich solcher, die zur Behandlung von Kopfschmerzen eingesetzt werden, können Kopfschmerzen verursachen oder bestehende verstärken. In diesem Kapitel sollen nicht die Medikamente besprochen werden, die über andere neurologische Symptome bzw. Erkrankungen Kopfschmerzen hervorrufen wie z. B. durch intrazerebrale Blutung, aseptische Meningitis oder Enzephalopathie (s. entsprechende Kapitel). Die sehr hohe Prävalenz der Kopfschmerzen und die enorme Vielzahl möglicher Ursachen lässt im Einzelfall eine klare Zuordnung zu einem bestimmten Medikament oft recht schwierig werden. Das gilt insbesondere dann, wenn sowohl die zugrunde liegende Erkrankung wie z. B. Fieber oder arterielle Hypertonie als auch die zu deren Behandlung eingesetzten Medikamente Kopfschmerzen verursachen können. Kopfschmerzen als mögliche Nebenwirkung sind gerade für neuere Substanzen nicht immer einfach zu klären, da Kopfschmerzen in den Phase-II-Studien und Phase-III-Studien eine häufige Nebenwirkung sowohl der Verumpräparate als auch des Plazebo darstellen.

Anamnese. Wichtigstes Instrument in der Abklärung von Kopfschmerzen ist die Anamnese. Fragen nach:

- Auftreten,
- möglichen Auslösern,
- Dauer,
- Frequenz,
- Begleitsymptomen,
- Charakter,
- Intensität,
- Vorerkrankungen etc.

lassen oft eine erste Einschätzung zu. In diesem Zusammenhang ist die **Medikamentenanamnese** besonders wichtig: wurde ein neues Medikament vor Auftreten der Kopfschmerzen verordnet; gibt es einen zeitlichen Zusammenhang zwischen Einnahme eines Medikamentes und dem Auftreten der Kopfschmerzen; in welcher Häufigkeit und über welchen Zeitraum werden Schmerzmittel eingenommen.

Untersuchung und Diagnostik. Eine allgemeinmedizinische und neurologische Untersuchung können weitere Hinweise auf mögliche Ursachen geben. Selbst bei diesbezüglich unauffälligen Befunden sollte bei jedem Patienten mit neu aufgetretenen Kopfschmerzen einmalig eine zerebrale Bildgebung mittels CT oder MRT zum Ausschluss struktureller Läsionen erfolgen.

Kopfschmerzen bei Medikamentenübergebrauch

Gegenüber den sonstigen Medikamenten-induzierten Kopfschmerzen lässt sich der Kopfschmerz bei Medikamentenübergebrauch durch folgende Kriterien abgrenzen: Vorhandensein eines primären Kopfschmerzes und häufige Einnahme eines Schmerzmittels zur Behandlung desselben. Nach der neuen Klassifikation der Internationalen Kopfschmerzgesellschaft kann ein Kopfschmerz bei Medikamentenübergebrauch diagnostiziert werden, wenn die folgenden Kriterien erfüllt sind:

1. Vorhandensein eines Kopfschmerzes an 15 oder mehr Tagen pro Monat;
2. Einnahmen von Ergotaminen, Triptanen oder Opiaten an 10 oder mehr Tagen pro Monat über einen Zeitraum von mindestens 3 Monaten oder von Analgetika an 15 oder mehr Tagen pro Monat über einen Zeitraum von mindestens 3 Monaten;
3. Der Kopfschmerz ist von drückendem Charakter und bilateral vorhanden (Analgetika, Ergotamine) oder pulsierend und einseitig (Triptane);
4. Innerhalb von 2 Monaten nach Absetzen der Medikamente verschwindet der Kopfschmerz oder kehrt zu seinem früheren Auftretensmuster zurück.

(Die Internationale Klassifikation von Kopfschmerzerkrankungen, 2003)

In verschiedenen Studien wird die Prävalenz des Kopfschmerzes bei Medikamentenübergebrauch mit 1% beziffert (Castillo et al. 1999; Lu et al. 2001; Zwart et al. 2003). Aus einer Metaanalyse wird ersichtlich, dass Migräne bei 65% und Spannungskopfschmerz bei 27% die primären Kopfschmerzen waren, auf deren Boden zusammen mit dem regelmäßigen Schmerzmittelgebrauch sich der Kopfschmerz bei Medikamentenübergebrauch entwickelte (Diener u. Dahlöf 1992). Der Kopfschmerz bei Medikamentenübergebrauch kann sich auch bei Kopfschmerzen nach Schädelhirntrauma oder HWS-Schleudertrauma entwickeln. Interessanterweise führen andere Indikationen für häufigen Schmerzmittelgebrauch wie z.B. rheumatische Erkrankungen oder Rückenschmerzen so gut wie nie zu Kopfschmerzen bei Medikamentenübergebrauch.

> Frauen sind 3- bis 5-mal häufiger von Kopfschmerzen bei Medikamentenübergebrauch betroffen als Männer.

Der Kopfschmerz bei Medikamentenübergebrauch, der sich unter Analgetika oder Ergotaminen entwickelt, ist ein chronischer, holozephaler, diffuser und dumpfer Kopfschmerz ohne wesentliche Begleitsymptome. Triptane hingegen führen zu migräneartigen Kopfschmerzen. Zudem ist eher eine Zunahme der Attackenfrequenz der Migräne zu beobachten als denn tägliche Kopfschmerzen (Limmroth et al. 1999). Neben diesen klinischen Unterschieden zwischen den einzelnen Substanzgruppen lassen sich auch pharmakologische Unterschiede herausarbeiten (Limmroth et al. 2002). So ist für Triptane die durchschnittliche Dauer der Einnahme kürzer und die monatliche Einnahmefrequenz niedriger als für Ergotamine oder Analgetika (◘ Tabelle 1.1).

◘ Tabelle 1.1. Mittlere Dauer und monatliche Einnahmefrequenz für Kopfschmerz bei Medikamentenübergebrauch (nach Limmroth et al. 2002)

Substanzgruppe	Mittlere Dauer der Einnahme (Jahre)	Mittlere monatliche Frequenz der Einnahme
Analgetika	5,2	74
Ergotamine	2,7	37
Opiate	2,2	108
Triptane	1,7	19

Entzug. Erster wichtiger Schritt in der Behandlung des Kopfschmerzes bei Medikamentenübergebrauch ist die Aufklärung des Patienten über den Zusammenhang zwischen Medikamenteneinnahme und Kopfschmerz. Darauf aufbauend sollte der Patient zu einer Entzugsbehandlung motiviert werden. Der Entzug der Triptane geht recht schnell und ohne wesentliche Entzugssymptome von statten. Bei Ergotaminpräparaten und analgetischen Mischpräparaten entwickeln sich Entzugssymptome wie Übelkeit, Erbrechen, Hypotension und Tachykardie. Bei Mischpräparaten, die Codein enthalten, und bei Patienten, die zusätzlich Tranquilizer einnehmen, ist der Entzug schwieriger und langwieriger und bedarf oft einer stationären Behandlung. Aus einer großen prospektiven Studie lässt sich ablesen, dass 38% innerhalb der ersten 12 Monate und 42% innerhalb von 4 Jahren einen Rückfall erleiden (Katsarava et al. 2003; Katsarava et al. 2005). Diese Daten stimmen mit denen aus retrospektiven Untersuchungen recht gut überein (Fritsche et al. 2001; Tribl et al. 2001).

β-Blocker

Die β-Blocker haben ihren festen Platz in der Behandlung der arteriellen Hypertonie, bei kardialen Rhythmusstörungen und Zustand nach Herzinfarkt. Zudem weisen einige β-Blocker eine prophylaktische Wirkung bei der Migräne auf. Bei den Nebenwirkungen werden Kopfschmerzen neben den kreislaufbedingten Nebenwirkungen am häufigsten benannt. Dieses trifft für die β-Blocker Atenolol, Bisoprolol, Carvedilol, Labetolol, Metoprolol, Nebivolol, Pindolol und Sotalol zu (Benfield et al. 1986; Carter 1983; Garg et al. 1993; Gonasun u. Langrall 1982; McNeely u. Goa 1999; McTavish et al. 1993; Prisant et al. 1990; Trippel u. Gillette 1990; Zanetti 1993). Die Rate ist im Bereich von 1,4–10% insgesamt recht niedrig (Garg et al. 1993; Trippel u. Gillette 1990). Überwiegend sind die Kopfschmerzen leicht bis mittelgradig und führen selten zum Absetzen des Medikaments.

Dipyridamol

Dipyridamol bewirkt über eine Hemmung von Adenosin eine Gefäßdilatation und wird deshalb in der pharmakologischen Stresstestung des Herzens eingesetzt, um die koronare Herzkrankheit zu entdecken bzw. deren Ausmaß festzulegen. Als wesentlicher Wirkmechanismus für die Kopfschmerzen ist diese durch Dipyridamol bedingte **Gefäßdilatation** anzunehmen, die mittels Dopplersonographie an der A. cerebri media nachgewiesen werden konnte (Kruuse et al. 2000). Über die Hemmung der Phosphodiesterase der Thrombozyten bewirkt es zudem eine Hemmung der Thrombozytenaggregation. Dieser Wirkmechanismus ist die Basis für die Indikation der Sekundärprophylaxe beim ischämischen Schlaganfall, wozu das Dipyridamol allerdings in fester Kombination mit Azetylsalizylsäure im Handel ist. Bei den kardialen Belastungstests wird Dipyridamol meist intravenös appliziert und Kopfschmerzen sind in 3–37% die häufigste Nebenwirkung (Homma et al. 1987; Ignaszewski et al. 1993; Laarman et al. 1988; Meyers et al. 2002). In der klinischen Studie zum Wirksamkeitsnachweis in der Sekundärprophylaxe des ischämischen Schlaganfalls waren Kopfschmerzen bei den Patienten der Studienarme, die entweder Dipyridamol oder Dipyridamol und Azetylsalizylsäure erhielten, als Nebenwirkung etwas häufiger als unter Plazebo oder Azetylsalizylsäure (Diener et al. 1996).

Als Begründung für den Abbruch der Studienmedikation wurden Kopfschmerzen in den beiden Gruppen mit Dipyridamol signifikant häufiger angeführt als in den beiden anderen Gruppen ohne Dipyridamol.

In einer prospektiven Untersuchung zu den Dipyridamol-induzierten Kopfschmerzen ließ sich zeigen, dass deren Rate am ersten Tag der Einnahme mit 67% recht hoch war und sich über einen Zeitraum von 5 Tagen auf 3% reduzierte (Theis et al. 1999). Somit ist für die meisten Patienten mit einer schnellen Toleranzentwicklung hinsichtlich der Dipyridamol-induzierten Kopfschmerzen zu rechnen. Das Auftreten der Kopfschmerzen korreliert recht gut mit dem Gipfel der Plasmakonzentration von Dipyridamol, beides liegt bei 2–3 h nach der Einnahme (Theis et al. 1999).

Felbamat

Felbamat ist ein Antiepileptikum, das zur Behandlung des Lennox-Gastaut-Syndroms und zur Therapie von partiellen und generalisierten Anfällen als Monotherapie oder in Kombination mit anderen Antiepileptika eingesetzt wird. Die übliche Dosierung liegt bei 2400–3600 mg pro Tag. In mehreren Studien, die die Wirksamkeit von Felbamat in der Behandlung unterschiedlicher Anfallsarten untersuchten, waren Kopfschmerzen eine häufigere Nebenwirkung (Bourgois et al. 1993; Faught et al. 1993; Sachdeo et al. 1992). Die Rate lag zwischen 5 und 45%. Analysen, die zwischen Mono- und Kombinationstherapie unterschieden, legen nahe, dass die Frequenz von Kopfschmerzen bei der Kombinationstherapie deutlich höher ist (Faught et al. 1993; Sachdeo et al. 1992). In einer prospektiven Studie zur Frage von Felbamat-induzierten Kopfschmerzen konnte eine Rate von 33% ermittelt werden, wobei kein Unterschied zwischen Mono- und Kombinationstherapie im Hinblick auf die Rate der Kopfschmerzen festgestellt werden konnte (Ettinger et al. 1996). Die Kopfschmerzen wurden als konstant oder pochend beschrieben und waren von mittlerer bis starker Intensität. Bei fast der Hälfte der Patienten zeigte sich ein zeitlicher Zusammenhang zwischen der jeweiligen Einnahme von Felbamat und dem Auftreten der Kopfschmerzen. Zudem war das Vorhandensein von Kopfschmerzen dosisabhängig. Diese Einschätzung ließ sich durch die Beobachtung untermauern, dass eine Dosisreduktion zu einer Verringerung der Kopfschmerzen führte.

5-HT$_3$-Antagonisten

Ondansetron, Granisetron und Tropisetron sind Serotoninrezeptorantagonisten, die ihre Wirkung über den 5-HT3-Rezeptor entfalten. Diese Substanzen finden Anwendung in der Behandlung von Übelkeit und Erbrechen, welche im Zusammenhang mit einer Chemotherapie oder postoperativ auftreten. Bei allen 3 Substanzen sind Kopfschmerzen die häufigste Nebenwirkung (Slaby et al. 2000). Beim **Ondansetron** liegt die Rate zwischen 7 und 16%, beim **Granisetron** bei 14% und beim **Tropisetron** bei 6–7% (Crucitt et al. 1996; Figueredo u. Canosa 1998; Nicolaides et al. 1998; Tsavaris et al. 1999; Belle et al. 1994; Yarker u. McTavish 1994). In kontrollierten Studien waren die Kopfschmerzen signifikant häufiger unter der Behandlung mit den 5-HT3-Antagonisten als mit anderen Substanzen wie Metoclopramid (Crucitt et al. 1996; Koivuranta et al. 1997; Tsavaris et al. 1999). Beim Tropisetron scheint das Auftreten von Kopfschmerzen dosisabhängig zu sein, mit einer höheren Rate bei 5 mg als bei 2 mg (Wymenga et al. 1996). In den meisten Fällen sind die Kopfschmerzen leicht und bedürfen keiner weiteren Maßnahme. Selten sind die Kopfschmerzen so stark, dass sie zu einem Absetzen der antiemetischen Therapie führen (Veneziano et al. 1995). Migräne oder andere rezidivierend auftretende Kopfschmerzen scheinen keinen Risikofaktor für das Auftreten von Kopfschmerzen unter Ondansetron darzustellen (Veneziano et al. 1995).

Immunglobuline

Die intravenös zu verabreichenden Immunglobuline haben einen festen Stellenwert in der Behandlung immunologischer Erkrankungen wie der idiopathischen thrombozytopenischen Purpura oder des Guillain-Barré-Syndroms. Leichte bis mittelschwere Kopfschmerzen sind eine häufige Nebenwirkung, die sowohl bei Patienten mit neuroimmunologischen als auch mit immunologischen Erkrankungen anderer Organe auftreten (Dalakas 1997; Kattamis et al. 1997; Schiavotto et al. 1993; Sherer et al. 2001; Warrier et al. 1997). Die Häufigkeit weist mit 7–30% eine gewisse Streuung auf (Brannagan et al. 1996; Stangel et al. 2003; Wittstock et al. 2003). Die Kopfschmerzen treten während oder kurz nach der Infusion von Immunglobulinen auf und können gelegentlich die Charakteristika von Migränekopfschmerzen aufweisen (Finkel et al. 1998). Meistens klingen die Kopfschmerzen schnell wieder ab. Bei längerer Dauer oder stärkerer Intensität kann eine symptomatische Therapie mit Substanzen wie Paracetamol notwendig werden. In einem Fall ließen sich die Kopfschmerzen durch Sumatriptan lindern (Finkel et al. 1998). Bei anderen Patienten konnten die Kopfschmerzen durch Reduktion der Infusionsgeschwindigkeit gelindert werden (Brannagan et al. 1996).

Interferone

Die verschiedenen Subtypen der Interferone wie Interferon-alpha, Interferon-beta und Interferon-gamma wirken immunmodulatorisch und finden Anwendung in der Behandlung von Autoimmunerkrankungen, infektiösen Erkrankungen und Tumorerkrankungen. Vor allem bei Behandlungsbeginn treten häufig **grippeähnliche Symptome** mit Fieber, allgemeinem Krankheitsgefühl, Myalgien und Kopfschmerzen auf (Gupta et al. 2003; Riddell et al. 2001; Coto et al. 1998; Small et al. 1998; Mani et al. 1996; Kinnula et al. 1989). Diese Symptome treten innerhalb von 6 h nach Injektion auf und bilden sich innerhalb von 24 h zurück. Die Rate von Kopfschmerzen liegt zwischen 18 und 80% (Pöllmann et al. 2002; Coto et al. 1998; Small et al. 1998). Zudem ließ sich zeigen, dass bei Patienten mit einer Kopfschmerzanamnese die Kopfschmerzfrequenz um über 50% während der ersten 6 Monate zunahm (Pöllmann et al. 2002). Die Kopfschmerzen weisen oft Charakteristika des **Spannungskopfschmerzes** auf, können aber auch bei Patienten mit bekannter Migräne in einer Zunahme der Frequenz der Migräneattacken bestehen. Auch wenn der Interferon-induzierte Kopfschmerz zusammen mit den anderen grippeähnlichen Symptomen zu Beginn der Behandlung auftritt, so ist im weiteren Verlauf ein divergentes Verhalten der Kopfschmerzen zu beobachten. Anders als das Fieber können die Kopfschmerzen durch ein festes Regime mit Indomethacin nicht signifikant gegenüber Placebo vermindert werden (Miller et al. 1989). Darüber hinaus sind neue Kopfschmerzen oder eine Verstärkung von zuvor bekannten Kopfschmerzen bis zu 2 Jahren nach Beginn der Behandlung mit Interferonen vorhanden, wohingegen die anderen grippeähnlichen Symptome meist innerhalb der ersten 3 Monate sistieren (Pöllmann et al. 2002). Höhere Dosen der Interferone und Kopfschmerzen in der Vorgeschichte sind Prädiktoren für das Auftreten von Kopfschmerzen unter Interferontherapie (Kinnula et al. 1989; Pöllmann et al. 2002; Walther u. Hohlfeld 1999).

Kalziumantagonisten

Die Kalziumantagonisten haben eine gefäßerweiternde Wirkung und werden deshalb vorrangig in der Therapie der arteriellen Hypertonie eingesetzt. Weitere Indikationen sind Herzrhythmusstörungen und Prophylaxe bei Migräne und Clusterkopfschmerzen. Die vasodilatatorische Wirkung lässt Kopfschmerzen als Nebenwirkung erwarten und in der Tat werden sie bei den häufig verwendeten Kalziumantagonisten wie Nifedipin, Amlodipin, Diltiazem, Verapamil, Isradipin, Nitrendipin und Felodipin beobachtet (Arrigo u. Consolo 1990; Cutler et al. 1995; Gobel et al. 1995; Kirby u. Kitchin 1999; Mace et al. 1985; Porcellati et al. 1989; White et al. 2003). Die Häufigkeit liegt im Bereich von 5–25% und in der Mehrzahl bei ca. 10%, wobei sich die Raten zwischen den einzelnen Substanzen unterscheiden (Arrigo u. Consolo 1990; Gobel et al. 1995; Kirby u. Kitchin 1999; Porcellati et al. 1989; Sunstedt et al. 1989). Aus einigen Untersuchungen lässt sich eine Dosisabhängigkeit und ein Bezug zur Präparation (retardiert vs. nichtretardiert) ablesen (Mace et al. 1985; Kirby u. Kitchin 1999). Die Kopfschmerzen sind überwiegend von leichter bis mittlerer Intensität und führen nur selten zum Absetzen der Medikation. Zudem konnte gezeigt werden, dass diese Nebenwirkung sich im Verlauf der Behandlung meist zurückbildet (Batlouni et al. 1992; Luscher u. Waeber 1991).

Nitroglyzerin

Glyzeroltrinitrat und andere Nitrate finden in der Behandlung der Angina pectoris, der Herzinsuffizienz und der arteriellen Hypertonie breite Anwendung. Wesentlicher Wirkmechanismus ist die Gefäßdilatation. Kopfschmerzen sind die häufigste Nebenwirkung der Nitrate. In den klinischen Studien zur Überprüfung der Wirksamkeit waren Kopfschmerzen bei 20–80% der Fälle aufgetreten (Ginsburg et al. 1982; Gobel et al. 1995; Kapoor et al. 1985; Hasselt von et al. 1984). Sowohl der Weg der Verabreichung (oral, transdermal, intravenös) als auch der Typ des Nitrates (Isosorbitdinitrat, Isosorbitmononitrat, Glyzeroltrinitrat) lassen keinen wesentlichen Unterschied im Hinblick auf das Risiko für Nitrat-induzierte Kopfschmerzen erkennen.

Auch wenn diese Nebenwirkung an Patienten auftreten kann, die sonst nicht an Kopfschmerzen leiden, so ist es unbestritten, dass es bei Patienten mit Spannungskopfschmerzen oder Migräne in der Anamnese häufiger und zu stärkeren Kopfschmerzen kommt als bei diesbezüglich gesunden Menschen (Olesen et al. 1993). Da diese Reaktion bei Kopfschmerzpatienten so ausgeprägt und recht konstant auftritt, hat sich die Gabe von Nitroglyzerin als Provokationstest mit einer recht hohen Sensitivität und Spezifität für Migräne ohne Aura und für Clusterkopfschmerz etabliert (Sances et al. 2004).

Die durch Nitroglyzerin und andere Nitrate hervorgerufene vermehrte Bildung von NO, die ihrerseits zu einer **Gefäßdilatation** führt, wird als wesentlicher Pathomechanismus der Nitrat-induzierten Kopfschmerzen angesehen (Ashina et al. 2000; Christiansen et al. 2000).

Sildenafil

Sildenafil ist ein selektiver Inhibitor der zyklischen Guanosin-Monophosphat-Phosphodiesterase (cGMP) Typ 5, welche das hauptsächliche Isoenzym der cGMP im Corpus cavernosum darstellt. Indikation dieser Substanz und anderer cGMP-Inhibitoren wie **Vardenafil** und **Tadalafil** ist die erektile Dysfunktion. In den klinischen Studien wurden unter Sildenafil bei 8–25% der Probanden Kopfschmerzen als häufigste Nebenwirkung berichtet (Govier et al. 2003; Moreira et al. 2000; Raina et al. 2003; Stuckey et al. 2003). Auch bei den anderen beiden Präparaten waren Kopfschmerzen die häufigste Nebenwirkung (Govier et al. 2003; Goldstein et al. 2003; Porst et al. 2001; Stroberg et al. 2003). In Studien an gesunden Probanden und an Migränepatienten ließ sich zeigen, dass Sildenafil Kopfschmerzen bzw. Migräne hervorruft (Kruuse et al. 2002; Kruuse et al. 2003). Die Untersuchungen mittels Dopplersonographie und SPECT konnten keine Veränderungen im Blutfluss und in der Weite der Gefäße feststellen, sodass es keinen Beleg für die durch die Hemmung der cGMP zu erwartende Gefäßerweiterung als Ursache der Kopfschmerzen gibt.

Xanthinderivate

Die Xanthine **Theophyllin** und **Aminophyllin** sind potente Bronchodilatatoren und werden deshalb in der Behandlung des Asthma bronchiale und anderer obstruktiver Lungenerkrankungen eingesetzt. Die Xanthinderivate entfalten aber auch eine vasodilatatorische Wirkung, wodurch die Kopfschmerzen als Nebenwirkung dieser Therapie zu erklären sind. Kopfschmerzen sind neben der Übelkeit die häufigste Nebenwirkung der Xanthine und werden bei bis zu 50% der Patienten beobachtet (Berkowitz et al. 1995; Laursen et al. 1984a; Trembath u. Boobis 1979). Wie auch andere Nebenwirkungen scheinen die Kopfschmerzen dosisabhängig aufzutreten (Laursen et al. 1984b; Trembath u. Boobis 1979). Nach Dosisreduktion bzw. Absetzen sind sie vollständig reversibel.

Zytostatika

Cyclosporin A

Cyclosporin A ist ein Immunsuppressivum, das nach Organtransplantation und bei verschiedenen Autoimmunerkrankungen zum Einsatz kommt. Kopfschmerz ohne das Vorhandensein einer Enzephalopathie ist eine der häufigeren Nebenwirkungen (Atakan u. Erdem 1998; Gijtenbeek et al. 1999; Kappers-Klunne u. Veer 2001; Wijdicks et al. 1999). Die Häufigkeit wird im Bereich von 4,5–37% angegeben (Atakan u. Erdem 1998; Gijtenbeek et al. 1999; Wijdicks et al. 1999). Meist sind die Kopfschmerzen diffus und von leichter bis mittlerer Intensität, sie können aber auch die Charakteristika einer Migräne zum Teil mit Aura aufweisen (Maghrabi u. Bohlega 1998; Steiger et al. 1994). Da das Auftreten von Kopfschmerzen unter Cyclosporin A dosisabhängig zu sein scheint, kann eine Dosisreduktion eine Linderung oder ein Sistieren dieser Nebenwirkung bedingen. Als weitere Therapieoptionen haben sich **Propranolol** und bei migräneartigen Kopfschmerzen **Sumatriptan** herauskristallisiert (Gryn et al. 1992; Steiger et al. 1994). In seltenen Fällen kann wegen der Cyclosporin-induzierten Kopfschmerzen eine Umstellung auf ein anderes Immunsuppressivum die Kopfschmerzen zum Sistieren bringen (Rozen et al. 1996).

Tacrolimus

Tacrolimus ist ein Immunsuppressivum, das vornehmlich nach Organtransplantation Anwendung findet, aber auch bei einigen Autoimmunerkrankungen eingesetzt wird. Kopfschmerz ohne sonstige Zeichen einer Enzephalopathie ist eine der häufigeren Nebenwirkungen des Tacrolimus (Fay et al. 1996; Sandborn 1997; Shapiro et al. 1990; Yocum et al. 2004). Die Rate wird im Bereich von 6–32% angegeben (Shapiro et al. 1990; Yocum et al. 2004). Die enorme Spannbreite ist zum Teil sicherlich durch unterschiedliche Darreichungsformen zu erklären, da bei einer Studie die niedrige Rate (6%) nach oraler Gabe und die hohe Rate (32%) nach intravenöser Gabe beobachtet wurde (Shapiro et al. 1990). Ein weiterer Faktor für das Auftreten von Kopfschmerzen unter Tacrolimus ist die Dosis (Neuhaus et al. 1994). In den meisten Fällen sind die Kopfschmerzen holozephal und von leichter bis mittlerer Intensität.

Literatur

Arrigo F, Consolo F (1990) Long-term therapy with slow-release nifedipine in essential hypertension. Cardiovasc Drugs Ther 4(Suppl 5): 941–945

Ashina M, Bendtsen L, Jensen R, Olesen J (2000) Nitric oxide-induced headache in patients with chronic tension-type headache. Brain 123: 1830–1837

Atakan N, Erdem C (1998) The efficacy, tolerability and safety of a new oral formulation of Sandimmun – Sandimmun Neoral in severe refractory atopic dermatitis. J Eur Acad Dermatol Venereol 11: 240–246

Batlouni M, Armaganilan D, Ghorayeb N, Magliano MF (1992) Clinical efficacy and tolerability of isradipine in the treatment of mild-to-moderate hypertension in young and elderly patients. J Cardiovasc Pharmacol 19 (Suppl 3): 53–57

Belle SJ, Stamatakis L, Bleiberg H, Cocquyt VF, Michel J, Bruijn KM de (1994) Dose-finding study of tropisetron in cis-platin induced nausea and vomiting. Ann Oncol 5: 821–825

Benfield P, Clissold SP, Brogden RN (1986) Metoprolol. An updated review of its pharmacodynamic and pharmacokinetic properties, and therapeutic efficacy, in hypertension, ischaemic heart disease and related cardiovascular disorders. Drugs 31: 376–429

Berkowitz RB, Tinkelman DG, Marcoux JP et al. (1995) Conversion from twice- to once-daily extended-release theophylline treatment in patients with reversible airway obstruction. J Asthma 32: 275–284

Brannagan TH, Nagle KJ, Lange DJ, Rowland LP (1996) Complications of intravenous immune globulin treatment in neurologic disease. Neurology 47: 674–677

Bourgeois B, Leppik IE, Sackekkares JC et al. (1993) Felbamate: a double-blind controlled trial in patients undergoing presurgical evaluation of partial seizures. Neurology 43: 693–696

Carter BL (1983) Labetolol. Drug Intell Clin Pharm 17: 704–712

Castillo J, Munoz P, Guitera V, Pascual J (1999) Epidemiology of chronic daily headache in the general population. Headache 39: 190–196

Christiansen I, Iversen HK, Olesen J (2000) Headache characteristics during the development of tolerance to nitrates: pathophysiological implications. Cephalgia 20: 437–444

Coto C, Varela G, Hernandez V, del Rosario M, Lopez-Saura P (1998) Use of recombinant interferon gamma in pediatric patients with advanced juvenile chronic arthritis. Biotherapy 11: 15–20

Crucitt MA, Hyman W, Grote T et al. (1996) Efficacy and tolerability of oral ondansetron versus prochlorperarine in the prevention of emesis associated with cyclophosphamide-based chemotherapy and maintenance of health-related quality of life. Clin Ther 18: 778–788

Cutler NR, Anders RJ, Jhee SS et al. (1995) Placebo-controlled evaluation of three doses of a controlled-onset, extended-release formulation of verapamil in the treatment of stable angina pectoris. Am J Cardiol 75: 1102–1106

Dalakas MC (1997) Intravenous immune globulin therapy for neurologic diseases. Ann Intern Med 126: 721–730

Die Internationale Klassifikation von Kopfschmerzerkrankungen (2003) Nervenheilkunde 11: 603–615

Diener HC, Cunha L, Forbes C, Sivenius J, Smets P, Lowenthal A (1996) European Stroke Prevention Study 2. Dipyridamole and acetylsalicylic acid in the secondary prevention of stroke. J Neurol Sci 143: 1–13

Diener HC, Dahlöf CGH (1999) Headache associated with chronic use of substances. In: Olesen J, Tfelt-Hansen P, Welch KMA (eds) The headaches, 2nd edn. Lippincott Williams & Wilkins, Philadephia, pp 871–878

Ettinger AB, Jandorf L, Berdia A, Andriola MR, Krupp LB, Weisbrot DM (1996) Felbamate-induced headache. Epilepsia 37: 503–505

Faught E, Sachdeo RC, Remler MP et al. (1993) Felbamate monotherapy for partial-onset seizures: an active control trial. Neurology 43: 688–692

Fay JW, Wingard JR, Antin JH et al. (1996) FK506 (Tacrolimus) monotherapy for prevention of graft-versus-host disease after histocompatible sibling allogenic bone marrow transplantation. Blood 87: 3514–3519

Figueredo ED, Canosa LG (1998) Ondansetron in the prophylaxis of postoperative vomiting: a meta-analysis. J Clin Anesth 10: 211–221

Finkel AG, Howard JF, Mann JD (1998) Successful treatment of headache related to intravenous immunoglobulin with antimigraine medications. Headache 38: 317–321

Fritsche G, Eberl A, Katsarava Z, Limmroth V, Diener HC (2001) Drug-induced headache: long-term follow-up of withdrawal therapy and persistence of drug misuse. Eur Neurol 45: 229–235

Garg KC, Singhal KC, Kumar S (1993) Monitoring the adverse profile of atenolol – a collaborative study. Indian J Physiol Pharmacol 37: 213–216

Gijtenbeek JMM, Bent MJ van den, Vecht CJ (1999) Cyclosporine neurotoxicity: a review. J Neurol 246: 339–346

Ginsburg R, Lamb IH, Schroeder JS, Hu M, Harrison DC (1982) Randomized double-blind comparison of nifedipine and isosorbide dinitrate therapy in variant angina pectoris due to coronary artery spasm. Am Heart J 103: 44–49

Gobel EJ, Hautvast RW, Gilst WH van (1995) Randomised, double-blind trial of intravenous diltiazem versus glyceryl trinitrate for unstable angina pectoris. Lancet 346: 1653–1657

Goldstein I, Young JM, Fischer J, Bangerter K, Segerson T, Taylor T (2003) Vardenafil, a new phosphodiesterase type 5 inhibitor, in the treatment of erectile dysfunction in men with diabetes: a multicenter double-blind placebo-controlled fixed dose study. Diabetes Care 26: 777–783

Gonasun LM, Langrall H (1982) Adverse reactions to pindolol administration. Am Heart J 104: 482–486

Govier F, Potempa AJ, Kaufman J, Denne J, Kovalenko P, Ahuja S (2003) A multicenter, randomized, double-blind, cross-over study on patient preference for tadalafil 20 mg or sildenafil citrate 50 mg during initiation of treatment for erectile dysfunction. Clin Ther 25: 2709–2723

Gryn J, Goldberg J, Viner E (1992) Propranolol for the treatment of cyclosporine-induced headaches. Bone Marrow Transpl 9: 211–212

Gupta SK, Glue P, Jacobs S, Belle D, Affrime M (2003) Single-dose pharmacokinetics and tolerability of pegylated interferon-alpha2b in young and elderly healthy subjects. Br J Clin Pharmacol 56: 131–134

Hasselt M von, Weiss M, Haase W (1984) Treatment of coronary heart disease with isosorbide mononitrate (Elantan 20). Curr Med Res Opin 9: 107–112

Homma S, Gilliland Y, Guiney TE, Strauss HW, Boucher CA (1987) Safety of intravenous dipyridamole for stress testing with thallium imaging. Am J Cardiol 59: 152–154

Ignaszewski AP, McCormick LX, Heslip PG, McEwan AJ, Humen D (1993) Safety and clinical utility of combined intravenous dipyridamole/symptom-limited exercise stress test with thallium-201 imaging in patients with known or suspected coronary artery disease. J Nucl Med 34: 2053–2061

Kapoor AS, Gang NS, Reynolds RD (1985) Sustained effects of transdermal nitroglycerin in patients with angina pectoris. Clin Ther 7: 674–679

Kappers-Klunne MC, Veer MB van't (2001) Cyclosporin A for the treatment of patients with chronic idiopathic thrombocytopenic purpura refractory to corticosteroids or splenectomy. Br J Haematol 114: 121–125

Katsarava Z, Limmroth V, Finke M, Diener HC, Fritsche G (2003) Rate and predictors for relapses in medication overuse headache: a one year prospective study. Neurology 60: 1682–1684

Katsarava Z, Müssig M, Dzagniza A, Fritsche G, Diener HC, Limmroth V (2005) Rate and predictors for relapses in medication overuse headache: a four year prospective study. Cephalgia 25: 12–15

Kattamis AC, Shankar S, Cohen AR (1997) Neurologic complications of treatment of childhood acute immune thrombocytopenic purpura with intravenously administered immunoglobulin G. J Pediatr 130: 281–283

Kinnula V, Mattson K, Cantell K (1989) Pharmacokinetics and toxicity of inhaled human interferon-alpha in patients with lung cancer. J Interferon Res 9: 419–423

Kirby BJ, Kitchin NR (1999) A comparison of the effects of two modified release preparations of the nifedipine-nifedipine retard 10 mg twice daily and nifedipine GITS 20 mg once daily – in the treatment of mild to moderate hypertension. Int J Clin Pract 53: 339–343

Koivuranta M, Laara E, Ranta P, Ravaska P, Alahuhta S (1997) Comparison of ondansetron and droperidol in the prevention of postoperative nausea and vomiting after laparoscopic surgery in women. A randomised, double-blind, placebo-controlled trial. Acta Anaesthesiol Scand 41: 1273–1279

Kruuse C, Jacobsen TB, Lassen LH, Thomsen LL, Hasselbach SG, Dige-Petersen H, Olesen J (2000) Dipyridamole dilates large cerebral vessles concomitant to headache induction in healthy subjects. J Cereb Blood Flow Metab 20: 1372–1379

Kruuse C, Thomsen LL, Jacobsen TB, Olesen J (2002) The phosphodiesterase 5 inhibitor sildenafil has no effect on cerebral blood flow or blood velocity, but nevertheless induces headache in healthy subjects. J Cereb Blood Flow Metab 22: 1124–1131

Kruuse C, Thomsen LL, Birk S, Olesen J (2003) Migraine can be induced by sildenafil without changes in middle cerebral artery diameter. Brain 126: 241–247

Laarman GJ, Bruschke AV, Verzijlbergen FJ, Bal ET, van der Wall EE, Ascoop CA (1988) Efficacy of intravenous dipyridamole with exercise in thallium-201 myocardial perfusion scintigraphy. Eur Heart J 9: 1206–1214

Laursen LC, Jahannesson N, Weeke B (1984 a) Continous treatment of asthmatic patients with enprofylline and theophylline. Eur J Respir Dis 65: 504–508

Laursen LC, Johannesson N, Sondergard I, Weeke B (1984 b) Maximally effective plasma concentration of enprofylline and theophyllline during constant infusion. Br J Clin Pharmavol 18: 591–595

Limmroth A, Katsarava Z, Fritsche G, Diener H-C (1999) Headache after frequent use of serotonin agonists zolimtriptan and naratriptan. Lancet 353: 378

Limmroth A, Katsarava Z, Fritsche G, Przywara S, Diener H-C (2002) Features of medication overuse headache following overuse of different acute headache drugs. Neurology 59: 1011–1014

Lu SR, Fuh JL, Chen WT, Juang KD, Wang SJ (2001) Chronic daily headache in Taipei, Taiwan: prevalence, follow up and outcome predictors. Cephalgia 21: 980–986

Luscher TF, Waeber B (1991) Calcium antagonists as first-line therapy in hypertension: results of the Swiss Isradipine Study. J Cardiovasc Pharmacol 18(Suppl 3): 1–3

Mace PJ, Stallard TJ, Littler WA (1985) Felodipine in hypertension. Eur J Clin Pharmacol 29: 383–389

Maghrabi K, Bohlega S (1998) Cyclosporine-induced migraine with severe vomiting causing loss of renal graft. Clin Neurol Neurosurg 100: 224–227

Mani S, Todd M, Poo WJ (1996) Recombinant beta-interferon in the treatment of patients with metastatic renal cell carcinoma. Am J Clin Oncol 19: 187–189

McNeely W, Goa KL (1999) Nebivolol in the management of essential hypertension: a review. Drugs 57: 633–651

McTavish D, Campoli-Richards D, Sorkin EM (1993) Carvedilol. A review of its pharmacodynamic and pharmacokinetic properties, and therapeutic efficacy. Drugs 45: 232–258

Meyers AM, Topham L, Ballow J, Totah D, Wilke R (2002) Adverse reactions to dipyridamole in patients undergoing stress/rest cardiac perfusion testing. J Nucl Med Technol 30: 21–24

Miller RL, Steis RG, Clark JW et al. (1989) Randomized trial of recombinant alpha 2b-interferon with or without indomethacin in patients with metastatic malignant melanoma. Cancer Res 49: 1871–1876

Moreira SG, Brannigan RE, Spitz A, Orejuela FJ, Lipshultz LI, Kim ED (2000) Side-effect profile of sidenafil citrate (Viagra) in clinical practice. Urology 56: 474–476

Neuhaus P, McMaster P, Calne R, Pichlmayr R, Otto G, Williams R, Bismuth H, Groth C (1994) Neurological complications in the European multicenter study of FK 506 and cyclosporin in primary liver transplantation. Transpl Int 7 (Suppl 1): 27–31

Nicolaides C, Giannakakis T, Skarlos D, Athanassiadis A, Fountzilas G, Damigos D, Pavlidis N (1998) Tropisetron in the prevention of acute nauesa and vomiting in patients treated with high dose epirubicin. J Exp Clin Cancer Res 17: 71–75

Olesen J, Iversen HK, Thomsen LL (1993) Nitric oxide supersensitivity: a possible molecular mechanism of migraine pain. Neuroreport 4: 1027–1030

Pöllmann W, Erasmus LP, Feneberg W, Bergh FT, Straube A (2002) Interferon beta but not glatiramer acetate therapy aggravates headaches in MS. Neurology 59: 636–639

Porcellati C, Verdecchia P, Gatteschi C, Benemio G, Guerrieri M, Boldrini F, Pollavini G (1989) Ambulatory blood pressure monitoring during sustained treatment with conventional and extended-release felodipine in mild-to-moderate hypertension. Eur J Clin Pharmacol 37: 555–557

Porst H, Rosen R, Padma-Nathan H, Goldstein I, Giuliano F, Ulbrich E, Bandel T (2001) The efficacy and tolerability of vardenafil, a new, oral, selective phosphodiesterase type 5 inhibitor, in patients with erectile dysfunction: the first at-home clinical trial. Int J Impot Res 13: 192–199

Prisant LM, Carr AA, Desnoyers M et al. (1990) Multicenter evaluation of the hemodynamic effects of bisoprolol in patients with mild to moderate hypertension. J Clin Pharmacol 30: 1096–1101

Raina R, Lakin MM, Agarwal A et al. (2003) Long-term effect of sildenafil citrate on erectile dysfunction after radical prostatectomy: a 3-year follow-up. Urology 62: 110–115

Riddell LA, Pinching AJ, Hill S et al. (2001) A phase III study of recombinant human interferon gamma to prevent opportunistic infections in advanced HIV disease. AIDS Res Hum Retroviruses 17: 789–797

Rozen TD, Wijdicks EF, Hay JF (1996) Treatment-refractory cyclosporine-associated headache: relief with conversion to FK-506. Neurology 47: 1347

Sachdeo R, Kramer LD, Rosenberg A, Sachdeo S (1992) Felbamate monotherapy: controlled trial in patients with partial onset seizures. Ann Neurol 32: 386–392

Sances G, Tassorelli C, Pucci E, Ghiotto N, Sandrini G, Nappi G (2004) Reliability of the nitroglycerin provocative test in the diagnosis of neurovascular headaches. Cephalgia 24: 110–119

Sandborn WJ (1997) Preliminary report on the use of oral tacrolimus (FK506) in the treatment of complicated proximal small bowel and fistulizing Crohn's disease. Am J Gastroenterol 92: 876–879

Schiavotto C, Ruggeri M, Rodeghiero F (1993) Adverse reactions after high-dose intravenous immunoglobulin: incidence in 83 patients treated for idiopathic thrombocytopenic purpura (ITP) and review of the literature. Haematologica 78(6, Suppl 2): 35–40

Shapiro R, Fung JJ, Jain AB, Parks P, Todo S, Starzl TE (1990) The side effects of FK-506 in humans. Transpl Proc 22: 35–36

Sherer Y, Levy Y, Langevitz P, Rauova L, Fabrizzi F, Shoefeld Y (2001) Adverse effects of intravenous immunoglobulin therapy in 50 patients with autoimmune diseases. Pharmacology 62: 133–137

Slaby J, Trneny M, Prochazka B, Klener P (2000) Antiemetic efficacy of three serotonin antagonists during high-dose chemotherapy and autologous stem cell transplantation in malignant lymphoma. Neoplasma 47: 319–322

Small EJ, Weiss GR, Malik UK et al. (1998) The treatment of metastatic renal cell carcinoma patients with recombinant human gamma interferon. Cancer J Sci Am 4: 162–167

Stangel M, Kiefer R, Pette M, Smolka MN, Marx P, Gold R (2003) Side effects of intravenous immunoglobulins in neurological autoimmune disorders. A prospective study. J Neurol 250: 818–821

Steiger MJ, Farrah T, Rolles K, Harvey P, Burroughs AK (1994) Cyclosporin associated headache. J Neurol Neurosur Ps 57: 1258–1259

Stroberg P, Murphy A, Costigan T (2003) Switching patients with erectile dysfunction from sildenafil citrate to tadalafil: results of a European multicenter open-label study of patient preference. Clin Ther 25: 2724–2734

Stuckey BG, Jadzinsky MN, Murphy LJ, Montorsi F, Kadioglu A, Fraige F, Manzano P, Deerochanawong C (2003) Sildenafil citrate for treatment of erectile dysfunction in men with type 1 diabetes: results of a randomized controlled trial. Diabetes Care 26: 279–284

Sunstedt CD, Ruegg PC, Keller A, Waite R (1989) A multicenter evaluation of the safety, tolerability, and efficacy of isradipine in the treatment of essential hypertension. Am J Med 86: 98–102

Theis JG, Deichsel G, Marshall S (1999) Rapid development of tolerance to dipyridamole-associated headaches. Br J Clin Pharmacol 48: 750–755

Trembath PW, Boobis SW (1979) Plasma theophylline levels after sustained-release aminophylline. Clin Pharmacol Ther 26: 654–659

Tribl GG, Schnider P, Wöber C, Aull S, Auterith A, Zeiler K, Wessely P (2001) Are there predictive factors for long-term outcome after withdrawal in drug-induced chronic daily headache? Cephalgia 21: 691–696

Trippel DL, Gillette PC (1990) Atenolol in children with ventricular arrhythmias. Am Heart J 119: 1312–1316

Tsavaris NB, Koufos C, Katsikas M, Dimitrakopoulos A, Athanasiou E, Linardai G (1999) J Pain Symptom Manage 18: 218–222

Veneziano M, Framarino Dei Malatesta M, Bandiera AF, Fiorelli C, Galati M, Paolucci A (1995) Ondansetron-induced headache. Our experience in gynecological cancer. Eur J Gynaecol Oncol 16: 203–207

Walther EU, Hohlfeld R (1999) Multiple sclerosis. Side effects of interferon beta therapy and their management. Neurology 53: 1622–1627

Warrier I, Bussel JB, Valdez L, Barbosa J, Beardsley DS (1997) Safety and efficacy of low-dose intravenous immune globulin (IVIG) treatment for infants and children with immune thrombocytopenic purpura. Low-Dose IVIG Study Group. J Pediatr Hematol Oncol 19: 197–201

White WB, Saunders E, Noveck RJ, Ferdinand K (2003) Comparative efficacy and safety of nisoldipine extended-release (ER) and amlodipine (CESNA-III study) in African American patients with hypertension. Am J Hypertens 16: 739–745

Wijdicks EF, Dahlke LJ, Wiesner RH (1999) Oral cyclosporine decreases severity of neurotoxicity in liver transplant recipients. Neurology 52: 1708–1710

Wittstock M, Benecke R, Zettl UK (2003) Therapy with intravenous immunoglobulins: complications and side-effects. Eur Neurol 50: 172–175

Wymenga AN, van der Graaf WT, Wils JA et al. (1996) A randomized, double-blind, multi-centre study comparing daily 2 and 5 mg of tropisetron for the control of nausea and vomiting induced by low-dose cisplatin- or non-cisplatin-containing chemotherapy. Ann Oncol 7: 505–510

Yocum DE, Furst DE, Bensen WG et al., Tacrolimus RA Study Group (2004) Safety of tacrolimus in patients with rheumatoid arthritis: long-term experience. Rheumatology 43: 992–999

Yarker YE, McTavish D (1994) Granisetron. An update of its therapeutic use in nausea and vomiting induced by antineoplastic therapy. Drugs 48: 761–793

Zanetti LA (1993) Sotalol: a new class III antiarrhythmic agent. Clin Pharm 12: 883–891

Zwart JA, Dyb G, Hagen K, Svebak S, Holmen J (2003) Analgesic use: a predictor of chronic pain and medication overuse headache: the Head-HUNT Study. Neurology 61: 160–164

Pseudotumor cerebri

C. Spitzer

Synonym für den Pseudotumor cerebri wird im englischen Sprachgebrauch auch der Begriff benigner intrakranieller Hypertonus (»benign intracranial hypertension«) verwendet. Dieser Terminus ist in doppelter Hinsicht passend: Zum einen erfasst er die typischen klinischen Symptome des erhöhten Hirndrucks, namentlich Kopfschmerzen, Übelkeit und Erbrechen, sowie unterschiedliche Varianten von Visusstörungen oder Gesichtsfeldausfällen durch Affektion des N. opticus. Zum anderen verdeutlicht der Begriff, dass zwar ein erhöhter intrakranieller Druck durch Lumbalpunktion und indirekt durch Stauungspapillen nachweisbar ist, dieser allerdings insofern benigne ist, als dass keine intrakranielle Raumforderung oder ein Hydrozephalus als Ursache der Hirndrucksteigerung vorliegen. Seit der Erstbeschreibung 1893 sind multiple Studien zur Pathogenese, Epidemiologie, Klinik, Diagnostik und Therapie durchgeführt worden. Dabei hat die Einteilung in den idiopathischen Pseudotumor cerebri und in sekundäre Formen weite Verbreitung gefunden (Binder 2004; Dandy 1937; Quincke 1893; Nonne 1904; Mathews 2003). Als idiopathisch werden diejenigen Formen bezeichnet, denen keine symptomatischen Ursachen zugrunde liegen. Gefordert werden die in der nachfolgenden Übersicht aufgeführten Kriterien, modifiziert nach Dandy (Dandy 1937; Smith 1985; Binder 2004).

Modifizierte Dandy-Kriterien des idiopathischen Pseudotumor cerebri

- Symptome des erhöhten intrakraniellen Drucks: Kopfschmerzen, Übelkeit, Erbrechen, transiente Sehstörungen, Papillenödem,
- Keine fokalen Defizite in der neurologischen Untersuchung (Ausnahme: Abduzensparese),
  Wacher, aufmerksamer und voll orientierter Patient,
- Unauffällige kraniale CT/MRT-Untersuchung, normale oder schmale symmetrische innere Liquorräume (auch ohne Hinweise auf Sinusvenenthrombose),
- Intrakranieller Druck >25 cmH$_2$O mit unauffälligen Liquorparametern und normaler Liquorzytologie,
- Keine anderen Ursachen für erhöhten intrakraniellen Druck nachweisbar.

Zu den sekundären Ursachen einer intrakraniellen Drucksteigerung zählen neben Obstruktionen der venösen Blutleiter wie Sinusvenenthrombosen, Liquorüberproduktion bei Plexuspapillomen oder systemischen Erkrankungen wie Anämie, Urämie, Hypothyreose und Lupus erythematodes auch die medikamentös induzierten Formen eines Pseudotumor cerebri (Binder 2004; Mathews 2003). Am besten untersucht sind Tetrazykline, Vitamin A und Derivate, Kontrazeptiva und Lithium. Um einen engen Zusammenhang zwischen medikamentöser Behandlung und Pseudotumor cerebri herstellen zu können, müssen andere symptomatische Ursachen ausgeschlossen werden und die verdächtigte Medikation nach Diagnosestellung beendet werden. Ein Rückgang der Symptome und Rückbildung des intrakraniellen Drucks machen den pathogenetischen Zusammenhang wahrscheinlich. Eine sichere Kausalkette zwischen Pseudotumor cerebri und Medikation herzustellen, ist allerdings auch deswegen schwierig, weil bis heute der genaue Pathomechanismus des Pseudotumors cerebri nicht geklärt werden konnte. Diskutiert werden Liquorüberproduktion, Liquorresorptionsstörungen, ein erhöhter intrakranieller venöser Druck und andere Mechanismen (Karahalios 1996; Bandyopadhyay 2001; Fishman 1984).

Antibiotika

Unter den Antibiotika sind in erster Linie die **Tetrazykline** zu nennen. Die intrakranielle Drucksteigerung durch Tetrazyklin und Minozyklin ist schon lange bekannt und durch viele Fallberichte und kleinere Fallstudien belegt. In Einzelfällen wurde nicht nur eine Besserung des Pseudotumor cerebri nach Absetzen von Minozyklin beobachtet, sondern auch ein Wiederauftreten nach erneutem Therapiebeginn (Chiu 1998; Ang 2002; Gardner 1995; Monaco 1978; Digre 1970; Giles 1971; Kesler 2004). Selten kann auch Doxyzyklin zum Pseudotumor cerebri führen (Lochhead 2003). Im Gegensatz zum idiopathischen Pseudotumor cerebri sind Frauen und Männer gleich häufig betroffen. Adipositas ist kein prädisponierender Faktor (Chiu 1998; Digre 1970). Das Auftreten scheint nicht Dosis- und Therapiedauer-abhängig zu sein. Chiu et al. beschreiben in einer retrospektiven Analyse, dass bei Minozyklin in einem Dosisbereich zwischen 50 und 200 mg und bei einer Therapiedauer von 2 Wochen bis zu einem Jahr ein Pseudotumor cerebri auftreten kann. Allerdings stellen sich die meisten Fälle innerhalb von 2 Monaten nach Therapiebeginn mit Minozyklin oder Tetrazyklin ein (Chiu 1998; Kesler 2004). Besondere Erwähnung sollte **Minozyklin** finden, da es häufig zur Behandlung der Acne vulgaris bei jungen Patienten eingesetzt wird. Vor diesem Hintergrund sollte auch bei Jugendlichen und ggf. Kindern mit typischen Beschwerden an einen Pseudotumor cerebri gedacht werden (Weese-Mayer 2001). Zwar ist das Absetzen von Tetrazyklinen nach Entwicklung eines Pseudotumor cerebri unerlässlich, dennoch führt die Beendigung der Therapie alleine nicht immer zur Heilung (Kesler 2004).

Der pathogenetische Zusammenhang zwischen Tetrazyklinen und Pseudotumor cerebri ist nicht geklärt. Diskutiert wird eine Interaktion der Medikamente mit dem zyklischen Adenosinmonophosphat, welches an der Liquorresorption im Bereich der Pacchioni-Granulationen beteiligt ist (Chiu 1998; Digre 1970). Aufgrund eines unter Tetrazyklin aufgetretenen Pseudotumor cerebri bei Zwillingen könnte auch eine genetische Prädisposition eine Rolle spielen (Gardner 1995).

In sehr viel selteneren Fällen wurde die Ausbildung eines Pseudotumor cerebri nach der Einnahme von den Gyrasehemmern Nalixidinsäure, Ciprofloxazin und Ofloxazin sowie durch Sulfamethoxazol berichtet (Winrow 1990; Getenet 1993; Cohen 1973; Boreus 1967; Mukherjee 1990; Chien 1976). Hierbei handelt es sich aber um Einzelfälle.

Kontrazeptiva

Seit der Einführung von Hormonpräparaten zur Schwangerschaftsverhütung in den 60er Jahren sind eine Vielzahl von harmlosen und bedrohlichen Nebenwirkungen beschrieben worden. Trotz Optimierens der Zusammensetzung von Östrogen und Gestagen in den Präparaten konnten insbesondere die Nebenwirkungen auf das kardiovaskuläre System in Form von venösen Thrombosen, Lungenembolien, Herzinfarkt und ischämischem Schlaganfall nicht vollständig beseitigt werden (Burkman 2004). Schon frühzeitig wurde ein Zusammenhang zwischen Kontrazeptiva und der Entwicklung eines Pseudotumor cerebri hergestellt und seither für verschiedene Substanzen berichtet (Walsh 1965; Janzik 1973; Jandolo 1978; Wyskowski 1995; Biosse 1999; Ireland 1990). Vor dem Hintergrund der immensen weltweiten Anwendung von Kontrazeptiva ist ein Pseudotumor cerebri eine eher seltene Nebenwirkung.

Es werden verschiedene Mechanismen diskutiert, so z. B. ein direkter Einfluss des veränderten hormonellen Milieus auf den intrakraniellen Druck. Sichere Beweise hierfür liegen aber nicht vor. Möglicherweise werden aber auch zwei wichtige Risikofaktoren des idiopathischen Pseudotumors cerebri – weibliches Geschlecht und Adipositas bzw. Gewichtszunahme – durch die Einnahme von Kontrazeptiva verstärkt. Zumindest bei einem Teil der Patientinnen ist bei der Ausbildung eines Pseudotumor cerebri von einem indirekten Zusammenhang durch Entstehung einer venösen Thrombose in den duralen Sinus auszugehen.

> Das Risiko für eine venöse Thrombose steigt mit der Menge des Östrogenanteils innerhalb eines Kombinationspräparates und ist somit nicht für jedes Präparat gleich hoch (Burkman 2004).

Es ist mittlerweile wiederum anerkannt, dass die zerebrale Sinusvenenthrombose, für die in einigen Fällen ursächlich lediglich die Einnahme von Kontrazeptiva eruiert werden kann, eine intrakranielle Drucksteigerung im Sinne eines **sekundären Pseudotumor cerebri** verursachen kann (Binder 2004; Biosse 1999; Mathews 2003). Treten also unter der Einnahme von Kontrazeptiva Symptome eines Pseudotumor cerebri auf, so sollte dieser zum einen diagnostisch gesichert werden, zum anderen sollte immer auch eine Sinusvenenthrombose, die in den meisten Fällen durch eine MR-Angiographie gesichert werden kann, in Betracht gezogen werden. Unabhängig von dem ätiopathogenetischen Zusammenhang sollte die weitere Einnahme eines Kontrazeptivums kritisch abgewogen werden. Zwar kann möglicherweise ein Präparatwechsel reichen, ggf. ist aber auch die Wahl einer alternativen Form der Schwangerschaftsverhütung ratsam.

Lithium

Lithium ist eine wirksame Substanz bei der Behandlung bipolarer affektiver und schizoaffektiver Störungen. Der Einsatz von Lithium ist allerdings durch ein relativ hohes Nebenwirkungsspektrum bei nur geringer therapeutischer Breite beschränkt. Häufige Nebenwirkungen sind feinschlägiger Tremor (▶ Kap. 10), gastrointestinale Beschwerden, Polyurie und Polydypsie, Hypothyreose, EKG-Veränderungen bzw. Herzrhythmusstörungen und Gewichtszunahme. Wird der **therapeutische Spiegel von 0,6–1,2 mmol/l** deutlich überschritten, kommt es zur Lithiumintoxikation, die bis zum Koma führen kann. Nur in seltenen Fällen kommt es bei Erwachsenen und Jugendlichen unter der Einnahme von Lithium zum Pseudotumor cerebri (Jonnalagadda 2005; Hexom 2004; Saul 1985; Levine 2001; Ames 1994).

> Der Lithium-induzierte Pseudotumor cerebri ist nicht dosisabhängig bzw. nicht als toxischer Effekt bei überhöhten Plasmaspiegeln zu werten, sondern tritt schon bei therapeutischen Plasmaspiegeln auf.

Der pathogenetische Zusammenhang von Lithium und Pseudotumor cerebri ist spekulativ. Diskutiert wird eine Dysbalance der zerebralen Natriumhomöostase über erhöhte ADH Spiegel oder Beeinflussung der Na-K-ATPase (Levine 1990). Andererseits müssen potentiell indirekte Mechanismen genannt werden:

- Lithium führt häufig zu Gewichtszunahme und Adipositas, was einen wesentlichen Risikofaktor für die Entstehung eines idiopathischen Pseudotumor cerebri darstellt.
- Ebenso könnte eine durch Lithium ausgelöste Hypothyreose mitverantwortlich für die Entwicklung eines Pseudotumors cerebri sein (Hexom 2004; Levine 2001).

Unabhängig von den potentiellen Mechanismen muss bei der Entstehung eines Pseudotumors cerebri unter der Dauerbehandlung mit Lithium die Therapie kritisch überdacht und im Zweifelsfall beendet werden.

Vitamin A (Retinol) und Derivate (Retinoide)

Neben den oben beschriebenen Tetrazyklinen ist der Zusammenhang zwischen Vitamin-A-Überdosierungen (Retinol) sowie den Vitamin-A-Derivaten und der Entstehung von Pseudotumor am besten dokumentiert. Vitamin A ist unentbehrlicher Bestandteil in der Physiologie von Reproduktion und Wachstum, Epithelzelldifferenzierung und Sehen; Mangelzustände führen zu entsprechenden Defekten. Vitamin A und dessen Metabolite üben ihren Effekt auf der Ebene der Genexpression und Transkription aus (O'Donnell 2003). Der Einsatz von Vitamin A liegt im Bereich von Vitamin-A-Mangelzuständen. Da es ein fettlösliches Vitamin ist, kann es bei Überdosierung kumulieren und zu Intoxikationen führen. Ein Zusammenhang zwischen Vitamin A und Pseudotumor cerebri wurde erstmals 1954 von Gerber et al. (1954) beschrieben. Sowohl akute als auch chronische Intoxikationen mit Vitamin A können zum Pseudotumor cerebri führen (Lombaert 1976; Feldman 1970; Spector 1984; Morrice 1960). Die toxische Dosis ist abhängig vom Alter des Patienten und der Dauer der Anwendung. Akute Intoxikationen, die zu Hirndrucksteigerung führen können, liegen bei einer Dosis von ca. 500 mg Retinol für Erwachsene und ca. 100 mg bei jungen Kindern. Bei chronischer Anwendung über mehrere Monate kann bereits eine Tagesdosis von 10 mg zu Intoxikationserscheinungen führen (Lombaert 1976; O'Donnell 2003). Die Häufigkeit eines Pseudotumor cerebri als Nebenwirkung einer Vitamin-A-Einnahme wird mit 30–50% angegeben (Selhorst 1984).

Vitamin A

Möglicherweise spielt Vitamin A eine zentrale Rolle in der Entstehung des Pseudotumor cerebri, denn auch bei Patienten mit idiopathischem Pseudotumor cerebri, also ohne Behandlung mit Retinol oder Retinoiden, wurden erhöhte Vitamin-A-Spiegel im Serum und im Liquor nachgewiesen. Da auch erhöhte Werte für das Retinolbindungsprotein nachgewiesen wurden, könnten Veränderungen im endogenen Vitamin-A-Metabolismus bedeutsamer für die Entwicklung eines Pseudotumor cerebri sein als erhöhte Absolutwerte (Warner 2002; Jacobson 1999; Selhorst 2000). Die molekularen Mechanismen sind nicht bekannt.

Vitamin-A-Derivate

Während Vitamin-A-Mangelzustände heutzutage selten geworden sind, hat der Einsatz von Vitamin-A-Derivaten, die als Retinoide bezeichnet werden, weiten therapeutischen Einsatz gefunden. Hierzu gehören u. a. die 13-cis-Retinsäure (Isotretinoin), die All-trans-Retinsäure und die

9-cis-Retinsäure. Die 13-cis-Retinsäure wird hauptsächlich in der Dermatologie zur Behandlung von schwerer Akne oder bei Psoriasis eingesetzt (O'Donnell 2003; Friedman 2005; Roytman 1988). Die All-trans-Retinsäure wird bei der Behandlung hämatologischer Tumoren, insbesondere bei akuter promyelozytischer Leukämie eingesetzt. In der Tumortherapie sind Kinder häufiger als Erwachsene bis zu einer Häufigkeit von 16% betroffen. Ein Pseudotumor cerebri kann schon während des ersten Zyklus einer kombinierten Chemo-Retinoid-Therapie auftreten. Eine genaue Dosisnebenwirkungsbeziehung ist nicht bekannt (de Botton 2004; Sacchi 1997; Visani 1996; Adamson 2001; Naderi 1999; Colucciello 2003).

Andere Pharmaka

Verschiedene andere Substanzen sind ebenfalls in Zusammenhang mit dem Pseudotumor cerebri gebracht worden. Da es sich hierbei aber zumeist um Einzelfallberichte handelt, werden sie nicht einzeln besprochen, sondern sind in ◘ Tab. 2.1 aufgeführt.

◘ **Tabelle 2.1.** Substanzen, die in Zusammenhang mit Pseudotumor cerebri gebracht werden

Substanz	Autor
Mesalamin	Rottembourg 2001
Cytarabin	Forth 1999
Cyclosporin A	Büscher 2004
Amiodaron	Grogan 1978, Borruat 1993
HAART – highly active anti-retroviral therapy	Lisk 2000
Budenosid	Levine 2001
Arsen	Galm 2000
L-Thyroxin	Campos 1995
Desmopressin	Neely 2003
Rekombinierter Wachstumsfaktor (rhGH)	Rogers 1999

Literatur

Adamson PC, Widemann BC, Reamon GH, Seibel NL, Murphy RF, Gillespie AF, Balis FM (2001) A phase I trial and pharmacokinetic study of 9-cis-retinoid acid (ALRT1057) in pediatric patients with refractory cancer: a joint pediatric oncology branch, national cancer institute and children's cancer group study. Clin Cancer Res 7: 3034–3039

Ames D, Wirshing WC, Cokely HT, Lo LL (1994) The natural course of Pseudotumor cerebri in lithium-treated patients. J Clin Psychopharmacol 14(4): 286–287

Ang GA, Zimmerman JC, Malkin E (2002) Pseudotumor cerebri secondary to minocycline intake. JABFP 15(3)

Bandyopadhyay S (2001) Pseudotumor cerebri. Arch Neurol 58: 1699–1701

Binder DK, Horton JC, Lawton MT, McDermott MW (2004) Idiopathic intracranial hypertension. Neurosurgery 54: 538–552

Biosse V, Ameri A, Bousser M-G (1999) Isolated intracranial hypertension as the only sign of cerebral venous thrombosis. Neurology 53: 1537–1542

Botton S de, Coiteux V, Chevret S et al. (2004) Outcome of childhood acute promyelocytic leukemia with all-trans retinoic acid and chemotherapy. J Clin Onc 8: 1404–1412

Boreus LO, Sundström B (1967) Intracranial hypertension in child during treatment with nalidixic acid. Br Med J 2: 744

Borruat FX, Regli F (1993) Pseudotumor cerebri as a complication of amiodarone therapy. Am J Ophthalmol 15: 776–777

Burkman R, Schlesselman JJ, Zieman M (2004) Safety concerns and health benefits associated with oral contraception. Am J Obstet Gynecol 190: 5–22

Büscher R, Vij O, Hudde T, Hoyer PF, Vester U (2004) Pseudotumor cerebri following cyclosporine A treatment in a boy with tubulointerstitial nephritis associated uveitis. Pediatr Nephrol 19: 558–560

Campos SP, Olitsky S (1995) Idiopathic intracranial hypertension after L-thyroxine therapy for acquired primary hypothyroidism. Clin Pediatr 34:334–337

Chien LT (1976) Intracranial hypertension and sulfamethoxazole (letter). N Engl J Med 283: 47

Chiu AM, Chuenkongkaew WL, Cornblath WT et al. (1998) Minocycline treatment and Pseudotumor cerebri syndrome. Am J Ophthalmol 126: 116–121

Cohen DN (1973) Intracranial hypertension and papilledema associated with nalidixic acid therapy. Am J Ophthalmol 76: 680–682

Colucciello M (2003) Pseudotumor cerebri induced by all trans retinoid acid treatment of acute promyelotic leucaemia. Arch Ophthalmol 121: 1064–1065

Dandy WE (1937) Intracranial pressure without brain tumor: Diagnosis and treatment. Ann Surg 106: 492–513

Digre KB (2003) Not so benign intracranial hypertension. BMJ 326: 613–614

Feldman M, Schlezinger N (1970) Benign intracranial hypertension associated with hypervitaminosis A. Arch Neurol 22: 1–7

Fishman RA (1984) The pathophysiology of pseudotumor cerebri. An unresolved puzzle. Arch Neurol 41: 57–58

Forth JA, Smith LD (1999) Pseudotumor cerebri secondary to intermediate-dose cytarabine-HCl. Ann Pharmacother 33: 576–578

Friedman DL (2005) Medication-induced intracranial hypertension in dermatology. Am J Clin Dermatol 6: 29–37

Galm O, Fabry U, Osieka R (2000) Pseudotumor cerebri after treatment of relapsed acute promyelocytic leukemia with arsenic trioxide. Leukemia 14: 343–344

Gardner K, Cox T, Digre KB (1995) Idiopathic intracranial hypertension associated with tetracycline use in fraternal twins: Case reports and review. Neurology 45: 6–10

Gerber A, Raab AP, Sobel AE (1954) Vitamin A poisoning in adults: with description of a case. Am J Med 16: 729–745

Getenet JC, Croisile B, Vighetto A, Grochowicki M, Goudable B, Aimard G, Trillet M (1993) Idiopathic intracranial hypertension after ofloxacin treatment. Acta Neurol Scand 87: 503–504

Giles C, Soble A (1971) Intracranial hypertension and tetracycline therapy. Am J Ophthalmol 72: 981–982

Grogan WA, Narkun DM (1987) Pseudotumor cerebri with amidarone. J Neurol Neurosurg Psychiat 50: 651

Hexom B, Barthel RP (2004) Lithium and Pseudotumor cerebri. Am Acad Child Adolesc Psychiat 43: 247

Ireland B, Corbett JJ, Wallace RB (1990) The search for causes of idiopathic intracranial hypertension. A preliminary case-control study. Arch Neurol 47: 315–319

Jacobson DM, Berg R, Wallm, Digre KB, Corbett JJ, Ellefson RD (1999) Serum vitamin A concentration is elevated in idiopathic intracranial hypertension. Neurology 53: 1114–1118

Jandolo B, Casaglia P, Morace E (1978) Cerebral pseudotumor and contraceptives. Riv Neurobiol 24: 106–108

Janzik HH (1973) Benign intracranial pressure during oral contraception. Dtsch Med Wochenschr 98: 2028–2029

Jonnalagadda J, Saito E, Kafanataris V (2005) Lithium, minocycline and Pseudotumor cerebri. Am Acad Child Adolesc Psychiatry 44: 209

Karahalios DG, Rekate HL, Khayata MH, Apostolides PJ (1996) Elevated intracranial venous pressure as a universal mechanism in Pseudotumor cerebri of varying etiologies. Neurology 46: 198–202

Kesler A, Goldhammer Y, Hadayer A, Pianka P (2004) The outcome of Pseudotumor cerebri induced by tetracycline therapy. Acta Neurol Scand 110: 408–411

Levine A, Watemberg N, Hager H (2001) Benign intracranial hypertension associated with budesonide treatment in children with Crohn's disease. J Child Neurol 16: 458–461

Levine SH, Puchalski C (1990) Pseudotumor cerebri associated with lithium therapy in two patients. J Clin Psychiatry 51: 251–253

Lisk DR, Cummings CC, Charles CC, Foley E, Ujah U (2000) Rapid weight gain and benign intracranial hypertension in an AIDS patient on treatment with highly active anti-retroviral therapy (HAART). West Indian Med J 49: 338–339

Lochhead J, Elston JS (2003) Doxycycline induced intracranial hypertension. BMJ 326: 641–642

Lombaert A, Carton H (1976) Benign intracranial hypertension due to hypervitaminosis A in adults and adolescents. Eur Neurol 14: 240–350

Mathews MK, Sergott RC, Savino PJ (2003) Pseudotumor cerebri. Curr Opin Ophthal 14: 364–370

Monaco F, Agnetti V, Mutani R (1978) Benign intracranial hypertension after minocycline therapy. Eur Neurol 17: 48–49

Morrice G, Havener WH, Kapetanxky F (1960) Vitamin A intoxication as a cause of Pseudotumor cerebri. JAMA 173: 1802–1805

Mukherjee A, Dutta B, Lahiri M et al. (1990) Benign intracranial hypertension after nalidixic acid overdose in infants. Lancet 335: 1602

Naderi S, Nukala S, Marruenda F, Kudarvalli P, Koduri PR (1999) Pseudotumour cerebri in acute promyelocytic leukemia: Improvement despite continued ATRA therapy. Ann Hematol 78: 333–334

Neely DE, Plager DA (2003) Desmopressin (DDAVP) induced Pseudotumor cerebri. J Pediatr 143: 808

Nonne M (1904) Über Fälle vom Symptomenkomplex »Tumor Cerebri« mit Ausgang in Heilung (Pseudotumor cerebri): Über letal verlaufene Fälle von »Pseudotumor cerebri« mit Sektionsbefund. Dtsch Z Nervenheilkd 27: 169–216

O'Donnel J (2003) Overview of existing research and information linking isotretinoin (Accutane), depression, psychosis and suicide. Am J Ther 10: 148–159

Quincke H (1893) Über Meningitis serosa: Sammlung klinischer Vortrag 67. Inn Med 23: 655–694

Rogers AH, Rogers GL, Bremer DL, McGregor ML (1999) Pseudotumor cerebri in Children Receiving Recombinant Human Growth Hormone. Ophthalmology 106: 1186–1190

Rottembourg D, Labarthe F, Arsene S, Jonville-Bera A-P, Maurage C, Rolland J-C (2001) Headache during mesalamine therapy: A case report of mesalamine-induced Pseudotumor cerebri. J Pediatr Gastroenterol Nutr 33: 337–338

Roytman M, Frumkin A, Bohn TG (1988) Pseudotumor cerebri caused by isotretinoin. Cutis 42: 399–400

Sacchi S, Russo D, Avvisati G et al. (1997) All-trans retinoic acid in hematological malignancies, an update. Haematologica 82: 106–121

Saul RF, Hamburger HA, Selhorst JB (1985) Pseudotumor cerebri secondary to lithium carbonate. JAMA 253: 2869–2870

Selhorst JB, Waybright EA, Jennings S (1984) Liver lover's headache: Pseudotumor cerebri and vitamin A intoxication. JAMA 252: 3365

Selhorst JB, Kulkantrakorn K, Corbett JJ, Leira EC, Chung SM (2000) Retinol-binding protein in idiopathic intracranial hypertension (IIH). J Neuroophthalmol 20: 250–252

Smith JL, Whence (1985) Pseudotumor cerebri? J Clin Neuro-ophthalmol 5: 55–56

Spector RH, Carlisle J (1984) Pseudotumor cerebri caused by a synthetic vitamin A preparation. Neurology 34: 1509–1511

Visani G, Manfroi S, Tosi P, Martinelli G (1996) All trans retinoid acid and Pseudotumor cerebri. Leukemia lymphoma 23: 437–442

Walsh FB, Clark DB, Thompson RS, Nicholson DH (1965) Oral contraceptives and neuro-ophthalmologic interest. Arch Ophthalmol 74: 628–640

Warner JE, Bernstein PS, Yemelyanov A, Alder SC, Farnsworth ST, Digre KB (2002) Vitamin A in the cerebrospinal fluid of patients with and without idiopathic intracranial hypertension. Ann Neurol 52: 647–650

Wysowski DK, Green L (1995) Serious adverse events in Norplant users reported to the food and drug administration's MedWatch spontaneous reporting system. Obstet Gynecol 85: 538–542

Weese-Mayer DE, Yang RJ, Mayer JR, Zaparackas Z (2001) The Well-Known but Well-Kept Secret Pseudotumor cerebri: Minocycline. Pediatrics 108: 519–520

Winrow AP, Supramaniam G (1990) Benign intracranial hypertension after ciprofloxacin administration. Arch Dis Child 65: 1165–1166

Intrazerebrale Blutung

F. Block

Fünfzehn Prozent aller Schlaganfälle lassen sich auf eine intrazerebrale Blutung zurückführen. Die Mortalität der intrazerebralen Blutung ist mit 30–50% deutlich höher als die der ischämischen Schlaganfälle. Wesentliche und häufige Ursachen der spontanen, nichttraumatischen intrazerebralen Blutung sind arterielle Hypertonie, Alkoholismus, Amyloidangiopathie, Gefäßmissbildungen, Gerinnungsstörungen, Tumoren, Venenthrombose und Intoxikationen. Gerinnungsstörungen und Intoxikationen als Ursache können dabei durchaus mit Medikamenteneffekten im Zusammenhang stehen. So treten z. B. 5–12% aller spontanen intrazerebralen Blutungen unter einer Behandlung mit **oralen Antikoagulantien** auf. Weitere Medikamente, die ebenfalls in die Gerinnung eingreifen und eine intrazerebrale Blutung bedingen können, sind Heparin, II_b/III_a-Rezeptor-Antagonisten, Azetylsalizylsäure und Thrombolytika. Die Diagnose der intrazerebralen Blutung ist durch eine CCT zu sichern. Neben der Anamnese helfen Laboruntersuchungen (Quick, PTT, Thrombozytenzahl und -funktion) und Angiographie, die Ursache zu klären. Die Kernspintomographie kann in speziellen Sequenzen Hämosiderinablagerungen als Residuen von Blutungen nachweisen, die bei einem bestimmten Binnenmuster für Kavernome und bei einem bestimmten Verteilungsmuster für eine Amyloidangiopathie sprechen.

Azetylsalizylsäure

Über eine Hemmung der Zyklooxygenase in den Thrombozyten bewirkt die Azetylsalizylsäure eine Inhibition der Thrombozytenaggregation. Bei Patienten mit Zustand nach Herzinfarkt oder ischämischem Schlaganfall kann die Azetylsalizylsäure die **Rate der Rezidivereignisse reduzieren.** Gastrointestinale Blutungen stellen die wesentliche Nebenwirkung dar, es kann aber unter Azetylsalizylsäure auch zu intrazerebralen Blutungen kommen. In einer Metaanalyse von 16 großen kontrollierten klinischen Studien zur Wirksamkeit von Azetylsalizylsäure zur Rezidivprophylaxe bei Zustand nach Herzinfarkt oder ischämischem Schlaganfall ließ sich gegenüber Plazebo ein mit 84% erhöhtes relatives Risiko für intrazerebrale Blutungen unter Azetylsalizylsäure nachweisen (He et al. 1998). Auch wenn sich in dieser Metaanalyse keine Dosisabhängigkeit nachweisen ließ, so konnte in zwei anderen Untersuchungen für Dosierungen größer als 1225 mg pro Woche ein erhöhtes Blutungsrisiko aufgezeigt werden (Saloheimo et al. 2001; Thrift et al. 1999). Im Vergleich zu spontanen intrazerebralen Blutungen anderer Genese sind die intrazerebralen Blutungen unter Azetylsalizylsäure häufiger lobär lokalisiert und weisen ein größeres Volumen auf (Wong et al. 2000).

Clopidogrel

Clopidogrel ist ein Thienopyridinderivat, welches über eine Interaktion mit Adenosindiphosphat die Thrombozytenaggregation hemmt. Es wird wie die Azetylsalizylsäure zur Sekundärprophylaxe ischämischer Ereignisse nach Herzinfarkt, Schlaganfall oder peripherer arterieller Verschlusskrankheit eingesetzt. In der CAPRIE-Studie zeigte sich im Vergleich zu Azetylsalizylsäure ein etwas geringeres Risiko für intrazerebrale Blutungen (CAPRIE Steering Committee 1996). In der MATCH-Studie traten unter Clopidogrel-Monotherapie intrazerebrale Blutungen bei weniger als 1% auf, in der Kombination mit Azetylsalizylsäure betrug die Rate 1% (Diener et al. 2004). Unter der Kombination von Clopidogrel mit Celecoxib, einem COX-2-Hemmer, kam es bei einer Patientin zu einer intrazerebralen Blutung, so dass diese Kombination möglicherweise mit einem erhöhten Risiko für intrazerebrale Blutungen behaftet ist (Fisher u. LeCouteur 2001).

Glykoprotein-II$_b$/III$_a$-Rezeptorantagonisten

Abciximab und **Tirofiban** wirken über den II$_b$/III$_a$-Rezeptorantagonismus als Thrombozytenaggregationshemmer. Sie werden zur Verringerung von ischämischen Komplikationen bei koronaren Interventionen und bei der instabilen Angina pectoris eingesetzt. Zudem gibt es erste Erfahrungen bei Stent-gestützter Dilatation der hirnversorgenden Gefäße. Blutungen sind eine wesentliche Nebenwirkung dieser Therapie. Auch intrazerebrale Blutungen sind dabei eine mögliche Komplikation. Bei koronaren Interventionen ohne Thrombolyse scheinen die II$_b$/III$_a$-Rezeptorantagonisten das Risiko für eine intrazerebrale Blutung nicht zu erhöhen (Memon et al. 2000). Wenn die Intervention dagegen im

Gefolge einer Thrombolyse erfolgt, ist das Risiko für eine intrazerebrale Blutung mit 1,4–9% deutlich erhöht (Cantor et al. 2001; Sundlof et al. 1999). Erste Erfahrungen beim Einsatz im Rahmen von Angioplastie und Stenteinlage in hirnversorgende Gefäße lassen eine höhere Rate an intrazerebralen Blutungen vermuten (Qureshi et al. 2002). Da bei allen diesen Interventionen noch weitere Substanzen wie Azetylsalizylsäure, Clopidogrel und Heparin verabreicht werden, die ebenfalls auf die Gerinnung einwirken, ist ein additiver Effekt zu diskutieren. Als Risikofaktoren für eine intrazerebrale Blutung haben sich ein hohes Alter und ein kurzer zeitlicher Abstand zwischen Thrombolyse und Gabe des II_b/III_a-Rezeptorantagonisten herausgestellt (Cantor et al. 2001). Eine durch Abciximab induzierte Thrombozytopenie ist ein weiterer möglicher Faktor (Vahdat et al. 2000).

Heparin

Heparin und Heparinoide verhindern die Aktivierung der Gerinnungsfaktoren I, II, V, IX, XI und XII. Sie können unfraktioniert intravenös oder fraktioniert bzw. niedermolekular subkutan verabreicht werden. Das Ausmaß der Gerinnungshemmung hängt von der Dosis ab und kann über die PTT oder Faktor Xa gesteuert werden. Indikationen sind die Verhinderung ischämischer Komplikationen nach Herzinfarkt, Schlaganfall, Sinusthrombose oder Embolie und bei interventionellen Gefäßeingriffen. Zudem werden sie zur Thromboseprophylaxe bei Patienten eingesetzt, die ein erhöhtes Risiko aufgrund der Erkrankung, des Eingriffes oder der Risikofaktoren aufweisen. Extrazerebrale Blutungen, Haarausfall und Heparin-induzierte Thrombozytopenie sind Nebenwirkungen, die unabhängig von der Indikation auftreten. Ein erhöhtes Risiko für intrazerebrale Blutungen ist nur für Patienten beschrieben worden, die entweder einen ischämischen Schlaganfall erlitten haben oder die am Gehirn operiert wurden. Beim ischämischen Schlaganfall liegt das Risiko für eine symptomatische intrazerebrale Blutung im Bereich von 0–7,8% (Chamorro et al. 1999; Swanson 1999; Moonis u. Fisher 2002; Petty et al. 1999). Risikofaktoren für das Auftreten einer intrazerebralen Blutung sind ein großer Infarkt und arterielle Hypertonie, ein Zusammenhang mit der Intensität der Antikoagulation ließ sich nicht ermitteln. Die symptomatischen intrazerebralen Blutungen sind abzugrenzen von der hämorrhagischen Transformation oder der hämorrhagischen Imbibition eines Infarktes, welche oft auch spontan auftreten und keine neuen Symptome machen. Bei neurochirurgischen Patienten liegt die Rate der intrazerebralen Blutungen unter Heparin zwischen 2 und 10% (Dickinson et al. 1998; Raabe et al. 2001). Wesentlicher Faktor für diese Blutungen ist der frühe Beginn der Heparingabe nach der Operation. Bei der Sinusthrombose, die ihrerseits zu intrazerebralen Blutungen führen kann, scheint das Risiko für intrazerebrale Blutungen durch Heparin nicht erhöht zu sein (Bruijn u. Stam 1999; Einhäupl et al. 1991).

Kumarinderivate

Die Kumarinderivate **Warfarin** und **Phenprocoumon** sind Vitamin-K-Antagonisten, die durch diesen Antagonismus die Synthese der Gerinnungsfaktoren II, VII, X und IX hemmen. Gerinnungsstörungen, rezidivierende tiefe Beinvenenthrombosen und Lungenembolien, absolute Arrhythmie bei Vorhofflimmern, künstliche Herzklappen und Schlaganfälle bestimmter Ursache sind Indikationen für eine Behandlung mit Kumarinderivaten. Die Effektivität der Gerinnungshemmung wird über Messung des Quickwertes bzw. des INR-Wertes gesteuert.

Neben Blutungen im Bereich der Nase, Gingiva, Magen-Darm-Trakt und Urogenitaltrakt kann es unter dieser Therapie zu intrazerebralen Blutungen kommen, die von diesen Blutungskomplikationen mit der höchsten Morbidität und Mortalität behaftet sind und deshalb auch am meisten gefürchtet sind.

In epidemiologischen Studien waren 5–12% der spontanen intrazerebralen Blutungen unter einer oralen Antikoagulation aufgetreten (Nilsson et al. 2000; Qureshi et al. 2001). Prospektive Studien zur Wirksamkeit und Sicherheit der oralen Antikoagulation bei verschiedenen Indikationen haben ein Risiko von 1% pro Jahr für eine intrazerebrale Blutung festgestellt (Dawson et al. 1993; Hart et al. 1995). Risikofaktoren für das Auftreten von intrazerebralen Blutungen unter Kumarinen sind arterielle Hypertonie, Intensität der Antikoagulation, vaskuläre Leukenzephalopathie und Alter über 65 Jahre (Gorter et al. 1999; Hart et al. 1995; Wintzen et al. 1984). Klinisch unterscheidet sich die unter Kuma-

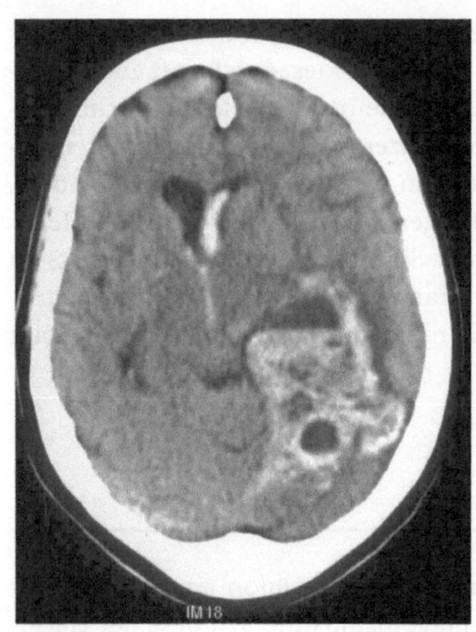

■ Abb. 3.1. Linksseitige temporookzipitale Blutung unter Marcumar mit perifokaler Hypodensität und zwei Spiegeln

rinderivaten auftretende intrazerebrale Blutung nicht von den anderen Formen der spontanen intrazerebralen Blutung. Eine plötzliche Hemiparese, Hemihypästhesie, Hemianopsie, Sprachstörung oder Ataxie sind die wesentlichen Leitsymptome. Computertomographisch sind die intrazerebralen Blutungen unter Kumarinderivaten häufig größer als die aus anderen Ursachen. Darüber hinaus lassen sich oft Spiegelbildungen und hirnisodense Areale innerhalb der Blutung nachweisen (■ Abb. 3.1).

Zudem ließ sich zeigen, dass intrazerebrale Blutungen unter Kumarinderivaten mit einem erhöhten Risiko für eine Größenzunahme behaftet sind, was wiederum mit einer erhöhten Mortalität assoziiert ist (Flibotte et al. 2004). Um einen kausalen Zusammenhang zwischen der intrazerebralen Blutung und der Kumarintherapie herstellen zu können, ist der Nachweis eines veränderten Quickwertes bzw. INR-Wertes zu fordern.

Aufgrund der Gefahr von Nachblutungen und besonders bei der Indikation zur operativen Entlastung muss die Gerinnungssituation durch Gabe von Frischplasmen oder Prothrombinkomplex normalisiert werden. Hierbei ist jedoch zu beachten, dass die Halbwertzeit dieser Gerinnungsfaktoren kürzer ist als die der Kumarinderivate. Deshalb empfiehlt es sich zudem Vitamin K zu substituieren.

Bei Patienten, bei denen eine Antikoagulation vital indiziert ist, wie z. B. bei künstlicher Herzklappe, kann die Antikoagulation durch intravenöse Heparingabe mit einem PTT-Wert von 50–60 aufrechterhalten werden (Bertram et al. 2000). Ob die Blutung konservativ oder operativ angegangen wird, hängt von der Größe und Lokalisation der Blutung ab. Nachdem sich die Gerinnungssituation normalisiert hat, ist eine Operation jedenfalls möglich. Ist die akute Situation beendet, ist für alle diese Patienten die Frage zu klären, ob und wie eine Antikoagulation fortgeführt wird. Bei vitaler Indikation muss die orale Antikoagulation fortgeführt werden. Das Umstellen von intravenösem Heparin auf orale Antikoagulanzien erfolgt abhängig vom klinischen Verlauf und von den Ergebnissen der CT-Kontrolle. Erfahrungsgemäß handelt es sich um einen Zeitraum von 2–4 Wochen (Phan et al. 2000). Bei Patienten, die wegen Vorhofflimmern, Zustand nach tiefer Beinvenenthrombose, Lungenembolie oder Schlaganfall oral antikoaguliert wurden, ist die Indikation zu überdenken und ggf. eine Therapie mit Azetylsalizylsäure oder anderen Thrombozytenaggregationshemmern angezeigt.

Thrombolytika

Herzinfarkt, Lungenembolie und ischämischer Schlaganfall sind Indikationen zur Thrombolyse. Streptokinase, Urokinase, Pro-Urokinase und Gewebeplasminogenaktivator (t-PA) stehen als Thrombolytika zur Verfügung, wobei nicht jede Substanz für jede der aufgeführten Indikationen zugelassen ist. Neben Blutungen im Magen-Darm-Trakt oder Urogenitaltrakt kann es auch zu intrazerebralen Blutungen kommen. Diese sind besonders gefürchtet, da sie mit einer Mortalität von bis zu 80% behaftet sind. Bei der Thrombolyse wegen Herzinfarkt oder Lungenembolie wird die Rate der intrazerebralen Blutungen mit 0,3–2,4% angegeben (DeBenedetti et al. 1997; Kanter et al. 1997; Levine et al. 1995). Beim ischämischen Schlaganfall ist die Rate mit 5–10% deutlich höher (Chiu et al. 1998; Grond et al. 1998; Kase et al. 2001). Diese höhere Rate ist vor allem durch die Vorschädigung des Gehirns bedingt durch die zerebrale Ischämie zu erklären. Als **generelle Risikofaktoren** für das Auftreten einer intrazerebralen Blutung nach Thrombolyse sind Alter, Gewicht, vorherige zerebrovaskuläre Erkrankung und

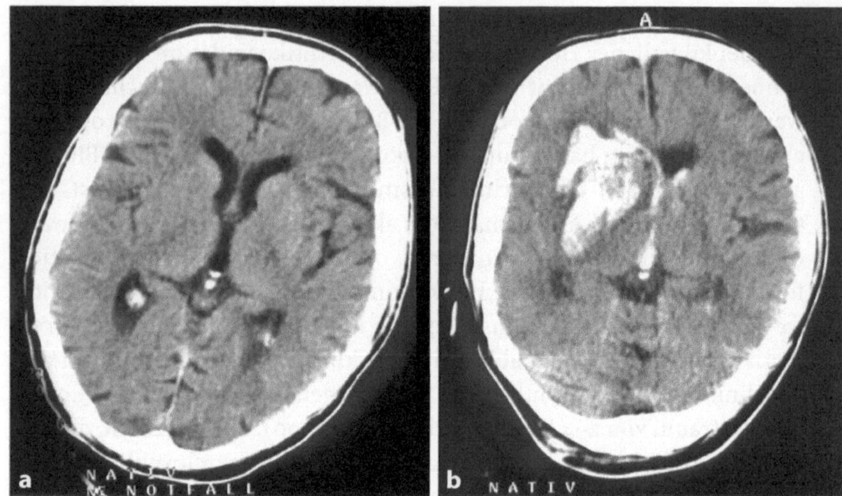

◘ Abb. 3.2. CCT eines Patienten mit einer seit 2 h bestehenden Hemiparese links **a** die CCT initial, unauffällig, **b** der Patient klagte 36 h nach der systemischen Lyse über Kopfschmerzen und in der CCT zeigte sich diese rechtsseitige Blutung mit Ventrikeleinbruch

erhöhter Blutdruck zu nennen (Gore et al. 1995). Beim ischämischen Schlaganfall kommen als spezielle Risikofaktoren ein ausgeprägtes neurologisches Defizit, ein Hirnödem und ein großer Ischämiebezirk in Frage (NINDS t-PA Stroke Study Group 1997). Der größte Anteil dieser Blutungen tritt innerhalb von 36 h nach Beginn der Thrombolyse auf (Kase et al. 2001; Kanter et al. 1997; NINDS t-PA Stroke Study Group 1997).

> **❶** Neuauftreten oder Verschlechterung vorbestehender fokal-neurologischer Defizite, Kopfschmerzen und Vigilanzstörungen sind die wesentlichen klinischen Zeichen, die an das Auftreten einer intrazerebralen Blutung denken lassen müssen.

In der CT stellen sich diese Blutungen meist größer dar als Blutungen anderer Genese (Gebel et al. 1998). Zudem sind sie meist lobär lokalisiert (◘ Abb. 3.2).

Bei Vorliegen einer intrazerebralen Blutung ist die Lyse sofort abzubrechen und die Gerinnungssituation mittels Frischplasmen zu stabilisieren. Die Indikation zu einer operativen Entlastung der Blutung wird in Abhängigkeit von deren Größe und Lokalisation gestellt.

Literatur

Bertram M, Bonsanto M, Hacke W, Schwab S (2000) Managing the therapeutic dilemma: patients with spontaneous intracerebral hemorrhage and urgent need for anticoagulation. J Neurol 247: 209–214

Bruijn SFTM de, Stam J (1999) Randomized placebo-controlled trial of anticoagulant treatment with low-molecular-weight heparin for cerebral sinus thrombosis. Stroke 30: 484–488

Cantor WJ, Kaplan AL, Veliano JL, Sketch MH, Barsness GW, Berger PB, Ohman EM (2001) Effectiveness and safety of abciximab after failed thrombolytic therapy. Am J Cardiol 87: 439–442

CAPRIE Steering Committee (1996) A randomised, blinded, trial of clopidogrel versus aspirin in patients at risk of ischaemic events (CAPRIE). Lancet 348: 1329–1339

Chamorro A, Vila N, Ascaso C, Blanc R (1999) Heparin in acute stroke with atrial fibrillation. Clinical relevance of very early treatment. Arch Neurol 56: 1098–1102

Chiu D, Krieger D, Villar-Cordova C et al. (1998) Intravenous tissue plasminogen activator for acute ischemic stroke. Feasibility, safety, and efficacy in the first year of clinical practice. Stroke 29: 18–22

Dawson I, van Bockel JH, Ferrari MD, van der Meer FJ, Brand R, Terpstra JL (1993) Ischemic and hemorrhagic stroke in patients on oral anticoagulants after reconstruction for chronic lower limb ischemia. Stroke 24: 1655–1663

DeBenedetti E, Urban P, Burgan S et al. (1997) Thrombolysis in acute myocardial infarct in every day clinical practice. Schweiz Med Wochenschr 127: 1285–1290

Dickinson LD, Miller LD, Patel CP, Gupta SK (1998) Enoxaparin increases the incidence of postoperative intracranial hemorrhage when initiated preoperatively for deep venous thrombosis prophylaxis in patients with brain tumors. Neurosurgery 43: 1074–1081

Diener HC, Bogousslavsky J, Brass LM et al. (2004) Aspirin and clopidogrel compared with clopidogrel alone after recent ischaemic stroke or transient ischaemic attack in high-risk patients (MATCH): randomised, double-blind, placebo-controlled trial. Lancet 364: 331–337

Einhäupl KM, Villringer A, Meister W et al. (1991) Heparin treatment in sinus thrombosis. Lancet 338: 597–600

Fisher AA, LeCouteur DG (2001) Intracerebral hemorrhage following possible interaction between celecoxib and clopidogrel. Ann Pharmacother 35: 1567–1569

Flibotte JJ, Hagan N, O'Donnell J, Greenberg SM, Rosand J (2004) Warfarin, hematoma expansion, and outcome of intracerebral hemorrhage. Neurology 63: 1059–1064

Gebel JM, Sila CA, Sloan MA et al. (1998) Thrombolysis-related intracranial hemorrhage. A radiographic analysis of 244 cases from the GUSTO-1 trial with clinical correlation. Stroke 29: 563–569

Gore JM, Granger CB, Simoons ML et al. (1995) Stroke after thrombolysis: mortality and functional outcomes in the GUSTO-I trial. Circulation 92: 2811–2818

Gorter JW (1999) Major bleeding during anticoagulation after cerebral ischemia. Patterns and risk factors. Neurology 53: 1319–1327

Grond M, Stenzel C, Schmülling S, Rudolf J, Neveling M, Lechleuthner A, Schneweis S, Heiss W-D (1998) Early intravenous thrombolysis for acute ischemic stroke in a community-based approach. Stroke 29: 1544–1549

Hart RG, Boop BS, Anderson DC (1995) Oral anticoagulants and intracranial hemorrhage. Facts and hypotheses. Stroke 26: 1471–1477

He J, Whelton PK, Vu B, Klag MJ (1998) Aspirin and risk of hemorrhagic stroke. A meta-analysis of randomized controlled trials. JAMA 280: 1930–1935

Kase CS, Furlan AJ, Wechsler LR et al. (2001) Cerebral hemorrhage after intra-arterial thrombolysis for ischemic stroke: the PROACT II Trial. Neurology 57: 1603–1610

Kanter DS, Mikkola KM, Patel SR, Parker JA, Goldhaber SZ (1997) Thrombolytic therapy for pulmonary embolism. Frequency of intracranial hemorrhage and associated risk factors. Chest 111: 1241–1245

Levine MN, Goldhaber SZ, Gore JM et al. (1995) Hemorrhagic complications of thrombolytic therapy in the treatment of myocardial infarction and venous thromboembolism. Chest 108: 291–301

Memon MA, Blankenship JC, Wood GC, Frey CM, Menapace FJ (2000) Incidence of intracranial hemorrhage complicating treatment with glycoprotein IIb/IIIa receptor inhibitors: a pooled analysis of major clinical trials. Am J Med 109: 213–217

Moonis M, Fisher M (2002) Considering the role of heparin and low-molecular-weight heparins in acute ischemic stroke. Stroke 33: 1927–1933

Nilsson OG, Lindgren A, Stahl N, Brandt L, Säveland H (2000) Incidence of intracerebral and subarachnoid haemorrhage in southern Sweden. J Neurol Neurosurg Psychiatry 69: 601–607

The NINDS t-PA Stroke Study Group (1997) Intracerebral hemorrhage after intravenous t-PA therapy for ischemic stroke. Stroke 28: 2109–2118

Phan TG, Koh M, Wijdicks EFM (2000) Safety of discontinuation of anticoagulation in patients with intracranial hemorrhage at high thrombembolic risk. Arch Neurol 57: 1710–1713

Petty GW, Brown RD, Whisnant JP, Sicks JD, O'Fallon WM, Wiebers DO (1999) Frequency of major complications of aspirin, warfarin, and intravenous heparin for secondary stroke prevention. Ann Intern Med 130: 14–22

Qureshi AI, Tuhrim S, Broderick JP, Batjer HH, Hondo H, Hanley DF (2001) Spontaneous intracerebral hemorrhage. N Engl J Med 344: 1450–1460

Qureshi AI, Saad M, Zaidat OO, Suarez JI, Alexander MJ, Suri FK, Ali Z, Hopkins LN (2002) Intracerebral hemorrhages associated with neurointerventional procedures using a combination of antithrombotic agents including abciximab. Stroke 33: 1916–1919

Raabe A, Gerlach R, Zimmermann M, Seifert V (2001) The risk of haemorrhage associated with early postoperative heparin administration after intracranial surgery. Acta Neurochir 143: 1–7

Saloheimo P, Juvela S, Hillbom M (2001) Use of aspirin, epistaxis, and untreated hypertension as risk factors for primary intracerebral hemorrhage in middle-aged and elderly people. Stroke 32: 399–404

Sundlof DW, Rerkpattanapitat P, Wongpraparut N et al. (1999) Incidence of bleeding complications associated with abciximab use in conjunction with thrombolytic therapy in patients requiring percutaneous coronary angioplasty. Am J Cardiol 83: 1569–1571

Swanson RA (1999) Intravenous heparin for acute stroke. What can we learn from the megatrials. Neurology 52: 1746–1750

Thrift AG, McNeil JJ, Forbes A, Donnan GA (1999) Risk of primary intracerebral haemorrhage associated with aspirin and non-steroidal anti-inflammatory drugs: case-control study. BMJ 318: 759–764

Vahdat B, Canavy I, Fourcade L, Garcia E, Quilici J, Bonnet J-L, Bory M (2000) Fatal cerebral hemorrhage and severe thrombocytopenia during abciximab treatment. Cathet Cardiovasc Intervent 49: 177–180

Wintzen AR, de Jonge H, Loeliger EA, Bots GT (1094) The risk of intracerebral hemorrhage during oral anticoagulant treatment: a population study. Ann Neurol 16: 553–558

Wong KS, Mok V, Lam WW, Kay R, Tang A, Chan YL, Woo J (2000) Aspirin-associated intracerebral hemorrhage: clinical and radiologic features. Neurology 54: 2298–2301

Sinusvenenthrombose

C. Kosinski

Die Sinusvenenthrombose ist eine seltene Ursache des zerebralen Insultes. Allerdings sind Sinusthrombosen bei rechtzeitigem Erkennen durch Antikoagulation, insbesondere intravenöse Heparinisierung, oft sehr gut behandelbar, weswegen ein rechtzeitiges Erkennen von großer Bedeutung ist (Einhäupl et al. 1991). Die Diagnosestellung einer Sinusvenenthrombose ist häufig schwierig, da die Symptome am Anfang zumeist uncharakteristisch sind und nur aus zunehmenden Kopfschmerzen bestehen. Im weiteren Verlauf treten dann jedoch Hirndruckzeichen mit Übelkeit, Erbrechen und Sehstörungen (Stauungspapillen) hinzu, und es kommt häufig zu fokal-neurologischen Ausfällen sowie epileptischen Anfällen (Fink u. McAuley 2001). Die Durchführung eines nativen kranialen Computertomogramms ist häufig zum Ausschluss der Diagnose nicht ausreichend. Kernspintomographie und Spiral-CT mit CT-Angiographie haben sich zur Diagnosesicherung bewährt, sodass heutzutage nur noch in Einzelfällen die Durchführung einer intraarteriellen digitalen Subtraktionsangiographie erforderlich ist. Neue Arbeiten lassen vermuten, dass D-Dimere – ein Fibrinabbauprodukt bei aktivierter Thrombolyse – eine hohe Sensitivität für das Bestehen einer Sinusvenenthrombose aufweisen (Lalive et al. 2003; Kosinski et al. 2004).

Die Ursachen der Sinusvenenthrombosen sind aufgrund der Seltenheit der Erkrankung nicht umfassend untersucht. Als Risikofaktoren sind belegt:

- Schwangerschaft,
- Tumorerkrankungen,
- frühere tiefe Beinvenenthrombosen oder Lungenembolien,
- Nikotinabusus und
- Störungen des Gerinnungssystems (Protein-C-Mangel, Protein-S-Mangel, AT-III-Mangel, Faktor-V-Leiden-Mutation) sowie
- das Antiphospholipidantikörpersyndrom (Fink u. McAuley 2001).

Für Medikamente, die Sinusvenenthrombosen verursachen können, ist lediglich für Kontrazeptiva ein Zusammenhang klar belegt (Brujn et al. 1998; Martinelli et al. 1998; Vandenbroucke 1998). Es gibt darüber hinaus jedoch eine Vielzahl von Medikamenten, für die bekannt ist, dass sie das empfindliche Gleichgewicht des Gerinnungssystems stören können und Thrombosen verursachen. Da zwischen einer tiefen Beinvenenthrombose und einer Sinusvenenthrombose grundsätzlich bezüglich der Thrombusentstehung kein Unterschied besteht, muss auch für diese Medikamente vermutet werden, dass sie prinzipiell eine Sinusvenenthrombose bedingen können. Eine besondere Rolle kommt des Weiteren den Heparinen zu, da sie einerseits die Standardtherapie der Sinusvenenthrombose darstellen, aber andererseits im Rahmen eines HIT-Syndroms (heparininduzierte Thrombozytopenie) eine Sinusvenenthrombose verursachen können.

Chemotherapeutika

Wie oben erwähnt, gelten Tumorerkrankungen bereits als ein unabhängiger Risikofaktor für die Entwicklung von Thrombosen. Untersuchungen über ein darüber hinaus erhöhtes Thromboserisiko unter einer dann erfolgenden chemotherapeutischen Behandlung sind daher problematisch.

In der Therapie von Prostata- und Mammakarzinomen werden eine Vielzahl von Antiandrogenen, Antiöstrogenen und Antigestagenen eingesetzt, die aufgrund ihres steroidartigen Charakters ähnlich den später aufgeführten Steroiden mit einer erhöhten Thromboseneigung behaftet sind. Darüber hinaus ist ein erhöhtes Thromboserisiko insbesondere für das in der Leukämiebehandlung eingesetzte **Vesanoid**, ein Retinsäurederivat, bekannt (Falanga et al. 2003). Für **Methotrexat** gibt es mehrere Fallberichte zerebraler Sinusthrombosen insbesondere nach intrathekaler Applikation (Nicholson et al. 1996; Bienfait et al. 2002).

Heparininduzierte Thrombozytopenie (HIT)

Die heparininduzierte Thrombozytopenie (HIT) ist eine seltene Komplikation der Heparintherapie, die wesentlich häufiger bei der Behandlung mit **unfraktionierten Heparinen** zu beobachten ist als unter niedermolekularen Heparinen. Unterschieden wird einerseits ein ungefährliches HIT-Typ-I mit einem Thrombozytenabfall in den ersten Tagen der Therapie von einem HIT-Typ-II, bei dem es erst mit einer Latenz von mehreren Tagen zu einem Thrombozytenabfall von mehr als 40% des Ausgangswertes bzw. mit Werten unter 100 000 Giga/l kommt.

Beim HIT-Typ-II kommt es infolge einer immunologisch vermittelten massiven Aktivierung von Thrombozyten und Endothelzellen zu einer starken Thrombinfreisetzung und damit zu lebensbedrohlichen venösen und auch arteriellen Thrombosen (Picker u. Gathof 2004). Genaue Angaben zur Häufigkeit von Sinusthrombosen bei HIT-Typ-II sind nicht verfügbar, jedoch wurde retrospektiv die Häufigkeit von Schlaganfällen bei 960 Patienten mit HIT-Typ-II untersucht. Schlaganfälle wurden bei 3,1% der Patienten dokumentiert und waren mit einer deutlich erhöhten Mortalität und Letalität verbunden (LaMonte et al. 2004).

Da sich die Prognose des HIT-Typ-II bei früher Diagnose deutlich verbessert, wird heute eine regelmäßige Kontrolle der Thrombozytenzahl unter Heparintherapie gefordert. Die Diagnose kann durch Bestimmung von HIT-Antikörpern ggf. bestätigt werden, ein negatives Ergebnis schließt das Vorliegen eines HIT-Syndroms jedoch nicht aus. Die Therapie des HIT-Typ-II besteht in einer **sofortigen Beendigung der Heparintherapie** schon im Verdachtsfall und der effektiven Thrombininhibition durch Behandlung mit **Danaparoid** oder **Lepirudin**.

Kontrazeptiva/Östrogene/Kortikosteroide

Für alle Steroide gilt prinzipiell, dass sie mit einer vermehrten Thromboseneigung behaftet sind. Aufgrund der vielseitigen Mechanismen, über die diese Hormone in den Stoffwechsel eingreifen, ist letztlich nicht sicher geklärt, worauf diese prothrombotische Wirkung zurückzuführen ist. Beim Einsatz von Östradiol als Hormonersatztherapie konnte gezeigt werden, dass es zu einer erhöhten Zirkulationsrate aktivierter Thrombozyten führt (Thijs et al. 2002). Bei Behandlung mit oralen Kontrazeptiva, verstärkt bei so genannten **Drittgenerationskontrazeptiva**, die als Gestagenanteil Desogestrel oder Gestodene enthalten, wird diskutiert, dass es zu einer Resistenz gegenüber der antikoagulativen Aktivität von aktiviertem Protein C (APC) kommt, einer so genannten erworbenen APC-Resistenz (Rosing et al. 2001).

Während das vermehrte Auftreten von tiefen Beinvenenthrombosen vielfach in Studien für diese Medikamentengruppe belegt ist, gibt es zum Auftreten von Sinusvenenthrombosen lediglich Fallberichte. Bemerkenswert ist eine Serie von Stolz et al. (2003), in der bei intravenöser Hochdosiskortikosteroidtherapie bei Patienten mit multipler Sklerose das Auftreten von Sinusvenenthrombosen beobachtet wurde.

Weitere Pharmaka mit erhöhter Thromboseneigung

Medikamente mit einem hohen Anteil an Lipiden wie z. B. das Narkotikum **Propofol** führen vermutlich über eine Veränderung der Homöostase von Gerinnungsfaktoren im Blut zu vermehrter Thromboseneigung. Ferner führen eine Reihe **Neuroleptika** aufgrund ungeklärter pathophysiologischer Zusammenhänge zu vermehrter Thromboseneigung. Dabei verstärken niederpotente Neuroleptika die Thromboseneigung deutlicher als hochpotente Neuroleptika und das Risiko ist besonders im ersten Monat der Therapie erhöht (Zornberg u. Jick 2000). Für Clozapin finden sich außerdem zahlreiche Fallbeschreibungen über thromboembolische Ereignisse mit teils tödlichem Ausgang (Parkin et al. 2003; Yang et al. 2004). Außerdem muss bei der Substitution von **Gerinnungsfaktoren** in der Hämophiliebehandlung mit Auftreten von Thrombosen gerechnet werden sowie bei der Behandlung Krebskranker und Niereninsuffizienter mit **Erythropoetinanaloga** (Singbartl 1994; Beguin 1998).

Literatur

Beguin Y (1998) A risk-benefit assessment of epoetin in the management of anaemia associated with cancer. Drug Saf 19: 269–282

Bienfait HP, Gijtenbeek JM, Bent MJ van den, Bruin HG de, Voogt PJ, Pillay M (2002) Cerebral venous and sinus thrombosis with cerebrospinal fluid circulation block after the first methotrexate administration by lumbar puncture. Neuroradiology 44: 929–932

Brujn SF de, Stam J, Vandenbroucke JP (1998) Increased risk of cerebral venous sinus thrombosis with third-generation oral contraceptives. Cerebral venous sinus thrombosis study group. Lancet 351: 1404

Einhäupl KM, Villringer A, Meister W et al. (1991) Heparin treatment in sinus venous thrombosis. Lancet 338: 597–600

Falanga A, Marchetti M, Barbui T (2003) All-trans-retinoic acid and bleeding/thrombosis. Pathophysiol Haemost Thromb 33: 19–21

Fink JN, McAuley DL (2001) Cerebral venous sinus thrombosis: a diagnostic challenge. Intern Med J 31: 384–390

Kosinski CM, Mull M, Schwarz M, Koch B, Biniek R, Schläfer J, Milkereit E, Willmes K, Schiefer J (2004) Do normal D-dimer levels reliably exclude cerebral sinus thrombosis? Stroke 35: 2820–2825

Lalive PH, de Moerloose P, Lovblad K, Sarasin FP, Mermillod B, Sztajzel R (2003) Is measurement of D-dimer useful in the diagnosis of cerebral venous thrombosis? Neurology 61: 1057–1060

LaMonte MP, Brown PM, Hursting MJ (2004) Stroke in patients with heparin-induced thrombocytopenia and the effect of argatroban therapy. Crit Care Med 32: 976–980

Martinelli I, Taioli E, Palli D, Mannucci PM (1998) Risk of cerebral vein thrombosis and oral contraceptives. Lancet 352: 326

Nicholson JC, Darmady JM, Kohler JA (1996) Superior sagittal sinus thrombosis complicating maintenance treatment for acute lymphoblastic leukemia. Pediatr Hematol Oncol 13: 287–291

Parkin L, Skegg DC, Herbison GP, Paul C (2003) Psychotropic drugs and fatal pulmonary embolism. Pharmacoepidemiol Drug Saf 12: 647–652

Picker SM, Gathof BS (2004) Pathophysiology, epidemiology, diagnosis and treatment of heparin-induced thrombocytopenia (HIT). Eur J Med Res 9: 180–185

Rosing J, Curvers J, Tans G (2001) Oral contraceptives, thrombosis and haemostasis. Eur J Obstet Gynecol Reprod Biol 95: 193–197

Singbartl G (1994) Adverse events of erythropoietin in long-term and in acute/short-term treatment. Clin Investig 72: 36–43

Stolz E, Klotzsch C, Schlachetzki F, Rahimi A (2003) High-dose corticosteroid treatment is associated with an increased risk of developing cerebral venous thrombosis. Eur Neurol 49: 247–248

Thijs A, Baal WM van, Mooren MJ van der, Kenemans P, Drager AM, Huijgens PC, Stehouwer CD (2002) Effects of hormone replacement therapy on blood platelets. Eur J Clin Invest 32: 613–628

Vandenbroucke JP (1998) Cerebral sinus thrombosis and oral contraceptives. There are limits to predictability. BMJ 317: 483–484

Yang TY, Chung KJ, Huang TL, Kung CT (2004) Massive pulmonary embolism in a young patient on clozapine therapy. J Emerg Med 27: 27–29

Zornberg GL, Jick H (2000) Antipsychotic drug use and risk of first-time idiopathic venous thromboembolism: a case-control study. Lancet 356: 1219–1223

Enzephalopathie

F. Block

Die Enzephalopathie besteht aus einer Reihe von Symptomen, die auf eine generalisierte Störung der Hirnfunktion zurückzuführen ist. Die Enzephalopathie kann toxisch, metabolisch, degenerativ, vaskulär, posttraumatisch oder entzündlich bedingt sein. Die toxische und metabolische Enzephalopathie sind normalerweise reversibel. Die Leukenzephalopathie ist eine Unterform der Enzephalopathie, die durch eine Affektion der weißen Substanz gekennzeichnet ist (Filley u. Kleinschmidt-Demasters 2001). Diese Diagnose ist durch eine Computertomographie oder noch sensitiver durch eine Magnetresonanztomographie zu stellen. Bei einer Enzephalopathie sind in der neurologischen Untersuchung zumeist globale oder multifokale Symptome zu finden. So lassen sich Störungen der Motorik nachweisen, die die Kraft, die Feinmotorik, den Muskeltonus, die Muskeleigenreflexe oder die Koordination betreffen. Darüber hinaus können unwillkürliche pathologische Bewegungen wie Tremor, Myoklonus oder Asterixis vorhanden sein. Gelegentlich treten Primitivreflexe wie der Schnauz- und Greifreflex auf. Es sind allerdings **neuropsychologische Defizite** wie Vigilanzstörungen bis hin zum Koma, Verlust der selektiven Aufmerksamkeit, psychomotorische Verlangsamung, Agitiertheit, Störung der Orientierung und des Denkens, die bei der Enzephalopathie im Vordergrund stehen, vorhanden. Im EEG sind oft Allgemeinveränderungen zu finden, gelegentlich lassen sich auch periodische triphasische Komplexe nachweisen.

Medikamente können entweder durch direkte Beeinträchtigung der Hirnfunktion oder sekundär über Störungen anderer Organe wie z. B. der Leber oder der Niere zu einer Enzephalopathie führen. Um die Ätiologie einer Enzephalopathie zu klären, ist es notwendig, durch Laboruntersuchungen (Blutbild, Blutzucker, Elektrolyte, Leber- und Nierenwerte, Schilddrüsenwerte) herauszufinden, ob primäre Erkrankungen anderer Organe vorliegen. Zudem muss durch eine zerebrale Bildgebung (CT, MRT) herausgefunden werden, ob primäre zerebrale Erkrankungen (Ischämie, Enzephalitis, neurodegenerative Erkrankungen) vorliegen. Erst nach Ausschluss metabolischer oder primär zerebraler Ursachen und bei Einnahme eines entsprechenden Medikamentes kann eine medikamentös bedingte Enzephalopathie angenommen werden.

Aciclovir

Aciclovir ist ein selektives antivirales Nukleosidanalogon, welches die virale DNA-Replikation spezifisch behindert. Herpes-simplex-Enzephalitis und Herpes zoster sind die wesentlichen Indikationen für Aciclovir. In mehreren Kasuistiken wurde eine neurotoxische Nebenwirkung im Sinne einer Enzephalopathie beschrieben (Adair et al. 1994; Braun et al. 1998; Delluc et al. 2004; Fischer et al. 1990; Johnson et al. 1994; Krieble et al. 1993; MacDiarmaid et al. 1992; Rajan et al. 2000; Rashiq et al. 1993; Strong u. Hebert 1997; Tomori et al. 2003). Häufige Symptome sind Halluzinationen, Unruhe, psychomotorische Verlangsamung, Delirium und Vigilanzminderung bis zum Koma. Zumeist treten die Symptome 2–6 Tage nach Beginn der Therapie mit Aciclovir auf (Fischer et al. 1990; Johnson et al. 1994; Rashiq et al. 1993; Strong u. Hebert 1997; Tomori et al. 2003). Liquor und Bildgebung zeigen Normalbefunde, im EEG ist oft eine generalisierte Verlangsamung zu sehen. Nach dem Absetzen von Aciclovir bilden sich die Symptome schnell und meist komplett zurück (Adair et al. 1994; Braun et al. 1998; Johnson et al. 1994; Rajan et al. 2000; Rashiq et al. 1993; Tomori et al. 2003). Mittels Hämodialyse kann die Rückbildung beschleunigt werden (Adair et al. 1994; Krieble et al. 1993; Rajan et al. 2000).

Die Therapie mit anderen potentiell neurotoxischen Medikamenten und Nierenversagen sind Risikofaktoren für das Auftreten der Aciclovir-induzierten Enzephalopathie (Rashiq et al. 1993). Vor diesem Hintergrund ist es besonders wichtig, bei Patienten mit eingeschränkter Nierenfunktion die Dosis von Aciclovir anzupassen.

Patienten, die wegen chronischen Nierenversagens dialysiert werden, sollten bei einer oralen Therapie mit Aciclovir eine initiale Dosis von 400 mg erhalten und als Erhaltungstherapie 2-mal 200 mg (Almond et al. 1995). Zudem sollte aber auch bei nierengesunden Patienten die Nierenfunktion unter der Behandlung mit Aciclovir kontrolliert werden, da Aciclovir auch zu einer Nierenfunktionsstörung führen kann.

Amphotericin B

Intravenös verabreichtes Amphotericin B ist die Therapie der Wahl bei schweren Pilzerkrankungen. Eine Leber- und Nierenschädigung sind als Nebenwirkung von Amphotericin B häufiger und bekannt. Selten kommt es zu einer Enzephalopathie mit kognitiven Einbußen und einem Parkinson-Syndrom mit Tremor und Akinese (Ellis et al. 1982; Mott et al. 1995; Walker u. Rosenblum 1992). In den meisten Fällen war der Verlauf progredient und tödlich, einige Patienten stabilisierten sich mit bleibenden Defiziten. In einer frühen Phase nach Auftreten der Nebenwirkung ist in seltenen Fällen eine Rückbildung der Symptome möglich (Antonini et al. 1996; Balmaceda et al. 1994). Die zerebrale Bildgebung weist Signaländerungen vor allem im frontalen Marklager auf (Mott et al. 1995; Walker u. Rosenblum 1992). Neuropathologische Aufarbeitungen zeigten Demyelinisierungen und diffuse Leukenzephalopathie mit Gliose, jedoch ohne Entzündungszeichen (Ellis et al. 1982; Walker u. Rosenblum 1992). Patienten, die im Rahmen einer malignen Grunderkrankung eine Schädelbestrahlung erhalten haben, scheinen ein erhöhtes Risiko für das Auftreten einer Amphotericin-B-induzierten Enzephalopathie zu haben (Mott et al. 1995; Walker u. Rosenblum 1992).

Baclofen

Baclofen ist ein $GABA_B$-Rezeptoragonist und weist eine gute antispastische Wirkung auf. Sowohl bei akuter Intoxikation als auch bei chronischer Anwendung im höheren Dosisbereich kann es zu einer Enzephalopathie kommen (Lee et al. 1992). Desorientierung, Müdigkeit, Agitiertheit und Myoklonien sind die wesentlichen Symptome (Abarbanel et al. 1985; Bassilios et al. 2000; Hormes et al. 1988; Lazzarino et al. 1991). Im EEG können in diesen Phasen periodische triphasische sharp waves abgeleitet werden. Nach Absetzen von Baclofen bilden sich die Beschwerden innerhalb von 1–2 Tagen komplett zurück. Parallel dazu normalisiert sich der EEG-Befund. Da Baclofen größtenteils unverändert renal eliminiert wird, ist eine eingeschränkte Nierenfunktion erwartungsgemäß ein Risikofaktor für eine Baclofen-induzierte Enzepha-

lopathie. Dementsprechend sollte zwecks deren Vermeidung die Baclo-
fendosis bei Niereninsuffizienz angepasst werden bzw. bei urämischen
Patienten sollte es nicht eingesetzt werden (Chen et al. 2003).

Cephalosporine

Für die Cephalosporine Cephaloridin, Ceftazidim, Cefepim, und Cefu-
roxim wurde eine Enzephalopathie als Nebenwirkung beschrieben
(Douglas et al. 1988; Jallon et al. 2000; Klion et al. 1994; Taylor et al.
1981; Jackson u. Berkovic 1992; Herishanu et al. 1998). In einem Fall
war der kausale Zusammenhang zur Cephalosporin-Gabe eindeutig,
da die Symptome unter der Therapie auftraten, sich nach Absetzen
komplett zurückbildeten und sich unter Reexposition erneut ausbilde-
ten (Jackson u. Berkovic 1992). Verwirrtheit, Agitiertheit, Halluzinationen, Vigilanzstörungen, Asterixis, Myoklonien und epileptische Anfälle
sind als Symptome beobachtet worden. Die Enzephalopathie kann sich
innerhalb einer Therapiedauer von 3–25 Tagen entwickeln. Im EEG zeigen sich langsame, hochgespannte Wellen, z. T. auch eine Spike-Wave-
Aktivität. Nach Absetzen der Cephalosporine war die Enzephalopathie
in allen Fällen völlig reversibel.

Die Cephalosporine werden überwiegend unverändert renal aus-
geschieden. Eine Niereninsuffizienz, unter der es zu toxischen Konzentrationen kommen kann, scheint ein wesentlicher Faktor für die Entstehung einer Cephalosporin-induzierten Enzephalopathie zu sein (Douglas et al. 1988; Herishanu et al. 1998). Aufgrund der strukturellen Ähn-
lichkeit zwischen Penicillinen und Cephalosporinen und einer weit-
gehenden Übereinstimmung in der Symptomatik der durch die jewei-
lige Substanz hervorgerufenen Enzephalopathie scheint ihr ein gemein-
samer Mechanismus zu Grunde zu liegen. Vor dem Hintergrund der
klinischen und elektroenzephalographischen Veränderungen ist eine
epileptogene Wirkung anzunehmen.

Immunglobuline

Immunglobuline sind fester Bestandteil in der Therapie der thrombozytopenischen Purpura und des Guillain-Barré-Syndroms, darüber hinaus finden sie auch Anwendung in der Behandlung anderer immunologischer Erkrankungen wie der multiplen Sklerose, Myasthenia gravis etc. Es gibt mehrere Berichte über eine Immunglobulin-induzierte Enzephalopathie, bei denen Sehstörungen, Verwirrtheit und Krampfanfälle beschrieben werden (Mathy et al. 1998; Voltz et al. 1996; Harkness et al. 1996; Sztajzel et al. 1999). Aber auch fokale Symptome wie Hemiparese oder Dysarthrie wurden beobachtet (Tsiouris u. Tsiouris 1998). Kernspintomographisch konnten biokzipitale Hyperintensitäten in der weißen Substanz nachgewiesen werden (Voltz et al. 1996). Die Kombination aus Sehstörung und biokzipitalen Signalabweichungen in der MRT lassen an die reversible posteriore Leukenzephalopathie denken, die bei der Schwangerschaftgestose, hypertensiven Enzephalopathie oder bei immunsuppressiver Therapie beschrieben wurden (Hinchey et al. 1996). Aufgrund von erhöhten Flussgeschwindigkeiten im transkraniellen Doppler wird ein Vasospasmus als möglicher Pathomechanismus diskutiert (Sztajzel et al. 1999; Voltz et al. 1996). Ein vorübergehendes Hyperviskositätssyndrom scheint ein weiterer Mechanismus zu sein. Nachdem die Therapie mit Immunglobulinen beendet wurde, bildeten sich die Symptome komplett zurück (Mathy et al. 1998; Sztajzel et al. 1999).

Lithium

Lithium wird zur prophylaktischen Behandlung bipolarer Psychosen und der Depression benutzt. Zudem findet es Anwendung in der Prophylaxe des Clusterkopfschmerzes. Neurotoxizität im Sinne einer Enzephalopathie ist eine schwerwiegende und im Vergleich zu den anderen Nebenwirkungen des Lithiums eine häufigere Nebenwirkung. Vigilanzminderung, Verwirrtheit und andere mentale Veränderungen sind typische Symptome (El-Mallakh 1986; Gallinat et al. 2000; Gansaeuer u. Alsaadi 2003; Gill et al. 2003; Swartz u. Doliner 1995). Die klinische Präsentation kann auch einer Creutzfeld-Jakob-Erkrankung ähneln oder

Charakteristika eines malignen neuroleptischen Syndroms aufweisen (Casanova et al. 1996; Gill et al. 2003).

> Anhand weiterer Fallberichte und Übersichtsarbeiten ist abzulesen, dass enzephalopathische Veränderungen deutlich häufiger bei einer Kombination von Lithium mit Neuroleptika zu beobachten sind (Emilien u. Maloteaux 1996; Fetzer et al. 1981; Gille et al. 1997; Miller et al. 1986; Normann et al. 1998; Sandyk u. Hurwitz 1983; Spring 1979). Ähnliches scheint für die Kombination mit Carbamazepin oder Anxiolytika zu gelten (Emilien u. Maloteaux 1996; Mayan et al. 2001).

Im EEG zeigt sich eine Zunahme langsamer Wellen und steiler Wellen oder seltener Spike-Wave-Abläufe, so dass es zum Monitoring bei Lithiumtherapie hinsichtlich des Auftretens zentraler neurotoxischer Nebenwirkungen geeignet ist (Gallinat et al. 2000; Gansaeuer u. Alsaadi 2003; Swartz u. Dolinor 1995). Nach Absetzen von Lithium kommt es häufig zu einer Rückbildung der klinischen Symptome und der EEG-Veränderungen (Fetzer et al. 1981; Gansaeuer u. Alsaadi 2003; Normann et al. 1998). Bei bis zu 30% der Patienten bleiben jedoch neurologische Restsymptome bestehen, die sich vor allem in extrapyramidalen und zerebellären Funktionsstörungen äußern (El-Mallakh 1986; Kores u. Lader 1997). Hoher Lithiumspiegel, Komedikation mit Neuroleptika, Antidepressiva, Carbamazepin oder Diuretika, Alter über 50 Jahre, Schilddrüsendysfunktion und nephrogener Diabetes insipidus sind Risikofaktoren für das Auftreten einer Lithium-bedingten Enzephalopathie (Emilien u. Maloteaux 1996; Miller et al. 1986; Oakley et al. 2001).

Röntgenkontrastmittel

Intravasal zu applizierende Röntgenkontrastmittel haben ein breites Anwendungsspektrum in der Medizin. Die durch sie bedingten Nebenwirkungen sind selten und bestehen meist in allgemeinen Reaktionen wie Allergie oder organspezifischen Funktionsstörungen wie Niereninsuffizienz oder Hyperthyreose. In seltenen Fällen treten transiente neurologische Symptome auf. Meist handelt es sich um eine kortikale Blindheit (Kwok u. Lim 2000; Lantos 1989; Merchut u. Richie 2002). Es können aber auch Symptome wie Hemiparese oder Aphasie auftreten, die auf eine Funktionsstörung einer Hemisphäre hindeuten (Dangas et al. 2001; Foltys et al. 2003). Epileptische Anfälle und Bewusst-

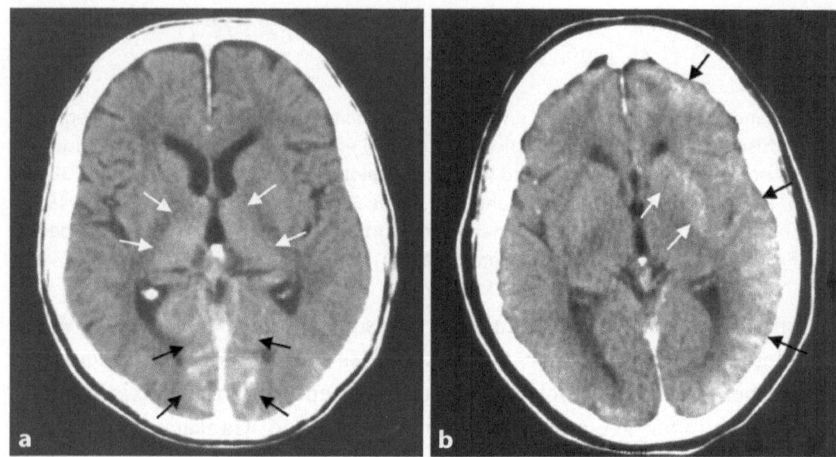

▣ Abb. 5.1 a, b. Zwei Beispiele von Kontrastmittel-induzierter Enzephalopathie. **a** Eine 60-jährige Patientin erlitt unter einer Herzkatheteruntersuchung eine kortikale Blindheit. Im CCT zeigten sich Hyperdensitäten bilateral okzipital (*schwarze Pfeile*) und im Thalamus beidseits (*weiße Pfeile*). **b** Bei einer 83-jährigen Patientin fiel nach einer Herzkatheteruntersuchung eine rechtsseitige Hemiparese, eine Aphasie und Müdigkeit auf. Dazu passend fand sich in der CCT eine linksseitige Kontrastmittelanreicherung in den Basalganglien (*weiße Pfeile*) und über dem Kortex (*schwarze Pfeile*)

seinsstörungen sind weitere mögliche Symptome der durch Kontrastmittel bedingten Enzephalopathie (DeWispelaere et al. 1992; Sharp et al. 1999). In allen Fällen ließ sich in der CT ein Ödem und parenchymales Kontrastmittel nachweisen (▣ Abb. 5.1).

Die klinischen Symptome bilden sich innerhalb weniger Tage fast immer komplett zurück (Dangas et al. 2001; DeWispelaere et al. 1992; Foltys et al. 2003; Kwok u. Lim 2000; Lantos 1989; Merchut u. Richie 2002; Sharp et al. 1999). Das gleiche gilt für die in der initialen CCT nachweisbaren Veränderungen. Als Ursache wird eine transiente Störung der Blut-Hirn-Schranke angenommen, die durch die hyperosmolaren Eigenschaften des Kontrastmittels hervorgerufen wird (Junck u. Marshall 1983). Die intraarterielle Applikation und hohe Dosen des Kontrastmittels sind Risikofaktoren für das Auftreten dieser Nebenwirkung. Als Kofaktoren sind eine vorbestehende Niereninsuffizienz, eine arterielle Hypertonie und ein Diabetes mellitus anzusehen.

Valproat

Valproat ist ein etabliertes Medikament in der Behandlung der Epilepsie, zudem wird es in der Therapie und Prophylaxe affektiver Erkrankungen und in der Migräneprophylaxe eingesetzt. Tremor, Ataxie und Thrombozytopenie stellen die bekannten und häufigeren Nebenwirkungen von Valproat dar. In seltenen Fällen kann es zu einer Enzephalopathie kommen, die durch psychomotorische Verlangsamung, deutlichen kognitiven Einbußen und Bewusstseinsstörungen bis hin zum Koma gekennzeichnet ist, gelegentlich treten auch Krampfanfälle auf (Göbel et al. 1999; Rottach et al. 2000; Kifune et al. 2000; Oechsner et al. 1998). Die enzephalopathischen Veränderungen werden von den bereits genannten Nebenwirkungen wie Tremor oder Ataxie begleitet. Die meisten Fälle der Valproat-Enzephalopathie wurden bei Kindern beobachtet, es sind aber auch wiederholt Fälle bei Erwachsenen beschrieben worden. In den meisten Fällen entwickelt sich die Valproat-enzephalopathie innerhalb weniger Tage nach Beginn der Therapie mit Valproat.

Es ist wichtig das Bild der Valproat-Enzephalopathie von der Valproat-Intoxikation abzugrenzen, die sich laborchemisch durch einen erhöhten Valproatspiegel nachweisen lässt.

Im EEG findet sich eine Allgemeinveränderung, manchmal sind epilepsietypische Potenziale nachzuweisen. Das Absetzen von Valproat führt innerhalb weniger Tage zur kompletten Rückbildung der Symptome (Göbel et al. 1999; Averbuch-Heller et al. 1994; Oechsner et al. 1998; Kifune et al. 2000; Rottach et al. 2000).

Als Mechanismen der Valproat-Enzephalopathie werden hepatische Enzyminteraktionen, direkte Wirkung auf zerebrale Rezeptoren, medikamentöse Wechselwirkungen vor allen Dingen bei Kombinationstherapie mit zwei oder mehreren Antiepileptika, epileptogene Effekte von Valproat oder metabolische Reaktionen diskutiert (Göbel et al. 1999). Vor dem Hintergrund der Pathogenese der Valproat-Enzephalopathie sollte bei Patienten mit bekanntem Ornithin-Transcarbamylase-Mangel oder Mitochondropathie eine Valproattherapie nicht durchgeführt werden (Oechsner et al. 1998; Lam et al. 1997). Auch für den Diabetes mellitus scheint ein erhöhtes Risiko für eine Valproat-Enzephalopathie über einen sekundären Carnitinmangel zu bestehen (Averbuch-Heller et al. 1994).

Zytostatika

Cisplatin

Cisplatin ist ein Chemotherapeutikum, das vorwiegend in der Behandlung solider Tumoren wie Ovarial- und Hodenkarzinom Anwendung findet. Neben ototoxischen und neuropathischen Nebenwirkungen kann es zu einer Enzephalopathie kommen, wobei allerdings die Kombination mit einigen anderen Chemotherapeutika oder eine Bestrahlung das Risiko für das Auftreten einer Enzephalopathie deutlich erhöht. Die Cisplatin-induzierte Enzephalopathie ist durch Verwirrtheit, Vigilanzminderung, Sehstörungen bis zur kortikalen Blindheit und durch Anfälle charakterisiert (Nomura et al. 1995; Verschraegen et al. 1995; Hitchins u. Thomson 1988). Es kann sich aber auch eine »fokale Enzephalopathie« mit fokalen Anfällen, Hemianopsie, Aphasie, Hemihypästhesie oder Neglect entwickeln (Cohen et al. 1983; Lyass et al. 1998; Gorman et al. 1989). Im EEG lassen sich eine verlangsamte Grundaktivität und gelegentlich epilepsietypische Potenziale nachweisen. Nach Absetzen der Cisplatinmedikation bilden sich die Symptome überwiegend komplett zurück (Gorman et al. 1989; Cohen et al. 1983; Verschraegen et al. 1995; Hitchins u. Thomson 1988). Der Mechanismus der zerebralen Schädigung durch Cisplatin ist bisher unklar.

Cyclosporin A

Cyclosporin A ist ein Immunsuppressivum, das vor allem zur Unterdrückung der Abstoßungsreaktion nach Organtransplantation eingesetzt wird. Es findet aber auch in der Behandlung einiger Autoimmunkrankheiten Anwendung. Nephrotoxizität und arterielle Hypertonie sind die häufigsten Nebenwirkungen von Cyclosporin A. Bis zu 40% der mit Cyclosporin A behandelten Patienten weisen Symptome von Seiten des Nervensystems auf, wobei dabei der Tremor die am häufigsten auftretende Nebenwirkung ist (Gijtenbeek et al. 1999). Darüber hinaus kann Cyclosporin A eine Enzephalopathie bedingen, die durch Kopfschmerzen, Desorientiertheit, Verwirrtheit, Krampfanfälle und kortikale Blindheit gekennzeichnet ist (Al-Rasheed et al. 2000; Uoshima et al. 2000; Chen et al. 2000; Antunes et al. 1999; Groen et al. 1987; Rubin u. Kang 1987). Das Intervall zwischen Beginn der Cyclosporintherapie und dem Auftreten der ersten Symptome beträgt im Mittel 14 Tage, es kann sich durchaus auch auf 80 Tage erstrecken. In der Computer- bzw. Kernspintomographie lassen sich bilaterale Signalabweichungen des parietookzipitalen Marklagers nachweisen (Chen et al. 1999; Groen et al. 1987; Jansen et al. 1996) (◘ Abb. 5.2).

In den meisten Fällen sind sowohl die Symptome als auch die Veränderungen in der zerebralen Bildgebung nach Beendigung der Behandlung mit Cyclosporin A reversibel (Al-Rasheed et al. 2000; Uoshima et al. 2000; Groen et al. 1987). Autopsiebefunde zeigen ein Marklagerödem und eine astrozytäre Reaktion, aber keine entzündlichen

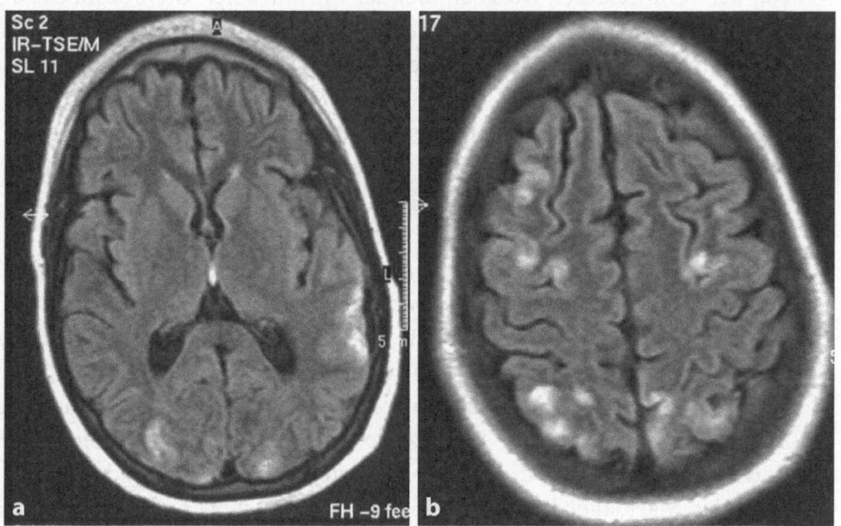

◘ Abb. 5.2 a, b. Multiple Hyperintensitäten in der FLAIR-Wichtung bei einem 16-jährigen Patienten mit Morbus Hodgkin, der mit Cyclosporin A behandelt wurde. Klinisch zeigten sich eine Verlangsamung, Desorientiertheit, Wortfindungsstörungen und eine kortikale Blindheit. a Die Signalabweichungen sind auf Stammgangliennniveau okzipital und parietal lokalisiert und b apikal liegen sie frontal und parietal

Veränderungen (Gopal et al. 1999). Als Risikofaktoren für das Auftreten einer Cyclosporin-A-induzierten Enzephalopathie haben sich niedrige Serumwerte für Cholesterin bzw. Magnesium, metabolische Störungen wie Leber- und Niereninsuffizienz, zusätzliche Chemotherapie oder Bestrahlung, Zustand nach Transplantation oder Kindesalter herauskristallisiert (Gijtenbeek et al. 1999). Der genaue Pathomechanimsmus der neurotoxischen Wirkung von Cyclosporin A ist bisher unbekannt, aber es werden Auswirkungen auf die Endothelzellen als eine Möglichkeit angenommen.

Methotrexat

Methotrexat ist ein Antimetabolit, der in der Chemotherapie verschiedener Tumoren breite Anwendung gefunden hat. Zudem hat es sich als Immunsuppressivum bei rheumatoider Arthritis etabliert. Das Auftreten neurologischer Komplikationen hängt von Art der Applikation und von der verabreichten Dosis ab. Bei der intrathekalen Gabe kann es zusätzlich zur Enzephalopathie zu einer Arachnopathie oder Myelopathie kommen. Die Methotrexat-induzierte Enzephalopathie kann sich durch fokale epileptische Anfälle, Hemi- oder Tetraparese, Aphasie, Desorientiertheit und progrediente Demenz bemerkbar machen (Kubo et al. 1992; Packer et al. 1981; Allen et al. 1980). Die Enzephalopathie kann sich innerhalb von Tagen bis zu einigen Monaten nach Beginn der Methotrexatbehandlung entwickeln (Allen et al. 1989; Kubo et al. 1992). Bei 4 von 83 Patienten, die wegen einer akuten lymphatischen Leukämie mit hochdosiertem, intravenös verabreichtem Methotrexat behandelt wurden, wurde eine Enzephalopathie festgestellt (Sasazaki et al. 1992). Neben der kumulativen Dosis scheint auch die Schädelbestrahlung ein weiterer Risikofaktor für das Auftreten einer Methotrexat-bedingten Enzephalopathie zu sein. Signaländerungen in der Computer- oder Kernspintomographie, die multifokal verteilt sein können und überwiegend das Marklager betreffen, sind die wesentlichen Auffälligkeiten in der Bildgebung (Allen et al. 1980; Kubo et al. 1992; Sasazaki et al. 1992).

Sowohl durch Kernspintomographie als auch durch serielle EEG-Untersuchungen lässt sich das Auftreten einer Methotrexat-induzierten Enzephalopathie frühzeitig erkennen. Dies ist deshalb wichtig, da bei frühem Absetzen der Methotrexatmedikation die Symptomatik reversibel ist (Gay et al. 1989).

Fibrinablagerungen um die Gefäße werden als Hinweis darauf gewertet, dass die Neurotoxizität des Methotrexat durch eine Störung der Blut-Hirn-Schranke zustande kommt (Asada et al. 1988). Folsäuremangel und eine erhöhte Konzentration von Adenosin werden ebenfalls als Pathomechanismen diskutiert. Hinsichtlich dieser beiden Pathomechanismen hat man zeigen können, dass deren pharmakologische Beeinflussung durch Gabe von Leukovorin oder Aminophyllin die enzephalopathischen Auswirkungen von Methotrexat reduzieren konnte (Bernini et al. 1995; Cohen et al. 1990).

Tacrolimus

Tacrolimus ist ein Immunsuppressivum, das im Wesentlichen zur Verminderung der Abstoßungsreaktion nach Organtransplantation Anwendung findet. Zudem wird es bei einigen Autoimmunerkrankungen angewendet. Ähnlich wie bei Cyclosporin A kann es unter der Medikation mit Tacrolimus zu einer Enzephalopathie kommen, wobei diese Nebenwirkung bisher nur im Zusammenhang mit Organtransplantation beobachtet wurde (Furukawa et al. 2001; Kiemeneij et al. 2003; Schuuring et al. 2003; Small et al. 1996; Torocsik et al. 1999; Wong et al. 2003). Kopfschmerzen, Krampfanfälle, Vigilanzminderung und neurologische Defizite wie Sehstörung, Hemiparese oder Aphasie sind dabei die häufigsten Symptome, die sich nach einem Intervall von einigen Tagen bis zu Monaten nach Therapiebeginn einstellen können. In der CT zeigen sich Hypodensitäten parietookzipital (Small et al. 1996; Schuuring et al. 2003). Die MRT ist sensitiver in der Detektion von Läsionen im Zusammenhang mit der Tacrolimus-induzierten Enzephalopathie. Hier zeigen sich in der T_2-Wichtung bzw. in der FLAIR (»fluid-attenuation inversion-recovery«) Hyperintensitäten im parietookzipitalen Marklager, gelegentlich bis nach frontal reichend oder auch die graue Substanz betreffend (Furukawa et al. 2001; Schuuring et al. 2003; Wong et al. 2003). Zudem können Signalabweichungen im Hirnstamm oder

Kleinhirn vorhanden sein. Signalabweichungen in der diffusionsgewichteten Bildgebung oder Schrankenstörung nach Kontrastmittelgabe sind meist nicht zu sehen. Biopsien aus den betroffenen Regionen zeigen keine entzündlichen Veränderungen und sind entweder komplett normal oder weisen Zeichen der Demyelinisierung auf (Schuuring et al. 2003; Small et al. 1996). Fünf bis zehn Tage nach Dosisreduktion oder Absetzen von Tacrolimus ist meist eine komplette Rückbildung der Symptome zu beobachten, selten bleiben einige Symptome dauerhaft bestehen. Passend dazu sind auch die bildgebenden Veränderungen überwiegend reversibel (Furukawa et al. 2001; Schuuring et al. 2003). Auch wenn nach Dosisreduktion eine klinische Besserung auftritt, ließ sich bisher kein Zusammenhang zwischen der Dosis von Tacrolimus bzw. dem Plasmaspiegel und dem Auftreten der Enzephalopathie nachweisen (Furukawa et al. 2001). Ähnlich wie bei Cyclosporin A werden Effekte des Tacrolimus auf die Endothelzellen als Mechanismus der Nebenwirkung diskutiert.

Literatur

Abarbanel J, Herishanu Y, Frisher S (1985) Encephalopathy associated with baclofen. Ann Neurol 17: 617–618

Adair JC, Gold M, Bond RE (1994) Acyclovir neurotoxicity: clinical experience and review of the literature. South Med J 87: 1227–1231

Allen JC, Rosen G, Mehta BM, Horten B (1980) Leukencephalopathy following high-dose iv methotrexate chemotherapy with leucovorin rescue. Cancer Treat Rep 64: 1261–1273

Almond MK, Fan S, Dhillon S, Pollock AM, Raftery MJ (1995) Avoiding acyclovir neurotoxicity in patients with chronic renal failure undergoing haemodialysis. Nephron 69: 428–432

Al-Rasheed AK, Blaser SI, Minassian BA, Benson L, Weiss SK (2000) Cyclosporin A neurotoxicity in a patient with idiopathic renal magnesium wasting. Pediatr Neurol 23: 353–356

Antonini G, Morino S, Fiorelli M, Fazi P, Ceschin V, Petti C (1996) Reversal of encephalopathy during treatment with amphotericin-B. J Neurol Sci 144: 212–213

Antunes NL, Small TN, George D, Boulad F, Lis E (1999) Posterior leukencephalopathy syndrome may not be reversible. Pediatr Neurol 20: 241–243

Asada Y, Kohga S, Sumiyoshi A, Ishikawa M, Nakamura H (1988) Disseminated necrotizing encephalopathy induced by methotrexate therapy alone. Acta Pathol Jpn 38: 1305–1312

Averbuch-Heller L, Ben-Hur T, Reches A (1994) Valproate encephalopathy and hypocarnitinaemia in diabetic patients. J Neurol 241: 567–569

Balmaceda CM, Walker RW, Castro-Malaspina H, Dalmau J (1994) Reversal of amphotericin-B-related encephalopathy. Neurology 44: 1183–1184

Bassilios N, Launay-Vacher V, Mercadal L, Deray G (2000) Baclofen neurotoxicity in a chronic haemodialysis patient. Nephrol Dial Transplant 15: 715–716

Bernini JC, Fort DW, Griener JC et al. (1995) Aminophylline for methotrexate-induced neurotoxicity. Lancet 345: 544–547

Braun JS, Apel I, Schäffer S, Schumacher M, Berger M (1998) Delir während der oralen Therapie eines Herpes zoster mit Aciclovir. Nervenarzt 69: 1015–1018

Casanova B, Entrambasaguas M de, Perla C, Gomez-Siurana E, Beneto A, Burguera JA (1996) Lithium-induced Creutzfeld-Jakob syndrome. Clin Neuropharmacol 19: 356–359

Chen YC, Chao TY, Chen CY, Ho CL (2000) Cyclosporine-induced encephalopathy in a patient with relapsed acute myeloid leukaemia treated with unrelated allogenic bone marrow transplantation. J Formos Med Assoc 99: 248–251

Chen YC, Chang CT, Fang JT, Huang CC (2003) Baclofen neurotoxicity in uremic patients: is continuous ambulatory peritoneal dialysis less effective than intermittent hemodialysis? Ren Fail 25: 297–305

Cohen RJ, Cuneo RA, Cruciger MP, Jackman AE (1983) Transient left homonymous hemianopsia and encephalopathy following treatment of testicular carcinoma with cisplatinum, vinblastine, and bleomycin. J Clin Oncol 1: 392–393

Cohen IJ, Stark B, Kaplinsky C et al. (1990) Methotrexate-induced leukencephalopathy is treatable with high-dose folinic acid: a case report and analysis of the literature. Pediatr Hematol Oncol 7: 79–87

Dangas G, Monsein LH, Laureno R, Petersen MA, Laird JR, Satler LF, Mehran R, Leon MB (2001) Transient contrast encephalopathy after carotid artery stenting. J Endovasc Ther 8: 111–113

Delluc A, Mocquard Y, Latour P, Goas JY (2004) Encephalopathy and acute renal failure during acyclovir treatment. Rev Neurol 160: 704–706

DeWispelaere JF, Trigaux JP, van Beers B, Gillard C (1992) Cortical and CSF hyperdensity after iodinated contrast medium overdose: CT findings. J Compt Assist Tomogr 16: 998–999

Douglas MA, Quandt CM, Stanley DA (1988) Ceftazidine-induced encephalopathy in a patient with renal impairment. Arch Neurol 45: 936-937

Ellis WG, Sobel RA, Sielsen SL (1982) Leukencephalopathy in patients treated with amphotericin B methylester. J Infect Dis 146: 125–137

El-Mallakh RS (1986) Acute lithium neurotoxicity. Psychiatr Dev 4: 311–328

Emilien G, Maloteaux JM (1996) Lithium neurotoxicity at low therapeutic doses. Hypotheses for causes and mechanism of action following a retrospective analysis of published case reports. Acta Neurol Belg 96: 281–293

Fetzer J, Kader G, Danahy S (1981) Lithium encephalopathy: a clinical, psychiatric, and EEG evaluation. Am J Psychiat 138: 1622–1623

Filley CM, Kleinschmidt-Demasters BK (2001) Toxic leukencephalopathy. N Engl J Med 345: 425–432

Fischer A, Fellay G, Regamey C (1990) Renal and neurological toxicity of acyclovir. Apropos of a case. Schweiz Med Wochenschr 120: 1200–1203

Foltys H, Krings T, Block F (2003) Einseitiges zerebrales Kontrastmittelextravasat nach Koronarangiographie. Nervenarzt 74: 892–895

Furukawa M, Terae S, Chu BC, Kaneko K, Kamada H, Miyasaka (2001) MRI in seven cases of tacrolimus (FK-506) encephalopathy: utility of FLAIR and diffusion-weighted imaging. Neuroradiology 43: 615–621

Gallinat J, Boetsch T, Padberg F, Hampel H, Herrmann WM, Hegerl U (2000) Is the EEG helpful in diagnosing and monitoring lithium intoxication? A case report and review of the literature. Pharmacopsychiatry 33: 169–173

Gansaeuer M, Alsaadi TM (2003) Lithium intoxication mimicking clinical and electrographic features of status epilepticus: a case report and review of the literature. Clin Electroencephalogr 34: 28–31

Gay CT, Bodensteiner JB, Nitschke R et al. (1989) Reversible treatment-related leukencephalopathy. J Child Neurol 4: 208–213

Gijtenbeek JM, Bent MJ van den, Vecht CJ (1999) Cyclosporine neurotoxicity: a review. J Neurol 246: 339–346

Gill J, Singh H, Nugent K (2003) Acute lithium intoxication and neuroleptic malignant syndrome. Pharmacotherapy 23: 811–815

Gille M, Ghariani S, Pieret F, Delbecq J, Depre A, Saussu F, de Barsy T (1997) Acute encephalomyopathy and persistent cerebellar syndrome after lithium salt and haloperidol poisoning. Rev Neurol 153: 268–270

Göbel R, Görtzen A, Bräunig P (1999) Enzephalopathien durch Valproat. Fortschr Neurol Psych 67: 7–11

Gopal AK, Thorning DR, Back AL (1999) Fatal outcome due to cyclosporine neurotoxicity with associated pathological findings. Bone Marrow Transpl 20: 793–795

Gorman DJ, Kefford R, Stuart-Harris R (1989) Focal encephalopathy after cisplatin therapy. Med J Aust 150: 399–401

Groen de PC, Aksamit AJ, Rakela J, Forbes GS, Krom RA (1987) Central nervous system toxicity after liver transplantation. The role of cyclosporine and cholesterol. N Engl J Med 317: 861–866

Harkness K, Howell SJ, Davies-Jones GA (1996) Encephalopathy associated with intravenous immunoglobulin treatment for Guillain-Barre syndrome. J Neurol Neurosur Ps 60: 586

Herishanu YO, Zlotnik M, Mostoslavsky M, Podgaietski M, Frisher S, Wirguin I (1998) Cefuroxime-induced encephalopathy. Neurology 50: 1873–1875

Hinchey J, Chaves C, Appignani B et al. (1996) A reversible posterior leukencephalopathy syndrome. N Engl J Med 334: 494–500

Hitchins RN, Thomson DB (1988) Encephalopathy following cisplatin, bleomycin and vinblastine therapy for non-seminomatous germ cell tumour of testis. Aust N Z J Med 18: 67–68

Hormes JT, Benarroch EE, Rodriguez M, Klass DW (1988) Periodic sharp waves in baclofen-induced encephalopathy. Arch Neurol 45: 814–815

Jackson GD, Berkovic SF (1992) Ceftazidime encephalopathy: absence status and toxic hallucinations. J Neurol Neurosur Ps 55: 333–334

Jallon P, Fankhauser L, Du Pasquier R, Coeytaux A, Picard F, Hefft S, Assal F (2000) Severe but reversible encephalopathy associated with cefepime. Neurophysiol Clin 30: 383–386

Jansen O, Krieger D, Krieger S, Sartor K (1996) Cortical hyperintensity on proton density-weighted images: An MR sign of cyclosporin-related encephalopathy. Am J Neuroradiol 17: 337–344

Johnson GL, Limon L, Trikha G, Wall H (1994) Acute renal failure and neurotoxicity following oral acyclovir. Ann Pharmacother 28: 460–463

Junck L, Marshall WH (1983) Neurotoxicity of radiological contrast agents. Ann Neurol 13: 469–484

Kiemeneij IM, de Leeuw F-E, Ramos LMP, van Gijn J (2003) Acute headache as a presenting symptom of tacrolimus encephalopathy. J Neurol Neurosur Ps 74: 1126–1127

Kifune A, Kubota F, Shibata N, Akata T, Kikuchi S (2000) Valproic acid-induced hyperammonemic encephalopathy with triphasic waves. Epilepsia 41: 909–912

Klion AD, Kallsen J, Cowl CT, Nauseef WM (1994) Ceftazidime-related nonconvulsive status epilepticus. Arch Intern Med 154: 586–589

Krieble BF, Rudy DW, Glick MR, Clayman MD (1993) Case report: acyclovir neurotoxicity and nephrotoxicity – the role for hemodialysis. Am J Med Sci 305: 36–39

Kores B, Lader MH (1997) Irreversible lithium neurotoxicity: an overview. Clin Neuropharmacol 20: 283–299

Kubo M, Azuma E, Arai S, Komada Y, Ito M, Sakurai M (1992) Transient encephalopathy following a single exposure of high-dose methotrexate in a child with acute lymphoblastic leukaemia. Pediatr Hematol Oncol 9: 157–165

Kwok BW, Lim TT (2000) Cortical blindness following coronary angiography. Singapore Med J 41: 604–605

Lam CW, Lau CH, Williams JC, Chan YW, Wong LJ (1997) Mitochondrial myopathy, encephalopathy, lactic acidosis and stroke-like episodes (MELAS) triggered by valproate therapy. Eur J Pediatr 156: 562–564

Lantos G (1989) Cortical blindness due to osmotic disruption of the blood-brain barrier by angiographic contrast material. CT and MRI studies. Neurology 39: 567–571

Lazzarino LG, Nicolai A, Valassi F (1991) Acute transient cerebral intoxication induced by low doses of baclofen. Ital J Neurol Sci 12: 323–325

Lee TH, Chen SS, Su SL, Yang SS (1992) Baclofen intoxication: report of four cases and review of the literature. Clin Neuropharmacol 15: 56–62

Lyass O, Lossos A, Hubert A, Gips M, Peretz T (1998) Cisplatin-induced non-convulsive encephalopathy. Anticancer Drugs 9: 100–104

MacDiarmaid-Gordon AR, O'Connor M, Beaman M, Ackrill P (1992) Neurotoxicity associated with oral acyclovir in patients undergoing dialysis. Nephron 62: 280–283

Mathy I, Gille M, Van Raemdonck F, Delbecq J, Depre A (1998) Neurological complications of intravenous immunoglobulin (IVIg) therapy: an illustrative case of acute encephalopathy following IVIg therapy and a review of the literature. Acta Neurol Belg 98: 347–351

Mayan H, Golubev N, Dinour D, Farfel Z (2001) Lithium intoxication due to carbamazepine-induced renal failure. Ann Pharmacother 35: 560–562

Merchut MP, Richie B (2002) Transient visuospatial disorder from angiographic contrast. Arch Neurol 59: 851–854

Miller F, Menninger J, Whitcup SM (1986) Lithium-neuroleptic neurotoxicity in the elderly bipolar patient. J Clin Psychopharmacol 6: 176–178

Mott SH, Packer RJ, Vezina LG, Kapur S, Dinndorf PA, Conry JA, Pranzatelli MR, Quinones RR (1995) Encephalopathy with parkinsonian features in children following bone marrow transplantations and high-dose amphotericin B. Ann Neurol 37: 810–814

Nomura K, Ohno R, Hamaguchi K, Hata T, Hatanaka H, Matsuyama H (1995) Clinicopathological report of cisplatin encephalopathy. Rinsho Shinkeigaku 35: 64–69

Normann C, Brandt C, Berger M, Walden J (1998) Delirium and persistent dyskinesia induced by lithium-neuroleptic interaction. Pharmacopsychiatry 31: 201–204

Oakley PW, Whyte IM, Carter GL (2001) Lithium toxicity: an iatrogenic problem in susceptible individuals. Aust N Z J Psychiat 35: 833–840

Oechsner M, Stehen C, Sturenburg HJ, Kohlschutter A (1998) Hyperammonaemic encephalopathy after initiation of valproate therapy in unrecognised ornithine transcarbamylase deficiency. J Neurol Neurosur Ps 64: 680–682

Packer RJ, Zimmermann RA, Rosenstock J, Rorke LB, Norris DG, Berman PH (1981) Focal encephalopathy following methotrexate therapy. Administration via a misplaced intraventricular catheter. Arch Neurol 38: 450–452

Rajan GR, Cobb JP, Reiss CK (2000) Acyclovir induced coma in the intensive care unit. Anaesth Intens Care 28: 305–307

Rashiq S, Briewa L, Mooney M, Giancarlo T, Khatib R, Wilson FM (1993) Distinguishing acyclovir neurotoxicity from encephalomyelitis. J Intern Med 234: 507–511

Rottach KG, Weiss-Brummer J, Wieland U, Schmauß M (2000) Valproinsäure als Phasenprophylaktikum. Ein Fall von Valproat-Enzephalopathie. Nervenarzt 71: 401–403

Rubin AM, Kang H (1987) Cerebral blindness and encephalopathy with cyclosporin A toxicity. Neurology 37: 1072–1076

Sandyk R, Hurwitz MD (1983) Toxic irreversible encephalopathy induced by lithium carbonate and haloperidol. A report of 2 cases. S Afr Med J 64: 875–876

Sasazaki Y, Asami K, Utsumi J (1992) Transient subacute encephalopathy induced by high-dose methotrexate treatment in children with acute lymphoblastic leukaemia and malignant lymphoma. Gan To Kagaku Ryoho 19: 1851–1857

Schuuring J, Wesseling P, Verrips A (2003) Severe tacrolimus leukoencephalopathy after liver transplantation. Am J Neuroradiol 24: 2085–2088

Sharp S, Stone J, Beach R (1999) Contrast agent neurotoxicity presenting as subarachnoid hemorrhage. Neurology 52: 1503–1505

Small SL, Fukui MB, Bramblett GT, Eidelman BH (1996) Immunosuppression-induced leukoencephalopathy from tacrolimus (FK506). Ann Neurol 40: 575–580

Spring GK (1979) Neurotoxicity with combined use of lithium and thioridazine. J Clin Psychiat 40: 135–138

Strong DK, Hebert D (1997) Acute acyclovir neurotoxicity in a hemodialyzed child. Pediatr Nephrol 11: 741–743

Swartz CM, Dolinar LJ (1995) Encephalopathy associated with rapid decrease of high levels of lithium. Ann Clin Psychiat 7: 207–209

Sztajzel R, Le Floch-Rohr J, Eggimann P (1999) High-dose intravenous immunoglobulin treatment and cerebral vasospasm: a possible mechanism of ischemic encephalopathy? Eur Neurol 41: 153–158

Taylor R, Arze R, Gokal R, Stoddart JC (1981) Cephaloridine encephalopathy. Br Med J 283: 409–410

Tomori K, Isozumi K, Motohashi S, Komatsumoto S, Fukuuchi Y (2003) A young patient of acute encephalitis complicated with acyclovir encephalopathy without renal dysfunction. Rinsho Shinkeigaku 43: 470–476

Torocsik HV, Curless RG, Post J, Tzakis AG, Pearse L (1999) FK506-induced leukoencephalopathy in children with organ transplants. Neurology 52: 1497–1500.

Tsiouris J, Tsiouris N (1988) Hemiplegia as a complication of treatment of childhood thrombocytopenic purpura with intravenously administered immunoglobulin. J Pediatr 133: 717

Uoshima N, Karasuno T, Yagi T, Kawamoto S, Hasegawa T, Yasumi M, Murakami M, Teshima H, Nakamura H, Hiraoka A, Masaoka T (2000) Late onset cyclosporine-induced cerebral blindness with abnormal SPECT imagings. Bone Marrow Transpl 26: 105–108

Verschraegen C, Conrad CA, Hong WK (1995) Subacute encephalopathic toxicity of cisplatin. Lung Cancer 13: 305–309

Voltz R, Rosen FV, Yousry T, Beck J, Hohlfeld R (1996) Reversible encephalopathy with cerebral vasospasm in a Guillain-Barre syndrome patient treated with intravenous immunoglobulin. Neurology 46: 250–251

Walker RW, Rosenblum MK (1992) Amphotericin B-associated leukencephalopathy. Neurology 42: 2005–2010

Wong R, Beguelin GZ, de Lima M, Giralt SA, Hosing C, Ippoliti C, Forman AD, Kumar AJ, Champlin R, Couriel D (2003) Tacrolimus-associated posterior reversible encephalopathy syndrome after allogenic haematopoietic stem cell transplantation. Br J Haematol 122: 128–134

Bewusstseinstrübungen

C. Spitzer

Bewusstseinstrübungen

Störungen des Bewusstseins können in qualitative und quantitative Bewusstseinsstörungen unterteilt werden. Während unter qualitativen Bewusstseinsstörungen Veränderungen des Bewusstseins bei erhaltener Wachheit im Sinne von Bewusstseinseinengungen, Bewusstseinsverschiebungen oder auch Bewusstseinserweiterungen verstanden werden, spricht man von quantitativen Bewusstseinsstörungen bei Veränderungen des Wachheitsgrades. Es werden 3 Schweregrade der Vigilanzminderung unterschieden:

- Somnolenz,
- Sopor und
- Koma.

Die Somnolenz ist charakterisiert durch eine abnorme Schläfrigkeit, aus der der Patient jederzeit erweckt werden kann. Beim Sopor ist der Patient nur durch starke Reize, z. B. Schmerzreize erweckbar. Im Koma kann das Bewusstsein trotz stärkster äußerer Stimuli nicht wieder erlangt werden. Das Koma kann dabei noch in leichtes, mittelschweres und tiefes Koma untergliedert werden. Das Auftreten von Bewusstseinsstörungen durch Medikamente und der Grad der Vigilanzminderung ist vor allem abhängig von der Dosis des Präparates. Des Weiteren können auch primäre Erkrankungen des Gehirns (Ischämie, Blutung, Enzephalitis, neurodegenerative Erkrankungen u. a.) oder internistische Erkrankungen wie z. B. Leberzirrhose, Niereninsuffizienz oder Stoffwechselerkrankungen das Auftreten von medikamentös induzierten Bewusstseinsstörungen begünstigen bzw. bereits in niedrigen Dosen hervorrufen. Ebenso müssen Wechselwirkungen bei gleichzeitiger Einnahme anderer Medikamente oder Drogen (Alkohol, Cannabis, Heroin, Kokain, Amphetamine) in Betracht gezogen werden. Entscheidend für die Diagnosestellung ist eine genaue **Medikamentenanamnese**. Gegebenenfalls kann eine Serum- oder Urinanalyse Aufschluss über die Einnahme eines Präparates oder bei quantitativer Bestimmung über die Menge der Einnahme bringen.

Medikamente, die gezielt zur Sedierung eingesetzt werden wie die Schlaf- und Narkosemittel, werden in diesem Kapitel nicht besprochen, da die induzierte Vigilanzminderung keine Nebenwirkung, sondern vielmehr die intendierte (primäre) Wirkung darstellt. Ausgenommen hiervon sind die Benzodiazepine und Barbiturate, sofern sie unter anderer Indikation (z. B. antiepileptische Behandlung, Therapie des essenziellen Tremors) eingesetzt werden. Die meisten Medikamente, die zu Vigilanzminderungen führen können, haben ihren Wirkmechanismus primär oder zumindest begleitend im ZNS. Eine Vielzahl von Substanzen kann in seltenen Fällen zu passagerer diskreter Müdigkeit führen. Damit erfüllen sie aber nicht die Kriterien einer echten quantitativen Bewusstseinstrübung.

Analgetika

Die Analgetika können in zentral und nicht zentral wirksame Substanzen eingeteilt werden. Zu den zentral wirksamen Analgetika, die eher zu einer Bewusstseinstrübung bzw. Sedierung führen können, zählen die schwach und stark wirksamen Opioide und das Flupirtin. Zu den peripher wirkenden Analgetika sind die nichtsteroidalen Antiphlogistika (NSAR), Paracetamol, Acetylsalicylsäure (ASS) und Metamizol zu rechnen. Die drei Letztgenannten führen typischerweise nicht zu Vigilanzminderungen.

Flupirtin

Flupirtin ist ein zentral wirksames Medikament zur Behandlung akuter Schmerzzustände unterschiedlicher Genese. Der genaue Wirkmechanismus ist nicht bekannt; es wird von einer selektiven Öffnung der neuronalen Kaliumkanäle im ZNS, die zu einer Hyperpolarisation führen, ausgegangen. In einer Dosis von 100–300 mg (max. 600 mg) wirkt es effektiv bereits nach einmaliger Gabe (Friedel 1993; McMahon 1987). Nebenwirkungen sind insgesamt zwar relativ häufig, dafür aber sehr mild in Ausprägung, so dass insgesamt eine sehr gute Verträglichkeit besteht (Friedel 1993; McMahon 1987; Hermann 1987; Ringe 2003). Benommenheit, Müdigkeit bzw. leichte Somnolenz werden vorwiegend in der Anfangsphase der Therapie beobachtet und lassen rasch nach. In einer Studie über die Langzeitapplikation von Flupirtin bei chronischen Schmerzpatienten wurde Benommenheit, die anfänglich bestand und nur innerhalb des ersten Monats zu Therapieabbrüchen führte, mit 9% Häufigkeit angegeben (Hermann 1987). Insgesamt ist somit das Risiko einer signifikanten Vigilanzminderung unter Flupirtin als sehr gering einzuschätzen.

Opioide

Opioide führen zu Analgesie, Hemmung des Atemzentrums, Unterdrückung des Hustenreizes, Erbrechen, Stimmungsänderung (oft Euphorie, Dysphorie möglich), Abhängigkeit, Miosis, verschiedenen peripheren Effekten wie z.B. Hypotension, Obstipation oder Harnverhalt und in nicht unerheblichem Maße zu Sedierung und Vigilanzminderung.

Opioidrezeptoren. Die Wirkung im ZNS wird über spezielle Opioidrezeptoren vermittelt. Fünf verschiedene Rezeptoren sind bekannt: My (μ_1+μ_2), Kappa (κ), Delta (δ), Sigma (σ) und Epsilon (ε). Während die analgetische Wirkung über μ_1-Rezeptoren supraspinal und über κ-Rezeptoren spinal vermittelt wird, sind die Wirkungen an κ-Rezeptoren vermutlich für den sedierenden Effekt verantwortlich. Über eine μ_2-agonistische Wirkung wird die Atemdepression erklärt (Maier 1998).

Verschiedene Opioide. Alle Opioide haben sedierende Eigenschaften, die aber unterschiedlich stark ausgeprägt sind. Das Ausmaß des vigilanzmindernden Effekts eines einzelnen Opioids ist vorwiegend abhängig von der jeweiligen Rezeptoraffinität. Neben dem direkt sedierenden Effekt der Opiate ist zu bedenken, dass Bewusstseinstrübungen bis hin zum Koma auch durch eine Opioid-induzierte Hypoventilation mit sekundärem zerebralen Sauerstoffmangel verursacht werden können (Maier 1998). Ferner von Bedeutung sind die pharmakokinetischen Eigenschaften, die Dosierung und die Applikationsart. Die Liste der in Deutschland verwendeten Opiate ist lang: Morphin, Oxycodon, Fentanyl, Remifentanyl, Sufentanyl, Alfentanil, Pethidin, Piritramid, Pentazozin, Tilidin, Tramadol, Buprenorphin, Methadon und andere. Im Einzelnen unterscheiden sie sich aufgrund ihrer analgetischen Potenz, die üblicherweise zur Quantifizierung in Relation zur analgetischen Potenz des Morphins gesetzt wird, und ihrem Nebenwirkungsprofil einschließlich der sedativen Komponente. Allerdings existieren kaum vergleichende Daten hinsichtlich der Nebenwirkungen einzelner Opioide bei äquianalgetischen Morphindosierungen (McQuay 1999). Beispielsweise hat das in der Intensivmedizin eingesetzte **Sufentanyl**, welches nur zur i.v.-Applikation zur Verfügung steht, nicht nur eine im Vergleich zum Morphin ca. 1000fach höhere analgetische Potenz, sondern es wirkt auch stärker sedierend als die meisten anderen Opiate, so dass es mitunter als Monotherapeutikum zur Analgosedierung eingesetzt wird (Schaffrath 2004; Wappler 1998). Etwas weniger ausgeprägt ist dieser Effekt beim Fentanyl. Auf der anderen Seite hat Tramadol in therapeutischer Dosierung nahezu keine hypnotische bzw. sedierende Wirkung, es führt allenfalls zu leichter Müdigkeit (Maier 1998).

Neben den Substanz-abhängigen Rezeptoraffinitäten spielt die verabreichte Dosis eine wichtige Rolle beim Auftreten von Vigilanzminderungen: Je höher die Dosis gewählt wird in der Akutbehandlung mit Opioiden, umso wahrscheinlicher ist das Auftreten von Nebenwirkungen inklusive Bewusstseinstrübung und Atemstillstand.

Bei Opioiddauertherapie wird Somnolenz als Nebenwirkung in bis zu 30% angegeben, obwohl die Nebenwirkungsrate, insbesondere die Atemdepression, bei chronischen Schmerzpatienten sehr viel geringer ausgeprägt ist (Kalso 2004; McQuay 1999). Die sedierende Wirkung mit Somnolenz bei kontrollierten Dosierungen ist häufig zu Beginn der Therapie am stärksten ausgeprägt und bildet sich im Laufe der Behandlung vollständig zurück (Kopf 2003; Clark 2004). Dabei muss aber bedacht werden, dass Toleranzentwicklung zu Dosiserhöhungen führt, die dann wiederum erneut Müdigkeit aufkommen lassen können.

Dauertherapie. Besonders in der Dauertherapie mit Opioiden kann die Nebenwirkungsrate, und damit auch das Auftreten von Vigilanzschwankungen sowohl durch langsames Titrieren der Medikation bis zur optimalen analgetischen Dosis als auch durch die Gabe langwirksamer Substanzen oder den Einsatz von Retardpräparaten bzw. Applikationsformen mit verzögerter und kontinuierlicher Substanzfreisetzung wie z.B. **Fentanylpflastern** vermieden werden. Auf diese Weise werden intermittierende Spitzen des Plasmaspiegels unterbunden (McQuay 1999; Clark 2004; Schug 1991; Sloan 2005). Dabei scheint die transdermale Applikation in Form von Pflastern innerhalb der ersten 4 Wochen noch weniger mit Somnolenz behaftet zu sein (Clark 2004). Vorsicht ist bei den transdermalen Pflastern allerdings bei älteren Menschen geboten, da aufgrund des Alters und assoziierten Erkrankungen die Metabolisierung von Opiaten vermindert oder zumindest verlangsamt ist. Auf diese Weise kommt es bei gleicher Dosierung im Vergleich zu jüngeren Patienten mitunter zu intensiverer Wirkung und vor allem längeren Anhalten der Wirkung. Außerdem sollte generell die initiale Dosierung des Opioids zumindest in der Dauertherapie beim alten Patienten geringer gewählt werden (Freye 2004). Ebenso konnte gezeigt werden, dass bei alten Menschen der sedierende Effekt der i.v.-Opiate Fentanyl, Remifentanyl und Alfentanil bereits in bis zu 50% niedrigeren Dosierungen als bei jungen Patienten eintritt (Scott 1987; Minto 1997).

Missbrauch. Neben Heroin können auch andere natürliche und synthetische Opioide missbraucht werden. Gerade bei Drogenabhängigen kommt es aufgrund zu hoher Einzeldosierungen und intravenöser Bolusgabe zu lebensbedrohlichen Opiatintoxikationen. Die Vigilanzminderung bis hin zum tiefen Koma ist eines der typischen klinischen Zeichen der Intoxikation. Eine strenge Dosis-Intoxikations-Korrelation besteht aufgrund der Toleranzentwicklung bei chronischem Abusus zwar nicht, dennoch ist natürlich die Menge der Substanz entscheidend für das Entstehen und die Tiefe von Vigilanzminderungen. Darüber hinaus sind Komedikation oder Polyintoxikation mit anderen zentral wirksamen Substanzen oder Alkohol von Bedeutung (Zimmermann 2003; Kahl 1997).

Nichtsteroidale Antiphlogistika (NSAID)

Bewusstseinstrübungen gehören nicht zu den typischen Nebenwirkungen der peripher wirkenden Analgetika aus der Gruppe der NSAID. Hauptvertreter dieser Gruppe sind Diclophenac, Ibuprofen, Indometazin, Naproxen, Phenylbutazon und Piroxicam. Dennoch können unter den meisten NSAID in einigen Fällen leichte Sedierung bzw. Somnolenz auftreten (DeArmond 1995; Vale 1986). Müdigkeit bzw. Somnolenz tritt in weniger als 10% der Fälle auf, ist wenig ausgeprägt und zumeist nur passager vorhanden (Edwards 1999). In Ausnahmefällen können massive Überdosierungen von NSAID bei Kindern und bei Erwachsenen zu schweren Vigilanzminderungen bis hin zum tiefen Koma führen. Auch wenn dies vermutlich für alle NSAID gilt, liegen die meisten publizierten Daten für Ibuprofen vor. Die Einnahme von weniger als 100 mg/ kg KG verläuft in der Regel klinisch inapparent, hingegen können mehr als 100 mg/kg KG lebensbedrohlich sein. Die Intoxikationssymptome können zumindest partiell in Beziehung zur Plasmakonzentration gesetzt werden, was für eine Dosisabhängigkeit spricht. Neben der direkten Medikamentenwirkung tragen möglicherweise auch das Auftreten einer metabolischen Azidose, einer schweren Hypotension und einer respiratorischen Insuffizienz zur Bewusstseinstrübung bei (Easley 2000; Seifert 2000; Zuckerman 1995; Smolinske 1990; Kolodzik 1990; Jenkinson 1988; Vale 1986).

Antidepressiva

Die Antidepressiva werden unterteilt in tri- oder tetrazyklische Antidepressiva (TZA), Monoaminooxidasehemmer, selektive Serotoninwiederaufnahmehemmer (SSRI), selektive Noradrenalinwiederaufnahmehemmer (SNRI), selektive Serotonin- und Noradrenalinwiederaufnahmehemmer (SSNRI), Rezeptorantagonisten und seltene andere. Vigilanzminderungen im Sinne eines sedierenden Effektes sind typisch für die TZA und für die neueren Rezeptorantagonisten, nicht aber für die selektiven Wiederaufnahmehemmer oder die MAO-Hemmer (Broocks 2000; El-Armouche 2003; Benkert 2003; Kasper 1997; Priest 1995; Rupprecht 2004).

Genauso wie für die Neuroleptika gilt für alle Antidepressiva, dass die Gabe in Kombination mit anderen zentral wirksamen Substanzen und zusammen mit Alkohol oder Drogen ihre Wirkung potenzieren kann. Auch die Nebenwirkungen verstärken sich. Vigilanzminderungen können dann auch auftreten, obwohl dies bei Monotherapie in der gleichen Dosis nicht zu erwarten wäre. In solchen Fällen ist auch bei den ansonsten gut verträglichen Serotoninwiederaufnahmehemmern Vorsicht geboten, besonders wiederum bei alten Patienten (Benkert 2003; Hegerl 2000).

Rezeptorantagonisten

Zu den Antidepressiva mit vorwiegend rezeptorantagonistischer Wirkung zählen **Mianserin, Mirtazapin** und **Trazodon.** Ähnlich wie die TZA haben Mianserin und Mirtazapin eine blockierende Wirkung am zentralen Histaminrezeptor, wodurch in erster Linie die sedierende Wirkung erklärt wird, die schon in niedrigen Dosierungen und vor allem zu Beginn der Therapie auftritt. Langsame Dosissteigerungen und initial abendliche Verabreichungen sind daher erforderlich. Zu hohe Dosierungen können über den sedierenden Effekt hinaus zu erheblichen Vigilanzschwankungen führen (Benkert 2003; Broocks 2000; Kasper 1997). Im Gegensatz zu den beiden genannten Substanzen hat Trazodon keine oder nur eine sehr geringe antihistaminerge Wirkung. Dennoch kann es zu einer geringer ausgeprägten Müdigkeit kommen (Broocks 2000).

Tri-/tetrazyklische Antidepressiva

Der Hauptwirkmechanismus der TZA ist ebenso wie bei den Wiederaufnahmehemmern die verminderte Rückresorption von Serotonin und Noradrenalin in die Synapsen. Darüber hinaus üben sie aber auch eine antagonistische Wirkung an Rezeptoren verschiedener zentraler Neurotransmitter aus. Die sedierende Wirkung wird in erster Linie durch **Blockade zentraler histaminerger Rezeptoren** und in geringerem Maß durch Alpha$_1$-Blockade erklärt (Broocks 2000; Benkert 2003; Richelson 1996). Seit den 1950er Jahren befinden sich eine Vielzahl von TZA in der klinischen Anwendung. Die sedierende Komponente ist in Abhängigkeit ihrer jeweiligen Rezeptoraffinität unterschiedlich stark ausgeprägt. Einen Überblick über häufig verwendete Präparate gibt ◘ Tab. 6.1. Es sind aber weitere Substanzen verfügbar.

Während die eigentliche antidepressive Wirkung der Substanzen erst nach mehreren Wochen zum Tragen kommt, setzt der sedierende Effekt aufgrund der sofortigen Rezeptorblockade unmittelbar ein. Je nach Ausprägung der antihistaminergen Wirkung reichen schon geringe Dosierungen, um einen schlafanstoßenden Effekt zu entfalten.

◨ Tabelle 6.1. Häufig verwendete tri- und tetrazyklische Antidepressiva

Präparat	Sedierende (Neben-) Wirkung
Amitriptylin	++
Amitriptylinoxid	++
Clomipramin	+
Desipramin	(+)
Doxepin	++
Imipramin	(+)
Nortriptylin	(+)
Opipramol	++
Trimipramin	++

(+) schwach sedierend, + sedierend, ++ stark sedierend

Wird initial eine (zu) hohe Dosis gewählt, so kann es zu erheblichen Vigilanzminderungen kommen. Mitunter wird dieser Effekt aber auch in der Akutbehandlung agitiert-ängstlicher Depressionen mit Suizidalität genutzt.

Unter Umständen kann bei Verweigerungshaltung des Patienten eine parenterale Applikation erforderlich werden. Beim **Doxepin** z. B. reichen dann Dosierungen zwischen 25–50 mg i.v. oder i.m. aus, um eine Vigilanzminderung herbeizuführen. Der normale Dosisbereich des Doxepin zur antidepressiven Behandlung liegt zwischen 150 und 225 mg Tagesdosis. TZA müssen daher initial in niedriger Dosierung gegeben werden und im Verlauf mehrerer Tage bis Wochen langsam in der Dosis gesteigert werden, bevor ein »steady state« erreicht wird. Auf diese Weise sind unerwünschte Wirkungen besser kontrollierbar und treten seltener auf. Generell gilt, dass die Nebenwirkungen mehr als die therapeutische Wirkung der TZA positiv mit der Plasmakonzentration korrelieren, d. h. dass die Nebenwirkungsrate von der Plasmakonzentration und somit indirekt von der Dosis abhängig ist (Benkert 2003; Preskorn 1993). Bei klinisch neu auftretenden Nebenwirkungen ist es daher ratsam, die Plasmakonzentration zu bestimmen und anschließend ggf. die Dosis zu senken. Umgekehrt können aber auch Dosiserhöhungen im Verlauf bei Therapieresistenz zum Auftreten neuer Nebenwirkungen inklusive vermehrter Sedierung führen. Beim Einsatz der TZA bei älteren Menschen ist dem Nebenwirkungsprofil besondere Aufmerksamkeit zu schenken. Veränderte Pharmakokinetik und Begleiterkrankungen erfordern eine sehr vorsichtige Dosierung auch im Hinblick auf Vigilanzschwankungen (Hegerl 2000).

Antidepressiva, vor allem die TZA, werden zunehmend auch bei Tablettenintoxikationen in suizidaler und parasuizidaler Absicht eingenommen. Neben der anticholinergen Wirkung der TZA mit der Folge gefährlicher kardialer Reizleitungsstörungen bis hin zum Kammerflimmern ist dabei die sedierende Komponente von großer Bedeutung. Schwere Vigilanzminderungen bis hin zum Koma kommen unter massiv überhöhten Dosierungen vor (Mach 2002; Frey 2002; Cipriani 2005; Zimmermann 2003).

Antidiabetika

Da das ZNS keine Glukose synthetisieren kann und somit zur Deckung seines zellulären Energiebedarfs auf eine kontinuierliche Glukosezufuhr angewiesen ist, führen ausgeprägte Hypoglykämien zu zentralnervösen, sog. neuroglykopenischen Symptomen, die strukturell in erster Linie auf Schädigungen in der grauen Substanz zurückzuführen sind. Neben zerebralen Krampfanfällen und fokal neurologischen Defiziten sind Vigilanzminderungen, die je nach Ausprägungsgrad von abnormer Müdigkeit bis hin zum tiefen Koma reichen können, typische Zeichen. Per definitionem liegt eine Hypoglykämie bei Blutzuckerwerten von weniger als 50 mg/dl vor. Neuroglykopenische Symptome bzw. **Vigilanzminderungen** treten in der Regel erst bei Werten deutlich **unter 30 mg/dl** auf. Bei Patienten, die dauerhaft einen überhöhten Blutzuckerspiegel gewohnt sind, können allerdings auch bei höheren Absolutwerten hypoglykämische Symptome bis hin zur Bewusstseinstrübung im Sinne einer **relativen Hypoglykämie** auftreten (Lobmann 2003; Krieger 1999; Carroll 2003). Ursachen einer Hypoglykämie sind ein absolut oder relativ zu hoher Insulinspiegel. Außer den endogenen Faktoren wie z. B. Insulinome, extrapankreatische Tumoren, paraneoplastische Syndrome, schwere Leber- oder Nierenerkrankungen, sind auch exogene Faktoren häufig für Hypoglykämien verantwortlich. Wesentlicher Auslöser ist dabei die medikamentöse Behandlung mit Insulin, Sulfonylharnstoffen oder dem Biguanid Metformin, wobei die oralen Antidiabetika bei der Behandlung des Typ-2-Diabetes deutlich seltener zu Hypoglykämien führen als die unterschiedlichen Insulinpräparate (Lobmann 2003; UKPDS 1995; DCCT 1993). Dies zeigt sich auch daran, dass das Risiko einer schweren Hypoglykämie beim Typ-1-Diabetes als deutlich höher eingestuft wird als beim Typ-2-Diabetes (Carroll 2003). Neben der akzidentellen oder absichtlichen Überdosierung (in suizidaler Absicht) können auch normale bzw. gewohnte und konstante Einnahmedosierungen zu erheblichen Hypoglykämien und damit zu Vigilanzminderungen führen, sofern die Umfeldbedingungen verändert sind.

Insuline

Wie bereits erwähnt, ist die Gefahr einer Bewusstseinstrübung und deren Ausmaß abhängig von der Tiefe des Blutzuckerspiegels. Insofern ist die **Gefahr einer Vigilanzminderung** bei der Behandlung des Diabetikers mit Insulin **nicht abhängig von dem gewählten Insulinpräparat**. Sowohl kurzwirkende Normalinsuline als auch Intermediär- bzw. Verzögerungsinsuline oder Mischinsulinpräparate können zu erheblichen Hypoglykämien führen. Zwar besteht ein Zusammenhang zwischen Höhe des Glukosespiegels und der Dosis des verabreichten Insulins, dennoch kann kein enger und insbesondere kein linearer Zusammenhang zwischen Menge des verabreichten Insulins und der Wahrscheinlichkeit einer hypoglykämisch induzierten Bewusstseinstrübung hergestellt werden. Weitere Faktoren wie der Glukosespiegel vor Insulingabe oder die genau abgestimmte Nahrungszufuhr im Anschluss an die Insulingabe sind mit entscheidend für die Entstehung einer Hypoglykämie und somit neuroglykopenischer Symptome. Grundsätzlich gilt, dass intravenös verabreichtes Insulin schneller zu einer Blutzuckersenkung führt als die Subkutanapplikation.

Verzögerungsinsuline führen zu einer langsameren Abgabe aus dem Subkutangewebe als Normalinsuline und reduzieren somit die Wahrscheinlichkeit einer schnell eintretenden Unterzuckerung. Dennoch können auch diese im Verlauf eines Tages den Glukosespiegel kritisch herabsetzen, sofern nicht auf eine genaue Balance zwischen Glukoseverbrauch, -zufuhr und Insulingabe geachtet wird. Entscheidend für das Vermeiden einer hypoglykämisch bedingten Vigilanzminderung ist somit eine oft schwierig zu erreichende Feineinstellung der Therapie und die engmaschige Kontrolle des Blutzuckerspiegels.

Bei der Auswahl eines speziellen Insulinpräparates sind die pharmakokinetischen Eigenschaften wichtig für die Vermeidung hypoglykämisch bedingter Nebenwirkungen. Während **kurzwirksame Normalinsuline** ihren Wirkungsbeginn nach Subkutangabe zwischen 15–30 min und ihr Wirkungsmaximum je nach Präparat zwischen 1 und 5 h haben, entfalten **Intermediärinsuline** ihr Wirkmaximum mitunter erst nach bis zu 12 h (Schwabe 1997). Die modernen Insulinanaloga (z. B. Lispro) haben den Vorteil, dass sie bei subkutaner Injektion zu einer verminderten Dimerbildung führen und somit die Insulinmonomere schneller resorbiert werden und dadurch nicht zu zeitlich verzögert auftretenden Hypoglykämien beitragen (Lobmann 2003; Schwabe 1997). Weitere Faktoren, die das wichtige Gleichgewicht aus Glukose- und Insulinbedarf ungünstig beeinflussen und somit die Nebenwirkungsrate erhöhen können, sind inadäquate Muskelarbeit, Medikamenteninteraktionen oder Alkoholexzesse (Lobmann 2003).

Orale Antidiabetika

Zur Verfügung stehen als orale Antidiabetika die Sulfonylharnstoffe, Metiglinidanaloga, Biguanide, Thiazolidinedione und α-Glucosidase-Inhibitoren (Plank 2003). Unter den genannten Wirkstoffgruppen ist die Gefahr einer Bewusstseinstrübung induzierenden Hypoglykämie bei den **Sulfonylharnstoffen**, die durch Stimulation an Sulfonylharnstoffrezeptoren der β-Zellen des Pankreas zu einer vermehrten endogenen Insulinfreisetzung führen, am größten. Zu nennen sind die Substanzen Glibenclamid, Glimepirid, Tolbutamid, Glisoxepid, Glibornurid und Gliquidon (Schwabe 1997; Plank 2003; Jackson 1981). Grundsätzlich können alle diese Sulfonylharnstoffe eine Hypoglykämie auslösen, dennoch scheinen Unterschiede zu bestehen. So wurde in einer Studie beschrieben, dass das Risiko einer relevanten Hypoglykämie bei Glimepirid 40% niedriger liegt als bei Glibenclamid (Holstein 2001). Insgesamt wurde in England das Auftreten einer schweren Hypoglykämie unter Sulfonylharnstoffen mit 3,3% angegeben (UKPDS 1995). Als wesentlicher Ko-Risikofaktor für eine erhebliche Hypoglykämie unter Sulfonylharnstofftherapie gilt die Niereninsuffizienz. Verstärkend wirkt dabei die Einnahme langwirksamer Sulfonylharnstoffe. Ferner ist das Risiko bei älteren Menschen erhöht (Clemens 2003; Lobmann 2003; Plank 2003).

Die Metiglinidanaloga **Repaglinid** und **Nateglinid** erhöhen genauso wie die Sulfonylharnstoffe durch Stimulation der pankreatischen β-Zellen die Insulinsekretion. Vermutlich ist ihre blutzuckersenkende Wirkung und die Gefahr des Auftretens einer schweren Hypoglykämie vergleichbar mit den Sulfonylharnstoffen. Diesbezüglich besteht allerdings keine abschließende Sicherheit aufgrund mangelnder vergleichender Studien. Vorteilhaft scheint aber die Tatsache zu sein, dass sie eine nur kurze Wirkdauer haben, deshalb mit jeder Mahlzeit eingenommen werden müssen und somit die Gefahr einer Hypoglykämie bei Weglassen von Nahrung und Präparat reduziert ist (Plank 2003; Hamann 2004; Clemens 2003).

Metformin ist das einzige in Deutschland zugelassene Biguanid. Es wirkt durch Erhöhung der endogenen Insulinsensitivität an Muskelzellen, Hemmung der enteralen Glukoseresorption und der hepatischen Glukosefreisetzung (Schwabe 1997; Plank 2003; Hamann 2004). Die Häufigkeit einer schweren Hypoglykämie mit Vigilanzminderung wurde mit 2,4% aller behandelten Patienten angegeben (UKPDS 1995). Unabhängig vom Hypoglykämierisiko besteht beim Metformin eine – im Vergleich zu den nicht mehr zugelassenen Biguaniden – relativ seltene Gefahr einer Laktatazidose, die allerdings mit einer Mortalität von ca. 50% behaftet ist. Die Inzidenz liegt laut Stang et al. (1999) bei 9/100 000 Patienten pro Jahr. Andere Studien wiederum bezweifeln, ob es überhaupt unter Metformin zu Laktatazidosen kommen kann (Salpeter 2003). Bei Nichtbeachten der Kontraindikationen erhöht sich das Risiko. Die schwere Laktatazidose wäre neben der Hypoglykämie ein weiterer Mechanismus, aufgrund dessen es unter der Behandlung mit Metformin zu einer Vigilanzminderung kommen kann. Niereninsuffizienz verstärkt die Wahrscheinlichkeit einer Laktatazidose (Hamann 2004; Clemens 2003).

Für die Thiazolidinedione **Rosiglitazone** und **Pioglitazone** wurden bei der Monotherapie bisher keine Vigilanzminderungen beobachtet. Allerdings kann es bei Rosiglitazone in Kombination mit Sulfonylharnstoff zu Somnolenz kommen. Der a-Glukosidase-Inhibitor Akarbose führt nicht zu Bewusstseinstrübungen (Hamann 2004; Clemens 2003).

Antiemetika

Antiemetika sind keine chemisch und pharmakologisch einheitliche Gruppe. Die in der klinischen Praxis angewendeten Antiemetika sind Dopaminrezeptorantagonisten wie Metoclopramid, Triflupromazin und Domperidon, Antihistaminika wie Dimenhydrinat oder 5-HT_3-Rezeptor-Antagonisten wie das Odansetron. Während die Antihistaminika und Dopaminrezeptorantagonisten anderer Stelle besprochen werden (s. Parkinsonmittel und Antihistaminika), werden durch 5-HT_3-Rezeptor-Antagonisten keine Bewusstseinstrübungen hervorgerufen.

Antihistaminika

Antihistaminika wirken durch Histaminrezeptorblockade an peripheren Zellen des Immunsystems, des Gefäßendothels, der glatten Muskulatur, von Drüsengewebe und sensiblen Nervenfasern sowie an Neuronen des ZNS. Mittlerweile sind 4 Subtypen von Histaminrezeptoren identifiziert worden – H_1 bis H_4. Der H_1-Rezeptor spielt eine tragende Rolle bei allergischen Reaktionen. Die H_2-Rezeptoren sind hingegen wesentlich an der Sekretion von Magensäure beteiligt. Während die Wirkung der H_4-Rezeptoren weitesgehend unbekannt ist, führen die H_3-Rezeptoren im ZNS durch präsynaptische Aktivierung zu einer verminderten Freisetzung von Histamin aus den synaptischen Vesikeln. Bei der zentralen Steuerung bzw. Steigerung von Vigilanz durch histaminerge Neurone des Hypothalamus sind überwiegend H_1-Rezeptoren beteiligt. Aufgrund dieser Tatsache treten Vigilanzminderungen als Nebenwirkung bei den H_1-Antagonisten deutlich ausgeprägter und häufiger als bei den H_2-Blockern auf. Antihistaminika sind zwar hoch selektiv für die einzelnen Rezeptorsubtypen, allerdings nicht 100% spezifisch (Riechelmann 2005; Hill 1997; Reider 1998; Simons 1994).

H_1-Antagonisten

H_1-Antagonisten werden in Substanzen der 1. und 2. Generation unterschieden. Der wesentliche pharmakologische Unterschied besteht in der starken Lipophilie der Präparate der 1. im Vergleich zur 2. Generation. Dadurch überwinden die H_1-Antagonisten der ersten Generation die Blut-Hirn-Schranke und wirken je nach Substanz in unterschiedlichem Ausmaß sedierend durch Blockade der zentralen H_1-Rezeptoren. Ferner haben sie zentral auch anticholinerge, antiserotinerge und anti-α-adrenerge Effekte. Angesichts der fehlenden oder allenfalls geringen ZNS-Gängigkeit bei den Substanzen der 2. Generation wird gelegentlich auch von »nichtsedierenden« H_1-Blockern gesprochen (Passalacqua 1993; Riechelmann 2005; Hill 1997; Reider 1998; Simons 1994). In Tab. 6.2 ist eine Auswahl von Substanzen der 1. und 2. Generation aufgelistet.

Substanzen der 1. Generation. Sie haben ihren Einsatz nicht nur bei allergischen Erkrankungen und Reaktionen. Auf die Bedeutung des Promethazins als niederpotentes Neuroleptikum mit stark sedierenden Eigenschaften wird in dem Kapitel Neuroleptika eingegangen. Dimenhydrinat wird überwiegend als Antiemetikum eingesetzt. Substanzen wie **Diphenhydramin** wirken so ausgeprägt sedativ, dass sie als (rezeptfrei-

Tabelle 6.2. H_1-Antagonisten der 1. und 2. Generation

1. Generation	2. Generation
Dimetinden	Astenizol
Clemastin	Terfenadin
Dimenhydrinat *	Loratadin
Promethazin **	Cetirizin
Ketotifen	Fexofenadin
Diphenhydramin ***	Azelastin
Hydroxyzin	Mizolastin

* Antiemetikum, ** niederpotentes Neuroleptikum, *** Sedativum/Schlafmittel und Antiemetikum

es) Schlafmittel eingesetzt werden (Simons 1994; Scholz 1997). Somnolenz ist somit eine typische Nebenwirkung der klassischen H_1-Antihistaminika. Sie tritt in bis zu 50% bei üblichen Dosierungen auf (Ten Eick 2001). Um die sedierende Nebenwirkung der H_1-Blocker der 1. Generation zu reduzieren, können Retardpräparate verwendet werden, da auf diese Weise geringere Plasma- und Gewebespitzenspiegel zustande kommen. Quantitativ ist der vigilanzmindernde Effekt dosisabhängig. Bei Überdosierungen kann es zu massiven Bewusstseinstrübungen bis hin zum Koma kommen (Simons 1994; Farrell 1991).

Substanzen der 2. Generation. Wie bereits erwähnt weisen die H_1-Blocker der 2. Generation nur eine sehr geringe bis gar keine ZNS-Gängigkeit auf (Simons 1994; Estelle 1991). Die Vermutung, dass hierdurch keine sedierenden Effekte auftreten, ist aber mittlerweile relativiert worden. Offensichtlich ist die Gruppe der neueren H_1-Antagonisten heterogen hinsichtlich ihrer chemischen Struktur und ihres Nebenwirkungsprofil, sodass fehlende sedierende Eigenschaften nicht pauschal angenommen werden können, sondern abhängig vom jeweiligen Präparat sind. So wurde in einer Pharmakovigilanzuntersuchung an über 40 000 Probanden Sedierung in relevantem Ausmaß für Cetirizin, nicht aber für Fexofenadin und Loratadin nachgewiesen. Andererseits wurde eine (milde) Somnolenz als übliche Nebenwirkung für Loratadin beschrieben (Walsh 2001; Mann 2000; Haria 1994). Terfenadin, Astimazol und Ebastine scheinen im Vergleich zu Plazebo keine vermehrte Müdigkeit zu induzieren (Adelsberg 1997; Bousquet 1998; Feldman 1992). Trotzdem ist sicher, dass Häufigkeit und Ausmaß von Vigilanzminderungen der H_1-Antagonisten der 2. Generation sehr viel geringer sind als bei den Erstgeneration-H_1-Blockern.

H_2-Antagonisten

Aufgrund der physiologischen Rezeptorverteilung werden H_2-Antagonisten typischerweise als Magenschutzpräparate und in Kombination mit H_1-Blockern bei allergischen Reaktionen eingesetzt. Vigilanzminderung ist keine typische Nebenwirkung, da die H_2-Blocker einerseits eine hohe Selektivität für den H_2-Rezeptor aufweisen und andererseits aufgrund ihrer geringen Lipophilie kaum die Blut-Hirn-Schranke penetrieren (Nicholson 1985). Von den in Deutschland üblicherweise verwendeten H_2-Blockern Cimetidin, Ranitidin, Famotidin und Roxatidin kommt es am ehesten unter **Cimetidin** zu signifikanten Vigilanzminderungen. Selten wurden Fälle von Koma unter der Therapie mit Cimetidin beschrieben. Allerdings liegen dann meistens Komorbidität mit z. B. Niereninsuffizienz oder Leberzirrhose oder ein verminderter Abbau sedierender Medikamente wie Benzodiazepine vor (Levine 1978; Lam 1981; Sonnenblick 1982). **Unter normalen Bedingungen bzw. bei gängigen Dosierungen treten vigilanzmindernde Effekte bei Cimetidin deutlich seltener auf als bei H_1-Blockern.** Zwar kann auch Ranitidin zu Müdigkeit bis hin zur flachen Somnolenz führen. Dies tritt dennoch insgesamt und im Vergleich zum Cimetidin seltener auf (Moscati 1990; Slugg 1992).

Antihypertensiva

Mit Ausnahme von den zentral wirksamen a_2-Agonisten sind Bewusstseinstrübungen keine typische Nebenwirkung der Antihypertensiva. In seltenen Fällen kann es bei Intoxikationen mit β-Blockern zum Koma kommen.

β-Blocker

β-Blocker können Müdigkeit induzieren. Allerdings tritt dies in erster Linie bei denjenigen Präparaten auf, die lipophil sind und somit die Blut-Hirn-Schranke besser penetrieren können. Hierzu gehören z. B. Propranolol, Metoprolol, Acebutolol, Timolol und Carvedilol, wobei **Propranolol** die stärkste Lipophilie aufweist (Zimmermann 2003). Bei normalen therapeutischen Dosierungen ist das Auftreten von Müdigkeit als unkompliziert anzusehen. Problematisch hingegen sind Intoxikationen bzw. massive Überdosierungen mit β-Blockern: Wenige Stunden nach der Einnahme überhöhter β-Blocker-Dosierungen kommt es zu typischen Intoxikationserscheinungen. Neben den kardialen rhythmogenen Folgen treten auch ZNS-Symptome in Form von Krampfanfällen und Vigilanzminderungen bis hin zum Koma auf (Zimmermann

2003; Reith 1996; Love 1994; Wallin 1983; Auzepy 1983). Neben einer direkten ZNS-Wirkung spielen sicherlich auch sekundäre Phänomene wie Hypoxie aufgrund von Bradykardien und Blutdruckabfällen sowie Hypoglykämien durch verstärkte Antidiabetikawirkung eine pathogenetische Rolle (Taubolet 1993; Lobmann 2003).

Zentrale α_2-Agonisten

Die drei verfügbaren Substanzen aus der Gruppe der zentralen α_2-Agonisten sind **Clonidin, Moxonidin** und **α-Methyldopa**. Clonidin und Moxonidin wirken durch direkte Stimulation zentraler α_2- und Imidazolrezeptoren. Clonidin wirkt stärker am α_2-Rezeptor, Moxonidin überwiegend am Imidazolrezeptor. Da die sedierende Komponente durch den α_2-Agonismus zustande kommt, wirkt Clonidin stärker sedierend als Moxonidin (Reis 1996; Schachter 1998). Alpha-Methyldopa wirkt erst nach Umwandlung zu α-Methylnoradrenalin im ZNS rezeptoragonistisch im Sinne eines »falschen« Neurotransmitters und wird heutzutage nur noch sehr selten eingesetzt (Scholz 1997).

Aufgrund der sedierenden und anxiolytischen Eigenschaften wird Clonidin regelmäßig und häufig auf Intensivstationen bei der Behandlung von Entzugssymptomen und bei Entwöhnung von der künstlichen Beatmung eingesetzt (Schaffrath 2004; Sanderson 1998).

Der sedierende Effekt korreliert gut mit schlaftypischen EEG-Veränderungen (Bischoff 2004). Das Ausmaß der Vigilanzminderung ist dosisabhängig, allerdings ist die Ausbildung einer tiefen Bewusstseinstrübung unter Clonidin die Ausnahme. Clonidinvergiftungen mit schweren Vigilanzminderungen treten insbesondere bei Kindern auf (Marinangeli 2002; Kappagoda 1998; Klein-Schwartz 2002; Spiller 2005; Conner 1979). Im Gegensatz dazu tritt Somnolenz unter Moxonidin laut einer Pharmastudie nur in 5–8% aller Fälle als unerwünschte Wirkung auf, was auf den überwiegenden Imidazolrezeptoragonismus zurückzuführen ist, und nimmt mit zunehmender Anwendungsdauer wieder ab (Schachter 1998).

Antikonvulsiva

Die Antikonvulsiva können in klassische und neuere Antiepileptika eingeteilt werden. Darüber hinaus finden die Benzodiazepine vor allem in der Akutbehandlung epileptischer Anfälle großen Einsatz. Schließlich müssen einige Narkosemittel erwähnt werden, da sie bei der Behandlung des Status epilepticus benutzt werden.

Benzodiazepine

Benzodiazepine werden seit 40 Jahren zur Behandlung epileptischer Anfälle eingesetzt. Mit einer Erfolgsquote von bis zu 80% sind sie Mittel erster Wahl in der Behandlung des Status epilepticus (Schwarz 1999; Beyenburg 2000; Delgado Escueta 1982; Treiman 1989; Lowenstein 1998). Sowohl die antikonvulsive Wirkung als auch die sedierende Nebenwirkung werden durch Bindung an Benzodiazepinrezeptoren im ZNS vermittelt. Dies führt zu einer erhöhten Affinität des zentral inhibitorischen Neurotransmitters γ-Aminobuttersäure (GABA) an den postsynaptischen $GABA_A$-Rezeptoren und dadurch zu einer verminderten neuronalen Aktivität (Lowenstein 1998; Gareri 1999). **Diazepam, Lorazepam, Clonazepam** und **Midazolam** werden bei der Behandlung epileptischer Anfälle am häufigsten eingesetzt. Die antikonvulsive Wirkung setzt bereits bei geringerer Dosierung ein als die sedierende (Neben-) Wirkung. Der sedierende Effekt ist in erster Linie abhängig von der Dosis und nicht von der Substanz. Die antikonvulsive Potenz und das Nebenwirkungsprofil der einzelnen Präparate sind vergleichbar (Schwarz 1999; Beyenburg 2000; Lowenstein 1998). Unterschiede ergeben sich vornehmlich aus ihrer unterschiedlichen Pharmakokinetik. Intravenös gegeben fluten alle 4 Substanzen schnell (Sekunden bis Minuten) im ZNS an und entfalten ihre antikonvulsive Wirkung.

> **Cave**
>
> Zu hohe Einzeldosierungen, die als Bolus oder in einem kurzen Zeitraum verabreicht werden, führen durch das rasche Anfluten allerdings auch akut zu einer Bewusstseinstrübung, die abhängig von der Dosierung alle Ausprägungsgrade von Somnolenz bis Koma annehmen kann, und unter Umständen zum Atemstillstand führt. Dosierungen von mehr als 30 mg Diazepam oder 8 mg Lorazepam fraktioniert verabreicht in kurzen zeitlichen Abständen sollten daher nicht gegeben werden.

Aufgrund der verschieden ausgeprägten Lipophilie und Eliminationshalbwertzeiten der einzelnen Substanzen kommt es zusätzlich zu einer unterschiedlich stark ausgeprägten Umverteilung ins Fettgewebe und Konzentrationsabnahme im Gehirn. Die effektive klinische Wirkung einerseits und die Gefahr der Akkumulation andererseits variieren somit je nach Präparat (Treiman 1989). Während Diazepam nur eine klinische Wirkdauer von 15–30 min hat, hält die antikonvulsive Wirkung von Lorazepam 12–24 h an. Die Serumhalbwertzeit von Diazepam ist hingegen länger als die von Lorazepam (18–24 h vs. 14–16 h). Aufgrund dieser Eigenschaften setzt sich das Lorazepam in der Behandlung epileptischer Anfälle zunehmend durch. Es wird postuliert, dass weniger Anfallsrezidive auftreten und somit kumulativ geringere Mengen benötigt werden, was zu einer geringeren Nebenwirkungsrate in Form von Vigilanzminderung beim Lorazepam führt.

Dadurch, dass das Diazepam ebenso wie das Clonazepam stark im Körpergewebe kumuliert und nur langsam eliminiert wird, muss bei diesen beiden Substanzen besonders bei wiederholter Gabe auf im Verlauf auftretende Bewusstseinstrübungen geachtet werden.

Midazolam hingegen erreicht den maximalen sedativen Effekt bereits nach 2 min, kann wegen seiner kurzen Halbwertszeit dafür aber als Dauerinfusion eingesetzt werden. Insgesamt wird bei i.v.-Gabe das prozentuale Auftreten von Vigilanzminderungen durch Benzodiazepine mit 20–60% angegeben (Lowenstein 1998; Beyenburg 2000; Treiman 1989). Wirkung und Nebenwirkungen der Benzodiazepine – und somit auch die Bewusstseinstrübung – können spezifisch durch **Flumazenil,** einem kompetitiven Benzodiazepinantagonisten, am Benzodiazepin-rezeptor aufgehoben werden.

Klassische Antikonvulsiva

Zu den klassischen Präparaten in der antiepileptischen Therapie zählen Carbamazepin, Valproinsäure, Phenytoin, Ethosuximid und die Barbiturate Phenobarbital, Thiopental und Primidon. Bei allen Substanzen kann es, wenn auch selten, zu Bewusstseinstrübungen kommen.

Barbiturate

Der sedierende Effekt der Barbiturate ist dosisabhängig und die therapeutische Breite nur gering. Ähnlich wie bei den Benzodiazepinen wird die Wirkung über die Verstärkung des inhibitorischen $GABA_A$-Rezeptors vermittelt (Gareri 1999). Während **Phenobarbital** noch in der Dauerbehandlung fokaler und generalisierter Anfälle eingesetzt wird, findet **Thiopental** Einsatz bei der Behandlung des therapierefraktären Status epilepticus im Rahmen einer Barbituratnarkose, welche dann unter EEG-Monitoring zur Überwachung der epileptischen Aktivität und eines Burst-suppression-Musters durchgeführt werden muss (Beyenburg 2000; Lowenstein 1998). Schon bei einer Bolusinjektion von 100–250 mg tritt der sedierende Effekt ein, weshalb die Substanz auch zur Narkoseeinleitung verwendet wird. Der antikonvulsive Effekt tritt später bzw. unter höheren Dosierungen auf. Zwar sollte Thiopental intravenös als Dauerinfusion nicht länger als 3 Tage verabreicht werden, da es zu Hypersensitivitätsreaktionen mit einer Mortalität von bis zu 50% kommen kann (Payne 1997); dennoch muss bzgl. des sedierenden Effektes bedacht werden, dass die Substanz im Gewebe akkumuliert und dadurch die sedierende Wirkung über Tage anhalten kann, bis das Bewusstsein wiedererlangt wird. Im Gegensatz dazu entfaltet Phenobarbital schon in nicht hypnotischen Dosierungen eine gute antikonvulsive Wirksamkeit. Dennoch besteht die Gefahr der Vigilanzminderung sowohl bei zu hohen initialen Dosierungen als auch im Verlauf aufgrund der langen Halbwertszeit von 56 Tagen und Neigung zur Akkumulation. Eine Therapie mit Phenobarbital sollte daher einschleichend mit langsamer Dosissteigerung begonnen werden. Bei Dauertherapie muss regelmäßig der Serumspiegel, der zwischen 15–40 µg/ml liegen sollte, kontrolliert werden. Zu hohe Serumspiegel erhöhen die Wahrscheinlichkeit einer sedierenden Nebenwirkung (Beyenburg 2000; Treiman 1998). Der genaue Wirkmechanismus von **Primidon** ist nicht bekannt, aber aufgrund seines Abbaus zu Phenobarbital und Phenyethylmanolamit werden vergleichbare Mechanismen für Wirkung und Nebenwirkung einschließlich Vigilanzminderung wie beim Phenobarbital angenommen (Gareri 1999).

Carbamazepin

Es wird seit 40 Jahren mit großem Erfolg bei der Behandlung fokaler und fokal eingeleiteter generalisierter Epilepsien eingesetzt. Weitere Indikationen sind die Trigeminusneuralgie, neuropathische Schmerzsyndrome, bipolare Störungen und Alkoholentzugssyndrome. Durch Blockade zentraler Ionenkanäle wirkt es membranstabilisierend (Gareri 1999; Schmidt 2004; Nieber 2004). Insgesamt wird Carbamazepin gut vertragen. Vigilanzminderungen treten vornehmlich passager in der Initialphase bei zu schneller Aufdosierung des Präparats auf. Hierbei erreicht die Bewusstseinstrübung zumeist nur den Grad der Somnolenz. Sopor oder Koma sind die Ausnahme. In der täglichen Praxis sollte daher die Therapie mit maximal 2-mal 200 mg begonnen werden. In Abhängigkeit von der Verträglichkeit kann dann die Dosis alle 2–3 Tage um weitere 200 mg gesteigert werden. Bei einem derartigen Vorgehen ist eine passagere Vigilanzminderung die Ausnahme. Ferner kann es aber auch im Verlauf zu Bewusstseinstrübungen kommen, sofern überhöhte (toxische) Serumspiegel erreicht werden. Dabei muss nicht zwingend die Tagesdosis erhöht worden sein. Irreguläre gastrointestinale Absorption, Gewebeverteilung, altersabhängige Elimination und Wechselwirkungen mit anderen Pharmaka können zu erheblichen Schwankungen des im Körper verfügbaren Carbamazepins und somit zu Intoxikationserscheinungen bei gleichbleibender Dosierung führen (Gareri 1999; Schmidt 2004). Sinkt der Carbamazepinspiegel durch Behandlungspausen bedingt ab, sind Vigilanzminderungen schnell reversibel.

Im Vergleich zu den bisher genannten klassischen Antikonvulsiva wirkt sich die Gabe von **Phenytoin**, **Valproinsäure** und **Ethosuximid** nur sehr selten und geringfügig bzw. nahezu gar nicht auf den Bewusstseinsgrad aus. Selbst bei i.v.-Gabe zur schnellen Aufsättigung von Phenytoin oder Valproinsäure ist der vigilanzmindernde Effekt zu vernachlässigen (Schwarz 1999; Devinsky 1995; Lowenstein 1998; Beyenburg 2000; Gareri 1999). Insgesamt ist aber bei allen klassischen Antikonvulsiva zu bedenken, dass es mitunter zu erheblichen Interaktionen und wechselseitigen Wirkungsverstärkungen oder -abschwächungen kommt. Dies bedeutet aber auch ein größeres Risiko an Überdosierung, Intoxikationserscheinungen und Nebenwirkungsraten einschließlich der Vigilanzminderung (Turnheim 2004).

Neue Antikonvulsiva

In den letzten 10 Jahren sind eine Reihe neuer Substanzen zur Behandlung von generalisierten und fokalen Epilepsien eingeführt worden. Der Anspruch an neue Substanzen ist neben einer guten antikonvulsiven Wirksamkeit eine gute Verträglichkeit und geringe Nebenwirkungsrate im Vergleich zu den klassischen Antiepileptika (LaRoche 2004; French 2004). Während leichte Müdigkeit zumindest zu Beginn der Behandlung bei allen Präparaten vorkommen kann, treten Vigilanzminderungen im Sinne einer Somnolenz oder stärkerer Bewusstseinstrübung selten auf. Unter den im Handel befindlichen Präparaten sind diesbezüglich vor allem **Gabapentin, Topiramat, Oxcarbazepin** und **Levetiracetam** zu nennen.

Gabapentin

Bei dem insgesamt sehr gut tolerierten Gabapentin kommt es zu Beginn der Behandlung häufiger zu Somnolenz, die zumeist innerhalb der ersten 2 Wochen nach Therapiebeginn vollständig rückläufig ist. Zu beachten ist weiterhin, dass beim Einsatz von Gabapentin in der Schmerztherapie wie zum Beispiel beim neuropathischen Schmerz oder in der postzosterischen Neuralgie häufig deutlich höhere Dosierungen benötigt werden als in der antiepileptischen Therapie. Bei Schmerzpatienten ist die dosisabhängige Nebenwirkungsrate höher anzusiedeln (Block 2001; Fischer 2001).

Levetiracetam und Lamotrigin

Bei Levetiracetam kommt es während der Eindosierungsphase bei 25–30% zu erheblicher Müdigkeit (selten stärkere Vigilanzminderung), die nicht streng mit der initialen Dosierung korreliert und sich im Verlauf von ca. 4 Wochen wieder spontan zurückbildet. Bei hohen Dosierungen von bis zu 4000 mg werden Nebenwirkungen häufiger beobachtet (Schulze-Bonhage 2004; LaRoche 2004; French 2004; Betts 2000). Im Vergleich dazu führt Lamotrigin in üblichen Dosisbereichen fast nie zu Vigilanzminderungen. Selten wurden aber Fälle von Koma als toxischer Effekt bei massiven Überdosierungen beobachtet (Lofton 2004).

Oxcarbazepin

Das Nebenwirkungsspektrum von Oxcarbazepin ist vergleichbar mit dem des Carbamazepins, dafür treten unerwünschte Effekte aber sehr viel seltener auf. Dies wird auf die fehlende Bildung des Epoxid-Metaboliten zurückgeführt. Zu schnelle Eindosierung und eine hohe Tagesdosis (>2000 mg) sind die Hauptverursacher von passagerer Bewusstseinstrübung beim Oxcarbazepin (Schmidt 2004; LaRoche 2004; French 2004; Krämer 2000).

Topiramat

Für Topiramat sind als unerwünschter Nebeneffekt leichte Müdigkeit bis hin zur erheblichen Somnolenz beschrieben worden. In üblichen Dosierungsbereichen von 300–400 mg tritt eine Vigilanzminderung insgesamt seltener auf als bei einer hohen Tagesdosis. In einer Übersichtsarbeit von Bauer (2000) wird eine Rate von 11,5% bei 200–400 mg täglich im Vergleich zu 30% bei 600–1000 mg Tagesdosis angegeben. Im Einzelfall können aber sehr unterschiedliche Dosierungen zu erheblicher Vigilanzminderung führen. Unabhängig von der Dosisabhängigkeit treten Bewusstseinsminderungen meistens in der Initialphase der Behandlung auf und sind nur passager vorhanden. Durch eine niederige Startdosis (25–50 mg) und eine langsame Aufsättigung wird versucht, dies zu vermeiden (LaRoche 2004; Bauer 2000; French 2004; Bittermann 1997; Huber 2002).

Andere Substanzen

Propofol

Zwar ist Propofol in erster Linie ein Sedativum, welches als i.v.-Narkotikum aufgrund seiner kurzen Halbwertszeit und schnellen Elimination gerne bei Kurznarkosen eingesetzt wird. Darüber hinaus besitzt es aber auch eine gute antikonvulsive Wirksamkeit und wird daher zunehmend bei der Behandlung des **therapierefraktären Status epilepticus** eingesetzt (Beyenburg 2000; Schaffrath 2004; Schwabe 1997). Ähnlich wie bei den Benzodiazepinen wird der Wirkmechanismus vermutlich über eine Verstärkung der GABA-ergen Inhibition vermittelt (Beyenburg 2000; Bansinath 1995). Sedierung tritt bei einer Bolusdosierung von 1–2 mg/kg KG auf. Zur Aufrechterhaltung der Sedierung wird nach Bolusgabe eine Dauerinfusion von 10–15 mg/h benötigt. Streng genommen ist die Vigilanzminderung beim Propofol keine Nebenwirkung, sondern die Hauptwirkung.

Antiparkinsonmittel

Vermehrte Tagesschläfrigkeit ist ein Effekt, der von vielen Parkinsonpatienten berichtet wird. Die Frage, inwieweit hierbei von einem Medikamenteneffekt auszugehen ist oder ob es sich um einen Aspekt der Erkrankung selbst handelt, ist lange diskutiert worden. Aufgrund mehrerer Studien ist davon auszugehen, dass sowohl Krankheit als auch medikamentöse Therapie zu Tagesschläfrigkeit beitragen. Krankheitsbedingt könnte die vermehrte Tagesmüdigkeit Ausdruck nächtlicher Schlafstörungen bzw. einer gestörten Schlaf-Wach-Reaktion sein. Entscheidende Faktoren scheinen die Schwere der Erkrankung, die Höhe der L-Dopa-Dosis und die Gabe von Dopaminagonisten zu sein (O'Suilleabhain 2002; Tan 2002; Hogl 2003; Möller 2000).

Levodopa

L-Dopa ist das bis heute wirksamste Medikament in der Behandlung des idiopathischen Morbus Parkinson. Gegeben in Kombination mit einem Dopa-Decarboxylasehemmer passiert es die Blut-Hirn-Schranke, wird in die terminalen dopaminergen Neurone aufgenommen und zu Dopamin decarboxyliert, welches dann postsynaptisch an den Dopaminrezeptoren (D_1–D_5) wirkt (Jost 2005). Auch wenn Vigilanzminderung keine typische Nebenwirkung von L-Dopa darstellt, so ist eine vermehrte Tagesschläfrigkeit bei Parkinson-Patienten unter der Therapie mit L-Dopa bekannt. In zwei größeren Studien wurde das Auftreten von Somnolenz mit ca. 17% der Patienten angegeben (Hogl 2003; Garcia-Booreguero 2003; O'Suilleabhain 2002; Ondo 2001; Hobson 2002; Parkinson Study Group 2004; Rascol 2000). Der Pathomechanismus ist unklar. Dennoch scheint der Einfluss von L-Dopa auf die nächtliche Schlafarchitektur eine wesentliche Rolle für eine abnorme Tagesschläfrigkeit zu spielen (Möller 2000). Vermutlich ist auch die Einnahmedauer relevant: Lebhafte Träume und nächtliche visuelle Halluzinationen, die zu einer Reduktion des REM-Schlafs führen, nehmen mit der Dauer der L-Dopa-Therapie zu, was wiederum sekundär zu vermehrter Tagesschläfrigkeit beiträgt. Der Effekt scheint außerdem dosisabhängig zu sein. Je nach Ausprägungsgrad der Schläfrigkeit muss die Dosis auf Kosten einer Verschlechterung der Parkinson-Symptome reduziert werden.

Dopaminagonisten

Mit Dopaminagonisten werden die zentralen Dopaminrezeptoren direkt stimuliert. Dopaminagonisten haben mittlerweile einen etablierten Stellenwert in der Behandlung des idiopathischen Morbus Parkinson eingenommen, entweder als Monotherapie oder in Kombination mit L-Dopa. Sie werden in ergoline und nonergoline Dopaminagonisten unterteilt. In Deutschland sind 7 Substanzen zur Therapie zugelassen (■ Tab. 6.3). Prinzipiell wirken die Substanzen ähnlich, allerdings gibt es je nach Präparat unterschiedliche Affinitäten zu den jeweiligen Dopaminrezeptoren, und die Pharmakokinetik ist unterschiedlich (Jost 2005).

Auch das Nebenwirkungsspektrum ist bis auf einige Ausnahmen vergleichbar. Bei den Ergolinpräparaten gelten schwere kardiovaskuläre Vorerkrankungen als relative Kontraindikation. Außerdem wird diskutiert, ob es zu Endokardfibrosen kommen kann. Bei den nonergoli-

◙ Tabelle 6.3. Dopaminagonisten zur medikamentösen Behandlung des M. Parkinson

ergolin	nonergolin
Bromocriptin	Pramipexol
Lisurid	Ropinirol
Pergolid	(Apomorphin)
Cabergolin	
α-Dihydroergocriptin	

nen mehr als bei den ergolinen Substanzen wurden plötzliche Schlafattacken auch in gefährlichen Situationen wie zum Beispiel am Steuer nachgewiesen. Während dieser Effekt initial nur für die nonergolinen Dopaminagonisten beschrieben wurde, häufen sich die Berichte, dass imperative Schlafattacken auch bei anderen Dopaminagonisten vorkommen können. Mittlerweile wird daher ein »Klasseneffekt« diskutiert (Möller 2000; Feirrera 2000; Bares 2003; Pirker 2000; Hobson 2002).

Unabhängig von imperativen Schlafattacken, die sehr selten sind, können alle Dopaminagonisten zu einer erhöhten Tagesschläfrigkeit (»daytime somnolence«) führen.

Ein Unterschied zwischen ergolinen und nonergolinen Dopaminagonisten bzw. der einzelnen Substanzen untereinander ist nicht gesichert, allerdings wird eine höhere Rate für die nonergolinen Substanzen angegeben (Hogl 2003; Pal 2001; Roth 2002; Razmy 2004). Sicher ist, dass im Vergleich zu L-Dopa die Wahrscheinlichkeit, eine vermehrte Tagesschläfrigkeit zu entwickeln, bei den nonergolinen Dopaminagonisten **Ropinirol** und **Pramipexol** größer ist. Somnolenz wurde in einer Ropinirol-Studie mit 27% und in einer Pramipexol-Studie mit 32% der behandelten Patienten angegeben. Dieser Effekt war mitunter so ausgeprägt, dass die Therapie mit Dopaminagonisten abgebrochen werden musste (Parkinson Study Group 2004; Rascol 2000; Etminan 2001). Für das Pramipexol wurde gezeigt, dass die Somnolenz als Nebenwirkung am häufigsten während der Eindosierungsphase auftritt und im weiteren Verlauf prozentual nachlässt. Kontrovers wird die Frage diskutiert, ob es sich um einen dosisunabhängigen oder dosisabhängigen Effekt handelt. Der Zusammenhang zwischen vermehrter Tagesmüdigkeit und Dopaminagonisten ist pathophysiologisch nicht geklärt. Ebenso wie für das L-Dopa wurde in einer Studie von Roth et al. eine Abhängigkeit der Tagesmüdigkeit von nächtlichen Schlafstörungen bzw. gestörtem Schlaf-Wach-Rhythmus berichtet.

Andere Substanzen

Im Gegensatz zu der guten Datenlage bei dopaminergen Substanzen gibt es für die MAO-Hemmer und COMT-Hemmer, also Substanzen, die die Dopamin-abbauenden Enzyme blockieren, nur Einzelfallberichte in Hinblick auf Vigilanzminderungen (Bares 2003). Vermehrte Tagesschläfrigkeit könnte bei diesen Substanzen durch ein verbessertes Dopaminangebot an den Effektorneuronen durch gehemmten Abbau bedingt sein und nicht unbedingt durch einen direkten Effekt. Anticholinergika führen nur selten zu leichter Müdigkeit.

Antispastika

Für die Behandlung der Spastik unterschiedlicher Ätiologie stehen verschiedene Substanzen zur Verfügung. Neben der lokalen Injektion von Botulinumtoxin A, welches richtig appliziert keine systemischen Nebenwirkungen aufweist, werden Baclofen, Tizanidin, Benzodiazepine, vor allem Tetrazepam und Diazepam, oder seltener Dantrolen eingesetzt.

Baclofen und Tizanidin

Baclofen ist ein Derivat der γ-Aminobuttersäure und wirkt vornehmlich an $GABA_B$-Rezeptoren im Rückenmark, aber vermutlich auch im Hirnstamm und Hippocampus. Die dadurch bedingte neuronale Inhibition wird genutzt zur Behandlung der Spastik. Auf gleiche Weise kann aber auch das Auftreten von Vigilanzminderungen erklärt werden, sofern supraspinale Neurone betroffen sind (Zafonte 2004; Wagstaff 1997). **Tizanidin** ist ein zentraler a_2-Rezeptoragonist. Auf spinaler und supraspinaler Ebene kommt es zu einer verminderten Aktivität exzitatorischer

Interneurone (Abbruzzese 2002; Wagstaff 1997). Somnolenz als eine der häufigsten Nebenwirkungen von Baclofen und Tizanidin ist in einer Vielzahl von Studien, die von Chou (2004) in einem systematischen Übersichtsartikel zusammengefasst sind, nachgewiesen worden. Je nach Studie schwanken die prozentualen Angaben zwischen 10 und 60% für beide Substanzen – Baclofen durchschnittlich 20–30%, Tizanidin durchschnittlich 25–40%.

> Sowohl bei Baclofen als auch bei Tizanidin kann Schläfrigkeit bis hin zur Somnolenz schon im üblichen therapeutischen Dosisbereich, d.h. zwischen 15–80 mg Baclofen bzw. 24–36 mg Tizanidin, auftreten und scheint zu einem gewissen Grade dosisabhängig zu sein (Montané 2004; Dario 2004; Chou 2004; Zafonte 2004; Gelber 2001; Royal 2001). In der Regel handelt es sich um einen Anfangseffekt, d.h. dass die Somnolenz nur passager zu Beginn der Therapie besteht und im Verlauf rückläufig oder aber zumindest reversibel bei Dosisreduktion ist. Unter anderem deswegen dürfen beide Substanzen zunächst nur in sehr niedriger Dosis (3-mal 5 mg Baclofen, 3-mal 2–4 mg Tizanidin) verabreicht und auch nur langsam in kleinen Schritten gesteigert werden.

Die initiale Tagesschläfrigkeit unter Tizanidin kann vermieden werden, indem das Präparat zunächst nur abends eingenommen wird und langsam auf 8 mg gesteigert wird, bevor zusätzlich Tagesdosen verabreicht werden. Unabhängig von den meistens passageren Nebenwirkungen bei der Dauertherapie kann es zu akuten Intoxikationserscheinungen bis hin zum Koma bei Einnahmen hoher Dosierungen von Baclofen und Tizanidin kommen. In Einzelfällen wurde bei Patienten mit Baclofen-induziertem Koma eine derart ausgeprägte neuronale Depression berichtet, dass klinisch eine vollständige Hirnstammareflexie wie bei Hirntod und im EEG ein »burst-suppression«-Muster bestanden. Unter suffizienter intensivmedizinischer Behandlung ist das Koma vollständig reversibel (Spiller 2004; Ostermann 2000; Endmann 2005; Perry 1998).

Dantrolen

Dantrolen ist ein Myotonolytikum mit direkter Wirkung an Skelettmuskelzellen durch verminderte Freisetzung von Kalzium aus dem sarkoplasmatischen Retikulum. Zwar wird ein zentral dämpfender Effekt beschrieben, so dass gelegentlich Müdigkeit als Nebenwirkung auftreten kann. Echte Bewusstseinstrübungen treten unter der Therapie mit Dantrolen allerdings nicht auf (Zafonte 2004; Chou 2004).

Tetrazepam/Diazepam

Tetrazepam und Diazepam haben als Benzodiazepine natürlich auch eine sedierende Komponente in ihrem Wirkspektrum und müssen daher in diesem Kontext Erwähnung finden. Für weitere Details ▶ Antikonvulsiva.

Neuroleptika

Seit dem über 50-jährigen klinischen Einsatz von Psychopharmaka sind eine Vielzahl von Neuroleptika auf den Markt gekommen. Einerseits können sie ihrer chemischen Grundstruktur nach in Phenothiazine, Thioxanthene, andere trizyklische Substanzen, Butyrophenone, Diphenylbutylpiperidine, Benzamide und »Sonstige« eingeteilt werden (Benkert 2003). Andererseits hat es sich im klinischen Alltag bewährt, eine gröbere Einteilung in klassische hochpotente oder niedrigpotente und »atypische« Neuroleptika zu benutzen. Dies erscheint insbesondere vor dem Hintergrund des potentiell sedierenden Effektes einzelner Substanzen sinnvoll. Grundsätzlich können alle im klinischen Einsatz befindlichen Neuroleptika in unterschiedlichem Ausmaß zu Bewusstseinstrübungen führen.

Klassische Neuroleptika

Generell gilt, dass die hochpotenten Neuroleptika eine sehr gute antipsychotische Wirkung haben, dafür aber wenig sedierend wirken. Bei den niedrigpotenten Neuroleptika steht die sedierende Komponente im Vordergrund. Die antipsychotische Wirksamkeit ist hingegen eher gering ausgeprägt. Trotz dieser groben Rasterung der klassischen Neuroleptika bestehen natürlich graduelle Unterschiede bei den jeweiligen Substanzen. Einige Beispiele liefert ◼ Tab. 6.4, insgesamt sind aber mehr Substanzen verfügbar.

Die antipsychotische Wirkung ist durch den für die Neuroleptika typischen Antagonismus an Dopaminrezeptoren (vorwiegend D_2) zu erklären. Der zentral dämpfende bzw. sedierende Effekt der Neuroleptika wird durch Blockade von zentralen H_1-, $5\text{-}HT_2$- und in gewissem

❏ **Tabelle 6.4.** Zusammenstellung einiger hochpotenter und niedrigpotenter Neuroleptika

hochpotent	niedrigpotent
Haloperidol	Levomepromazin
Benperidol	Promethazin
Flupentixol	Pipamperon
Fluphenazin	Melperon
Perphenazin	Chlorprotixen

Ausmaß auch α_1-Rezeptoren im aufsteigenden retikulären Aktivierungssystem hervorgerufen (Benkert 2003; Estler 1992; Bever 1998).

Niedrigpotente Neuroleptika. Sie wirken in erster Linie sedierend. Insofern handelt es sich bei der induzierten Bewusstseinsminderung weniger um eine Nebenwirkung als vielmehr um eine intendierte Wirkung. Ihr Einsatzgebiet liegt besonders bei der Behandlung (psychomotorischer) Erregungszustände. Sie werden in der täglichen Krankenhauspraxis allerdings auch häufig aufgrund ihrer schlafanstoßenden Wirkung abends zur Sedierung verordnet (Benkert 2003). Sie können gut in Akutsituationen und bei psychiatrischen Notfällen – also auch im Notarztdienst – eingesetzt werden (Pajonk 2003). Schon in niedrigen bis mittleren Dosierungen tritt der vigilanzmindernde Effekt ein. Beispielsweise kann eine Dosis von nur 25 mg Levomepromazin eine gute schlafanstoßende Wirkung haben. Da es keine Parameter wie zum Beispiel Alter, Gewicht oder Körpergröße gibt, anhand derer eine sinnvolle Dosis erstellt werden kann, muss die Dosierung individuell ausgerichtet sein. Je nach Person kann die Dosis, die zu einer Vigilanzminderung führt, sehr unterschiedlich sein.

ⓘ Die sedierende Komponente der niedrigpotenten Neuroleptika lässt allerdings bei längerfristiger Behandlung nach (Pajonk 2003; Benkert 2003).

Dennoch besteht Dosisabhängigkeit: Werden einmalig oder in kurzen Zeitintervallen hintereinander sehr hohe Dosen an niedrigpotenten Neuroleptika eingenommen, so kann dies trotz hoher therapeutischer

Breite zu Intoxikationen mit erheblichen Bewusstseinstrübungen führen. Intoxikationen mit letalem Ausgang treten – wenn auch insgesamt selten – signifikant häufiger bei den niedrigpotenten Neuroleptika im Vergleich zu den hochpotenten Neuroleptika wie zum Beispiel Haloperidol auf (Frey 2002; Rosen 2004).

Hochpotente Neuroleptika. Im Vergleich zu den niedrigpotenten Neuroleptika sind die Substanzen mit hochpotenter antipsychotischer Wirkung eher unkritisch in Hinblick auf den vigilanzmindernden Effekt. **Haloperidol** und **Benperidol** beispielsweise haben nahezu keinen vigilanzmindernden Effekt, was auf die extrem niedrige Affinität an den zentralen Histamin- und Serotoninrezeptoren zurückzuführen ist (Bever 1998). Aufgrund der fehlenden dämpfenden Komponente werden sie insbesondere in der Akuttherapie schwerer paranoid-halluzinatorischer Symptome mit Benzodiazepinen kombiniert.

»Atypische« Neuroleptika

Die neueren atypischen Neuroleptika sind vor allem dadurch charakterisiert, dass sie bei einer guten antipsychotischen Wirksamkeit in nur sehr geringem Ausmaß zu extrapyramidal motorischen Störungen führen. An Substanzen sind Clozapin, Risperidon, Olanzapin, Quetiapin, Aripiprazol, Tiaprid, Sulpirid, Zotepin und Ziprasidon zu nennen (Schäfer 2004). Aufgrund ihres guten Nebenwirkungsprofils werden sie in zunehmendem Maße bei psychiatrisch erkrankten Patienten eingesetzt. Eine Vielzahl von Studien sind in Hinblick auf ihre Wirksamkeit, Sicherheit und Nebenwirkungsprofil in den letzten Jahren durchgeführt worden (Croonenberghs 2005; Bowden 2005; Yatham 2004; Shea 2004; Hirschfeld 2004; McConville 2004; Lee 2004; Bridle 2004; Bever 1998). Sedierung gehört dabei zu den häufiger berichteten Nebenwirkungen. Für **Olanzapin** und **Quetiapin** beispielsweise wird Somnolenz als unerwünschte Wirkung mit bis zu 10% angegeben; für das **Risperidon** liegt der Wert sogar bei ca. 30% (Bridle 2004; Bever 1998; Hirschfeld 2004; Croonenberghs 2005). Zumeist wurde die Somnolenz aber als mild bezeichnet und war nur in wenigen Fällen so ausgeprägt, dass sie zu Therapieabbrüchen führte. Der sedierende Effekt ist oft nur passager zu

Beginn der Therapie vorhanden und tritt schon in normalen Dosisbereichen der atypischen Neuroleptika auf. Abendliche Gaben oder leichte Dosisreduktionen sind wirksame Mechanismen, um Sedierungseffekte am Tage zu vermeiden.

> **Cave**
>
> Ungeachtet der unterschiedlich stark ausgeprägten sedierenden Komponente der einzelnen Substanzen besteht für alle Neuroleptika die Gefahr der schweren Bewusstseinstrübung, wenn sie in Kombination untereinander oder in Kombination mit anderen zentral dämpfenden Substanzen wie Benzodiazepine, Antidepressiva, Antikonvulsiva, Opioide, Alkohol oder Drogen eingenommen werden. In Kombination werden die sich gegenseitig verstärkenden Effekte unter Umständen unüberschaubar und unkontrollierbar. Dies gilt insbesondere dann, wenn von verschiedenen Substanzen zu hohe Dosierungen gleichzeitig eingenommen oder neben einer normalen oralen Medikation eine Depottherapie mit intramuskulär verabreichten Präparaten verwendet werden.

In sehr seltenen Fällen können Neuroleptika ein malignes neuroleptisches Syndrom verursachen, bei dem es neben den typischen Hauptsymptomen Fieber, Rigor und Rhabdomyolyse mit massivem Anstieg der Kreatinkinase auch zu erheblichen Vigilanzminderungen bis hin zum Koma kommen kann (Levenson 1985). Das maligne neuroleptische Syndrom kann grundsätzlich bei allen Neuroleptika ungeachtet ihrer chemischen Zuordnung auftreten. Darüber hinaus ist die Entstehung des Syndroms nicht abhängig von der Dosis. Zumeist tritt es kurze Zeit nach Beginn einer neuroleptischen Therapie, bei Wechsel der Substanzen oder nach Dosiserhöhung auf (Benkert 2003). In Einzelfällen kann aber auch eine konstante Dauertherapie nach längerer Zeit ein malignes neuroleptisches Syndrom induzieren. Es ist daher nicht vorhersehbar und sollte immer als potenzielles Risiko bei der Behandlung von Psychosen bedacht werden, auch wenn die Inzidenz sehr niedrig ist.

Weitere Substanzen

Clomethiazol

Das synthetische Thiazolderivat Clomethiazol wird in erster Linie zur Behandlung des Alkoholentzugsdelirs oder des Prädelirs eingesetzt (Tiecks 1994). Zwar ist der Wirkmechanismus noch nicht endgültig aufgeklärt worden, sicher ist aber, dass es zu einer Verstärkung des zentral inhibitorischen Neurotransmitters GABA kommt (Wilby 2004). Auf diese Weise wird der stark sedierende Effekt des Clomethiazols erklärt. Grundsätzlich könnte Clomethiazol auch als Schlafmittel eingesetzt werden. In Einzelfällen wird dies auch kurzfristig bei alten oder dementen Patienten mit Unruhezuständen getan, die nicht gut auf niedrigpotente Neuroleptika ansprechen. Der Einsatz als Schlafmittel ist aber aufgrund seines Abhängigkeitspotentials und seiner starken blutdrucksenkenden Nebenwirkung nur sehr eingeschränkt möglich (Benkert 2003; Busch 1998). Die bei schon niedriger Dosierung von 384 mg (2 Kps) schnell einsetzende sedierende Komponente wird beim beginnenden oder voll ausgeprägten Alkoholentzugsdelir genutzt, um den Patienten ruhig zu stellen bzw. abzuschirmen. Das Ausmaß der (gewünschten) Sedierung bzw. Vigilanzminderung ist dosisabhängig. Kommt es beim Alkoholentzugsdelir nach anfänglicher Gabe von 2–4 Kapseln nicht zu einer ausreichenden Sedierung oder lässt diese rasch wieder nach, so kann im Abstand von 2 Stunden erneut Clomethiazol gegeben werden. Umgekehrt kann es durch die Gabe unkontrolliert hoher Dosen oder wiederholte Medikation in zu kurzen Zeitabständen zu einer über die gewünschte Sedierung hinausgehenden Vigilanzminderung bis hin zum Koma kommen (Benkert 2003; Wilby 2004). Gleichzeitig wirkt Clomethiazol dann atemdepressiv. Bis vor wenigen Jahren war Clomethiazol auch zur intravenösen Anwendung auf Intensivstationen verfügbar. Mittlerweile wurde diese Zubereitung vom Markt genommen. Für Clomethiazol gilt wie für die anderen zentral wirksamen Substanzen, dass es zu einer Verstärkung von Nebenwirkungen bei kombinierter Einnahme mit anderen dämpfenden Substanzen, Drogen oder Alkohol kommen kann. Der Grad der Vigilanzminderung unter Kombinationsmedikation wird oft unkontrollierbar. Die gleichzeitige Gabe sollte daher vermieden werden.

Lithium

Haupteinsatz des Lithiumsalzes sind die Behandlung der Manie und die Phasenprophylaxe bipolarer affektiver und schizoaffektiver Störungen. Der Wirkmechanismus des Lithium ist im Detail nicht geklärt, vermutlich setzt es an verschiedenen Punkten des ZNS an, unter anderem im Signaltransduktionssystem des zyklischen Adenosinmonophosphat und im Phosphatidylinositolsystem, an welches viele Neurotransmitter gekoppelt sind (Berridge 1989). Lithium hat eine geringe therapeutische Breite. Die notwendige Dosis unterliegt großen interindividuellen Schwankungen und richtet sich nach den regelmäßig zu bestimmenden Serumkonzentrationen. Für die antimanische Therapie wird ein Serumspiegel von 1,0–1,2 mmol/l angestrebt (Zimmermann 2003; Timmer 1999). Innerhalb dieser angestrebten Serumkonzentration gehören Bewusstseinstrübungen nicht zu den typischen Nebenwirkungen von Lithium. Zwar kann initial eine leichte Müdigkeit auftreten, diese lässt aber im weiteren Verlauf der Therapie wieder spontan nach (Benkert 2003).

Problematisch hingegen sind Lithiumintoxikationen bei Serumspiegeln deutlich über 1,6 mmol/l. Diese können sowohl bei akuter Einnahme als auch während chronischer Anwendung auftreten. Starke Schläfrigkeit bis hin zum Koma treten je nach Schwere der Lithiumintoxikation auf.

Ursachen sind nicht nur unkontrollierte oder absichtlich zu hohe Einnahmen in suizidaler Absicht, sondern auch akzidentelle Intoxikationen bei gleichzeitiger Einnahme von Diuretika, bei Nierenschädigungen, Elektrolytverschiebungen anderer Ursache oder bei Diäten, die zu Salzverschiebungen im Körper führen. Klinische Intoxikationserscheinungen hängen nicht streng von der Höhe des Serumspiegels ab. Bei sehr hohen Serumspiegeln kann eine Dialyse erforderlich werden, wobei auch hier aufgrund von möglichen Rebound-Mechanismen durch intra-/etxrazelluläre Umverteilung nach Dialyse geachtet werden muss (Dunner 2000; Thomsen 1999; Zimmermann 2003; Timmer 1999).

Literatur

Abbruzzese G (2002) The medical management of spasticity. Eur J Neurol 9 (Suppl 1): 30–34

Adelsberg BR (1997) Sedation and performance issues in the treatment of allergic conditions. 1997 Arch Intern Med 157: 494–500

Auzepy P, Boukara N, Richard C, Giudicelli JF (1983) Acute poisoning caused by beta blockers in the adult. Apropos of 7 cases. Ann Cardiol Angiol (Paris) 32: 253–258

Bansinath M, Shukla VK, Turndorf H (1995) Propofol modulates the effects of chemoconvulsants acting at GABAergic, glycinergic and glutamate receptor subtypes. Anaesthesiology 83: 809–815

Bares M, Kanovsky P, Rektor I (2003) Excessive daytime sleepiness and 'sleep attacks' induced by entacapone. Fundam Clin Pharmacol 17: 113–116

Bauer J, Schwalen S (2000) Topiramat. Pharmakologische Charakteristik und Stellenwert in der aktuellen Epilepsietherapie. Nervenarzt 71: 495–501

Benkert O, Hippius H (2003) Kompendium der psychiatrischen Pharmakotherapie, 4. Aufl. Springer, Berlin Heidelberg New York Tokio

Berridge MJ, Downes CP, Hanley MR (1989) Neural and developmental actions of lithium: a unifying hypothesis. Cell 59: 411–419

Betts T, Waegemans T, Crawford P et al. (2000) A multicentre, double-blind, randomized, parallel group study to evaluate the tolerability and efficacy of two oral doses of levetiracetam, 2000 mg daily and 4000 mg daily, without titration in patients with refractory epilepsy. Seizure 9: 80–87

Bever KA, Perry PJ (1998) Olanzapine: A serotonin-dopamine-receptor antagonist for antipsychotic therapy. Am J Health-Syst Pharm 55: 1003–1016

Beyenburg S, Bauer J, Elger CE (2000) Therapie des generalisierten tonisch-klonischen Status epilepticus im Erwachsenenalter. Nervenarzt 71: 65–77

Bischoff P, Schmidt GN, Scharein E, Bromm B, Schulte am Esch J (2004) Clonidine induced sedation and analgesia. An EEG study. J Neurol 251: 219–221

Bittermann H-J, Steinhoff BJ (1997) Topiramat – ein wirksames neues Antiepileptikum. Eine offene prospektive Studie. Nervenarzt 68: 836–838

Block F (2001) Gabapentin zur Schmerztherapie. Schmerz 15: 280–288

Bousquet J (1998) Antihistamines in severe/chronic rhinitis. Clin Exp Allergy 28 (Suppl 6): 49–53

Bowden CL, Grunze H, Mullen J, Brecher M, Paulsson B, Jones M, Vagero M, Svensson K (2005) A randomized, double-blind, placebo-controlled efficacy and safety study of quetiapine or lithium as monotherapy for manic bipolar disorder. J Clin Psychiat 66: 111–121

Bridle C, Palmer S, Bagnall A-M, Darba J, Duffy S, Sculpher M, Riemsma R (2004) A rapid and systematic review and economic evaluation of the clinical and cost-effectiveness of newer drugs for treatment of mania associated with bipolar affective disorder. Health Technology Assessment 8: 9–63

Broocks A, Junghanns K, Thiel A, Gleiter CH, Bandelow B (2000) Neue Antidepressiva im Vergleich zu klassischen Trizyklika. Wirkmechanismen und klinische Beurteilung. Fortschr Neurol Psychiat 68: 17–24

Literatur

Busch H, Frings A (1998) Pharmacotherapy of alcohol-withdrawal syndrome in hospitalised patients. Clinical and methodological aspects. Pharmacopsychiatry 2: 232–237

Carroll MF, Burge MR, Schade DS (2003) Severe hypoglycaemia in adults. Rev Endocrinol Metabol Dis 4: 149–157

Cipriani A, Barbui C, Geddes JR (2005) Suicide, depression and antidepressants. BMJ 330: 373–374

Chou R, Peterson K, Helfand M (2004) Comparative efficacy and safety of skeletal muscle relaxants for spasticity and musculoskeletal conditions: A systematic review. J Pain Sympt Manag 28: 140–175

Clark AJ, Ahmedzai SH, Allan LG, Camacho F, Horbay GLA, Richarz U, Simpson K (2004) Efficacy and safety of transdermal fentanyl and sustained-release oral morphine in patients with cancer and chronic non-cancer pain. Curr Med Res Opin 20: 1419–1428

Clemens A, Riemann JF, Siegel EG (2003) Optimierte Diabetestherapie beim Typ-2-Diabetiker. Med Klin 98: 484–492

Conner CS, Watanabe AS (1979) Clonidine overdose: A review. Am J Hosp Pharm 36: 906–911

Croonenberghs J, Fegert JM, Findling RL, de Smedt G, van Dongen S and the Risperidone Disruptive Behavior Study Group (2005) Risperidone in children with disruptive behavior disorders and subaverage intelligence: A 1-year, open-label study of 504 patients. J Am Acad Child Adolesc Psychiat 44: 64–72

Dario A, Tomei G (2004) A benefit-risk assessment of baclofen in severe spinal spasticity. Drug Saf 27: 799–818

DCCT – The Diabetes Control and Complications Trial Research Group (1993) The effect of intensive treatment of diabetes on the development and progression of long term complications in insulin-dependant diabetes mellitus. N Engl J Med 329: 977–986

DeArmond B, Francisco CA, Lin JS, Huang FY, Halladay S, Bartziek RD, Skare KL (1995) Safety-profile of over-the-counter naproxen sodium. Clin Ther 17: 587–601

Delgado Escueta AV, Wasterlain C, Treiman DM, Porter RJ (1982) Current concepts in neurology: management of status epilepticus. N Engl J Med 306: 1337–1440

Devinsky O, Leppik I, Willmore L, Pellock J, Dean C, Gates J, Ramsay R (1995) Safety of intravenous valproate. Ann Neurol 38: 670–674

Dunner DL (2000) Optimizing lithium treatment. J Clin Psychiatry 61 (Suppl 9): 76–81

Easley RB, Altemeier WA (2000) Central nervous system manifestations of an ibuprofen overdose reversed by naloxone. Pediatr Emerg Care 16: 39–41

Edwards JE, McQuay HJ, Moore RA, Collins SL (1999) Reporting of adverse effects in clinical trials should be improved: Lessons from acute postoperative pain. J Pain Sympt Manag 18: 427–436

El-Armouche A, Zolk O, Eschenhagen T (2003) Citalopram. Dtsch Med Wochenschr 128: 2253–2256

Endmann M, Kutz R (2005) Kindliche, akzidentelle Baclofen-Intoxikation mit Koma, Bradykardie und passagerer Sehstörung. Klein Pädiatr 217: 89–91

Estelle F, Simons R (1999) H_1-receptor antagonists: safety issues. Ann Allergy Asthma Immunol 83: 481–488

Estler C-J (1992) Pharmakologie und Toxikologie, 3. Aufl. Schattauer, Stuttgart

Etminan M, Samii A, Takkouche B, Rochon PA (2001) Increased risk of somnolence with new dopaminergic agents in patients with Parkinson's disease: A meta-analysis of randomized controlled trials. Drug Saf 24: 863–868

Farrell M, Heinrichs M, Tilelli JA (1991) Response of life threatening dimenhydrinate intoxication to sodium bicarbonate administration. J Toxicol Clin Toxicol 29: 527–535

Feldman W, Shanon A, Leiken L, Ham-pong A, Peterson R (1992) Central nervous system side-effects of antihistamines in schoolchildren. Rhinol Suppl 13:13–19

Feirrera JJ, Galitzky M, Rascol O (2000) Sleep attacks and Parkinson's disease treatment. Lancet 355: 1333–1334

Fischer RS, Sachdeo RC, Pellock J, Penovich PE, Magnus L, Bernstein P (2001) Rapid initiation of gabapentin. A randomized, controlled trial. Neurology 56: 743–748

French JA, Kanner AM, Bautista J et al. (2004) Efficacy and tolerability of the new antiepileptic drugs II: Treatment of refractory epilepsy. Neurology 62: 1261–1273

Frey R, Schreinzer D, Stimpfl T, Vycudilik W, Berzlanovich A, Kasper S (2002) Letale Intoxikationen mit Antidepressiva und Neuroleptika. Nervenarzt 73: 629–636

Freye E, Levy JV (2004) Einsatz der Opioide beim alten Patienten – Pharmakokinetische und pharmakodynamische Überlegungen. Anasthesiol Intensivmed Notfall 39: 527–537

Friedel HA, Fitton A (1993) Flupirtine. A review of its pharmacological properties and therapeutic efficacy in pain states. Drugs 45: 548–569

Gareri P, Gravina T, Ferreri G, De Sarro G (1999) Treatment of epilepsy in the elderly. Prog Neurobiol 58: 389–407

Garcia-Booreguero D, Schwarz C, Larossa O, de la Llave Y, Garcia de Yébenes J (2003) L-Dopa-induced excessive daytime sleepiness in PD. A placebo-controlled case with MSLT assessment. Neurology 61: 1008–1010

Gelber DA, Good DC, Dromerick A, Sergay S, Richardson M (2001) Open-label dose-titration safety and efficacy study of tizanidine hydrochloride in the treatment of spasticity associated with chronic stroke. Stroke 32: 1841–1846

Hamann A, Morcos M, Nawroth P (2004) Orale Diabetestherapie. Welche Substanz ist wann indiziert? Internist 45: 1356–1363

Haria M, Fitton A, Peters DH (1994) Loratadine. A reappraisal of its pharmacological properties and therapeutic use in allergic disorders. Drugs 48: 617–637

Hegerl U, Möller HJ (2000) Pharmakotherapie der Altersdepression. Nervenarzt 71: 1–8

Hill SJ, Ganellin CR, Timmermann H, Schwartz JC, Shankley NP, Young JM et al. (1997) International Union of Pharmacology XIII. Classification of histamine receptors. Pharmacol Rev 49: 253–278

Hermann WM, Kern U, Aigner M (1987) On the adverse reactions and efficacy of long-term treatment with flupirtine: preliminary results of an ongoing twelve-month study with 200 patients suffering from chronic pain states in arthrosis or arthritis. Postgrad Med J 63 (Suppl 3): 87–103

Hirschfeld RMA, Keck PE, Kramer M, Karcher K, Canuso C, Eerdekens M, Grossman F (2004) Rapid antimanic effect of risperidone monotherapy: a 3-week multicenter, double-blind, placebo-controlled trial. Am J Psychiat 161: 1057–1065

Hobson DE, Lang AE, Wayne Martin WR, Razmy A, Rivest J, Fleming J (2002) Excessive daytime sleepiness and sudden-onset sleep in Parkinson disease. JAMA 287: 455–463

Literatur

Hogl B, Seppi K, Brandauer E, Glatzl S, Frauscher B, Niedermuller D, Wenning G, Poewe W (2003) Increased daytime sleepiness in Parkinson's disease: a questionaire survey. Mov Disord 18: 319–323

Holstein A, Plaschke A, Egberts EH (2001) Lower incidence of severe hypoglycaemia in patients with type 2 diabetes treated with glimepiride versus glibenclamide. Diabetes Metabol Res Rev 17: 467–473

Huber B (2002) Effekte von Topiramat bei Patienten mit Epilepsie und intellektueller Beeinträchtigung. Nervenarzt 73: 525–532

Jackson JE, Bressler R (1981) Clinical pharmacology in sulphonylurea hypoglycaemic agents. Drugs 22(3): 221–245

Jenkinson ML, Fitzpatrick R, Streete PJ, Volans GN (1988) The relationship between plasma ibuprofen concentrations and toxicity in acute ibuprofen overdose. Hum Toxicol 7(4): 319–324

Jost W (2005) Therapie des idiopathischen Parkinson-Syndroms, 3. Aufl. Unimed, Bremen

Kahl GF (1997) Vergiftungen. In: Scholz H, Schwabe U (Hrsg) Taschenbuch der Arzneibehandlung, 11. Aufl. Gustav Fischer, Stuttgart

Kalso E, Edwards JE, Moore RA, McQuay HJ (2004) Opioids in chronic non-cancer pain: Systematic review of efficacy and safety. Pain 112: 373–380

Kappagoda C, Schell DN, Hanson RM, Hutchins P (1998) Clonidine overdose in childhood: implications of increased prescribing. J Paediatr Child Health 34: 508–512

Kasper S (1997) Efficacy of antidepressants in the treatment of severe depression: the place of mirtazapine. J Clin Psychopharmacol 17: 19–28

Klein-Schwartz W (2002) Trends and toxic effects from pediatric clonidine exposures. Arch Pediatr Med 156: 392–396

Kolodzik JM, Eilers MA, Angelos MG (1990) Nonsteroidal anti-inflammatory drugs and coma: A case report of fenprofen overdose. Ann Emerg Med 19: 378–381

Kopf A, Janson W, Stein C (2003) Anwendungsmöglichkeiten für Opioide bei chronischem Nichttumorschmerz. Anaesthesist 52: 103–114

Krämer G (2000) Oxcarbazepin: Ein neues Antiepileptikum zur Mono- und Kombinationstherapie. Akt Neurol 27: 59–71

Krieger S, Petros S, Berroushot J, Krieger D (1999) Enzephalopathien bei erworbenen metabolischen Erkrankungen. In: Schwab S, Krieger D, Müllges W, Hamann G, Hacke W (Hrsg) Neurologische Intensivmedizin. Springer, Berlin Heidelberg New York Tokio, S 609–646

Lam AM, Parkin JA (1981) Cimetidine and prolonged post-operative somnolence. Can Anaesth Soc J 28: 450–452

LaRoche SM, Helmers SL (2004) The new antiepileptic drugs. Scientific review. JAMA 291: 605–614

Lee PE, Gill SS, Freedman M, Bronskill SE, Hillmer MP, Rochon PA (2004) Atypical antipsychotic drugs in the treatment of behavioural and psychological symptoms of dementia: systematic review. BMJ 329: 75–79

Levenson JL (1985) Neuroleptic malignant syndrome. Am J Psychiat 142: 1137–1142

Levine ML (1978) Cimetidine-induced coma in cirrhosis of the liver. JAMA 240: 1238

Lobmann R, Lehnert H (2003) Hypoglykämie. Internist 44: 1275–1281

Lofton AL, Klein-Schwartz W (2004) Evaluation of lamotrigine toxicity reported to poison centers. Ann Pharmacother 38: 1811–1815

Love JN (1994) Beta blocker toxicity after overdose: when do symptoms develop? J Emerg Med 12: 799–802

Lowenstein DH, Alldredge BK (1998) Status epilepticus. N Engl J Med 338: 970–976

Mach M-A von, Weilemann LS (2002) Zunehmende Bedeutung von Antidepressiva bei suizidalen und parasuizidalen Intoxikationen. Dtsch Med Wochenschr 127: 2053–2056

Maier B (1998) Analgesie und Sedierung. Durchbrechen des Circulus vitiosus von Schmerz und Angst. Notfall- und Rettungsmedizin 1: 49–63

Mann RD, Pearce GL, Dunn N, Shakir S (2000) Sedation with »non-sedating« antihistamines: four prescription-event monitoring studies in general practice. BMJ 320: 1184–1186

Marinangeli F, Ciccozzi A, Donatelli F, Di Pietro A, Iovinelli G, Paladini A, Varrassi G (2002) Clonidine for treatment of postoperative pain: a dose-finding study. Eur J Pain 6: 35–42

McConville BJ, Sorter MT (2004) Treatment challenges and safety considerations for antipsychotic use in children and adolescents with psychosis. J Clin Psychiatry 65 (Suppl 6): 20–29

McQuay H (1999) Opioids in pain management. Lancet 353: 2229–2232

McMahon FG, Arndt WF Jr, Newton JJ, Montgomery PA, Perhach JL (1987) Clinical experience with flupirtine in the US. Postgrad Med J 63 (Suppl 3): 81–85

Minto CF, Schnider TW, Shafer SL (1997) Pharmacokinetics and Pharmacodynamics of remifentanyl. II-Model application. Anaesthesiology 86: 24–33

Möller JC, Stiasny K, Cassel W, Peter JH, Krüger HP, Oertel WH (2000) »Schlafattacken« bei Parkinson-Patienten. Eine Nebenwirkung von Nonergolin-Dopaminagonisten oder ein Klasseneffekt von Dopaminergika? Nervenarzt 71: 670–676

Montané E, Vallano A, Laporte JR (2004) Oral antispastic drugs in nonprogressive neurologic diseases. A systematic review. Neurology 63: 1357–1363

Moscati RM, Moore GP (1990) Comparison of cimetidine and diphenhydramine in the treatment of acute urticaria. Ann Emerg Med 19: 12–15

Nicholson AN (1985) Central effects of H_1 and H_2 antihistamines. Aviat Space Environ Med 56: 293–298

Nieber K (2004) Carbamazepin. Dtsch Med Wochenschr 129: 627–629

Ondo WG, Dat Vuong K, Khan H, Atassi F, Kwak C, Jankovic J (2001) Daytime sleepiness and other sleep disorders in Parkinson's disease. Neurology 14: 540–545

Ostermann ME, Young B, Sibbald WJ, Nicolle MW (2000) Coma mimicking brain death following baclofen overdose. Int Care Med 26: 1144–1146

O'Suilleabhain PE, Dewey RB (2002) Contributions of dopaminergic drugs and disease severity of daytime sleepiness in Parkinson disease. Arch Neurol 59: 986–989

Pajonk F-G, Fleiter B (2003) Psychopharmakotherapie im Notarztdienst. Anaesthesist 52: 577–585

Pal S, Bhattacharya KF, Agapito C, Chaudhuri KR (2001) A study of excessive daytime sleepiness and its clinical significance in three groups of Parkinson's disease patients taking pramipexole, cabergoline and levodopa mono and combination therapy. J Neural Trans 108: 71–77

Parkinson Study Group (2004) Pramipexole vs. Levodopa as initial treatment for Parkinson disease. Arch Neurol 61: 1044–1053

Passalacqua G, Scordamaglia A, Ruffoni S, Parodi MN, Canonica GW (1993) Sedation from H_1 antagonists: evaluation methods and experimental results. Allergol Immunopathol (Madr) 21: 79–83

Payne TA, Bleck TP (1997) Status epilepticus. Critical Care Clinics 13: 17–39

Perry HE, Wright RO, Shannon MW, Woolf AD (1998) Baclofen overdose: Drug experimentation in a group of adolescents. Pediatr 101: 1045–1048

Plank J, Bock G-M (2003) Medikamentöse Behandlung des Typ 2 Diabetes. Wien Med Wochenschr 21/22: 452–458

Pirker W, Happe S (2000) Sleep attacks in Parkinson's disease. Lancet 356: 597–598

Preskorn SH (1993) Pharmakokinetics of antidepressants: Why and how they are relevant to treatment. J Clin Psychiat 54 (Suppl): 14–34

Priest RG, Gimbrett R, Roberts M, Steinert J (1995) Reversible and selective inhibitors of monoamine oxidase A in mental and other disorders. Acta Psychiat Scand 386 (suppl): 40–43

Rascol O, Brooks DJ, Korzyn AD, De Deyn PP, Clarke CE, Lang AE (2000) A five-year study of the incidence of dyskinesia in patients with early Parkinson's disease who were treated with ropinirole or levodopa. N Engl J Med 342: 1484–1491

Razmy A, Lang AE, Shapiro CM (2004) Predictors of impaired daytime sleep and wakefulness in patients with Parkinson's disease treated with older (ergot) vs newer (non-ergot) dopamine agonists. Arch Neurol 61: 97–102

Reider N, Zloczower M, Fritsch P, Kofler H (1998) Antihistaminika (Teil I). Hautarzt 49: 674–681

Reis DJ (1996) Neurons and receptors in the rostroventrolateral medulla mediating the antihypertensive actions of drugs acting at imidazole receptors. J Cardiovasc Pharmacol 27 (Suppl 3): 11–18

Reith DM, Dawson AH, Epid D, Whyte IM, Buckley NA, Sayer GP (1996) Relative toxicity of beta blockers in overdose. J Toxicol Clin Toxicol 34: 273–278

Richelson E (1996) Synaptic effects of antidepressants. J Clin Psychopharmacol 1S–7S

Riechelmann H (2005) Orale Antihistaminika der 2. Generation bei allergischer Rhinitis. Laryngo-Rhino-Otol 84: 30–41

Ringe JD, Miethe D, Pittrow D, Wegscheider K (2003) Analgetic efficacy of flupirtine in primary care of patients with osteoporosis related pain. A multivariate analysis. Arzneimittelforschung 53: 496–502

Rosen F von (2004) Akute Intoxikationen. In: Brandt T, Dichgans J, Diener HC (Hrsg) Therapie und Verlauf neurologischer Erkrankungen, 4. Aufl. Kohlhammer, Stuttgart

Roth T, Rye DB, Borchert LD, Bartlett C, Bliwise DL, Cantor C, God JM, Hubble JP, Musch B, Olanow CW, Pollak C, Stern MB, Watts R (2003) Assessment of sleepiness und unintended sleep in Parkinson's disease patients taking dopamine agonists. Sleep Med 4: 275–280

Royal M, Wienecke G, Movva V, Ward S, Bhakta B, Jensen M, Gunyea I (2001) Retrospective study of efficacy of tizanidine in the treatment of chronic pain. Pain Med 2: 249

Rupprecht R, Baghai TC, Möller H-J (2004) Neuentwicklungen in der Pharmakotherapie der Depression. Nervenarzt 75: 273–280

Salpeter S, Greyber E, Pasternak G, Salpeter E (2003) Risc of fatal and nonfatal lactic acidosis with metformin use in type 2 diabetes mellitus. Cochrane Database Syst Rev CD002967

Sanderson PM, Eltringham R (1998) The role of clonidine in anaesthesia. Hosp Med 59: 221–223

Schachter M, Luszick J, Jager B, Verboom C, Sohlke E (1998) Safety and tolerability of moxonidine in the treatment of hypertension. Drug Saf 19: 191–203

Schäfer I, Lambert M, Naber D (2004) Atypische Antipsychotika bei therapieresistenter Schizophrenie. Nervenarzt 75: 79–91

Schaffrath E, Kuhlen R, Tonner MPH (2004) Analgesie und Sedierung in der Intensivmedizin. Anaesthesist 11: 1111–1130

Schmidt D, Elger CE (2004) Worin unterscheidet sich Oxcarbazepin von Carbamazepin? Nervenarzt 75: 153–160

Schwarz S, Schwab S, Hacke W (1999) Status epilepticus. Rationelle Diagnostik und aktuelle Therapiekonzepte. Anaesthesist 48: 455–466

Scholz H, Schwabe U (Hrsg, 1997) Taschenbuch der Arzneibehandlung, 11. Aufl 1997. Gustav Fischer, Stuttgart

Schwabe U (1997) Stoffwechselkrankheiten. In: Scholz H, Schwabe U (Hrsg) Taschenbuch der Arzneimittelbehandlung, 11. Aufl. Gustav Fischer, Stuttgart, S 286–293

Schug S, Merry A, Acland R (1991) Treatment principles for the use of opioids in pain of non-malignant origins. Drugs 42: 228–239

Schulze-Bonhage A, Feil B, Fauser S, Hömberg V (2004) Levetiracetam in der Kombinationsbehandlung fokaler Epilepsien. Nervenarzt 75: 749–754

Scott JC, Stanski DR (1987) Decreased fentanyl and alfentanil dose requirements with age: a simultaneous pharmacokinetic and pharmacodynamic evaluation. J Pharmacol Exp Ther 240: 159–166

Seifert S, Bronstein AC, McGuire T (2000) Massive ibuprofen ingestion with survival. J Toxicol Clin Toxicol 38: 55–57

Shea S, Turgay A, Carroll A, Schulz M, Orlik H, Smith I, Dunbar F (2004) Risperidone in the treatment of disruptive behavioral symptoms in children with autistic and other pervasive developmental disorders. Pediatrics 114: 634–641

Simons FER, Simons KJ (1994) Drug therapy: The pharmacology and use of H_1-receptor-antagonist drugs. N Engl J Med 330: 1663–1670

Sloan P, Slatkin N, Ahdieh H (2005) Effectiveness and safety of oral extended-release oxymorphone for the treatment of cancer pain: a pilot study. Support Care Cancer 13: 57–65

Slugg PH, Haug MT, Pippenger CE (1992) Ranitidine pharmacokinetics and adverse central nervous system reactions. Arch Intern Med 152: 2325–2329

Smolinske SC, Hall AH, Vandenberg SA, Spoerke DG, McBride PV (1990) Toxic effects of non steroidal anti-inflammatory drugs in overdose. An overview of recent evidence on clinical effects and dose-response relationships. Drug Saf 5: 252–274

Sonnenblick M, Rosin AJ, Weissberg N (1982) Neurological and psychiatric side effects of cimetidine – report of three cases and review of the literature. Postgrad Med J 58: 415–418

Spiller HA, Klein-Schwartz W, Colvin JM, Villalobos D, Johnson PD, Anderson DL (2005) Toxic clonidine ingestion in children. J Pediatr 146: 263–266

Spiller HA, Bosse GM, Adamson LA (2004) Retrospective analysis of tizanidine (Zanaflex) overdose. J Toxicol Clin Toxicol 42: 593–596

Stang M, Wysowski DK, Butler Jones D (1999) Incidence of lactic acidosis in metformin users. Diabetes Care 22: 925–927

Tan EK, Lum SY, Fook-Chong SMC, Teoh ML, Yih Y, Tan L, Tan A, Wong MC (2002) Evaluation of somnolence in Parkinson's disease: Comparison with age- and sex-matched controls. Neurology 58: 465–468

Taubolet P, Chariou A, Berdeaux A et al. (1993) Pathophysiology and management of self-poisoning with beta blockers. J Toxicol Clin Toxicol 31: 531–551

Ten Eick AP, Blumer JL, Reed MD (2001) Safety of antihistamines in children. 2001 Drug Saf 24: 119–147

Thomsen K, Schou M (1999) Avoidance of lithium intoxication: advice based on knowledge about the renal lithium clearance under various circumstances. Pharmacopsychiatry 32: 83–86

Tiecks FP, Einhaupl KM (1994) Treatment alternatives of alcohol withdrawal delirium. Nervenarzt 65: 213–219

Timmer RT, Sands JM (1999) Lithium intoxication. J Am Soc Nephrol 10: 666–674

Treiman DM (1989) Pharmacokinetics and clinical use of benzodiazepines in the management of status epilepticus. Epilepsia 30 (Suppl 2): 4–10

Treiman DM, Meyers PD, Walton NY et al. for the Veterans Affairs Status Epilepticus Study Group (1998) A comparison of four treatments for generalized convulsive status epilepticus. N Engl J Med 339: 792–798

Turnheim K (2004) Arzneimittelwechselwirkungen mit Antiepileptika. Wien Klin Wochenschr 116: 112–118

UKPDS – UK Prospective Diabetes Study Group (1995) UK prospective diabetes study 16. Overview of 6 years' therapy of type II diabetes: A progressive disease. Diabetes 44: 1249–1258

Vale JA, Meredith TJ (1986) Acute poisoning due to non-steroidal anti-inflammatory drugs. Clinical features and management. Med Toxicol 1: 12–31

Wagstaff AJ, Bryson HM (1997) Tizanidine. A review of its pharmacology, clinical efficacy and tolerability in the management of spasticity associated with cerebral and spinal disorders. Drugs 53: 435–452

Wallin CJ, Hulting J (1983) Massive metoprolol poisoning treated with prenalterol. Acta Med Scand 214: 253–255

Walsh GM, Annunziato L, Frossard N, Knol K, Levander S, Nicolas JM, Taglialatela M, Tharp MD, Tillement JP, Timmerman H (2001) New insights into the second generation antihistamines. Drugs 61: 207–236

Wappler F, Scholz J, Prause A et al. (1998) Stufenkonzept zur Analgosedierung in der Intensivmedizin mit Sufentanyl. Anästhesiol Intensivmed Schmerzther 33: 18–26

Wilby MJ, Hutchinson PJ (2004) The pharmacology of chlormethiazole: a potential neuroprotective agent? CNS Drug Rev 10: 281–294

Yatham LN, Paulsson B, Mullen J, Vagerö M (2004) Quetiapine versus placebo in combination with lithium or divalproex for the treatment of bipolar mania. J Clin Psychopharmacol 24: 599–606

Zafonte R, Lombard L, Elovic E (2004) Antispasticity medications. Uses and limitations of enteral therapy. Am J Phys Med Rehabil 83: 50–58

Zimmerman JL (2003) Poisonings and overdoses in the intensive care unit: general and specific management issues. Crit Care Med 31: 2794–2801

Zuckerman GB, Uy CC (1995) Shock, metabolic acidosis and coma following ibuprofen overdose in a child. Ann Pharmacother 29: 869–871

Schlafstörungen

J. Schiefer

Schlafstörungen können als Nebenwirkung einer ganzen Reihe von Medikamenten auftreten. Typisch sind Ein- und Durchschlafstörungen, seltener auch vermehrtes Träumen oder Alpträume. Folge ist eine belastende Tagesmüdigkeit. Manchmal klagt der Betroffene ausschließlich über neu aufgetretene Tagesmüdigkeit und gibt auch auf gezieltes Nachfragen keine Schlafstörung an. Trotzdem kann ursächlich eine relevante Schlafstörung vorliegen, die der Betroffene jedoch nicht als solche wahrnimmt. So führen vermehrte nächtliche Arousals zu einer Fragmentierung des Schlafprofils und der Schlaf ist nicht mehr erholsam. Die Arousals erlebt der Betroffene nicht bewusst. Daher erscheint ihm sein Schlaf nicht gestört. Arousals können als primäre Schlafstörung oder im Sinne einer sekundären Schlafstörung zum Beispiel im Rahmen nächtlicher Atemstörungen oder bei unwillkürlichen Bewegungen im Schlaf auftreten.

Eine ganze Reihe Medikamente können über diese und ähnliche Mechanismen indirekt zu einer relevanten Schlafstörung führen.

Ein klassisches Beispiel sind Medikamente mit muskelrelaxierender Wirkung wie zum Beispiel Benzodiazepine. Durch Abnahme des Muskeltonus der Schlund- und Rachenmuskulatur im Schlaf kann ein relevantes obstruktives Schlafapnoe-Syndrom verursacht oder verschlimmert werden. Die im Rahmen der Atempausen auftretenden Arousals führen zur Fragmentierung des Schlafs und damit zu einer relevanten Tagesmüdigkeit. Die Schlafstörung selbst erlebt der Patient nicht bewusst, er wird nur über die neu aufgetretene Tagesmüdigkeit klagen.

Ähnliches ist auch bei **Azetylsalizylsäure** möglich. Aufgrund gastrointestinaler Nebenwirkungen oder durch Auslösen eines Bronchospasmus können ebenfalls vermehrte Arousals den Schlaf fragmentieren und so zu einer relevanten Tagesmüdigkeit führen.

Die Beurteilung, ob Tagesmüdigkeit, die im zeitlichen Zusammenhang mit der Neuverordnung eines Medikamentes aufgetreten ist, als Nebenwirkung infolge einer Schlafstörung zu interpretieren ist, ist also nicht einfach. Es muss zudem daran gedacht werden, dass Tagesmüdigkeit auch bei ungestörtem Schlaf möglicherweise infolge einer **direkten zentralen Nebenwirkung** des angeschuldigten Medikaments verursacht werden kann. Teilweise sind die genauen Mechanismen, die zu dieser Tagesmüdigkeit führen, nicht bekannt. Einen Sonderfall stellen zum Beispiel die tagsüber unter Therapie mit Dopaminagonisten beobachteten Einschlafattacken dar, die sogar unvermittelt ohne vorbestehende Tagesmüdigkeit auftreten können.

Im Zweifelsfall wird nur eine **Polysomnographie** darüber Aufschluss geben können, ob und ggf. wie weit das Schlafprofil durch Arousals fragmentiert ist oder eine Störung der Schlafstadienverteilung vorliegt. Wegen der hiermit verbundenen Kosten erscheint dieser Aufwand jedoch kaum gerechtfertigt. In der täglichen Praxis kann dann nur das Absetzen oder Umstellen der Medikation Klarheit schaffen.

Schließlich darf nicht vergessen werden, dass beides, sowohl Tagesmüdigkeit als auch bewusst erlebte Schlafstörungen, möglicherweise gar nichts mit den neu verordneten Medikamenten zu tun haben, sondern auch **Symptome der zugrunde liegenden Erkrankung** sein können. Das Kausalitätsbedürfnis von Patient und Arzt birgt die Gefahr, die Beschwerden unkritisch als Nebenwirkung der neu angesetzten Medikation zu werten. In diesen Fällen wird das Absetzen der Medikation nicht zu einer wesentlichen Besserung der Beschwerden führen.

Nicht unerwähnt bleiben darf, dass auch das **abrupte Absetzen** bestimmter Medikamente zu erheblichen, teils hartnäckigen Schlafstörungen meist insomnischer Art führen kann. Klassisches Beispiel ist die nächtliche Unruhe älterer Menschen, die ins Krankenhaus eingewiesen wurden und ihre langjährige »Schlafmedikation« mit Benzodiazepinen verschwiegen haben.

Im Folgenden werden die Medikamentengruppen aufgelistet, von denen Störungen des Schlafs bekannt sind. Obwohl in den Packungsbeilagen der meisten Medikamente fast immer auch Schlafstörungen unter den möglichen Nebenwirkungen erscheinen, sind diese so gut wie nie näher beschrieben oder gar in Studien kontrolliert polysomnographisch spezifiziert. Viele Angaben entsprechen daher den Erfahrungen aus der täglichen klinischen Routine. Die folgende Auflistung erhebt keinen Anspruch auf Vollständigkeit, hilft aber vielleicht im Einzelfall bei der Einschätzung, ob Schlafstörungen oder Tagesmüdigkeit als mögliche Medikamentennebenwirkung einzuordnen sind.

Analgetika

Opiate

Opiate werden bei stärksten therapieresistenten Schmerzen wie z. B. bei Tumorerkrankungen, meist chronisch, oft in Kombination mit anderen Analgetika verordnet. Der bekannteste Vertreter der hochpotenten Opiate ist das **Morphium**. Problematisch ist die Toleranzentwicklung, die im Laufe einer Langzeittherapie immer höhere Dosierungen erfordert, um die gleiche Wirkung zu erzielen. Zudem besteht ein Abhängigkeitspotenzial. Beim Absetzen von Opiaten kann es zu erheblichen Entzugssymptomen kommen.

Aufgrund vermehrter Bewegungsarousals sowie reduzierten Tief- und REM-Schlafs treten vor allem bei kurzfristiger Gabe erhebliche Schlafstörungen bis hin zur Insomnie auf. Mit Dauer der Einnahme legen sich diese Beschwerden. Zwischen transkutaner und oraler Applikation scheinen keine Unterschiede in Bezug auf Schlafstörungen zu bestehen (Wong et al. 1997). Tagsüber beobachtete kognitive Störungen und psychomotorische Verlangsamung sind vor allem auf eine direkte zentrale Wirkung und weniger auf die insomnischen Beschwerden zurückzuführen.

Niederpotente Opiate wie zum Beispiel **Codein**, das auch in vielen Mischpräparaten enthalten ist, oder **Pentazocin**, haben weniger zentral sedierende Wirkung.

Um der Tagesmüdigkeit entgegenzuwirken, werden hochpotente Opiate mit Stimulanzien wie zum Beispiel Modafinil kombiniert. Allerdings kann in dieser Kombination wiederum eine relevante Insomnie auftreten. Alternativ werden Cholinesterasehemmer eingesetzt (Slatkin u. Rhiner 2003).

Es muss daran gedacht werden, dass unter Opiattherapie infolge zentraler Dämpfung des Atemzentrums ein relevantes **Schlafapnoe-Syndrom** entstehen kann, das zur Tagesmüdigkeit beitragen kann und ggf. diagnostiziert und behandelt werden sollte.

Der Opiatentzug ist klassischerweise von wechselnden Schlafstörungen gekennzeichnet. Zunächst besteht eine Schläfrigkeit, die für mehrere Wochen von einer wechselnd stark ausgeprägten Insomnie abgelöst wird. Zuletzt kommt es zu einem REM- und dann zu einem

Tiefschlaf-Rebound. Die Schlafstörungen im Opiatentzug können durch niedrigdosierte Gabe von Buprenorphin deutlich gemildert werden (Gowing et al. 2002).

Bei der Behandlung Heroinabhängiger hat sich gezeigt, dass **Methadon** zu einer erheblichen Schlaffragmentierung führt. Bei Langzeittherapie verschwinden diese Effekte jedoch (Pickworth et al. 1981).

Prostaglandinsynthesehemmer

Prostaglandin D2 spielt eine Rolle in der Schlafregulierung, es fördert den NREM-Schlaf. Nach Einnahme von **Azetylsalizylsäure (ASS)** wird eine Zunahme des oberflächlichen Schlafs auf Kosten des Tiefschlafs beobachtet und es kommt zu vermehrten nächtlichen Arousals. Die REM-Phasen bleiben weitestgehend unbeeinflusst (Horne et al. 1980; Murphy et al. 1994).

Sowohl unter Therapie mit **Diclofenac** als auch mit **Ibuprofen** werden insomnische Beschwerden und Tagesmüdigkeit beschrieben. Es kommt zu einer Verlängerung der Tiefschlaflatenz und zu vermehrten Wachphasen (Murphy et al. 1996). Passend dazu wurde in Tierversuchen eine Abnahme des Tiefschlafs und geringer auch des REM-Schlafs dokumentiert. Der Grund dafür wird in einer Antagonisierung der schlaffördernden Eigenschaften von Prostaglandin D2 gesehen (Naito et al. 1988; Terao et al. 1998). Zusätzlich ist die Synthese des schlafstabilisierenden Hormons Melatonin, die ebenfalls durch Prostaglandine stimuliert wird, unter Therapie mit Prostaglandinsynthesehemmern vermindert (Murphy et al. 1994; Murphy et al. 1996).

Aufgrund der vielfältigen zellulären und metabolischen Wirkungen von Prostaglandinen sind durch ihre Hemmung auch **sekundäre Schlafstörungen** möglich. So kann zum Beispiel die Regulation der Körpertemperatur gestört sein und insomnische Beschwerden verursachen (Horne 1989). Unter Therapie mit ASS können gastrointestinale Nebenwirkungen oder morgendliche Dyspnoe bei Bronchokonstriktion auftreten, die zu einer relevanten Schlaffragmentierung mit resultierender Tagesmüdigkeit führen. Bei gastrointestinalen Nebenwirkungen von Diclofenac gibt es magensaftresistente Zubereitungen, die besser toleriert werden.

Unter Therapie mit **Indometacin** oder **Phenylbutazon** wurden vermehrt Tagesmüdigkeit und Konzentrationsstörungen beobachtet, die wahrscheinlich schlafunabhängig entstehen.

Fazit

Insgesamt gesehen sind die unter Therapie mit Prostaglandinsynthesehemmern beobachteten Schlafstörungen eher gering.

Antibiotika

Bei vielen Antibiotika sind Schlafstörungen unter den möglichen Nebenwirkungen aufgeführt. Eine spezifische Zuordnung zur verabreichten Substanz im Sinne einer direkten Nebenwirkung ist in den meisten Fällen nicht möglich, da entsprechende Studien an Gesunden fehlen. Auch treten Schlafstörungen meist bereits primär im Rahmen der zugrunde liegenden Infektion auf, und es gibt Hinweise darauf, dass die im Rahmen von Infekt und Infektabwehr gebildeten **Entzündungsmediatoren** Einfluss auf die Schlafstruktur nehmen (Krueger et al. 1987; Shoham et al. 1987). In der Regel wird eine Infektion auch nicht nur antibiotisch behandelt werden, so dass Interaktionen mit der Komedikation bedacht werden müssen.

Insomnische Beschwerden sind von **Fluorchinolonen** bekannt (Norrby 1991; Carbon 2001). Diese können typischerweise in Kombinationen mit Theophyllin oder Sedativa verstärkt werden.

Eine interessante Hypothese zur Schlafregulierung postuliert, dass die Bakterien der physiologischen Darmflora eine schlafinduzierende Substanz bilden und dadurch insbesondere zur Generierung des Tiefschlafs entscheidend beitragen (Brown et al. 1988). In diesem Zusammenhang werden insomnische Beschwerden, die unter Antibiotikatherapie auftreten, auf eine passagere Änderung der bakteriellen Darmbesiedlung zurückgeführt (Brown et al. 1990). Die Endotoxine, die im Rahmen bakterieller Infektionen gebildet werden, verändern neben anderen Parametern allerdings auch die Schlafstruktur (Pollmacher et al. 1993).

Antidepressiva

Die Hauptwirkung der verschiedenen Antidepressiva führt zentral zu einer Steigerung der serotonergen und/oder noradrenergen Neurotransmission. Sie hemmen entweder die Wiederaufnahme der Transmitter aus dem synaptischen Spalt, hemmen den Abbau der Transmitter (Monoaminooxidasehemmer) oder wirken als Agonisten direkt an den postsynaptischen Rezeptoren. Darüber hinaus haben die verschiedenen Substanzen in unterschiedlichem Maße auch Einfluss auf andere Neurotransmittersysteme wie zum Beispiel das histaminerge, dopaminerge oder cholinerge System. Ein Großteil der Unterschiede im Nebenwirkungsprofil auch in Bezug auf Schlafstörungen ist auf diese Interaktionen zurückzuführen. Sedierend und damit schlafanstoßend wirken vor allem Substanzen mit anticholinerger und/oder antihistaminerger Wirkung.

Einige der Nebenwirkungen von Antidepressiva macht man sich bei der Therapie neurologischer Erkrankungen zunutze. So behandelt man erfolgreich die REM-assoziierten Symptome der Narkolepsie (Kataplexien, Schlafparalysen, hypnagoge Halluzinationen) mit REM-unterdrückenden Antidepressiva. Die sedierende beziehungsweise schlafanstoßende und schlafstabilisierende Wirkung anderer Antidepressiva wird in der Behandlung von Patienten, die unter Insomnie leiden, genutzt (Eddy u. Walbroehl 1999; Ware 1983). Im Gegensatz zu anderen sedierenden Medikamenten wie z.B. Benzodiazepinen besteht nicht die Gefahr der Toleranzentwicklung und Abhängigkeit.

Sowohl Trizyklika als auch SSRI können nächtliche periodische Bewegungsstörungen hervorrufen oder die Symptome eines Restless-legs-Syndroms verstärken. Das kann über die vermehrten Arousals zu insomnischen Beschwerden und vermehrter Tagesmüdigkeit führen (Berger 2003).

Monoaminooxidasehemmer (MAO-Hemmer)

Reversible MAO-A-Hemmer, z.B. **Moclobemid**, können zu erheblichen Schlafstörungen von Hypersomnie bis hin zu insomnischen Beschwerden führen. In Studien konnte bei Gesunden mit steigender Dosierung eine Zunahme der Leichtschlafstadien 1 und 2 bei Abnahme des REM-Schlafs dokumentiert werden. In höherer Dosierung nahmen diese Effekte zu, die Gesamtschlafzeit war vermindert und es traten gehäuft nächtliche Wachreaktionen auf (Blois u. Gaillard 1990). Für die REM-Unterdrückung fand sich ein Rebound nach Dosisreduktion. In einer Untersuchung bei depressiven Patienten fanden sich ähnliche Ergebnisse mit allerdings verlängerter Gesamtschlafdauer und besserer Schlafkontinuität (Monti et al. 1990).

Ähnliche Veränderungen der Schlafarchitektur fanden sich auch unter Therapie mit nichtreversiblen MAO-Hemmern, z. B. **Tranylcypromin**. Allerdings liegen keine Untersuchungen an Gesunden vor. Bei depressiven Patienten fanden sich eine deutliche Verminderung des REM-Schlafs bis hin zur kompletten Unterdrückung und eine geringe Unterdrückung des Tiefschlafs (Nolen et al. 1993). In einer anderen Untersuchung fand sich zusätzlich eine Verminderung der Gesamtschlafzeit bei Vermehrung der Leichtschlafstadien (Jindal et al. 2003a).

Selektive Serotoninwiederaufnahmehemmer (SSRI)

Unter Therapie mit SSRI, z. B. **Citalopram, Fluoxetin, Fluvoxamin, Paroxetin, Sertralin**, werden als Nebenwirkungen vermehrte Unruhe verbunden mit insomnischen Beschwerden berichtet. Daher sollten sie nicht abends gegeben werden. Polysomnographisch fanden sich bei Gesunden eine deutliche Unterdrückung des REM-Schlafs mit verlängerter REM-Latenz und eine Zunahme nächtlicher Arousals (Wilson et al. 2004). Bei Depressiven fand sich zusätzlich eine Zunahme von Schlafstadium 4 (Jindal et al. 2003b). Offenbar führt chronische Gabe von SSRI zu Veränderungen der Neurotransmission im serotonergen System (Neckelmann et al. 1996).

Serotonin- und Noradrenalinwiederaufnahmehemmer (SNRI)

Selbst zwischen den einzelnen Substanzen, die nicht nur die Wiederaufnahme von Serotonin sondern auch die von Noradrenalin hemmen, bestehen Unterschiede im Nebenwirkungsprofil. **Venlafaxin** führt durchaus zu Unruhe und passend dazu auch zu insomnischen Beschwerden. Entsprechend fand man polysomnographisch bei Gesunden eine Zunahme der Leichtschlafstadien auf Kosten des Tiefschlafs. Der REM-Schlaf wurde deutlich unterdrückt. Die Schlafkontinuität wurde durch eine Zunahme von Weckreaktionen unterbrochen. Interessanterweise wurden auch periodische Beinbewegungen als relevante Ursache für eine Schlaffragmentierung unter Venlafaxin beobachtet (Salin-Pascual et al. 1997). Bei Depressiven fanden sich ganz ähnliche Befunde (Luthringer et al. 1996). Aufgrund dieser Nebenwirkungen sollte Venlafaxin nicht abends gegeben werden.

Bei **Mitrazapin** verhält es sich anders. Es wirkt eher sedierend und zeigt polysomnographisch bei Gesunden eine Verbesserung der Schlafkontinuität mit Zunahme des Tiefschlafs bei unbeeinträchtigtem REM-Schlaf (Aslan et al. 2002). Daher wird es auch gern bei älteren Patienten und abends verordnet. Sekundäre Schlafstörungen können durch ein Restless-legs-Syndrom ausgelöst werden (Agargun et al. 2002). Bei Patienten mit Morbus Parkinson wurde über das Auftreten einer REM-Schlaf-Verhaltensstörung unter Mitrazapin berichtet (Onofrj et al. 2003).

Trizyklika

In der Gruppe der klassischen trizyklischen Antidepressiva können Substanzen unterschieden werden, die zum **Amitriptylin-Typ** gehören, z. B. **Amitriptylin, Doxepin, Nortriptylin** und solche, die zum **Imipramin-Typ** gehören, z. B. **Clomipramin, Imipramin**. Obwohl Patienten in Bezug auf Nebenwirkungen individuell sehr unterschiedlich reagieren, wirken Substanzen aus der Amitriptylin-Gruppe eher sedierend. Unter Clomipramin und Imipramin können selten auch Unruhezustände mit Angstattacken und Schlaflosigkeit auftreten. Zu den direkt zentral vermittelten aktivierenden oder sedierenden Wirkungen kommen spezifische Veränderungen der Schlafarchitektur hinzu, die ebenfalls zu Schlafstörungen führen können. Schlafkontinuität und Gesamtschlafdauer, Tiefschlafanteil sowie REM- und NREM-Schlaf-Verteilung werden in unterschiedlichem Maße beeinflusst (Sharpley u. Cowen 1995). Mit

Ausnahme weniger Substanzen wie **Trimipramin, Bupropion und Nefazodon** (Riemann et al. 2002; Sonntag et al. 1996; Wiegand u. Berger 1989) unterdrücken praktisch alle Antidepressiva den REM-Schlaf (Rijnbeek et al. 2003; Winokur et al. 2001). Die Aussagen zur Veränderung des Tiefschlafs sind widersprüchlich. Die Veränderungen der Schlafarchitektur werden während der antidepressiven Therapie nicht unbedingt als störend wahrgenommen, können aber infolge eines Rebound-Phänomens nach Absetzen der Substanz sehr unangenehme Schlafstörungen auslösen. Klassisch sind lebhaftes Träumen oder auch Alpträumen im Sinne eines REM-Rebounds.

Durch andere Nebenwirkungen wie zum Beispiel Miktionsstörungen oder extreme Mundtrockenheit kann es zu **sekundären Schlafstörungen** kommen.

Antiemetika

In diese heterogene Gruppe fallen Medikamente aus ganz unterschiedlichen Stoffklassen. Im Wesentlichen handelt es sich um H1-Antihistaminika, Dopaminantagonisten, Serotoninantagonisten und Anticholinergika. Aufgrund der zentralen Wirkung finden sich unter den typischen Nebenwirkungen neben Vigilanzminderung und Müdigkeit auch Schlafstörungen, die jedoch klinisch nicht im Vordergrund stehen. Um den zentral sedierenden Nebenwirkungen entgegenzuwirken, ist in Kombinationspräparaten oft Koffein enthalten, das bei empfindlichen Personen insomnische Beschwerden hervorrufen kann, insbesondere, wenn das Medikament abends eingenommen wird.

Anticholinergika

Scopolamin wirkt unselektiv gegen muskarinische Rezeptoren und wird gegen Reisekrankheit eingesetzt. Obwohl bekannt ist, dass das cholinerge System im Gegengewicht zur adrenergen Stimulation wichtig für die Phasensteuerung der REM-Schlafphasen ist und entsprechend nachgewiesen wurde, dass Scopolamin bei Gesunden und bei Depressiven zu einer Reduktion von REM-Schlaf und einer leichten Zunahme von Tiefschlaf führt (Kim u. Jeong 1999; Poland et al. 1997), ist die als Nebenwirkung bekannte Sedierung unter Scopolamintherapie am ehesten auf direkt zentral vermittelte Prozesse zurückzuführen. Da unter Scopolaminwirkung eine Zunahme nächtlicher Körperbewegungen beschrieben wurde, kann die Schlafarchitektur in Einzelfällen durch Bewegungsarousals gestört sein. Insgesamt entwickelt sich bei allen beobachteten Effekten rasch eine Toleranz (Sagales et al. 1975). Nach Absetzen kommt es zu einem REM-Rebound (Rao et al. 1999).

Dopaminantagonisten

Unterschieden werden Effekte am D1- und am D2-Rezeptor. Zudem ist das Passieren der Blut-Hirn-Schranke eine wesentliche Voraussetzung für die Genese zentral vermittelter Nebenwirkungen und so auch von Schlafstörungen.

Domperidon wirkt fast ausschließlich an peripheren Dopaminrezeptoren und hat daher keine zentralen Nebenwirkungen.

Das häufig gegen Übelkeit eingesetzte **Metoclopramid** hat D2- und 5-HT3-antagonistische Potenz. Schlafstörungen können sekundär infolge Dyskinesien auftreten (Jeste u. Caligiuri 1993). Die erfolgreiche Behandlung einer Refluxkrankheit verbessert durch Reduktion der nächtlichen Arousals den Schlaf (McLoughlin u. Miller 1993).

Sulpirid wirkt D2-antagonistisch und verändert nicht die Schlafarchitektur. In hohen Dosierungen kann es zu Agitiertheit und insomnischen Beschwerden kommen. Dann sind abendliche Gaben zu vermeiden. Auch unter Sulpiridtherapie werden Dyskinesien und tardive Dyskinesien mit der möglichen Folge einer Schlafstörung beobachtet.

Triflupromazin wird häufig intravenös z. B. auf Intensivstationen zur Behandlung von Übelkeit oder Schluckauf eingesetzt. Es wirkt leicht sedierend und hat vermutlich keinen Einfluss auf die Schlafarchitektur.

H1-Antihistaminika: ▶ »Antihistaminika«

Kalziumkanalblocker

Flunarizin wird nicht nur in der Migräneprophylaxe sondern auch zur Behandlung chronifizierten Schwindels und vegetativer Symptome bei Schäden der Vestibularorgane eingesetzt. Klassische Nebenwirkung ist Müdigkeit, die vermutlich direkt zentral vermittelt wird (Treiman et al. 1993). Polysomnographische Untersuchungen liegen nicht vor. Selten sind insomnische Beschwerden als Nebenwirkung beschrieben (Dalla Volta et al. 1990).

Serotoninantagonisten

Als Antiemetika werden selektive 5-HT3-Rezeptor-Antagonisten eingesetzt. Sie wirken kombiniert peripher und zentral und zeichnen sich durch nur geringe Nebenwirkungen aus. Sie finden hauptsächlich in der Prävention/Behandlung der im Rahmen von Chemotherapien auftretenden Übelkeit Anwendung. Zu den Substanzen gehören **Odansetron, Tropisetron, Dolasteron und Granisetron.** Unter den Nebenwirkungen ist Müdigkeit aufgeführt, Studien darüber gibt es keine. Für Tropisetron wurde eine leichte Zunahme des REM-Schlafs beschrieben (Rothe et al. 1994). In einer Untersuchung mit tumorkranken Kindern kam es zu geringen insomnischen Beschwerden (Gershanovich et al. 1993).

Antiepileptika

Verschiedene Formen von Epilepsien gehen mit einem gestörten Schlaf und entsprechend mit einer wechselnd stark ausgeprägten Tagesmüdigkeit einher. Das trifft vor allem dann zu, wenn nächtliche Krampfanfälle auftreten. Der folgende Schlaf ist nicht mehr so erholsam (Bazil et al. 2000). Insofern kann die erfolgreiche medikamentöse Therapie der Anfälle zu einer Verbesserung des Nachtschlafs und infolgedessen auch des Tagesempfindens führen. Für die erfolgreiche Behandlung einer

Epilepsie ist ein erholsamer, ausreichender Schlaf eine wichtige Voraussetzung, Schlafentzug ist anfallsprovozierend. Insbesondere in der Eindosierungsphase verschiedener Antiepileptika klagen Patienten über vermehrtes Schlafbedürfnis und Tagesmüdigkeit, teilweise in Kombination mit Benommenheitsgefühl und Schwindel. Diese Symptome beruhen auf **direkten Nebenwirkungen** der Substanzen und nicht auf einer medikamentös vermittelten Schlafstörung.

Viele Antiepileptika finden breiten therapeutischen Einsatz auch bei der Therapie anderer neurologischer Erkrankungen wie z. B. chronisch neuropathischem Schmerz oder Trigeminusneuralgie aber auch in der Phasenprophylaxe von affektiven Erkrankungen.

Barbiturate

Problematisch, insbesondere in der Dauertherapie, sind Medikamente, die neben ihrer anfallsreduzierenden auch **dauerhaft zentral sedierende Wirkung** haben wie zum Beispiel die Barbiturate. Substanzen aus dieser Gruppe werden daher auch als Narkosemittel und früher als Schlafmedikamente eingesetzt. Klassische Nebenwirkung ist eine trotz guten Schlafempfindens anhaltende Tagesmüdigkeit (Salinsky et al. 1996). Diese mag nicht nur auf direkt zentralen Effekten sondern auch auf einer Unterdrückung des REM-Schlafs beruhen (Wolf et al. 1984). Unter Barbiturattherapie kann sich ein relevantes Schlafapnoe-Syndrom entwickeln oder verschlimmern (Takhar u. Bishop 2000). Unter chronischer Barbiturattherapie sind insomnische Beschwerden beschrieben worden (Wooten u. Buysse 1999). Nach Absetzen von Barbituraten kann es zu einem typischen REM-Rebound mit Schilderung von Alpträumen kommen.

Benzodiazepine

Benzodiazepine sollten heute keinen Stellenwert in der Langzeitbehandlung von Epilepsien haben, sondern lediglich zur Anfallsunterbrechung akut eingesetzt werden. Neben den von Barbituraten bekannten Nebenwirkungen ist ein teilweise erhebliches Abhängigkeitspotenzial vorhanden. Beim Absetzen von Benzodiazepinen kann es folglich zu Entzugserscheinungen kommen, die typischerweise mit anhaltenden insomnischen Beschwerden einhergehen. Dieses Problem begegnet uns aber weniger bei Epileptikern als bei Patienten, die aufgrund von Schlafstörungen oder Angsterkrankungen chronisch Benzodiazepine in teils immensen Mengen und Dosierungen einnehmen.

> Typische Nebenwirkungen sind morgendliche Müdigkeit, die sich bis weit in den Tag ziehen kann (»hang-over«) und nächtliche Verwirrtheit, meist mit Amnesie (»paradoxe Reaktion«) typischerweise bei älteren Menschen.

Durch zentrale Dämpfung des Atemzentrums und Muskelrelaxation kann ein relevantes Schlafapnoe-Syndrom entstehen und zu Tagesmüdigkeit führen.

Die REM-Schlaf unterdrückende Wirkung der Benzodiazepine macht man sich zum Beispiel in der Behandlung REM-Schlaf-assoziierter Verhaltensstörungen zu nutze. Schon in niedrigen Dosen kann Clonazepam auch dauerhaft zu einer befriedigenden Therapie dieser Schlafstörung führen, ohne dass relevante Langzeitwirkungen befürchtet werden müssen.

Carbamazepin

Viele Patienten klagen insbesondere in der Aufdosierungsphase von Carbamazepin bei Neueinstellung ausgeprägte Tagesmüdigkeit aber auch Schwindel und Benommenheit. Das ist eine direkte Nebenwirkung, die sich bei längerer Einnahme des Medikaments in empfohlener Dosierung (Spiegelbestimmung!) typischerweise legt (Gigli et al. 1997). Schlafstörungen gehören nicht zu den typischen Nebenwirkungen von Carbamazepin, die Studienlage zu spezifischen Veränderungen der Schlafstruktur ist kontrovers. Die Besserung von Schlaf und Tagesempfinden, die viele Patienten unter Carbamazepintherapie angeben, wird wohl vor allem auf die erfolgreiche Behandlung der Epilepsie und die Stabilisierung des Schlafs zurückzuführen sein. Gleiches gilt auch für andere Indikationen wie beispielsweise die Trigeminusneuralgie.

Gabapentin

Gabapentin scheint den Tiefschlafanteil zu erhöhen und damit die Erholsamkeit des Schlafs zu fördern (Foldvary-Schaefer et al. 2002). Ins-

H₂-Antagonisten

Diese zur Reduktion der über H2-Rezeptorstimulation vermittelten Magensäureproduktion eingesetzten Substanzen passieren kaum die Hirnschranke und beeinflussen weder maßgeblich das Schlafprofil noch haben sie zentral sedierende Nebenwirkungen (Orr et al. 1994). Zu den häufig verordneten H2-Antagonisten gehören zum Beispiel **Cimetidin**, **Famotidin** und **Ranitidin**. In Einzelfällen wurde über Verwirrtheit und Insomnie in Verbindung mit Alpträumen unter Therapie oder nach Absetzen von H2-Blockern bei älteren Menschen berichtet. Diskutiert werden Störungen der Prolaktinsezernierung, da Hyperprolaktinämie unter H2-Blocker-Therapie beschrieben worden ist (Ehrinpreis et al. 1989; Knigge et al. 1982; Rampello et al. 1997; Rodgers u. Brengel 1998).

Durch erfolgreiche Behandlung einer Refluxkrankheit kann es zu einer Verbesserung von Schlafprofil und Tagesbefinden infolge Reduktion der refluxbedingten Arousals und Schlaffragmentierung kommen.

Antihypertensiva

Patienten mit arterieller Hypertonie leiden gehäuft unter Schlafstörungen und/oder Tagesmüdigkeit. Oft leiden Hypertoniker unter Komorbiditäten, die Schlafstörungen verursachen. Es ist aber immer daran zu denken, dass es sich auch um **Nebenwirkungen** der antihypertensiven Therapie handeln kann. Die Einschätzung wird erschwert, da Antihypertensiva oft in Kombination untereinander aber auch mit anderen Medikamenten eingenommen werden. Insbesondere die zentral wirkenden Antisympathikotonika aber auch β-Rezeptorenblocker können Störungen der Schlafarchitektur, Tagesmüdigkeit und Alpträume verursachen.

Zentrale Antisympathikotonika

Clonidin ist ein selektiver Agonist an zentralen α2-Rezeptoren. Die blutdrucksenkende Wirkung wird durch zentrale Stimulation von Neuronen im Nucleus tractus solitarius erreicht. Unter Therapie mit Clonidin wird das Schlafprofil verändert. Es kommt zu einer deutlichen Reduktion des REM-Schlafs und einer geringen Zunahme der NREM-Stadien 2, 3 und 4 sowie Durchschlafstörungen (Danchin et al. 1995; Gentili et al. 1996; Kanno u. Clarenbach 1985). Die unter Clonidin beobachtete Tagesmüdigkeit ist wahrscheinlich nur zum Teil auf diese Schlafstörung zurückzuführen, da bereits eine erste morgendliche Clonidingabe zu einer signifikanten Tagesmüdigkeit führt (Carskadon et al. 1989). Nach Absetzen von Clonidin kommt es zu einem REM-Rebound (Gaillard 1985).

Das dem Clonidin verwandte **Guanfazin** zeigte in einer vergleichenden Studie geringere Nebenwirkungen in Form von Tagesmüdigkeit und REM-Schlaf-Unterdrückung (Spiegel u. DeVos 1980). **Moxonidin** zeigt kaum zentrale Nebenwirkungen (Kemme et al. 2003; Prichard 1994), **Guanabenz** hingegen zeigt vergleichbare Tagessedierung wie Clonidin (Walker et al. 1982).

Methyldopa wird zu α-Methylnoradrenalin verstoffwechselt, das ebenfalls selektiv agonistisch an zentralen $\alpha2$-Rezeptoren wirkt und Noradrenalin kompetitiv verdrängt (Jarrott et al. 1984). Im Gegensatz zu Clonidin kommt es unter Methyldopatherapie zu einer Verlängerung des REM-Schlafs und einer Abnahme des Tiefschlafs (Jarrott et al. 1984; Obermeyer u. Benca 1996). Auch hier resultiert Tagesmüdigkeit.

Reserpin führt zu einer Verminderung von Noradrenalin in den postganglionären Sympathikusneuronen. Die Patienten klagen über Tagesmüdigkeit, Schlafstörungen und Alpträume. Polysomnographisch fand man entsprechend eine Vermehrung des REM-Schlafs (Monti 1987). Ein vermuteter Zusammenhang zwischen depressiven Begleitreaktionen, die unter Reserpintherapie beobachtet wurden, bestätigte sich zumindest epidemiologisch nicht (Prisant et al. 1991; Whitlock u. Evans 1978).

Periphere Antisympathikotonika

α-Rezeptorenblocker

Zu den klassischen Nebenwirkungen der $\alpha1$-Rezeptorenblocker **Prazosin**, **Doxazosin** und **Urapidil** gehören Tagesmüdigkeit und Schwindel. Schlafstörungen sind nicht bekannt. Es liegen allerdings polysomnographische Untersuchungen an Tieren vor, die eine Verminderung des REM-Schlafs und eine Verlängerung des Tiefschlafs sowie der Wachzeiten belegen (Benington u. Heller 1995; Kleinlogel 1989). Die tierexperimentell belegte REM-Schlaf-Reduktion unter Therapie mit Prazosin könnte eine Erklärung für die Wirksamkeit des Medikaments gegen Alpträume bei Patienten mit posttraumatischer Belastungsstörung sein (Peskind et al. 2003; Raskind et al. 2003).

Urapidil zeigt vergleichsweise wenig zentrale Nebenwirkungen, für die zudem eine Toleranzentwicklung besteht (Schook et al. 1989).

Prazosin und andere gut verträgliche α_1-Rezeptorenblocker wie **Terazosin** werden auch erfolgreich bei der Behandlung einer gutartigen Prostatahyperplasie eingesetzt (Kirby u. Jardin 1997; Lepor et al. 1990; MacDonald et al. 2004). Durch Reduktion der nächtlichen Miktionsfrequenz kann eine Besserung des Nachtschlafs erreicht werden.

β-Rezeptorenblocker

Substanzen wie **Metoprolol, Pindolol, Propranolol** und **Atenolol** gehören zu den häufig eingesetzten Antihypertensiva. Bestimmte β-Rezeptorenblocker finden auch noch andere Verwendung, so zum Beispiel in der Migräneprophylaxe. Neben Schwindel wird auch immer wieder Tagesmüdigkeit als Nebenwirkung angegeben. Schlafstörungen werden in Form von Insomnie und lebhaften Träumen bis hin zu Alpträumen geklagt. Polysomnographisch wurde in verschiedenen Studien eine Abnahme des REM-Schlafs bei teilweise reduzierter Gesamtschlafzeit und vermehrten Wachzeiten dokumentiert (Betts u. Alford 1985; Kostis et al. 1990; Monti 1987). Maßgebliche Unterschiede im Profil zentraler Nebenwirkungen zwischen lipophilen, die Hirnschranke besser überwindenden Substanzen wie Propranolol, Pindolol sowie Metoprolol und dem wasserlöslichen Atenolol bestehen offenbar nicht (Betts u. Alford 1985; Dimsdale u. Newton 1992; Gengo u. Gabos 1988).

Die Suppression des REM-Schlafs ist möglicherweise auf Antagonismus an präsynaptischen zentralen Serotoninrezeptoren zurückzuführen. Um sich diesen Effekt in der Behandlung von Depressionen zu Nutze zu machen, wurde versucht, Serotoninwiederaufnahmehemmer mit Pindolol zu kombinieren, um eine noch stärkere REM-Suppression zu erreichen. Es zeigte sich aber, dass in Kombination lediglich die gleiche REM-Suppression wie unter Therapie mit jeweils nur einer der Substanzen erreicht werden kann. Allerdings wurde eine deutliche Reduktion des Tiefschlafs in Kombination gemessen, sodass unter dieser Therapie eher mit vermehrter Tagesmüdigkeit zu rechnen ist (Bell et al. 2003).

Die gesteigerten nächtlichen Wachzeiten und insomnischen Beschwerden unter Therapie mit β-Rezeptorenblockern sind möglicherweise auf spezifische Reduktion der nächtlichen Melatoninsynthese zurückzuführen. Die Melatoninsynthese wird durch Stimulation von β1-Rezeptoren in der Zirbeldrüse aktiviert. Es wurde gezeigt, dass Atenolol und Pindolol spezifisch über Antagonismus dieses Prozesses eine **Verminderung der nächtlichen Melatoninsynthese** bewirken (Stoschitzky et al. 1999).

Vergleichende Studien ergaben, dass unter β-Rezeptorenblockern mehr zentrale Nebenwirkungen auftreten als unter Therapie mit ACE-Hemmern, sodass ggf. eine Umstellung der antihypertensiven Therapie versucht werden sollte (Traub u. Rosenfeld 1985; Zachariah et al. 1987).

ACE-Hemmer, AT-II-Rezeptorblocker

ACE-Hemmer, z. B. Captopril, Enalapril, Lisinopril, und AT-II-Rezeptorblocker, z. B. Candesartan, Telmisartan, Valsartan, führen zu keinen direkten Schlafstörungen und zeigen geringere Tagesmüdigkeit als Patienten, die mit zentral wirksamen Antihypertensiva behandelt werden (Breckenridge 1991; Croog et al. 1986; Rosenthal et al. 1986; Yodfat et al. 1985).

Allerdings können nach längerer Therapie insbesondere mit ACE-Hemmern hartnäckige nächtliche Hustenattacken auftreten, die zu sekundären Schlafstörungen führen können (Dahlof u. Dimenas 1992; Poole u. Postma 1991).

Unter Therapie mit dem AT-II-Rezeptorblocker Candesartan trat dieser Husten signifikant weniger stark auf als unter Therapie mit einem ACE-Hemmer (Tanser et al. 2000).

Kalziumkanalblocker, Diuretika

Es gibt keine Hinweise auf eine gestörte Schlafstruktur unter Therapie mit Kalziumkanalblockern oder Diuretika. **Hydrochlorothiazid** kann in Kombination mit Methyldopa oder β-Rezeptorenblockern zu einer Zunahme der unter diesen Substanzen auftretenden Tagesmüdigkeit führen (Schoenberger et al. 1990). Es gibt Kasuistiken, die auf Wirkungsverstärkung von Barbituraten unter gleichzeitiger Therapie mit Kalziumkanalblockern hinweisen (Sanchez-Romero et al. 2003). Das kann zu einer erheblichen Sedierung führen. Tierexperimentellen Untersuchungen zufolge wird dieser Effekt vermutlich durch komplexe Interaktion mit Cytochrom P450 verursacht (Galetin et al. 2003; Sawada et al. 2003; Veronese et al. 2003).

Antihypotonika

In der medikamentösen Behandlung orthostatischer Dysregulation und chronischer Hypotonien kommen verschiedene direkte und indirekte Sympathomimetika, z. B. Etilefrin, Midodrin, Oxilofrin, Pholedrin, sowie Ergotaminpräparate – Dihydoergotamin – zum Einsatz. Diese beeinflussen in unterschiedlichem Maße zentral das adrenerge, dopaminerge und teilweise auch das serotonerge System. Hierdurch sind die als Nebenwirkungen beobachteten Ein- und Durchschlafstörungen gut zu erklären, auch wenn polysomnographische Studien fehlen.

Antiparkinsonmittel

Bei den meisten Patienten, die an Morbus Parkinson erkrankt sind, treten im Verlauf der Erkrankung Schlafstörungen auf. Im Einzelfall ist schwer zu trennen, was primäres Symptom der Erkrankung – Beispiel: nächtliche Akinesie mit druckschmerzbedingten Arousals, schmerzhafte Dystonie, REM-Schlaf-Verhaltensstörung – oder Nebenwirkung der medikamentösen Therapie ist – Beispiel: Alpträume, vermehrte Wachphasen, Tagesschläfrigkeit und plötzliche Einschlafattacken. Die meisten Antiparkinsonmedikamente können Unruhezustände, teilweise auch mit Verwirrtheit und psychotischem Erleben auslösen und dadurch eine sekundäre Schlafstörung bedingen.

L-Dopa und Dopaminagonisten

Levodopa führt offenbar dosisabhängig zu Schlafstörungen. Obwohl niedrige Dosen bei Parkinsonpatienten zu einer Verbesserung des Nachtschlafs führen, kommt es in höheren Dosierungen in unterschiedlichem Maß zu verschiedenen Schlafstörungen. Möglicherweise beruhen diese auf der REM-Schlaf unterdrückenden Wirkung von L-Dopa oder auch auf der Reduktion von K-Komplexen und Schlafspindeln. In hohen Dosen können L-Dopa und **Dopaminagonisten** zu nächtlichen Verwirrtheitszuständen und Agitation bis hin zu psychotischem Erleben führen. Nachgewiesenermaßen nehmen Tagesmüdigkeit und das Auftreten plötzlicher Schlafattacken bei hochdosierter dopaminerger Therapie zu (Brodsky et al. 2003; Kaynak et al. 2005; Manni et al. 2004).

Ein besonderes Problem stellen **plötzliche Schlafattacken** dar, die unter dopaminerger Therapie teilweise ohne Vorwarnung im Tagesverlauf auftreten und Patient und Umwelt gefährden können. Schlafattacken treten in steigender Häufigkeit unter Monotherapie mit L-Dopa, Monotherapie mit einem Dopaminagonisten, Kombinationstherapie aus L-Dopa und einem Dopaminagonisten und schließlich unter Kombinationstherapie aus L-Dopa und mehreren Dopaminagonisten bei bis zu 9% der Behandelten auf (Paus et al. 2003). Zwischen den einzelnen Dopaminagonisten und **Ergot-** (Bromocriptin, Cabergolin, Lisurid, Pergolid) und **Nonergotderivaten** (Pramipexol, Ropinirol) wurden in dieser Studie keine signifikanten Unterschiede gefunden. Allerdings scheinen erhebliche interindividuelle Unterschiede in der Verträglichkeit der verschiedenen dopaminergen Substanzen und den kritischen Dosierungen zu bestehen, sodass es gerechtfertigt ist, bei Auftreten vermehrter Tagesmüdigkeit unter dopaminerger Therapie die Präparate zu wechseln (Korner et al. 2004; Romigi et al. 2004).

Sowohl nächtliche Schlaflosigkeit als auch Tagesschläfrigkeit und das Auftreten von plötzlichen Schlafattacken können unter Kombinationstherapie mit **COMT-Hemmern**, die die Plasmakonzentration von L-Dopa erhöhen, auftreten oder zunehmen (Santens 2003). Ein Frühsymptom des M. Parkinson kann das Auftreten einer REM-Schlaf-verhaltensstörung mit unvollständiger Muskeltonuserschlaffung in den REM-Schlafphasen sein. Diese Störung wird infolge der REM-Schlaf supprimierenden Wirkung von L-Dopa unter Therapie positiv beeinflusst (Tan et al. 1996).

Bei Patienten mit Restless-Legs-Syndrom führt die dopaminerge Therapie zu einer Abnahme der bewegungsassoziierten nächtlichen Arousals und damit zu einer Verbesserung der Schlafqualität.

Anticholinergika

Anticholinergika, z. B. **Biperiden, Bornaprin,** unterdrücken den REM-Schlaf. Es kommt jedoch zu einer raschen Abschwächung dieser Wirkung unter Langzeittherapie, sodass keine gravierenden Schlafstörungen durch direkte Nebenwirkungen zu befürchten sind (Hohagen et al. 1994). Natürlich kann der Schlaf durch die klassischen anticholinergen Nebenwirkungen wie zum Beispiel Miktionsstörungen in relevantem Maß sekundär gestört sein.

Amantadin

Amantadin verursacht direkt keine Schlafstörung, kann aber zu psychischen Erregungszuständen mit starker Agitiertheit bis hin zu psychotischen Episoden führen und so eine sekundäre Schlafstörung auslösen.

Antispastika

Zur Reduktion der Spastik bei Patienten mit chronischen Erkrankungen wie multipler Sklerose oder bei Zustand nach Verletzung des zentralen Nervensystems wie Hirn- oder Rückenmarkstraumen oder Schlaganfall werden der zentrale $GABA_B$-Agonist **Baclofen** aber auch der präsynaptische $\alpha2$-Adrenorezeptoragonist **Tizanidin** eingesetzt. Beide reduzieren die Freisetzung exzitatorischer Neurotransmitter im Rückenmark. Durch zentrale Wirkung haben jedoch beide Substanzen zentrale Nebenwirkungen in Form von Fatigue bis hin zu relevanter Vigilanzminderung.

Für **Baclofen** gibt es polysomnographische Untersuchungen, die dosisabhängig eine Zunahme der Gesamtschlafzeit bei verkürzter Einschlaflatenz und eine Zunahme sowohl des REM- als auch des NREM-Schlafs zeigen (Finnimore et al. 1995). Eine Korrelation zwischen Baclofentherapie und Schlafapnoe-Syndrom bestätigte sich nicht. Durch Reduktion der nächtlichen Spastik und den damit verbundenen Arousals wird bei guter Dosierung eine Schlaffragmentierung minimiert, sodass der Schlaf wieder erholsam ist (Guilleminault u. Flagg 1984; Kravitz et al. 1992). In der Therapie besteht die Kunst darin, die richtige Dosis und Dosisverteilung zu finden, sodass die Spastik auch nachts weitestgehend reduziert ist, ohne dass zu stark sedierende Nebenwirkungen tagsüber auftreten. Eine Optimierung kann ggf. durch Umstellung von oraler auf intrathekale Applikation mittels Baclofenpumpe erreicht werden. Es wurde gezeigt, dass dadurch bei besserem Effekt auf die Spastik ein deutlicher Rückgang der zentral sedierenden Nebenwirkungen erzielt werden kann (Rizzo et al. 2004).

Tizanidin wurde nicht polysomnographisch untersucht. Auch Tizanidin wirkt sedierend und kann nach abendlicher Gabe einen relevanten Überhang mit Tagesmüdigkeit und Schwindel verursachen (Nance et al. 1994; Smith u. Barton 2000).

Bronchospasmolytika

Zu den Bronchospasmolytika gehören Theophyllin, Glukokortikoide und β2-Adrenorezeptoragonisten. Ziel der antiobstruktiven Therapie ist neben der Verbesserung der Lebensqualität durch optimierte Ventilation und Blutgase auch ein verbesserter Nachtschlaf infolge besserer nächtlicher Ventilation (Man et al. 1996; Mulloy u. McNicholas 1993).

β2-Adrenorezeptoragonisten

Für β2-Adrenorezeptoragonisten, **z. B. Fenoterol, Salbutamol, Salmeterol,** sind keine negativen Veränderungen des Schlafs oder zentral sedierende Nebenwirkungen bekannt (Selby et al. 1997).

Glukokortikoide

Glukokortikoide werden in der Therapie obstruktiver Lungenerkrankungen chronisch entweder niedrig dosiert oral oder als Inhalationspräparate eingesetzt, z. B. **Beclometason, Budesonid, Fluticason**. Obwohl polysomnographisch Veränderungen der Schlafarchitektur unter Kortikosteroidwirkung beschrieben wurden (▶ Abschn. Kortikosteroide), steht bei COPD- und Asthmapatienten die Verbesserung des Nachtschlafs und des Schlafempfindens durch Verbesserung der nächtlichen Ventilation im Vordergrund (Hughes et al. 2003; Worth et al. 2001; Youngchaiyud et al. 1995).

Theophyllin

Theophyllin kommt eine besondere Bedeutung zu, da es durch Kompetition an zentralen Adenosinrezeptoren die atemantriebssenkende Wirkung von Adenosin antagonisiert und so **zentral den Atemantrieb steigert.** So kann die Schlafstruktur durch Verminderung von Apnoen und damit einhergehenden Arousals beim Schlafapnoe-Syndrom und bei Cheyne-Stokes-Atmung insbesondere bei schwer herzkranken Patienten in gewissem Maße verbessert werden (Hu et al. 2003).

In einer Untersuchung an gesunden Normalpersonen fanden sich Hinwiese darauf, dass Theophyllin insomnische Beschwerden infolge verlängerter Einschlaflatenz, Reduktion der Gesamtschlafzeit und vermehrten nächtlichen Arousals hervorrufen kann (Kaplan et al. 1993). Das entspricht auch der klinischen Alltagserfahrung. Die Datenlage ist allerdings widersprüchlich, denn in einer anderen Untersuchung wurde bei gesunden Probanden bei gleicher Theophyllindosierung weder polysomnographisch noch testpsychologisch eine signifikante Beeinträchtigung von Schlafarchitektur und kognitiver Leistungsfähigkeit tagsüber gefunden (Fitzpatrick et al. 1992). Möglicherweise bestehen erhebliche interindividuelle Unterschiede in der Verträglichkeit von Methylxanthinen. Gegebenenfalls sollte versucht werden, Theophyllin in der Dosis zu reduzieren oder früher am Tag zu verabreichen.

Immunmodulatoren

In der Therapie chronisch entzündlicher Erkrankungen und einiger Tumorleiden haben sich in den letzten Jahren immunmodulatorische Therapien etabliert. Durch die relativ unspezifische Wirkung der Substanzen treten eine Vielzahl von Nebenwirkungen auf, zu denen auch Schlafstörungen und Tagesmüdigkeit gehören können. Da die zugrunde liegenden Erkrankungen meist bereits selber mit Fatigue und Schlafstörungen einhergehen, ist die Zuordnung als Medikamentennebenwirkung nicht immer leicht.

Interferone (IFN) und Interleukine (IL)

Mittlerweile kommen verschiedene Interferone und Interleukine therapeutisch zum Beispiel in der Dauertherapie von multipler Sklerose, bei chronischer Hepatitis C und bei verschiedenen Tumorerkrankungen zum Einsatz.

In Tierversuchen wurde gezeigt, dass verschiedene immunmodulatorische Substanzen zu einer Vermehrung des Tiefschlafs führen. Dem Immunsystem wird daher eine Rolle in der Schlafregulation beigemessen. Interleukine, Interferone und Tumornekrosefaktor alpha (TNF-α) werden auch als **Somnogene** bezeichnet (Krueger et al. 1987; Shoham et al. 1987). Genauer untersucht wurden die proinflammatorischen Zytokine IL-6 und TNF-α. Es bestehen ein eindeutiger Zusammenhang zwischen erhöhten Spiegeln von IL-6 im Serum und Fatigue und eine reziproke Beziehung zwischen Schlaftiefe und IL-6-Spiegeln (Vgontzas et al. 1999). Interessanterweise finden sich bei Patienten mit obstruktivem Schlafapnoe-Syndrom erhöhte Spiegel von IL-6 und TNF-α, die sogar mit der Anzahl der Apnoen korrelieren (Ciftci et al. 2004). Die Gabe eines TNF-α-Antagonisten führte zu einer deutlichen Reduktion der nächtlichen Apnoen und der Tagesmüdigkeit bei Schlafapnoe-Patienten (Vgontzas et al. 2004).

IFN-*a* und IFN-*β*

Die wenigen polysomnographichen Untersuchungen bei Menschen unter Therapie mit therapeutisch eingesetzten Interferonen haben zum Teil widersprüchliche Ergebnisse. Nach subkutaner Gabe von **IFN-*a*** fand man dosisabhängig eine Reduktion des Tiefschlafs, eine verlängerte REM-Latenz und eine Abnahme des REM-Schlafs im Vergleich zu Placebo. Entsprechend entwickelten die mit IFN behandelten Personen mehr Tagesmüdigkeit (Spath-Schwalbe et al. 2000). Dazu passend wird bei Patienten mit chronischer Hepatitis C unter Therapie mit IFN-*a* über Insomnie als Nebenwirkung berichtet (Maddock et al. 2004). Zusätzlich traten Unruhe und depressive Beschwerden auf. Bei **IFN-*β*** scheinen diese Nebenwirkungen und Schlafstörungen geringer vorhanden zu sein (Festi et al. 2004; Walther u. Hohlfeld 1999). Bei Patienten mit multipler Sklerose scheint Glatiramerazetat in Bezug auf Fatigue halb so viel Beschwerden zu machen wie IFN-*β* (Metz et al. 2004).

Interleukine

Interleukine werden adjuvant in der Therapie verschiedener Tumorerkrankungen eingesetzt. Es gibt eine Reihe von Studien, die sich mit den Nebenwirkungen befassen. Vergleiche sind schwierig, da es sich um mehrere verschiedene Substanzen und vor allem um Patienten mit verschiedenen Tumorerkrankungen und verschiedenen Therapien handelt. Bei Patienten mit kolorektalem Karzinom und Chemotherapie fanden sich unter Therapie mit rekombinantem **IL-2** signifikant deutlicher ausgeprägt Fatigue und Verwirrtheitszustände, die sich nicht auf Schlafstörungen begründeten (Walker et al. 1997). Ähnliches wurde unter Therapie mit rekombinantem **IL-4** bei Lymphompatienten beschrieben (Prendiville et al. 1993). Bei Patienten, die während der Bestrahlung eines Prostatakarzinoms mit **IL-1B** behandelt wurden, fand sich neben Fatigue auch ein vermehrtes Schlafbedürfnis (Greenberg et al. 1993). Auch bei Patienten mit Nierenzellkarzinom wurden unter IL-2- und **IL-2A**-Therapie Fatigue und Schlafstörungen dokumentiert (Atzpodien et al. 2003). Polysomnographische Untersuchungen zu den Beeinflussungen der Schlafarchitektur unter Interleukintherapie fehlen leider.

Auch **sekundäre Schlafstörungen** können unter immunmodulatorischer Therapie auftreten. So wurden das Auftreten eines Restless-legs-Syndroms bei einem Patienten mit chronischer Hepatitis C unter Therapie mit IFN-α (LaRochelle u. Karp 2004) und das Auftreten von Auto-immunhyperthyreoiditiden bei Patienten mit multipler Sklerose unter Therapie mit IFN-β1 beschrieben (Schwid et al. 1997), die jeweils zu insomnischen Beschwerden führten.

Kortikosteroide

Kortikosteroide finden medizinisch eine breite Anwendung in der Behandlung der verschiedensten Krankheitsbilder. Entsprechend variieren Anwendungsform (intravenös, oral, inhalativ), pharmakologischer Wirkungsschwerpunkt (mineralo-/glukokortikoid) und Dosierung (Menge, Puls-/Dauertherapie) erheblich. Neben der zentral bedingten Stimmungsaufhellung bis hin zur Euphorie kommt es zu einer hormonell getriggerten Aktivierung des vegetativen Nervensystems über Aktivierung des hypothalamisch-hypophysären Nebennierenrindensystems mit Beeinflussung vieler Parameter wie Blutdruck, Blutzucker, Körpertemperatur, Herzfrequenz und Energiestoffwechsel. Hieraus kann eine ganze Reihe sekundärer Schlafstörungen resultieren.

Zudem kommt es zu einer Verminderung von REM-Schlaf, einer Vermehrung von Tiefschlaf und zu vermehrten nächtlichen Wachreaktionen (Steiger 2002; Bolhalter 1997). Untersuchungen zur differenzierten Erfassung direkt kortikosteroidvermittelter Änderungen der Schlafarchitektur werden mittels synthetischer selektiver Glukokortikoid- beziehungsweise Mineralokortikoidrezeptorantagonisten unternommen. Demnach scheint glukokortikoide Stimulation vor allem zu einer Verminderung des REM-Schlafs und mineralokortikoide Stimulation zu einer Verminderung sowohl von REM-Schlaf als auch von Tiefschlaf zu führen (Wiedemann et al. 1994). In anderen Untersuchungen gibt es jedoch widersprüchliche Ergebnisse. Das erklärt sich vermutlich durch die Komplexität der beteiligten hormonellen Systeme.

Aus dem klinischen Alltag sind zum Teil erhebliche insomnische Beschwerden insbesondere bei hochdosierter intravenöser Applikation von Glukokortikoiden bekannt. Aus diesem Grund empfiehlt es sich, eine solche Therapie jeweils morgens und nicht abends durchzuführen.

Medikamente bei extrapyramidalen Störungen

Tiaprid

Diese Substanz wird bei Dyskinesien, die als Nebenwirkung von Neuroleptika aufgetreten sind, aber auch bei Dyskinesien anderer Art, so zum Beispiel bei Chorea Huntington eingesetzt. Zwar kann im Rahmen der Tiapridtherapie erhebliche Tagesmüdigkeit bis hin zu relevanten Vigilanzstörungen auftreten, es finden sich aber keine polysomnographischen Veränderungen als Hinweis auf eine Schlafstörung (Cathala u. Autret 1978).

Trihexiphenidyl

Insbesondere bei Dystonien und Früh- und Spätdyskinesien nach Neuroleptikaeinnahme wird Trihexiphenidyl verordnet. Neben zentralen Nebenwirkungen mit Müdigkeit und Übelkeit treten auch Veränderungen der Schlafarchitektur auf. Am markantesten ist die Unterdrückung des REM-Schlafs (Zoltoski et al. 1993).

Neuroleptika

Neuroleptika stellen ähnlich wie die Antidepressiva eine heterogene Gruppe dar. Sie interagieren in unterschiedlichem Maß mit meist mehreren zentralen Neurotransmittersystemen. Eine Beeinflussung auch der schlafregulierenden zentralen Systeme ist daher fast obligat. Je nach Substanz besteht zusätzlich eine direkt zentral sedierende Potenz. Zudem beobachtet man erhebliche interindividuelle Unterschiede. Es muss berücksichtigt werden, dass bereits im Rahmen der zu behandelnden psychiatrischen Erkrankung fast immer Schlafstörungen, meist insomnischer Art, auftreten. Oft werden Neuroleptika in Kombinationstherapien mit anderen zentral wirksamen Medikamenten gegeben. Die vielseitigen Wechselwirkungen sind nur zum Teil bekannt. Diese vielen Faktoren verdeutlichen, dass die Zuordnung von Schlafstörungen und Tagesmüdigkeit, die im Rahmen einer Neuroleptikatherapie auftreten, als spezifische Medikamentennebenwirkung im Sinne einer isolierten Schlafstörung praktisch nicht möglich ist.

Generell ist es so, dass sich Neuroleptika mit vorwiegender D2-antagonistischer Wirkung weniger auf Vigilanz und Schlaf auswirken als solche, die Rezeptoren im histaminergen, serotonergen oder α-adrenergen System blockieren.

Blockade der Noradrenalinwiederaufnahme aus dem synaptischen Spalt hat offenbar dosisabhängig zunehmend sedierende Potenz.

Stimulation muskarinischer cholinerger Rezeptoren kann durch Verminderung des Tiefschlafs zu Tagesmüdigkeit infolge fehlender Erholsamkeit des Schlafs führen. Das cholinerge System ist zudem wichtig in der Steuerung des REM-Schlafs. Hier besteht eine reziproke Beziehung zu Serotonin und Noradrenalin.

Serotonin (5-HT) wirkt tagsüber aktivierend. Zusammen mit Noradrenalin ist es für die Homöostase in der Schlafregulierung im Gegengewicht zu Azetylcholin wichtig. Komplizierend sind die Effekte an verschiedenen, teils offenbar antagonistisch wirkenden Serotoninrezeptoren und Serotoninrezeptor-Untertypen. Diese Wirkungen sind nur ansatzweise bekannt. Stimulation an 5-HT_{1A}-Rezeptoren fördert den Tiefschlaf und damit die Erholsamkeit des Schlafs (Bjorvatn u. Ursin 1998), 5-HT2-Rezeptoren dagegen reduzieren den Tiefschlaf (Dugovic 1992; Landolt et al. 1999). Darüber hinaus gibt es Hinweise, dass chronische Applikation von SSRI zu Modulationen im Rezeptorprofil führt. Insgesamt scheinen die Effekte im serotonergen System so komplex und zudem auch erst ansatzweise verstanden, dass Aussagen zu Schlafstörungen als spezifische Medikamentennebenwirkungen schwer fallen.

Butyrophenontyp hochpotent. Zu den hochpotenten Neuroleptika vom Butyrophenontyp mit überwiegend D2-antagonistischer Wirkung und weniger 5-HT2-Antagonismus gehören **Benperidol** und **Haloperidol**, die wenig sedierend wirken und bei Psychotikern den Schlaf stabilisieren und verlängern (Monti u. Monti 2004; Nakazawa et al. 1977). Bei Gesunden kommt es nicht zu wesentlichen Änderungen der Schlafcharakteristika.

Thioxanthen-Gruppe hochpotent. Ähnlich verhält es sich mit den hochpotenten Neuroleptika aus der Thioxanthen-Gruppe wie z. B. **Flupentixol**. **Chlorprothixen** und **Clopenthixol** aus dieser Gruppe weisen wesentlich stärkere 5-HT_2-antagonistische Aktivität auf und wirken daher stärker sedierend. Nach Absetzen kann es zu einer Rebound-Insomnie kommen, polysomnographische Untersuchungen liegen nicht vor (Sweden 1987).

Butyrophenontyp niederpotent. In der Gruppe der Butyrophenone sind es Substanzen wie **Melperon** und **Pipamperon** die wegen der vergleichsweise gering D_2-antagonistischen Wirkung als niederpotente Neuroleptika eingestuft werden und aufgrund des deutlichen 5-HT_2-Antagonismus sedierend wirken. Diese sedierende Potenz macht man sich therapeutisch sowohl bei älteren Patienten als auch bei Patienten mit insomnischen Beschwerden zu nutze (Wobrock et al. 2001). Auch bei Patienten mit Depression oder chronischer Psychose wird die schlaffördernde Wirkung mit gutem Erfolg genutzt (Ansoms et al. 1977; Squelart u. Saravia 1977). Im Tierversuch wurden polysomnographisch eine Zunahme des Tiefschlafs, eine Abnahme der Arousals und eine leichte Abnahme des REM-Schlafs gefunden (Kretzschmar et al. 1976).

Phenothiazintyp. Für die Neuroleptika vom Phenothiazintyp gilt eine ähnliche Einteilung. Hochpotent mit starkem D_2-Antagonismus ist **Perphenazin**. **Fluphenazin** wird vor allem als Depotpräparat eingesetzt und hat aufgrund des 5-HT_2-Antagonismus sedierende Potenz. **Perazin** und **Thioridazin** zeigen mittlere neuroleptische Potenz und wirken sedierend. Insbesondere Thioridazin wird auch bei älteren Patienten eingesetzt. Praktisch keine D_2-antagonistische Wirkung hat **Triflupromazin**. Es findet vor allem Einsatz als Antiemetikum. **Levomepromazin** wirkt äußerst sedierend und zeigt Interaktionen an vielen Rezeptortypen. Ausgesprochen schlafanstoßend wirkt **Prothipendyl** bei nur ganz geringer neuroleptischer Wirkung. **Promethazin** nimmt eine Sonderstellung ein, da es keine D_2-antagonistische Potenz besitzt und daher nicht zu den Neuroleptika gerechnet wird. Aufgrund anticholinerger, antiadrenerger und eingeschränkt antiserotonerger Wirkung ist es stark sedierend und findet daher breiten Einsatz in der Behandlung von Unruhezuständen. Polysomnographische Untersuchungen mit den einzelnen Phenothiazinderivaten liegen nicht vor. Insgesamt ist von einer schlafanstoßenden und schlafstabilisierenden Wirkung mit Vermehrung des Tiefschlafs und Reduktion des REM-Schlafs auszugehen (Kanno et al. 1993; Kretzschmar et al. 1976).

Atypische Neuroleptika. Unter den so genannten atypischen Neuroleptika ist insbesondere von **Clozapin** eine sedierende Wirkung bekannt. Diese ist in erster Linie auf die vielfältigen Interaktionen in zentralen Neurotransmittersystemen zurückzuführen und nicht auf eine Veränderung der Schlafarchitektur (Touyz et al. 1978). Bei Schizophrenen wurden Veränderungen der Schlafarchitektur gefunden. Während der REM-Schlaf weitgehend unverändert bleibt, kommt es zu einer Verbesserung der Schlafkontinuität bei Vermehrung des NREM-Schlafs 2 auf Kosten der Tiefschlafanteile (Lee et al. 2001; Wetter et al. 1996). Auch sind Fälle mit Rebound-Insomnie nach Absetzen von Clozapin bekannt (Staedt et al. 1996).

Schließlich muss erwähnt werden, dass es im Rahmen einer Neuroleptikatherapie durch eine Reihe von Faktoren zu sekundären Schlafstörungen kommen kann. Zu denken ist zum Beispiel an vermehrten Speichelfluss und Verschleimung aber auch extreme Mundtrockenheit. Durch Auftreten von Dyskinesien und Parkinsonoid kann es ebenfalls zu erheblichen, schwer zu behandelnden insomnischen Beschwerden kommen. Insbesondere durch tardive Dyskinesien, die als Spätfolge einer Langzeitbehandlung mit Neuroleptika beobachtet werden und leider kaum behandelt werden können, können insomnische Beschwerden ausgelöst werden. Nach Absetzten von Neuroleptika kann es zu einer Rebound-Insomnie kommen (Chouinard et al. 1984).

Nootropika

Schlafstörungen werden bei fast allen Substanzen aus der heterogenen Gruppe der Nootropika aufgeführt, klinische Studien dazu fehlen aber meistens. Nootropika werden eingesetzt, um die fortschreitenden Einschränkungen höherer Hirnfunktionen bei Patienten mit Demenz zu verzögern oder die Rehabilitation kognitiver Teilfunktionsstörungen zum Beispiel nach Schlaganfall oder Trauma zu unterstützen. Zu den Substanzen, deren Wirksamkeit in Studien geprüft ist, gehört **Piracetam**. Im Tierversuch ist die Zunahme von REM-Schlaf unter Piracetam belegt (Wetzel 1990). Das ist insofern interessant, als dass eine Bedeutung von REM-Schlaf für die Gedächtniskonsolidierung diskutiert wird (Ficca u. Salzarulo 2004). Insomnische Beschwerden treten unter Piracetam in höheren Dosierungen auf. Dann sollte das Präparat ggf. nicht nach 16.00 Uhr gegeben werden.

Auch für den Azetylcholinesterasehemmer **Donepezil** ist eine Zunahme des REM-Schlafs sowohl bei Patienten mit Morbus Alzheimer als auch bei Normalpersonen beschrieben worden und wird in ursächlichen Zusammenhang mit der Verbesserung kognitiver Funktionen gebracht (Ihl 2003; Kanbayashi et al. 2002; Mizuno et al. 2004; Schredl et al. 2001). Als Nebenwirkung der Substanz sind insomnische Beschwerden und selten Alpträume bekannt (Dunn et al. 2000; Ross u. Shua-Haim 1998). Wurde das Medikament morgens gegeben, traten keine Alpträume mehr auf (Singer et al. 2005).

Der reversible Hemmer der Azetylcholinesterase und der Butyrylcholinesterase **Rivastigmin** zeichnet sich durch eine selektive Wirkung an Rezeptoren des zentralen Nervensystems aus und weist daher geringere peripher vermittelte Nebenwirkungen auf. Das verringert sekundäre insomnische Beschwerden zum Beispiel durch Miktionsstörungen (Inglis 2002). Auch unter Rivastigmin ist eine Zunahme der REM-Schlafdichte beschrieben worden, die dosis- und altersabhängig zunimmt (Holsboer-Trachsler et al. 1993; Schredl et al. 2000). Neben insomnischen Beschwerden ist für Rivastigmin auch Müdigkeit als Nebenwirkung aufgeführt.

Untersuchungen zu Veränderungen der Schlafarchitektur unter Therapie mit dem N-Methyl-D-Aspartat-Rezeptorantagonisten **Memantin** liegen nicht vor. Insomnie ist als Nebenwirkung placebo-kontrolliert beschrieben worden (Jarvis u. Figgitt 2003).

Schließlich ist noch der Kalziumkanalblocker **Nimodipin** zu erwähnen, dessen Wirkung bei der so genannten vaskulären Demenz untersucht wurde (Pantoni et al. 2005). Bei guter Verträglichkeit fand man eine Verbesserung des subjektiven Schlafs (Eicher et al. 1992). Das ist insofern interessant, als dass Nimodipin offenbar in Zusammenhang mit Lichtexposition die Sekretion von Melatonin tagsüber deutlich hemmt und somit zu einer Verbesserung der Tag-Nacht-Phasensteuerung beitragen könnte (Benlucif et al. 1999).

Da demenzielle Erkrankungen typischerweise mit insomnischen Beschwerden und einer Störung der zirkadianen Rhythmik einhergehen, ist eine Unterscheidung zwischen Krankheitssymptom und Medikamentennebenwirkung unter Therapie mit Nootropika oft nicht möglich. Im Zweifelsfall sind eine Dosisreduktion oder das Vermeiden abendlicher Gaben zu versuchen.

Phasenprophylaktika

In diese Gruppe gehören Medikamente, die bei psychiatrischen Erkrankungen wie zum Beispiel bipolar affektiven Erkrankungen, oder auch neurologischen Erkrankungen wie Cluster-Kopfschmerz oder Migräne als Dauertherapie zur Phasenprophylaxe verordnet werden.

Betarezeptorenblocker: ▶ »Antihypertensiva«

Carbamazepin, Valproinsäure: ▶ »Antiepileptika«

Kalziumkanalblocker: ▶ »Antihypertensiva, Antiemetika«

Lithium

Schlafstörungen sind bei normaler Dosierung unter Lithium nicht beschrieben worden. Allerdings kann eine relevante Tagesmüdigkeit auftreten, von der nicht klar ist, ob sie vorrangig durch direkt zentrale Effekte oder die unter Lithium polysomnographisch dokumentierten Veränderungen des Schlafprofils hervorgerufen wird. Bei Gesunden und auch bei Patienten mit einer bipolar affektiven Störung führt chronische Lithiumtherapie zu einer Verlängerung der REM-Latenz und einer REM-Unterdrückung sowie zu einer Vermehrung des Tiefschlafs (Billiard 1987; Friston et al. 1989). Die Tiefschlafvermehrung ist möglicherweise auf eine tierexperimentell nachgewiesene Herunterregulierung postsynaptischer 5-HT2-Rezeptoren unter chronischer Lithiumtherapie zurückzuführen (Hotta et al. 1986). Eine gefürchtete Nebenwirkung von Lithium ist das serotonerge Syndrom, das unter Kombinationstherapie mit serotonergen Substanzen wie zum Beispiel SSRI auftreten kann. Es geht mit Hyperexzitabilität und Insomnie bis hin zum Koma einher. Die Potenzierung der serotonergen Wirkung wird vermutlich durch Beeinflussung von Second-Messenger-Systemen verursacht (Williams u. Jope 1994). Ähnliche Symptome können auch durch Überdosierung und bei Lithiumintoxikation hervorgerufen werden. Präventiv ist eine regelmäßige Lithiumspiegelkontrolle im Serum erforderlich.

Es wurde gezeigt, dass Lithium über Hemmung der Adenylatzyklase den Norepinephrinmetabolismus und dadurch wahrscheinlich die Steuerung der zirkadianen Rhythmik beeinflusst (Klemfuss 1992).

Die Wirksamkeit von Lithium in der Behandlung bipolar affektiver Erkrankungen und auch des seltenen Kleine-Levin-Syndroms könnte dadurch erklärt werden, denn beide Erkrankungen gehen mit einer Störung der zirkadianen Rhythmik einher (Klein et al. 1991; Maurizi 1984; Minvielle 2000; Poppe et al. 2003).

Grundsätzlich führt die Behandlung mit Lithium bei manisch depressiv Erkrankten und auch bei Patienten mit Cluster-Kopfschmerz-Attacken, die ja typischerweise nachts auftreten, natürlich zu einer Verbesserung der Schlafkontinuität und damit auch der Tagesbefindlichkeit.

Schilddrüsenhormone

Störungen der Schilddrüsenfunktion (Hyper- oder Hypothyreose) gehen typischerweise mit Schlafstörungen einher. Im Rahmen einer Substitutionstherapie mit Schilddrüsenhormonen kann es insbesondere bei Überdosierung zu insomnischen Beschwerden kommen. Diese beruhen möglicherweise auf dem erhöhten nächtlichen Energieumsatz sowie einer gestörten Thermoregulation und nächtlichen Tachykardien (Bracco et al. 1996). Nach thyreostatischer Therapie kann bei unzureichender Hormonsubstitution eine nächtliche Atemstörung in Form eines obstruktiven Schlafapnoe-Syndroms auftreten. Durch die resultierende Schlaffragmentierung wird die eh schon bestehende Tagesmüdigkeit und Antriebslosigkeit verschlimmert.

Schlafmittel

Früher wurden Barbiturate und dann Benzodiazepine als Schlafmittel eingesetzt. Aufgrund des erheblichen Nebenwirkungsprofils und vor allem der Toleranz- und Abhängigkeitsentwicklung sind Barbiturate heute praktisch obsolet, Benzodiazepine werden immer noch verordnet. Zum Einsatz kommen heute vor allem klassische tri- und tetrazyklische Antidepressiva mit schlafanstoßender Wirkung, niederpotente Neuroleptika und synthetische Benzodiazepinrezeptoragonisten.

Benzodiazepine: ▶ »Antiepileptika«

Benzodiazepinrezeptoragonisten

Gegenüber Benzodiazepinen bieten die als Schlafmittel eingesetzten Benzodiazepinrezeptoragonisten **Zolpidem**, **Zaleplon** und **Zopiclon** mehrere Vorteile. Das Abhängigkeitspotenzial scheint, wenn überhaupt vorhanden, wesentlich geringer zu sein, was den Einsatz als Schlafmittel zumindest passager erleichtert und die Gefahr von Rebound-Phänomenen verringert (Swainston Harrison u. Keating 2005). Aufgrund kurzer Halbwertszeiten ist bei entsprechender Wahl des Präparats nicht mit Tagesmüdigkeit und kognitiven Beeinträchtigungen am folgenden Tag zu rechnen. Die zentrale Atmungsregulation wird nicht beeinträchtigt, so dass die Gefahr der Entwicklung eines relevanten Schlafapnoe-Syndroms geringer ist (Girault et al. 1996). Da Langzeitstudien zu den drei Substanzen fehlen, kann abschließend noch keine Aussage über mögliche Störungen der Schlafarchitektur gemacht werden.

Niederpotente Neuroleptika: ▶ »Neuroleptika«

Tri- und Tetrazyklische Antidepressiva: ▶ »Antidepressiva«

Stimulanzien

Stimulanzien kommen in der Therapie hyperkinetischer Kinder und zur Behandlung der Tagesmüdigkeit bei Narkolepsie zum Einsatz. Methylphenidat wird auch als Appetitzügler verordnet. Wegen des Abhängigkeitspotenzials unterliegen diese Substanzen dem Betäubungsmittelgesetz. Anders als **Amphetamin**, das zu erheblichen Störungen des Nachtschlafs infolge REM-Suppression, Tiefschlafreduktion und reduzierter Gesamtschlafzeit führt (Saletu et al. 1989), kommt es unter Therapie mit den heute verwendeten Substanzen bei richtiger Applikation nicht zu Schlafstörungen.

Der postsynaptische α1-Rezeptoragonist **Modafinil** verändert bei erwünschter Vigilanzsteigerung tagsüber nicht die Schlafarchitektur (Saletu et al. 1989). Allerdings sollte das Präparat nur morgens und mittags eingenommen werden, da es bei späterer Einnahme zu erheblichen insomnischen Beschwerden kommen kann. Um der Toleranzentwicklung entgegenzuwirken können regelmäßige »drug holidays« verordnet werden. Ein Schlaf-Rebound, wie er im Amphetaminentzug typischerweise beobachtet wird, tritt nicht auf (Billard et al. 1994).

Methylphenidat, das zur Behandlung des hyperkinetischen Syndroms bei Kindern und selten auch als Appetitzügler Verwendung findet, führt auch wenn eine abendliche Dosis gegeben wird, nicht zu Schlafstörungen. Polysomnographisch ist eine REM-Schlaf-Reduktion nachgewiesen worden, die aber offenbar ohne negativen Effekt auf die Erholsamkeit des Schlafs bleibt (Greenhill et al. 1983).

Literatur

Agargun MY, Kara H, Ozbek H, Tombul T, Ozer OA (2002) Restless legs syndrome induced by mirtazapine. J Clin Psychiatr 63(12): 1179

Ansoms C, Backer-Dierick GD, Vereecken JL (1977) Sleep disorders in patients with severe mental depression: double-blind placebo-controlled evaluation of the value of pipamperone (Dipiperon). Acta Psychiatr Scand 55(2): 116–122

Aslan S, Isik E, Cosar B (2002) The effects of mirtazapine on sleep: a placebo controlled, double-blind study in young healthy volunteers. Sleep 25(6): 677–679

Atzpodien J, Kuchler T, Wandert T, Reitz M (2003) Rapid deterioration in quality of live during interleukin-2- and alpha-interferon-based home therapy of renal cell carcinoma is associated with good outcome. Br J Cancer 89(1): 50–54

Bazil CW, Castro LHM, Walczak TS (2000) Diurnal and nocturnal seizures reduce REM in patients with temporal lobe epilepsy. Arch Neurol 57: 363–368

Bell C, Wilson S, Rich A, Bailey J, Nutt D (2003) Effects on sleep architecture of pindolol, paroxetine and their combination in healthy volunteers. Psychopharmacology (Berl) 166(2): 102–110

Benington JH, Heller HC (1995) Monoaminergic and cholinergic modulation of REM-sleep timing in rat. Brain Res 681(1-2): 141–146

Benlucif S, Bauer GL, Dubocovich ML, Finkel SI, Zee PC (1999) Nimodipine potentiates the light-induced suppression of melatonin. Neurosci Lett 272(1): 67–71

Berger K (2003) Non-opioid analgesics and the risk of restless leg syndrome – a spurious association? Sleep 4(4): 351–352

Betts TA, Alford C (1985) Beta-blockers and sleep: a controlled trial. Eur J Clin Pharmacol 28 Suppl: 65–68

Billard M, Besset A, Montplaisir J, Laffront F, Goldenberg F, Weill JS, Lubin S (1994) Modafinil: A double-blind multicentric study. Sleep 17: S107–S112

Billiard M (1987) Lithium carbonate: effects on sleep patterns of normal and depressed subjects and its use in sleep-wake pathology. Pharmacopsychiatry 20(5): 195–196

Bjorvatn B, Ursin R (1998) Changes in sleep and wakefulness following 5-HT1A ligands given systemically and locally in different brain regions. Rev Neurosci 9(4): 265–273

Blois R, Gaillard JM (1990) Effects of moclobemide on sleep in healthy human subjects. Acta Psychiatr Scand Suppl 360: 73–75

Bolhalter S, Murck H, Holsboer F, Steiger A (1997) Cortisol enhances sleep and growth hormone secretion in elderly people. Neurobiol Aging 18(4): 423–429

Bracco D, Morin O, Liang H, Jequier E, Burger AG, Schutz Y (1996) Changes in sleep and energy expenditure and substrate oxidation induced by short term thyroxin administration in man. Obesity Research 4: 213–219

Breckenridge A (1991) Angiotensin converting enzyme inhibitors and quality of live. Am J Hypertens 4(1 Pt 2): 79S–82S

Brodsky MA, Godbold J, Roth T, Olanow CW (2003) Sleepiness in Parkinson's disease: a controlled study. Mov Disord 18(6): 668–672

Brown R, Price RJ, King MG, Husband AJ (1988) Autochthonous intestinal bacteria and coprophagy: a possible contribution to the ontology and rhythmicity of slow wave sleep in mammals. Med Hypotheses 26(3): 171–175

Brown R, Price RJ, King MG, Husband AJ (1990) Are antibiotic effects on sleep behaviour in the rat due to modulation of gut bacteria? Physiol Behav 48(4): 561–565

Carbon C (2001) Comparsion of side effects of levofloxacin versus other fluoroquinolones. Chemotherapy 47(Suppl 3): 9–14

Carskadon MA, Cavallo A, Rosekind MR (1989) Sleepiness and nap sleep following a morning dose of clonidine. Sleep 12(4): 338–344

Cathala HP, Autret A (1978) Action of tiapride on wakefulness. Sem Hop 54(5-8): 353–357

Chouinard G, Bradwejn J, Annable L, Jones BD, Ross-Chouinard A (1984) Withdrawl symptoms after long-term treatment with low-potency neuroleptics. J Clin Psychiat 45(12): 500–502

Ciftci TU, Kokturk O, Bukan N, Bilgihan A (2004) The relationship between serum cytokine levels with obesity and obstructive sleep apnea syndrome. Cytokine 28(2): 87–91

Croog SH, Levine S, Testa MA, Brown B, Bulpitt CJ, Jenkins CD, Klerman GL, Williams GH (1986) The effects of antihypertensive therapy on the quality of live. N Engl J Med 314(26): 1657–1664

Dahlof C, Dimenas E (1992) General well-being during treatment with different ACE-inhibitors: two double-blind placebo-controlled cross-over studies in healthy volunteers. Eur J Clin Pharmacol 43(3): 375–379

Dalla Volta G, Magoni M, Cappa S, Di Monda V (1990) Insomnia and perceptual disturbances during flunarizine treatment. Headache 30(2): 62–63

Danchin N, Genton P, Atlas P, Anconina J, Leclere J, Cherrier F (1995) Comparative effects of atenolol and clonidine on polygraphically recorded sleep in hypertensive men: a randomized, double-blind, crossover study. Int J Clin Pharmacol Ther 33(1): 52–55

Dimsdale JE, Newton RP (1992) Cognitive effects of beta blockers. J Psychosom Res 36(3): 229–236

Drake ME, Pakalnis A, Bogner JE, Andrews JM (1990) Outpatient sleep recording during antiepileptic drug monotherapy. Clin Electroencephalogr 21(3): 170–173

Dugovic C (1992) Functional activity of 5-HT2 receptors in the modulation of the sleep/wakefulness states. J Sleep Res 1(3): 163–168

Dunn NR, Pearce GL, Shakir SA (2000) Adverse effects associated with the use of donepezil in general practice in England. J Psychopharmacol 14(4): 406–408

Eddy M, Walbroehl GS (1999) Insomnia. Am Fam Physician 59(7): 1911–1916

Ehrinpreis MN, Dhar R, Narula A (1989) Cimitidine-induced galactorrhea. Am J Gastroenterol 84(5): 563–565

Eicher H, Hilgert D, Zeech J, Platt D, Becker C, Mutschler E (1992) Pharmacokinetics of nimodipine in multimorbid elderly patients with chronic brain failure. Arch Gerontol Geriatr 14(3): 309–319

Festi D, Sandri L, Mazzella G, Roda E, Sacco T, Staniscia T, Capodicasa S, Vestito A, Colecchia A (2004) Safety of interferon beta treatment for chronic HCV hepatitis. World J Gastroenterol 10(1): 12–16

Ficca G, Salzarulo P (2004) What in sleep is for memory. Sleep Med 5(3): 225–230

Finnimore AJ, Roebuck M, Sajkov D, McEvoy RD (1995) The effect of the GABA agonist, baclofen, on sleep and breathing. Eur Respi J 8(2): 230–234

Fitzpatrick MF, Engleman HM, Boellert HF, McHardy R, Shapiro CM, Deary IJ, Douglas NJ (1992) Effect of therapeutic theophylline levels on the sleep quality and daytime cognitive performance of normal subjects. Am Rev Respir Dis 145(6): 1355–1358

Foldvary N, Perry M, Lee J, Dinner D, Morris HH (2001) The effects of lamotrigine on sleep in patients with epilepsy. Epilepsia 42: 1569–1573

Foldvary-Schaefer N, De Leon Sanchez I, Karafa M, Mascha E, Dinner D, Morris HH (2002) Gabapentin increases slow wave sleep in normal adults. Epilepsia 43: 1493–1497

Friston KJ, Sharpley AL, Solomon RA, Cowen PJ (1989) Lithium increases slow wave sleep: possible mediation by brain 5-HT2 receptors? Psychopharmacology (Berl.) 98(1): 139–140

Gaillard JM (1985) Brain noradrenergic activity in wakefulness and paradoxical sleep: the effect of clonidine. Neuropsychopharmacology 13(1): 23–25

Galetin A, Clarke SE, Houston JB (2003) Multisite kinetic analysis of interactions between prototypical CYP3A4 subgroup substrates: midazolam, testosterone, and nifidipine. Drug Metab Dispos 31(9): 1108–1116

Gengo FM, Gabos C (1988) Central nervous system considerations in the use of beta-blockers, angiotensin-converting enzyme inhibitors, and thiazide diuretics in managing essential hypertension. Am Heart J 116(1 Pt 2): 305–310

Gentili A, Godschalk MF, Gheorghiu D, Nelson K, Julius DA, Mulligan T (1996) Effect of clonidine and yohimbine on sleep in healthy men: a double-blind, randomized, controlled trial. Eur J Clin Pharmacol 50(6): 463–465

Gershanovich M, Kolygin B, Pirgach N (1993) Tropisetron in the control of nausea and vomiting induced by combined cancer chemotherapy in children. Ann Oncol 4 Suppl 3: 35–37

Gigli GL, Placidi F, Diomedi M, Maschio M, Silvestri G, Scalise A, Marciani G (1997) Nocturnal sleep and daytime somnolence in untreated patients with temporal lobe epilepsy:

changes after treatment with controlled-release carbamazepine. Epilepsia 38: 696–701

Girault C, Muir JF, Mihaltan F, Borderies P, De La Giclais B, Verdure A, Samson-Dollfus D (1996) Effects of repeated administration of zolpidem on sleep, diurnal and nocturnal respiratory function, vigilance, and physical performance in patients with COPD. Chest 110(5): 1203–1211

Gowing L, Ali R, White J (2002) Buprenorphine for the management of opioid withdrawl. Cochrane Database Syst Rev (2):CD002025

Greenberg DB, Gray JL, Mannix CM, Eisenthal S, Carey M (1993) Treatment-related fatigue and serum interleukin-1 levels in patients during external beam irradiation for prostate cancer. J Pain Symptom Manage 8(4): 196–200

Greenhill L, Puig-Antich J, Goetz R, Hanlon C, Davies M (1983) Sleep architecture and REM sleep measures in prepubertal children with attention deficit disorder with hyperactivity. Sleep 6(2): 91–101

Guilleminault C, Flagg W (1984) Effect of baclofen on sleep-related periodic leg movements. Ann Neurol 15(3): 234–239

Hohagen F, Lis S, Riemann D et al. (1994) Influence of biperiden and bornaprine on sleep in healthy subjects. Neuropsychopharmacology 11: 29–32

Holsboer-Trachsler E, Hatzinger M, Stohler R et al. (1993) Effects of the novel Acetylcholinesterase inhibitor SDZ ENA 713 on sleep in man. Neuropsychopharmacology 8(1): 87–92

Horne JA (1989) Aspirin and nonfebril waking oral temperature in healthy men and women links with SWS changes? Sleep 12(6): 516–521

Horne JA, Percival JE, Traynor JR (1980) Aspirin and human sleep. Electroencephalogr Clin Neurophysiol 49(3-4): 409–413

Hotta I, Yamawaki S, Segawa T (1986) Long-term lithium treatment causes serotonin receptor down-regulation via serotonergic presynapses in rat brain. Neuropsychobiology 16(1): 19–26

Hu K, Li Q, Yang J, Hu S, Chen X (2003) The effect of theophylline on sleep-disordered breathing in patients with stable chronic congestive heart failure. Chin Med J (Engl) 116(11): 1711–1716

Hughes K, Glass C, Ripchinski M et al. (2003) Efficacy of the topical nasal steroid budesonide on improving sleep and daytime somnolence in patients with perennial allergic rhinitis. Allergy 58(5): 380–385

Ihl R (2003) The impact of drugs against dementia on cognition in aging and mild cognitive impairment. Pharmacopsychiatry 36 Suppl 1: S38–43

Inglis F (2002) The tolerability and safety of cholinesterase inhibitors in the treatment of dementia. Int J Clin Pract Suppl 127: 45–63

Jarrott B, Lewis S, Conway EL, Summers R, Louis WJ (1984) The involvement of central alpha adrenoceptors in the antihypertensive actions of methyldopa and clonidine in the rat. Clin Exp Hypertens A 6(1-2): 387–400

Jarvis B, Figgitt DP (2003) Memantine. Drugs Aging 20(6): 465–467

Jeste DV, Caligiuri MP (1993) Tardive dyskinesia. Schizophr Bull 19(2): 303–315

Jindal RD, Fasiczka AL, Himmelhoch JM, Mallinger AG, Thase ME (2003 a) Effects of tranylcypromine on the sleep of patients with anergic bipolar depression. Psychopharmacol Bull 37(3): 118–126

Jindal RD, Friedman ES, Berman SR, Fasiczka AL, Howland RH, Thase ME (2003 b) Effects of sertraline on sleep architecture in patients with depression. J Clin Pharmacol 23(6): 540–548

Kanbayashi T, Sugiyama T, Aizawa R et al. (2002) Effects of donepezil (Aricept) on the rapid eye movement sleep of normal subjects. Psychiatry Clin Neurosci 56(3): 307–308

Kanno O, Clarenbach P (1985) Effct of clonidine and yohimbine on sleep in man: polygraphic study and EEG analysis by normalized slope descriptors. Electroencephalogr Clin Neurophysiol 60(6): 478–484

Kanno O, Watanabe H, Kazamatsuri H (1993) Effects of zopiclone, flunitrazepam, triazolam and levomepromazine on the transient change in sleep-wake schedule: polygraphic study, and the evaluation of sleep and daytime condition. Prog Neuropsychopharmacol Biol Psychiatry 17(2): 229–239

Kaplan J, Fredrickson PA, Renaux SA, O'Brian PC (1993) Theophylline effect on sleep in normal subjects. Chest 103(1): 193–195

Kaynak D, Kiziltan G, Kaynak H, Benbir G, Uysal O (2005) Sleep and sleepiness in patients with Parkinson's disease before and after dopaminergic treatment. Eur J Neurol 12(3):199–207

Kemme MJ, vd Post JP, Schoemaker RJ, Straub M, Cohen AF, van Gerven JM (2003) Central nervous system effects of moxonidine experimental sustained release formulation in patients with mild to moderate essential hypertension. Br J Pharmacol 55(6): 518–525

Kim EJ, Jeong DU (1999) Transdermal scopolamine alters phasic REM activity in normal young adults. Sleep 22(4): 515–520

Kirby R, Jardin A (1997) Doxazosin in the treatment of benign prostatic hyperplasia. A review of safety profile in older patients. Prostate Cancer Prostatic Dis 1(2): 84–89

Klein E, Mairaz R, Pascal M, Hefez A, Lavie P (1991) Discontinuation of lithium treatment in remitted bipolar patients: relationship between clinical outcome and changes in sleep-wake cycles. J Nerv Ment Dis 179(8): 449–501

Kleinlogel H (1989) Effects of the selective alpha 1-adrenoceptor blocker Prazosin on EEG sleep and waking stages in the rat. Neuropsychobiology 21(2): 100–103

Klemfuss H (1992) Rhythms and the pharmacology of lithium. Pharmacol Ther 56(1): 53–78

Knigge U, Dejgaard A, Wollesen F, Thuesen B, Christiansen PM (1982) Histamine regulation of prolactin secretion through H1- and H2-receptors. J Clin Endocrinol Metab 55(1): 118–122

Korner Y, Meindorfner C, Moller JC et al. (2004) Predictors of sudden onset of sleep in Parkinson's disease. Mov Disord 19(11): 1298–1305

Kostis JB, Rosen RC, Holzer BC, Randolph C, Taska LS, Miller MH (1990) CNS side effects of centrally-active antihypertensive agents: a prospective, placebo-controlled study of sleep, mood state, and cognitive and sexual function in hypertensive males. Psychopharmacology (Berl.) 102(2): 163–170

Kravitz HM, Corcos DM, Hansen G, Penn RD, Cartwright RD, Gianino J (1992) Intrathecal baclofen. Effects on nocturnal leg muscle spasticity. Am J Phys Med Rehabil 71(1): 48–52

Kretzschmar R, Otto J, Teschendorf HJ, Worstmann W (1976) Pharmacological investigations of 4'-fluoro-4-(4-methyl-peperidono)-butyrophenone with respect to its sedative and sleep-inducing properties (author's translation). Arzneimittelforschung 26(6): 1073–1076

Krueger JM, Dinarello CA, Shoham S, Davenne D, Walter J, Kubillus S (1987) Interferon alpha-2 enhances slow-wave sleep in rabbits. Int J Immunopharmacol 9(1): 23–30

Landolt HP, Meier V, Burgess HJ, Finelli LA, Cattelin F, Achermann P, Borbely AA (1999) Serotonin-2 receptors and human sleep: effect of a selective antagonist on EEG power spectra. Neuropsychopharmacology 21(3): 455–466

LaRochelle JS, Karp BI (2004) Restless legs syndrome due to interferon-alpha. Mov Disord 19(6): 730–731

Lee JH, Woo JI, Meltzer HJ (2001) Effects of clozapine on sleep measures and sleep-associated changes in growth hormone and cortisol in patients with schizophrenia. Psychiatry Res 103(2-3): 157–166

Lepor H, Knapp-Maloney G, Sunshine H (1990) A dose titration study evaluating terazosin, a selective, once-a-day alpha 1-blocker for the treatment of symptomatic benign prostatic hyperplasia. J Urol 144(6): 1393–1398

Luthringer R, Toussaint M, Schaltenbrand N, Bailey P, Danjou PH, Hackett D, Guichoux JY, Macher JP (1996) A double-blind, placebo-controlled evaluation of the effects of orally administered venlafaxine on sleep in inpatients with major depression. Psychopharmacol Bull 32(4): 637–646

MacDonald R, Wilt TJ, Howe RW (2004) Doxazosin for treating lower urinary tract symptoms compatible with benign prostatic obstruction: a systematic review of efficacy and adverse effects. BJU Int 94(9): 1263–1270

Maddock C, Baita A, Orru MG et al. (2004) Psychopharmacological treatment of depression, anxiety, irritability and insomnia in patients receiving interferon-alpha: a prospective case series and a discussion of biological mechanisms. J Psychopharmacol 18(1): 41–46

Man GC, Champman KR, Ali SH, Darke AC (1996) Sleep quality and nocturnal respiratory function with once-daily theophylline (Uniphyl) and inhalated salbutamol in patients with COPD. Chest 110(3): 648–653

Manni R, Terzaghi M, Sartori I, Mancini F, Pacchetti C (2004) Dopamine agonists and daytime sleepiness in PD: review of the literature and personal findings. Sleep Med 5(2): 189–193

Manning C, Scandale L, Manning EJ, Gengo FM (1992) Central nervous system effects of meclizine and dimenhydrinate: evidence of acute tolerance to antihistamines. J Clin Pharmacol 32(11): 996–1002

Maurizi CP (1984) A mechanism of mania and the chemistry of dreams: a hypothesis. South Med J 77(12): 1491–1493

McLoughlin J, Miller AJ (1993) Metoclopramide in the treatment of reflux oesophagitis: a comparison of normal and controlled-release formulations. Curr Med Res Opin 13(3): 145–153

Metz LM, Patten SB, Archibald CJ et al. (2004) The effect of immunomodulatory treatment on multiple sclerosis fatigue. J Neurol Neurosur Ps 75(7): 1045–1047

Minvielle S (2000) Klein-Levin syndrome: a neurological disease with psychiatric symptoms. Encephale 26(4): 71–74

Mizuno S, Kameda A, Inagaki T, Horiguchi J (2004) Effects of donepezil on Alzheimer's disease: the relationship between cognitive function and rapid eye movement sleep. Psychiatry Clin Neurosci 58(6): 660–665

Monti JM (1987) Disturbances of sleep and wakefulness associated with the use of antihypertensive agents. Life Sci 41(17): 1979–1988

Monti JM, Alterwain P, Monti D (1990) The effect of moclobemide on nocturnal sleep of depressed patients. J Affect Disord 20(3): 201–208

Monti JM, Monti D (2004) Sleep in schizophrenia patients and the effects of antipsychotic drugs. Sleep Med Rev 8(2): 133–148

Mulloy E, McNicholas WT (1993) Theophylline improves gas exchange during rest, exercise, and sleep in severe chronic obstructive pulmonary disease. Am Rev Respir Dis 148(4 Pt 1): 1030–1036

Murphy PJ, Badia P, Myres BL, Boecker MR, Wright KP jr. (1994) Nonsteroidal anti-inflammatory drugs affect normal sleep patterns in humans. Physiol Behav 55(6): 1063–1066

Murphy PJ, Myres BL, Badia P (1996) Nonsteroidal anti-inflammatory drugs alter body temperature and suppress melatonin in humans. Physiol Behav 59(1): 133–139

Naito K, Osama H, Ueno R, Hayaishi O, Honda K, Inoue S (1988) Suppression of sleep by prostaglandin synthesis inhibitors in unrestrained rats. Brain Res 453(1-2): 329–336

Nakazawa Y, Kotorii M, Kotorii T, Ohshima M, Hasuzawa H (1977) Individual variations in response of human REM sleep to amitriptyline and haloperidol. Electroencephalogr Clin Neurophysiol 42(6): 769–775

Nance PW, Bugaresti J, Shellenberger K, Sheremata W, Martinez-Arizala A (1994) Efficacy and safety of tizanidine in the treatment of spasticity in patients with spinal cord injury. North American Tizanidine Study Group. Neurology 44(11 Suppl 9): S44–S51

Neckelmann D, Bjorvatn B, Bjorkum AA, Ursin R (1996) Citalopram: differential sleep/wake and EEG power spectrum effects after single dose and chronic administration. Behav Brain Res 79(1-2): 183–192

Nolen WA, Haffmans PM, Bouvy PF, Duivenvoorden HJ (1993) Monoamine oxidase inhibitors in resistant major depression. A double-blind comparison of brofaromine and tranylcypramine in patients resistant to tricyclic antidepressant. J Affect Disord 28(3): 189–197

Norrby SR (1991) Side-effects of quinolones: comparison between quinolones and other antibiotics. Eur J Clin Microbiol Infect Dis 10(4): 378–383

Obermeyer WH, Benca RM (1996) Effects of drugs on sleep. Neurol Clin 14: 827–840

Onofrj M, Luciano AL, Iacono D, D'Andreamatteo G (2003) Mirtazapine induces REM sleep behaviour disorder (RBD) in parkinsonism. Neurology 60(1): 113–115

Orr WC, Duke JC, Imes NK, Mellow MH (1994) Comparative effects of H2-receptor antagonists on subjective and objective assessments of sleep. Aliment Pharmacol Ther 8(2): 203–207

Pantoni L, de Ser T, Soglian AG, Amigoni S, Spadari G, Binelli D, Inzitari D (2005) Efficacy and safety of nimodipine in subcortical vascular dementia: a randomized placebo-controlled trial. Stroke 36(3): 619–624

Paus S, Brecht HM, Koster J, Seeger G, Klockgether T, Wullner U (2003) Sleepattacks, daytime sleepiness, and dopamine agonists in Parkinson's disease. Mov Disord 18(6): 659–667

Peskind ER, Bonner LT, Hoff DJ, Raskind MA (2003) Prazosin reduces trauma-related nightmares in older men with chronic posttraumatic stress disorder. J Geriatr Psychiatry Neurol 16(3): 165–171

Pickworth WB, Neidert GL, Kay DC (1981) Morphinlike arousal by methadone during sleep. Clin Pharmacol Ther 30(6): 796–804

Placidi F, Diomedi M, Scalise A, Marciniani MG, Romigi A, Gigli GL (2000) Effect of anticonvulsants on nocturnal sleep in epilepsy. Neurology 54: S25–S32

Poland RE, McCracken JT, Lutchmansingh P et al. (1997) Differential response of rapid eye movement sleep to cholinergic blockade by scopolamine in currently depressed, remitted, and normal control subjects. Biol Psychiatry 41(9): 929–938

Pollmacher T, Schreiber W, Gudwill S et al. (1993) Influence of endotoxin on nocturnal sleep in humans. Am J Physiol 264(6 PT 2): R1077–1083

Poole MD, Postma DS (1991) Characterization of cough associated with angiotensin-converting enzyme inhibitors. Otolaryngol Head Neck Surg 105(5): 714–716

Poppe M, Friebel D, Reuner U, Todt H, Koch R, Heubner G (2003) The Kleine-Levin syndrome effects of treatment with lithium. Neuropediatrics 34(3): 113–119

Prendiville J, Thatcher N, Lind M, McIntosh R, Ghosh A, Stern P, Crowther D (1993) Recombinant human interleukin-4 (rhu IL-4) administered by the intravenous and subcutaneous routs in patients with advanced cancer – a phase I toxicity study and pharmacokinetic analysis. Eur J Cancer 29A(12): 1700–1707

Prichard BN (1994) Clinical experience with moxonidine. Cardiovasc Drugs Ther 8 Suppl 1: 49–58

Prisant FL, Spruill WJ, Fincham JE, Wade WE, Carr AE, Adams MA (1991) Depression associated with antihypertensive drugs. J Fam Pract 33(5): 481–485

Radulovacki M, Trobovic SM, Carley DW (1998) Serotonin 5-HT3-receptor antagonist GR 38032F suppresses sleep apneas in rat. Sleep 21(2): 131–136

Rampello L, Raffaele R, Nicoletti G, Le Pira F, Vecchio I, Malaguarnera M, Drago F (1997) Neurobehavioral syndrome induced by H2-receptor blocker withdrawl: possible role of prolactin. 20(1): 49–50

Rao U, Lutchmansingh P, Poland RE (1999) Age-related effects of scopolamine on REM sleep regulation in normal control subjects: relationship to sleep abnormalities in depression. Neuropsychopharmacology 21(6): 723–730

Raskind MA, Peskind ER, Kanter ED et al. (2003) Reduction of nightmares and other PTSD symptoms in combat veterans by Prazosin: a placebo-controlled study. Am J Psychiatry 160(2): 371–373

Richardson GS, Roehrs TA, Rosenthal L, Koshorek G, Roth T (2002) Tolerance to daytime sedative effects of H1 antihistamines. J Clin Psychopharmacol 22(5): 511–515

Riemann D, Voderholzer U, Cohrs S et al. (2002) Trimipramine in primary insomnia: results of a poysomnographic double-blind controlled study. Pharmacopsychiatry 35(5): 165–174

Rijnbeek B, de Visser SJ, Franson KL, Cohen AF, van Gerven JM (2003) REM sleep effects as a biomarker for the effects of antidepressants in healthy volunteers. J Psychopharmacol 17(2): 196–203

Rizzo MA, Hadjimichael OC, Preiningerova J, Vollmer TL (2004) Prevalence and treatment of spasticity reported by multiple sclerosis patients. Mult Scler 10(5): 589–595

Rodgers PT, Brengel GR (1998) Famotidine associated mental status changes. Pharmacotherapy 18(2): 404–407

Romigi A, Brusa L, Marciani MG et al. (2004) Sleep episodes and daytime sleepiness as result of individual susceptibility to different dopaminergic drugs in a PD patient: a polysomnographic study. J Neurol Sci 228(1): 7–10

Rosenthal T, Algom M, Chagnac A, Grossman E, Kisch E, Leiba M, Paran E (1986) Captopril as a replacement therapy in hypertension improving quality of life – a multicentre study. Postgrad Med J 62 (Suppl 1): 114–115

Ross JS, Shua-Haim JR (1998) Aricept-induced nightmares in Alzheimer's disease: 2 case reports. J Am Geriatr Soc 46(1): 119–120

Rothe B, Guldner J, Hohlfeldt E, Lauer CJ, Pollmacher T, Holsboer F, Steiger A (1994) Effects of 5HT3 receptor antagonism by tropisetron on the sleep EEG and on nocturnal hormone secretion. Neuropsychopharmacology 11(2): 101–106

Sagales T, Erill S, Domino EF (1975) Effects of repeated doses of scopolamine on the electroencephalographic stages of sleep in normal volunteers. Clin Pharmacol Ther 18(06): 727–732

Saletu B, Frey R, Krupka M, Anderer P, Grundberger J, Barbanjo M (1989) Differential effects of a new central adrenergic agonist – modafinil – and D-amphetamine on sleep and early morning behaviour in young healthy volunteers. Int J Clin Pharmacol Res 9(3): 183–195

Salin-Pascual RJ, Galicia-Polo L, Drucker-Colin R (1997) Sleep changes after 4 consecutive days of venlafaxine administration in normal volunteers. J Clin Psychiatr 58(8): 348–350

Salinsky MC, Oken BS, Binder LM (1996) Assessment of drowsiness in epilepsy patients receiving chronic antiepileptic drug therapy. Epilepsia 37: 181–187

Sanchez-Romero A, Garcia-Delgado R, Duran-Quintana JA (2003) Can treatment associated with ticlopidine and nifidipine increase levels of phenobarbital? Rev Neurol 36(5): 433–434

Santens P (2003) Sleep attacks in Parkinson's disease induced by Entacapone, a COMT-inhibitor. Fundam Clin Pharmacol 17(1): 121–123

Sawada T, Sako K, Yoshihara K, Nakamura K, Yokohama S, Hayashi M (2003) Timed-release formulation to avoid drug-drug interaction between diltiazem and midazolam. J Pharm Sci 92(4): 790–797

Schoenberger JA, Croog SH, Sudilovsky A, Levine S, Baume RM (1990) Self-reported side effects from antihypertensive drugs. A clinical trial. Quality of life research group. Am J Hypertens 3(2): 123–132

Schook CE, Radtke H, Wurst W, Thieme G (1989) Overview of clinical trials with Urapidil. Am J Cardiol 64(7): 30D–37D

Schredl M, Weber B, Braus D, Gattaz WF, Berger M, Riemann D, Heusler I (2000) The effect of rivastigmine on sleep in elderly healthy subjects. Exp Gerontol 35(2): 243–249

Schredl M, Weber B, Leins ML, Heuser I (2001) Donepezil-induced REM sleep augmentation enhances memory performance in elderly, healthy persons. Exp Gerontol 36(2): 353–361

Schwid SR, Goodman AD, Mattson DH (1997) Autoimmune hyperthyreoidism in patients with multiple sclerosis treated with interferon beta-1b. Arch Neurol 54(9): 1169–1190

Selby C, Engleman HM, Fitzpatrick MF, Sime PM, Mackay TW, Douglas NJ (1997) Inhaled salmeterol or oral theophylline in nocturnal asthma? Am J Respir Crit Care Med 155(1): 104–108

Sharpley AL, Cowen PJ (1995) Effect of pharmacologic treatments on the sleep of depressed patients. Biol Psychiatry 37(2): 85–98

Shoham S, Davenne D, Cady AB, Dinarello CA, Krueger JM (1987) Recombinant tumor necrosis factor and interleukin 1 enhance slow-wave sleep. Am J Physiol 253(1 Pt 2): R142–R149

Singer M, Romero B, Koenig E, Forstl H, Brunner H (2005) Albträume bei Patienten mit Alzheimer-Demenz durch Donepezil. Therapeutischer Effekt ist abhängig vom Einnahmezeitpunkt. Nervenarzt (online publiziert)

Slatkin NE, Rhiner M (2003) Treatment of opiate-related sedation: utility of cholinesterase inhibitors. J Support Oncol 1(1): 53–63

Smith HS, Barton AE (2000) Tizanidine in the management of spasticity and musculoskeletal complaints in the palliative care population. Am J Hosp Palliat Care 17(1): 50–58

Sonntag A, Rothe B, Guldner J, Yassouridis A, Holsboer F, Steiger A (1996) Trimipramine and imipramine exert different effects on the sleep EEG and on nocturnal hormone secretion during treatment of major depression. Depression 4(1): 1–13

Spath-Schwalbe E, Lange T, Perras B, Fehm HL, Born J (2000) Interferon-alpha acutely impairs sleep in healthy humans. Cytokine 12(5): 518–521

Spiegel R, DeVos JE (1980) Central effects of guanfacine and clonidine during wakefulness and sleep in healthy subjects. Br J Clin Pharmacol 10 (Suppl 1): 165S–168S

Squelart P, Saravia J (1977) Pipamperone (Dipiperon), a useful sedative neuroleptic drug in troublesome chronic psychotic patients. Acta Psychiatr Belg 77(2): 284–293

Staedt J, Stoppe G, Hajak G, Ruther E (1996) Rebound insomnia after abrupt clozapine withdrawl. Eur Arch Psychiatry Clin Neurosci 246(2): 79–82

Steiger A (2002) Sleep and hypothalamo-pituitary-adrenocortical system. Sleep Med Rev 6(2):125–138

Stoschitzky K, Sakotnik A, Lercher P, Zweiker R, Maier R, Liebmann P, Lindner W (1999) Influence of beta-blockers on melatonin release. Eur J Clin Pharmacol 55(2): 111–115

Swainston Harrison T, Keating GM (2005) Zolpidem: a review of its use in the management of insomnia. CNS Drugs 19(1): 65–89

Sweden B van (1987) Rebound insomnia in neuroleptic drug withdrawl neurophysiologic characteristics. Pharmacopsychiatry 20(3): 116–119

Takhar J, Bishop J (2000) Influence of chronic barbiturate administration on sleep apnea after hypersomnia presentation: case study. J Psychiatry Neurosci 25(4): 321–324

Tan A, Salgado M, Fahn S (1996) Rapid eye movement sleep behavior disorder preceding Parkinson's disease with therapeutic response to levodopa. Mov Disord 11: 214–216

Tanser PH, Campbell LM, Arrnza J, Karrash J, Toutouzas P, Watts R (2000) Candesartan cilexitil is not associated with cough in hypertensive patients with enalapril-induced cough. Multicentre Cough Study Group. Am J Hypertens 13(2): 214–218

Terao A, Matsumura H, Yoneda H, Saito M (1998) Enhancement of slow-wave sleep by tumor necrosis factor-alpha is mediated by cyclooxygenase-2 in rats. Neuroreport 9(17): 3791–3796

Touyz SW, Saayman GS, Zabow T (1978) A psychophysiological investigation of long-term effects of clozapine upon sleep patterns of normal young adults. Psychopharmacol 56: 69–73

Traub YM, Rosenfeld JB (1985) Comparison of low-dose captopril and propranolol as second-line drugs in mild and moderate hypertension. Isr J Md Sci 21(9): 737–741

Treiman DM, Pledger GW, DeGiorgo C, Tsay JY, Cerghino JJ (1993) Increasing plasma concentration tolerability study of flunarizine in comedicated epileptic patients. Epilepsia 34(5): 944–953

Veronese ML, Gillen LP, Dorval EP, Hauck WW, Waldman SA, Greenberg HE (2003) Effect of mibrefadil on CYP3A4 in vivo. J Clin Pharmacol 43(10): 1091–1100

Vgontzas AN, Papanicolaou DA, Bixler EO, Lotsikas A, Zachman K, Prolo P, Wong ML, Licinio J, Gold PW, Hermida RC, Mastorakos G, Chrousos GP (1999) Circadian interleukin-6 secretion and quantity and depth of sleep. J Clin Endocrinol Metab 84(8): 2603–2607

Vgontzas AN, Zoumakis E, Lin HM, Bixler EO, Trakada G, Chrousos GP (2004) Marked decrease in sleepiness in patients with sleep apnea by etanercept, a tumor necrosis factor-alpha antagonist. J Clin Endocrinol Metab 89(9): 4409–4413

Walker BR, Hare LE, Deitch MW (1982) Comparative antihypertensive effects of guanabenz and clonidine. J Int Med Res 10(1): 6–14

Walker LG, Walker MB, Heyes SD, Lolley J, Wesnes K, Eremin O (1997) The psychological and psychiatric effects of rIL-2 therapy: a controlled clinical trial. Psychooncology 6(4): 290–300

Walther EU, Hohlfeld R (1999) Multiple sclerosis: side effects of interferon beta therapy and their management. Neurology 53(8): 1622–1627

Ware JC (1983) Tricyclic antidepressants in the treatment of insomnia. J Clin Psychiatry 44(9 Pt 2): 25–28

Wetter TC, Lauer CJ, Gillich G, Pollmacher T (1996) The electroencephalographic sleep pattern in schizophrenic patients treated with clozapine or classical antipsychotic drugs. J Psychiatr Res 30(6): 411–419

Wetzel W (1990) Effect of repeated application of nootropic drugs on sleep in rats. Biomed Biochim Acta 49(5): 405–411

Whitlock FA, Evans LE (1978) Drugs and depression. Drugs 15(1): 53–71

Wiedemann K, Lauer C, Pollmacher T, Holsboer F (1994) Sleep endocrine effects of antigluco- and antimineralocorticoids in healthy males. Am J Physiol 267(1 Pt 1): E109–114

Wiegand M, Berger M (1989) Action of trimipramine on sleep and pituitary hormone secretion. Drugs 38 Suppl 1: 35–42

Williams MB, Jope RS (1994) Lithium potentiates phosphoinositide-linked 5-HT receptor stimulation in vivo. Neuroreport 5(9): 1118–1120

Wilson SJ, Bailey JE, Rich AS, Adrover M, Potokar J, Nutt DJ (2004) Using sleep to evaluate comparative serotonergic effects of paroxetine and citalopram. Eur Neuropsychopharmacol 14(5): 367–372

Winokur A, Gary KA, Rodner S, Rae-Red C, Fernando AT, Szuba MP (2001) Depression, sleep physiology, and antidepressant drugs. Depress Anxiety 14(1): 19–28

Wobrock T, Schwaab B, Bohm M, Schafers HJ, Wanke K, Supprian T (2001) Pharmacotherapeutical approaches to insomnia patients with cardiac diseases and after heart transplantation. Z Kardiol 90(10): 717–728

Wolf P, Roder-Wanner UU, Brede M (1984) Influence of therapeutic Phenobarbital and phenytoin medication on polygraphic sleep of patients with epilepsy. Epilepsia 25: 467–475

Wong JO, Chiu GL, Tsao CJ, Chang CL (1997) Comparison of oral controlled-release morphine with transdermal fentanyl in terminal cancer pain. Acta Anaesthesiol Sin 35(1): 25–32

Wooten VD, Buysse DJ, Sleep in psychiatric disorders. In: Chokroverty S, Daroff RB (eds) (1999) Sleep disorders medicine. Boston (MA): Butterworth Heinemann: 573–586

Worth H, Muir JF, Pieters WR (2001) Comparison of hydrofluoroalkane-beclomethasone dipropionate Autohaler with budesonide Turbohaler in asthma control. Respiration 68(5): 517–526

Yodfat Y, Fidel J, Bloom DS (1985) Captopril as a replacement for multiple therapy in hypertension: a controlled study. J Hypertens Suppl 3(2): S155–S158

Youngchaiyud P, Permpikul C, Suthamsmai T, Wong E (1995) A double-blind comparison of inhaled budesonide, long-acting theophylline, and their combination in treatment of nocturnal asthma. Allergy 50(1): 28–33

Zachariah PK, Bonnet G, Chrysant SG et al. (1987) Evaluation of antihypertensive efficacy of lisinopril compared to metoprolol in moderate to severe hypertension. J Cardiovasc Pharmacol 9 (Suppl 3): S53–S58

Zoltoski RK, Velazquez-Moctezuma J, Shiromani PJ, Gillin JC (1993) The relative effects of selective M1 muscarinic antagonists on rapid eye movement sleep. Brain Res 608(2): 186–190

Krampfanfälle

F. Block

Für die medikamentös induzierten Krampfanfälle gilt viel mehr als für die anderen neurologischen Symptome, die durch Medikamente hervorgerufen werden können, dass eine Prädisposition in Form einer Epilepsie oder Krampfneigung zugrunde liegt. Für die erhöhte Krampfneigung spielen akute Erkrankungen des ZNS wie Meningitis oder Enzephalitis oder Erkrankungen wie Nieren- oder Leberfunktionsstörungen eine wesentliche Rolle. In Abhängigkeit von der Definition der medikamentös induzierten Krampfanfälle liegt die Rate bei 0,08–1,7% und ist somit recht niedrig (Porter u. Jich 1977; Messing et al. 1984). Vom klinischen Aspekt unterscheiden sich die medikamentös induzierten Krampfanfälle nicht von den spontan auftretenden. Allerdings sind die medikamentös induzierten Krampfanfälle viel häufiger generalisiert, einfach partielle Anfälle sind hierbei eher selten.

Antidepressiva, Neuroleptika, Antibiotika, Theophyllin und Insulin sind die Medikamente bzw. Medikamentengruppen, bei denen am häufigsten medikamentös-induzierte Krampfanfälle beobachtet werden. Als Pathomechanismen werden im Wesentlichen die 3 folgenden diskutiert:

1. Direkte ZNS-Effekte,
2. indirekte Effekte und
3. Medikamenteninteraktionen.

Bei den direkten ZNS-Effekten spielen vor allem Auswirkungen auf Transmitter bzw. deren Rezeptoren eine Rolle. Über eine Reduktion hemmender Transmitter oder Verstärkung der erregenden wird das Gleichgewicht so verschoben, dass die Krampfschwelle sinkt. Es gibt zudem auch neurotoxische Effekte, die zu medikamentös induzierten Krampfanfällen beitragen können. Die indirekten Effekte werden über Veränderungen des zerebralen Blutflusses, der Oxygenierung, der metabolischen Situation oder des Elektrolythaushaltes vermittelt. Bei den Medikamenteninteraktionen spielen vor allem Wechselwirkungen mit Antiepileptika eine Rolle, die zu einer Erniedrigung der entsprechenden Wirkspiegel führen.

Bei klinischem Verdacht auf einen medikamentös induzierten Krampfanfall ist neben der Anamnese, die die genannten Risikofaktoren berücksichtigen sollte, eine körperliche Untersuchung, ein EEG und eine zerebrale Bildgebung mittels CT oder MRT erforderlich. In der neurologischen Untersuchung können Veränderungen auffallen, die auf eine fokale zerebrale Läsion hinweisen. Im EEG können ein Herdbefund oder epilepsietypische Potenziale nachweisbar sein. Neben Normalbefunden in der Bildgebung können auch vaskuläre Läsionen oder andere narbige Veränderungen vorhanden sein. Keiner dieser Befunde beweist einen medikamentös induzierten Krampfanfall oder schließt ihn aus. Allerdings können sich Befundkonstellationen ergeben, die eine andere Ursache wahrscheinlich erscheinen lassen, oder es finden sich Veränderungen, die ein erhöhtes Risiko für medikamentös-induzierte Krampfanfälle aufweisen.

Anästhetika

Anästhetika werden vor allem zur Narkose bei operativen Eingriffen eingesetzt. Hierbei gibt es Unterschiede sowohl in der Art der Narkose (Vollnarkose, Regional- oder Lokalanästhesie) als auch in der Applikation des Anästhetikums (Inhalation; intravenöse, peridurale oder lokale Injektion). Für alle diese Anästhesieformen sind Krampfanfälle als Nebenwirkung beschrieben worden. Nach der Gabe der inhalativen Anästhetika **Enfluran**, **Isofluran** und **Sevofluran** sind Krampfanfälle beobachtet worden (Terasako u. Ishii 1996; Christys et al. 1989; DeWolf et al. 1984). Bei Patienten mit bekannter Epilepsie konnte mittels EEG eine stärkere epileptogene Wirkung von Sevofluran im Vergleich zu Isofluran festgestellt werden, wobei die prokonvulsive Wirkung dosisabhängig war (Iijima et al. 2000). Neben Krampfanfällen in der Vorgeschichte stellt das Hyperventilationssyndrom einen Risikofaktor für das Auftreten von Krampfanfällen bei Inhalationsnarkotika dar. Für das intravenös zu applizierende **Ketamin** wurden sowohl bei epileptischen Patienten als auch bei Patienten mit diesbezüglich leerer Anamnese Krampfanfälle beobachtet (Bennett et al. 1973; Elliot et al. 1976). **Propofol**, das antiepileptische Eigenschaften hat und dementsprechend auch zur antiepileptischen Therapie beim Status epilepticus eingesetzt wird, kann aber auch Krampfanfälle auslösen (Cochran et al. 1996; Mäkela et al. 1993). In einer Metaanalyse veröffentlichter Fallberichte ließ sich herausarbeiten, dass die Propofol-induzierten Krampfanfälle vor allem bei der Einleitung, Ausleitung oder verzögert danach auftreten (Walder et al. 2002). Daraus lässt sich ableiten, dass die Änderung der zerebralen Konzentration des Propofols als ursächlich anzusehen ist. Krampfanfälle, die im Zusammenhang mit einer Lokalanästhesie auftreten, sind meist auf eine unbeabsichtigte intravasale Applikation zurückzuführen. Die daraus resultierenden erhöhten Plasmakonzentrationen von z. B. Lidocain oder Bupivacain wirken prokonvulsiv (DeToledo 2000; Auroy et al. 1997; Raeder et al. 1999). Aber auch bei epi- oder periduraler Gabe von Anästhetika kann es zu Krampfanfällen kommen (Bisschop et al. 2001; Auroy et al. 1995; Brown et al. 1995). Im direkten Vergleich scheint das Risiko für Anästhetika-induzierte Krampfanfälle bei direkter Blockade peripherer Nerven deutlich höher zu sein als bei der epiduralen Anästhesie (Auroy et al. 1997).

Antibiotika

Für diverse Antibiotika werden Krampfanfälle als Nebenwirkung beschrieben. Im Einzelfall ist es jedoch schwierig eine klare Zuordnung zwischen Krampfanfall und Antibiotikum zu erstellen, da die Erkrankungen, weshalb Antibiotika verabreicht werden, selbst die Krampfschwelle senken.

An erster Stelle ist das **Fieber** zu nennen, welches über Senkung der Krampfschwelle als Auslöser für Krampfanfälle in Frage kommt. Darüber hinaus sind spezielle bakterielle Erkrankungen wie **Meningitis** oder **Hirnabszess** mit einem erhöhten Risiko für Krampfanfälle behaftet.

Penicillin und seine Analoga wirken über eine Hemmung des inhibitorischen Transmitters GABA epileptogen. Dieser Effekt ist nach lokaler Applikation auf den Kortex so ausgeprägt und sicher, dass es sich in der experimentellen Epilepsieforschung als ein Epilepsiemodell etabliert hat. Im klinischen Kontext wird die Inzidenz der Penicillin-induzierten Krampfanfälle mit 0,3% angegeben (Boston Collaborative Drug Surveillance Program 1972). Gestörte Nierenfunktion, niedriges und höheres Lebensalter, Meningitis, intraventrikuläre Gabe des Antibiotikums und Krampfanfälle in der Anamnese sind Risikofaktoren für das Auftreten von Krampfanfällen unter Penicillin-Gabe (Barrons et al. 1992). Die prokonvulsive Eigenschaft der **Cephalosporine** scheint dagegen deutlich geringer zu sein (Shah et al. 1988). Die Carbapeneme, allen voran das **Imipenem**, können ebenfalls prokonvulsiv wirken (Fink et al. 1994; Pestotnik et al. 1993; Norrby 1996). Die Rate der Imipenem-induzierten Krampfanfälle wird mit 0,2–2% angegeben. Als Risikofaktoren ließen sich ZNS-Erkrankungen, Krampfleiden, gestörte Nierenfunktion und zu hohe Dosis ermitteln (Pestotnik et al. 1993; Norrby 1996). Krampfanfälle wurden bei 1–3% der Patienten beschrieben, die mit dem Tuberkulostatikum **Isoniazid** behandelt wurden (Devadatta 1965). Diese prokonvulsive Wirkung des Isoniazid ist durch die Hemmung des GABA-synthetisierenden Enzyms Glutamatdecarboxylase zu erklären. Die durch Isoniazid bedingten Krampfanfälle sind schlecht bis gar nicht durch Antikonvulsiva zu behandeln. Eckpfeiler der Therapie ist die Gabe von Vitamin B_6 (Temmerman et al. 1999).

Antidepressiva

Antidepressiva werden neben der Behandlung von Depressionen auch in der Schmerztherapie eingesetzt. Zudem werden sie in Abhängigkeit bestimmter Eigenschaften bzw. Nebenwirkungen zur Aktivierung oder zum Anstoßen des Nachtschlafes verwendet. Die Rate von Krampfanfällen unter Antidepressiva wird mit 0,1–1% beziffert (Jick et al. 1983; Lowry u. Dunner 1980). Die Rate ist sicherlich abhängig vom Typ des eingesetzten Antidepressivums. So konnten für die trizyklischen Antidepressiva wie **Amitriptylin** oder **Imipramin** und die tetrazyklischen Antidepressiva wie **Maprotilin** recht hohe Raten bis 15% beschrieben werden, wohingegen die Serotoninwiederaufnahmehemmer und MAO-Hemmer sehr niedrige Raten aufweisen (Jabbori et al. 1985; Rosenstein et al. 1993; Skowron u. Stimmel 1992). Antagonistische Wirkung am $GABA_A$-Rezeptor, Hemmung des Chlorideinstroms in Neurone und runterregulieren der a-Adrenorezeptoren bei chronischer Gabe werden als mögliche Mechanismen der prokonvulsiven Wirkung der Antidepressiva diskutiert. Interessanterweise lassen sich nach intravenöser Applikation von Amitriptylin oder Imipramin epilepsietypische Potenziale im EEG nachweisen (Kiloh et al. 1961; Redding 1969). Als Risikofaktoren für Antidepressiva-induzierte Krampfanfälle ließen sich stattgehabte Anfälle, Alkohol- und Sedativa-Entzug, multiple Begleitmedikamente und hohe Dosierungen der Antidepressiva ermitteln (Rosenstein et al. 1993; Preskorn u. Fast 1993). Die Dosisabhängigkeit der prokonvulsiven Wirkung der Antidepressiva lässt sich zudem dadurch untermauern, dass im Falle der Intoxikation mit Antidepressiva Krampfanfälle ein häufiges Symptom darstellen (Fletcher et al. 1983; Ellison u. Pentel 1989).

> Für die trizyklischen Antidepressiva ist die Dosierung im Hinblick auf Krampfanfälle besonders interessant, da sowohl experimentelle als auch klinische Daten dosisabhängig gegenläufige Effekte belegen. In niedriger Dosierung wirken sie antikonvulsiv und in hoher prokonvulsiv (Dailey u. Naritoku 1996).

Antiepileptika

Die Tatsache, dass Antiepileptika unter den Medikamenten aufgeführt sind, die Krampfanfälle induzieren, klingt paradox, da sie ja gerade zur Behandlung von Krampfanfällen eingesetzt werden. Neuropathische Schmerzen und Phasenprophylaxe bei affektiven Störungen sind weitere Indikationsgebiete der Antiepileptika. Es gibt sehr viele Berichte über prokonvulsive Wirkungen der Antiepileptika, aus denen sich 4 spezielle Konstellationen herauskristallisieren:

1. Paradoxe Reaktion,
2. Antiepilptika-induzierte Enzephalopathie,
3. falsche Wahl des Antiepileptikums im Hinblick auf das epileptische Syndrom und
4. Überdosierung (Bauer 1996; Perucca et al. 1998).

Die paradoxe Reaktion ist bei richtiger Wahl des Antiepileptikums und fehlenden Zeichen der Intoxikation bzw. Enzephalopathie dann anzunehmen, wenn in engem zeitlichen Zusammenhang mit dem Therapiebeginn die Anfallsfrequenz zunimmt. Dieses Phänomen wurde für **Carbamazepin** und **Phenytoin** bei komplex-fokalen Anfällen (Neufeld 1993; Johnson et al. 1984; Levy u. Fenichel 1965), für **Valproat** bei Absencen (Jeavons et al. 1977) und für **Diazepam** und **Phenobarbital** bei tonischen Anfällen im Rahmen des Lennox-Gastaut-Syndroms beschrieben (Bittencourt u. Richens 1981; Prior et al. 1972).

Valproat. Die Antiepileptika-induzierte Enzephalopathie, die vor allem unter der Behandlung mit Valproat beobachtet wurde, ist durch Vigilanzstörungen, organisches Psychosyndrom und Zunahme der Anfallsfrequenz gekennzeichnet (Bauer u. Elger 1993). Es tritt meist in der ersten Woche der Behandlung auf (Pakalnis et al. 1989; Rangel et al. 1988). Der Valproatspiegel liegt im Normbereich und das EEG zeigt eine Allgemeinveränderung und epilepsietypische Potenziale. Die Therapie besteht in der Beendigung der Valproatgabe.

Eine falsche Wahl eines Antiepileptikums in Bezug auf das Anfallssyndrom kann nicht nur dazu führen, dass die Anfallsfrequenz nicht weniger wird sondern sogar zunimmt. So kann Carbamazepin bei Absencen die Rate der Anfälle erhöhen (Talwar et al. 1994). Gleiches gilt für Phenytoin (Leyv u. Fenichel 1965). Myoklonische und atonische Anfälle können durch Carbamazepin, Lamotrigin und Gabapentin verstärkt werden (Shields u. Saslow 1983; Krämer et al. 1993; Krämer 1995). Die Intoxikation mit Antiepileptika ist eine weitere Bedingung, unter der es zu einer Zunahme der Anfälle kommen kann. Klinisch sind natürlich Zeichen der Intoxikation wie Somnolenz, Ataxie und Nystagmus zu fordern. Diese Konstellation wurde häufig bei Phenytoin beschrieben (Stilman u. Masdeu 1985; Osotio et al. 1989). Ebenso wurde es mit Carbamazepin beobachtet (Weaver et al. 1988). Die in diesem Zusammenhang auftretende Hyponatriämie wird als ein wesentlicher Faktor angesehen, der die Krampfschwelle senkt (Asconape et al. 1996).

Baclofen

Baclofen ist ein Antispastikum, das in Abhängigkeit von der Schwere der Spastik oral oder intrathekal verabreicht wird. Sowohl nach oraler Gabe als auch bei intrathekaler Applikation kann es zu Baclofen-induzierten Krampfanfällen kommen (Hansel et al. 2003; Kofler et al. 1994). Als auslösende Faktoren scheinen Überdosierung und Entzug in Frage zu kommen (Rivas et al. 1993; Barker u. Grant 1982; Cooke u. Glasstone 1994). Die höhere Dosierung als Auslöser für Baclofen-induzierte Krampfanfälle wird durch die Beobachtung gestützt, dass diese bei intrathekaler Applikation insbesondere nach Bolusgaben auftreten (Becker et al. 1997; Kofler et al. 1994). Baclofen als $GABA_B$-Antagonist entfaltet seine Wirkung sowohl prä- als auch postsynaptisch, so dass über eine relativ stärkere Unterdrückung der Hemmung über die Blockade der präsynaptischen Rezeptoren eine prokonvulsive Wirkung zu erklären ist. Strukturelle Veränderungen des Gehirns scheinen einen Risikofaktor für Baclofen-induzierte Krampfanfälle darzustellen (Kofler et al. 1994). Bei Patienten mit Epilepsie und Spastik oder bei Krampfanfällen unter Baclofen kann Baclofen zusammen mit einem Antiepileptikum verabreicht werden, um so die Anfälle und die Spastik zu behandeln (Terrence et al. 1983).

Kontrastmittel

Kontrastmittel werden zur Darstellung von Gefäßen, von anderen Kompartimenten wie dem Subarachnoidalraum oder von Pathologien im Gewebe eingesetzt. Sowohl bei der intravasalen Applikation als auch bei der intrathekalen Administration von Kontrastmittel kann es zu Krampfanfällen kommen. Nach der intravenösen Gabe, wie sie für eine kontrastangehobene Computertomographie benötigt wird, wurden Krampfanfälle beobachtet (May et al. 1993; Lukovits et al. 1996; Nelson et al. 1989). Aus einer größeren Serie von insgesamt 15 226 Kontrastmitteluntersuchungen wurde eine Inzidenz von 0,19% für Kontrasmittelinduzierte Krampfanfälle bestimmt (Nelson et al. 1989). Auch die intraarterielle Kontrastmittelgabe kann zu Krampfanfällen führen (Kuhn et al. 1995; Weissman et al. 1985). Als Risikofaktoren sind Krampfanfälle in der Vorgeschichte, intrazerebrale morphologische Veränderungen und eine hohe Dosis des Kontrastmittels zu nennen. Bei der Mehrzahl der Fälle war eine Kontrastmittelanreicherung im Gewebe zu sehen, sodass über eine Störung der Blut-Hirn-Schranke eine direkt toxische Wirkung des Kontrastmittels anzunehmen ist (Fischer 1980). Nach Gabe von Metrizamid oder Iopamidol, beides Kontrastmittel für Myelographie, Cisternographie und Ventrikulographie, wurden ebenfalls Krampfanfälle beobachtet (Saltiel et al. 1984; Meador et al. 1984; Levey et al. 1988). In einer prospektiven EEG-Studie konnten epilepsietypische Potenziale bei 34% der Patienten, bei denen eine Myelographie oder Cisternographie durchgeführt worden war, abgeleitet werden, allerdings ohne klinisches Korrelat von Krampfanfällen (Ropper et al. 1979). Damit ist jedoch die prokonvulsive Wirkung von Kontrastmitteln untermauert.

> **Fazit**
> Aus allen diesen Daten ist abzuleiten, dass bei Patienten mit Krampfanfällen in der Anamnese oder Erkrankungen mit einem erhöhten Risiko für Anfälle, die Indikation für eine Kontrastmittel-untersuchung wirklich gut begründet sein muss und ggf. ein antiepileptischer Schutz mit z. B. Lorazepam erfolgen sollte.

Neuroleptika

Primäre Anwendungsgebiete der Neuroleptika sind endogene und organische Psychosen. Neuroleptika sind Substanzen, die die Krampfschwelle senken. Krampfanfälle treten unter einer Behandlung mit Neuroleptika mit 1% Wahrscheinlichkeit auf. Krampfanfälle in der Vorgeschichte, organische Erkrankungen des Gehirns, rasche Aufdosierung und hohe Dosen der Neuroleptika und Begleitmedikamente, die ebenfalls die Krampfschwelle senken, sind Risikofaktoren für das Auftreten von Krampfanfällen unter Neuroleptika (Markowitz u. Brown 1987; Toth u. Frankenburg 1994). Von den sog. typischen Neuroleptika haben besonders die aliphatischen Phenothiazine wie **Chlorpromazin**, **Promazin** und **Trifluorpromazin** ein höheres Risiko für Neuroleptika-induzierte Krampfanfälle. Das generelle Risiko wird mit 1,2% veranschlagt und erhöht sich auf 9% bei hohen Dosen (Logothetics 1967). Für andere Neuroleptika wie Fluphenazin, Haloperidol und Pimozid wird das Risiko für Neurolpetika-induzierte Krampfanfälle als niedriger eingestuft (Pisani et al. 2002). Bei den atypischen Neuroleptika weist **Clozapin** das höchste Risiko für Krampfanfälle auf. In größeren Patientenkollektiven ließ sich eine Inzidenz von 1,3–2,9% ermitteln (Devinsky et al. 1991; Pacia u. Devinsky 1994). Für die Krampfanfälle unter Clozapin konnte eine Dosisabhängigkeit festgestellt werden – bei niedrigen Dosen betrug das Risiko 1,0%, bei mittleren 2,7% und bei hohen 4,4% (Devinsky et al. 1991). Clozapin führt recht häufig zu ausgeprägten EEG-Veränderungen mit zum Teil auch paroxysmalen langsamen Wellen (Welch et al. 1994). Vor diesem Hintergrund sollte vor Beginn einer Behandlung mit Clozapin ein EEG angefertigt werden. Patienten mit Krampfanfall oder Epilepsie in der Vorgeschichte sollten am besten auf ein anderes Neuroleptikum eingestellt werden. Lässt es sich nicht umgehen, dann sollte die möglichst niedrigste effektive Dosis gewählt werden. Alternativ kann als antiepileptischer Schutz Valproat hinzugegeben werden (Toth u. Frankenburg 1994). Andere Antiepileptika wie Carbamazepin, Phenytoin oder Phenobarbital sollten wegen der Enzyminduktion in der Leber und der daraus resultierenden Reduktion des Clozapinserumspiegels vermieden werden. Bei den anderen atypischen Neurolpetika wie Risperidon, Olanzapin und Quetiapin liegt das Risiko für Neuroleptika-induzierte Krampfanfälle mit 0,3–0,9% deutlich niedriger (Alldredge 1999).

Opiate

Akute und chronische Schmerzen stellen Indikationen zur Behandlung mit Opiaten dar. Morphin kann bei intraspinaler und bei intravenöser Applikation zu Krampfanfällen führen (Cousins u. Mather, 1984; Gregory et al. 1992). Allerdings scheint das Konservierungsmittel **Natriumbisulfit**, welches den Lösungen für die intravenöse Applikation zugesetzt ist, eine wesentliche Rolle für Krampfanfälle nach intravenöser Gabe von Morphin zu spielen (Meisel u. Welford 1992). Es gibt mehrere Berichte über Krampfanfälle bei Verwendung von Pethidin als Analgetikum (Marinella 1997; Kussman u. Sethna 1998; Hagmeyer et al. 1993). Pethidin wird zu Norpethidin metabolisiert, welches eine niedrigere analgetische Potenz und eine stärkere prokonvulsive Wirkung aufweist. Das Risiko für Pethidin-induzierte Krampfanfälle ist bei der Anwendung über eine vom Patienten gesteuerte Analgesiepumpe erhöht (Hagmeyer et al. 1993). Zudem lassen sich hohe Dosis, Nierenfunktionsstörungen, Phenothiazine oder Substanzen, die eine Enzyminduktion in der Leber hervorrufen, in der Begleitmedikation als Risikofaktoren für Pethidin-induzierte Krampfanfälle benennen. Unter der Anwendung von Fentanyl sind Krampfanfälle beobachtet worden (Sprung u. Schedewie 1992; Webb 1990). Lokale EEG-Ableitungen bei Patienten mit bekannter komplex-fokaler Epilepsie zeigten epilepsietypische Potenziale nach Einleitung einer Fentanylanästhesie (Tempelhoff et al. 1992).

Da die Opiat-induzierten Krampfanfälle meist selbstlimitierend und von kurzer Dauer sind, gibt es keine spezifischen Maßnahmen, die ergriffen werden müssen. Auch wenn in Kasuistiken bei Krampfanfällen im Zusammenhang mit einer Opiatintoxikation durch den Antagonisten Naloxon die Symptome einschließlich des Krampfanfalles behandelt werden konnten (Yilmaz et al. 2003), ist eine generelle Therapieempfehlung für dieses Vorgehen nicht auszusprechen. Ein wesentlicher Grund dafür ist die vor allem tierexperimentell beschriebene prokonvulsive Wirkung von Naloxon.

Theophyllin

Theophyllin ist ein fester Bestandteil in der Behandlung des Asthmas bronchiale. Krampfanfälle sind eine bekannte Nebenwirkung des Theophyllins. Auch wenn erste Berichte einen Zusammenhang mit einer erhöhten Plasmakonzentration gesehen haben, sind wiederholt Krampfanfälle bei therapeutischen Dosierungen bzw. normalen Plasmaspiegeln aufgetreten (Bahls et al. 1991; Singer u. Kolischenko 1985; Covelli et al. 1985; Powell et al. 1993). Da gut 1/4 der Patienten, die im Krankenhaus einen Status epilepticus erlitten haben, unter einer Medikation mit Theophyllin standen, scheint es einen Risikofaktor für das Auftreten eines Status epilepticus darzustellen (Delanty et al. 2001). Diese Beobachtung ist deshalb von außerordentlicher Bedeutung, da ein Status epilepticus mit einer schlechteren Prognose behaftet ist als ein Krampfanfall. Anamnestisch oder durch CT gesicherte neurologische Erkrankungen sind Faktoren, die ein erhöhtes Risiko für das Auftreten von Krampfanfällen unter Theophyllin bedeuten (Covelli et al. 1985). Alter, Gehirnerkrankung oder -verletzung und schwere Lungenerkrankung sind Faktoren, die mit einem schlechten Outcome von Theophyllin-induzierten Krampfanfällen assoziiert sind (Bahls et al. 1991). Bei Patienten mit einem dieser Risikofaktoren sollte der Theophyllinspiegel bei Werten unterhalb von 10–15 mg/l gehalten werden.

Literatur

Alldredge BK (1999) Seizure risk associated with psychotropic drugs: clinical and pharmacokinetic considerations. Neurology 53 (suppl 2): 68–75

Asconape J, Lancman M, Oles K (1996) Carbamazepine-related hyponatremia: risk factors and clinical consequences. Epilepsia 37(suppl 5): 152

Auroy Y, Narchi P, Messiah A, Litt L, Rouvier B, Samii K (1997) Serious complications related to regional anesthesia: results of a propective survey in France. Anesthesiology 87: 479–486

Bahls FH, Ma KK, Bird TD (1991) Theophylline-associated seizures with »therapeutic« or low toxic serum concentrations: risk factors for serious outcome in adults. Neurology 41: 2054–2055

Barker J, Grant IS (1982) Convulsions after abrupt withdrawal of baclofen. Lancet 2: 556

Barrons RW, Murray KM, Richey RM (1992) Populations at risk for penicillin-induced seizures. Ann Pharmcother 26: 26–29

Bauer J (1996) Seizure-inducing effects of antiepileptic drugs: a review. Acta Neruol Scand 94:367–377

Bauer J, Elger CE (1993) Die akute Valproinsäure-Enzephalopathie. Akt Neurol 20: 16–21

Becker R, Alberti O, Bauer BL (1997) Continuous intrathecal baclofen infusion in severe spasticity after traumatic or hypoxic brain injury. J Neurol 244: 160–166

Bennett DR, Madsen JA, Jordan WS, Wiser WC (1973) Ketamine anesthesia in brain damaged epileptics. Neurology 23: 449–460

Bisschop DY, Alardo JP, Razgallah B, Just BY, Germain ML, Millart HG, Trenque TC (2001) Seizure induced by ropivacaine. Ann Pharmacother 35: 311–313

Bittencourt PR, Richens A (1981) Anticonvulsant-induced status epilepticus in Lennox-Gastaut syndrome. Epilepsia 22: 129–134

Boston Collaborative Drug Surveillance Program (1972) Drug-induced convulsions. Lancet 2: 677–679

Brown DL, Ransom DM, Hall JA, Leicht CH, Schroeder DR, Offord KP (1995) Regional anesthesia and local anesthetic-induced systemic toxicity: seizure frequency and accompanying cardiovascluar changes. Anesth Analg 81: 321–324

Christys AR, Moss E, Powell D (1989) Retrospective study of early postoperative convulsions after intracranial surgery with isoflurane or enflurane anaesthesia. Br J Anaesth 62: 624–627

Cochran D, Prise W, Gwinnutt CL (1996) Unilateral convulsion after induction of anesthesia with propofol. Br J Anaesth 76: 570–572

Cooke DE, Glasstone MA (1994) Baclofen poisoning in children. Vet Hum Toxicol 36: 448–450

Cousins MJ, Mather LE (1984) Intrathecal and epidural administration of opioids. Anesthesiology 61: 276–310

Covelli HD, Knodel AR, Heppner BT (1985) Predisposing factors to apparent theophylline-induced seizures. Ann Allergy 54: 411–415

Dailey JW, Naritoku DK (1996) Antidepressants and seizure: clinical anecdotes overshadow neuroscience. Biochem Pharmacol 52: 1323–1329

Delanty N, French JA, Labar DR, Pedley TA, Rowan AJ (2001) Status epilepticus arising de novo in hospitalized patients: an analysis of 41 patients. Seizure 10: 116–119

DeToledo JC (2000) Lidocaine and seizures. Ther Drug Monit 22: 320–322

Devadatta S (1965) Isoniazid-induced encephalopathy. Lancet 2: 440–441

Devinsky O, Honigfeld G, Patin J (1991) Clozapine-related seizures. Neurology 41: 369–371

DeWolf AM, Chang JL, Larson CE, Caparosa RJ (1984) Enflurane-induced grand mal seizures during otic microsurgery. Anesth Prog 31: 136–137

Elliott E, Hamid TK, Arthur LJ, Kay B (1976) Ketamine anesthesia for medical procedures in children. Arch Dis Child 51: 56–59

Ellison DW, Pentel PR (1989) Clinical features and consequences of seizures due to cyclic antidepressant overdose. Am J Emerg Med 7: 5–10

Fink MP, Snydman DR, Niederman MS et al. (1994) Treatment of severe pneumonia in hospitalized patients: results of a multicenter, randomized, double-blind trial comparing intravenous ciprofloxacin with imipinem-cilastatin. The Severe Pneunomia Study Group. Antimicrob Agents Chemother 38: 547–557

Fischer HW (1980) Occurrence of seizure during cranial computed tomography. Radiology 137: 563–564

Flechter S, Rabey JM, Regev I, Borenstein N, Vardi J (1983) Convulsive attacks due to antidepressant drug overdoses: cases reports and discussion. Gen Hosp Psychiatry 5: 217–221

Gregory RE, Grossman S, Sheidler VR (1992) Grand mal seizures associated with high-dose intravenous morphine infusions: incidence and possible etiology. Pain 51: 255–258

Hagmeyer KO, Mauro LS, Mauro VF (1993) Meperidine-related seizures associated with patient-controlled analgesia pumps. Ann Pharmacother 27: 29–32

Hansel DE, Hansel CR, Shindle MK, Reinhardt EM, Madden L, Leve EB, Jonston MV, Hoon AH (2003) Oral baclofen in cerebral palsy: possible seizure potentiation. Pediatr Neurol 29: 203–206

Iijima T, Nakamura Z, Iwao Y, Sankawa H (2000) The epileptogenic properties of the volatile anesthetics sevoflurane and isoflurane in patients with epilepsy. Anesth Analg 91: 989–995

Jabbari B, Bryan GE, Marsh EE, Gunderson CH (1985) Incidence of seizures with tricyclic and tetracyclic antidepressants. Arch Neurol 42: 480–481

Jeavons PM, Clark JE, Maheshwari MC (1977) Treatment of generalized epilepsies of childhood and adolescence with sodium valproate. Dev Med Child Neurol 19: 9–25

Jick H, Dinan RN, Hunter JR, Stergachis A, Ronning A, Perera DR, Madsen S, Nudelman PM (1983) Tricyclic antidepressants and convulsions. J Clin Psychopharmacol 3: 182–185

Johnsen SD, Tarby TJ, Sidell AD (1984) Carbamazepine-induced seizures. Ann Neurol 16: 392–393

Kiloh L, Davidson K, Osselton J (1961) An EEG study of the analeptic effects of imipramine. Electroencephalogr Clin Neurophysiol 13: 216–223

Kofler M, Kronenberg MF, Rifici C, Saltuari L, Bauer G (1994) Epileptic seizures associated with intrathecal baclofen application. Neurology 44: 25–27

Krämer G (1995) Gabapentin. Akt Neurol 22: 114–117

Krämer G, Seddigh S, Breddel-Geißler A (1993) Lamotrigin (Lamictal®): ein neues Antiepileptikum zur Zusatzbehandlung bislang therapieresistenter Epilepsien. Akt Neurol 20: 111–122

Kuhn MJ, Burk TJ, Powell FC (1995) Unilateral cerebral cortical and basal ganglia enhancement following overdosage of nonionic contrast media. Comput Med Imaging Graph 19: 307–311

Kussman BD, Sethna NF (1998) Pethidine-associated seizure in a healthy adolescent receiving pethidine for postoperative pain control. Pediatr Anaesth 8: 349–352

Levey AI, Weiss H, Yu R, Wang H, Krumholz A (1988) Seizures following myelography with iopamidol. Ann Neurol 23: 397–399

Levy LL, Fenichel GM (1965) Diphenylhydantoin activated seizures. Neurology 15: 716–722

Logothetics J (1967) Spontaneous epileptic seizures and electroenzephalographic changes in the course of phenothiazine therapy. Neurology 17: 869–877

Lowry MR, Dunner FJ (1980) Seizures during tricyclic therapy. Am J Psychiatry 137: 1461–1462

Lukovits TG, Fadul CE, Pipas JM, Williamson PD (1996) Nonconvulsive status epilepticus after intravenous contrast medium administration. Epilepsia 37: 1117–1120

Marinella MA (1997) Meperidine-induced generalized seitures with normal renal function. South Med J 90: 556–558

Markowitz JC, Brown RP (1987) Seizures with neuroleptics and antidepressants. Gen Hosp Psychiatry 9: 135–141

May EF, Ling GS, Geyer CA, Jabbari B (1993) Contrast agent overdose causing brain retention of contrast, seizures and parkinsonism. Neurology 43: 836–838

Mäkela JP, Iivanainen M, Pieninkeroinen IP, Waltimo O, Lahdensuu M (1993) Seizures associated with propofol anesthesia. Epilepsia 34: 832–835

Meador K, Hamilton WJ, ElGammal TA, Demetropoulos KC, Nichols FT (1984) Irreversible neurologic complications of metrizamide myelography. Neurology 34: 817–821

Meisel SB, Welford PK (1992) Seizures associated with high-dose intravenous morphine containing sodium bisulfite preservative. Ann Pharmacother 26: 1515–1517

Messing RO, Closson RG, Simon RP (1984) Drug-induced seizures: A 10-year experience. Neurology 34: 1582–1586

Nelson M, Bartlett RJ, Lamb JT (1989) Seizures after intravenous contrast media for cranial computed tomography. J Neurol Neurosurg Psychiatry 52: 1170–1175

Neufeld MY (1993) Exacerbation of focal seizures due to carbamazepine treatment in an adult patient. Clin Neuropharmacol 16: 359–361

Norrby SR (1996) Neurotoxicity of carbapenem antibacterials. Drug Saf 15: 87–90

Osorio I, Burnstine TH, Remler B, Manon-Espaillat R, Reed RC (1989) Phenytoin-induced seizures: a paradoxical effect at toxic concentrations in epileptic patients. Epilepsia 30: 230–234

Pacia S, Devinsky O (1994) Clozapine-related seizures: experinence with 5629 patients. Neurology 44: 2247–2249

Pakalnis A, Drake ME, Denio L (1989) Valproic-associated encephalopathy. J Epilepsy 2: 41–44

Perucca E, Gram L, Avanzini G, Dulac O (1998) Antiepileptic drugs as a cause of worsening seizures. 39: 5–17

Literatur

Pestotnik SL, Classen DC, Evans RS, Stevens LE, Burke JP (1993) Prospective surveillance of imipenem/cilastatin use and associated seizures using a hospital information system. Ann Pharmacother 27: 497–501

Pisani F, Oteri G, Costa C, DiRaimando G, DiPerri R (2002) Effects of psychotropic drugs on seizure threshold. Drug Saf 25: 91–110

Porter J, Jick H (1977) Drug-induced anaphylaxis, convulsions, deafness, and extrapyramidal symptoms. Lancet 1: 587–588

Powell EC, Reynolds SL, Rubenstein JS (1993) Theophylline toxicity in children: a retrospective review. Pdiatr Emerg Care 9: 129–133

Preskorn SH, Fast GA (1992) Tricyclic antidepressant-induced seizures and plasma drug concentration. J Clin Psychiatry 53: 160–162

Prior PF, MacLaine GN, Scott DF, Laurance BM (1972) Tonic status epilepticus precipitated by intravenous diazepam in a child with petit mal status. Epilepsia 13: 467–472

Raeder JC, Drosdahl S, Klaastad O et al. (1999) Axillary brachial plexus block with ropivavaine 7.5 mg/ml. A comparative study with bupivacaine 5 mg/ml. Acta Anaesthesiol Scand 43: 794–798

Rangel RJ, Warner JJ, Wilder BJ (1988) Valproic acid encephalopathy. J Epilepsy 1: 197–202

Redding FK (1969) EEG activation with amitriptyline. Electroencephalogr Clin Neurophysiol 26: 630–636

Rivas DA, Chancellor MB, Hill K, Freedman MK (1993) Neurological manifestations of baclofen withdrawal. J Urol 150: 1903–1905

Ropper AH, Chiappa KH, Young RR (1979) The effect of metrizamide on the electroenzephalogram: a prospective study in 61 patients. Ann Neurol 6: 222–226

Rosenstein DL, Nelson JC, Jacobs SC (1993) Seizures associated with antidepressants: a review. J Clin Psychiatry 54: 289–299

Saltiel E, Adelman DC, Ellis JC, Young WI (1984) Generalized motor seizure following metrizamide cisternography. Drug Intell Clin Pharm 18: 894–896

Shah PM, Wiesel M, Stille W (1988) Clinical experience with cefotaxime in internal medicine between 1981 and 1984. Drugs 35(suppl2): 190–194

Shields WD, Saslow E (1983) Myoclonic, atonic, and absence seizures following institution of carbamazepine therapy in children. Neurology 33: 1487–1489

Singer EP, Kolischenko A (1985) Seizures due to theophylline overdose. Chest 87: 755–757

Skowron DM, Stimmel GL (1992) Antidepressants and risk of seizures. Pharmacotherapy 12: 18–22

Sprung J, Schedewie HK (1992) Apparent focal motor seizure with a jacksonian march induced by fentanyl: case report and review of the literature. J Clin Anesth 4: 139–143

Stilman K, Masdeu JC (1985) Incidence of seizures with phenytoin toxicity. Neurology 35: 1769–1772

Talwar D, Arora MS, Sher PK (1994) EEG changes and seizure exacerbation in young children treated with carbamazepine. Epilepsia 35: 1154–1159

Temmerman W, Dhondt A, Vandewoude K (1999) Acute isoniazid intoxication: seizures, acidosis and coma. Acta Clin Belg 54: 211–216

Tempelhoff R, Modica PA, Bernardo KL, Edwards I (1992) Fentanyl-induced eletrocorticographic seizures in patients with complex partial seizures. J Neurosurg 77: 201–208

Terasako K, Ishii S (1996) Postoperative seizure-like activity following sevoflurane anesthesia. Acta Anaesthesiol Scand 40: 953–954

Terrence CF, Fromm GH, Roussan MS (1983) Baclofen. Its effect on seizure frequency. Arch Neurol 40: 28–29

Toth P, Frankenburg FR (1994) Clozapine and seizures. A review. Can J Psychiatry 39: 236–238

Walder B, Tramer MR, Seeck M (2002) Seizure-like phenomena and propofol. A systematic review. Neurology 58: 1327–1332

Weaver DF, Camfield P, Fraser A (1988) Massive carbamazepine overdose: clinical and pharmacological observations. Neurology 38: 755–759

Webb MD (1990) Seizure-like activity during fentanyl anesthesia. A case report. Anesth Prog 37: 306–307

Weissman BM, Aram DM, Leinsohn MW, Ben-Shachar G (1985) Neurologic sequelae of cardiac catheterization. Cathet Cardiovasc Diagn 11: 577–583

Welch J, Manschrek T, Redmond D (1994) Clozapine-induced seizures and EEG changes. J Neuropsychiatr Clin Neurosci 6: 250–256

Yilmaz A, Sogut A, Kiline M, Sogut AG (2003) Successful treatment of intrathecal morphine overdose. Neurol India 51: 410–411

Aseptische Meningitis

F. Block

Die medikamentös induzierte aseptische Meningitis ist eine eher seltene Nebenwirkung einiger verschiedener Medikamente. Genau wie die bakterielle und virale Meningitis präsentiert sie sich mit **Kopfschmerzen, Fieber und Meningismus.** Weitere Symptome können Muskelschmerzen, Übelkeit, Erbrechen und Lichtempfindlichkeit sein. In der Regel ist die Diagnose einer medikamentös induzierten aseptischen Meningitis erst nach Ausschluss einer infektiösen Ursache zu stellen. Problematisch ist dies besonders dann, wenn die medikamentös induzierte aseptische Meningitis auf ein Antibiotikum zurückzuführen ist, welches aufgrund eines bakteriellen Infektes verabreicht wurde.

Negative Blut- und Liquorkulturen stellen die wesentliche Voraussetzung für die Diagnose einer medikamentös induzierte aseptischen Meningitis dar.

Entzündliche Veränderungen im Blut wie Leukozytose oder CRP-Erhöhung können nicht zur Differenzierung herangezogen werden, da sie sowohl bei der infektiösen Meningitis als auch bei der medikamentös induzierten aseptischen Meningitis zu finden sind. Im Liquor lässt sich eine Pleozytose von einigen hundert bis tausend Zellen nachweisen. Hierbei handelt es sich vorwiegend um polymorphkernige Leukozyten. Der Eiweißgehalt im Liquor ist regelhaft erhöht. Die Laktatkonzentration bietet eine Möglichkeit der Abgrenzung gegenüber der bakteriellen Meningitis. Während sie bei der letzteren meist deutlich erhöht ist, zeigt sie bei der medikamentös induzierten aseptischen Meningitis normale Werte. Vor dem Hintergrund, dass die medikamentös induzierte aseptische Meningitis sich nach Absetzen des verursachenden Medikamentes meist zurückbildet und somit eine gute Prognose hat, ist das Erkennen und Stellen der Diagnose der medikamentös induzierten aseptischen Meningitis äußerst wichtig.

Für die medikamentös induzierte aseptische Meningitis werden generell 2 Pathomechanismen diskutiert:

- eine direkte Reizung der Meningen und
- eine Hypersensitivitätsreaktion.

Die direkte Reizung wird in der Regel von Substanzen hervorgerufen, die intrathekal verabreicht werden. Die Hypersensitivitätsreaktion tritt nach systemischer Gabe auf und kann von anderen klinischen Zeichen wie Gesichtsödem, Konjunktivitis und Juckreiz begleitet sein.

Cephalosporine

Cephalosporine sind Antibiotika, die eine breite Anwendung in der Behandlung bakterieller Infektionen einschließlich der bakteriellen Meningitis finden. Bei einer Patientin mit einer Vorgeschichte einer aseptischen Meningitis unter Cephalexin entwickelte sich unter einer Prophylaxe mit **Cefazolin** Fieber, Kopfschmerzen, Vigilanzminderung und Verwirrtheit (Creel u. Hurtt 1995). Nach Umsetzen auf **Ceftazidim** verschlechterte sich der klinische Zustand, der sich erst nach Absetzen der Cephalosporintherapie besserte und im Verlauf sich die Patientin völlig erholte. Nach einer intrakutanen Allergietestung mit Cefazolin kam es erneut zu einer Manifestation einer aseptischen Meningitis. Im Liqour fanden sich bei mehreren Punktionen eine Pleozytose von 100–380 Zellen, wobei es sich vorwiegend um Lymphozyten handelte. Darüber hinaus konnten spezifische IgG-Antikörper gegen Ceftazidim im Liquor nachgewiesen werden. Vor dem Hintergrund, dass bislang nur 1 Fall einer Cephalosporin-induzierten aseptischen Meningitis bekannt geworden ist, ist generell das Risiko hierfür als sehr gering einzuschätzen.

Ibuprofen

Das nichtsteroidale Antirheumatikum Ibuprofen wird zur Behandlung von Schmerzen und Entzündung bei Autoimmunkrankheiten wie der rheumatoiden Arthritis oder dem systemischen Lupus erythematodes eingesetzt. Es findet aber auch Anwendung bei anderen Schmerzen wie z. B. postoperative Schmerzen oder Kopfschmerzen. Die aseptische Meningitis ist eine Nebenwirkung von Ibuprofen, die bei verschiedenen Erkrankungen, die zur Einnahme von Ibuprofen führten, beobachtet wurde (Horn u. Jarrett 1997; Pisani et al. 1999; Agus et al. 1990; Quinn et al. 1984; Hofman u. Gray 1982; Davison u. Marion 1998). Allerdings ist eine gewisse Häufung bei Patienten mit systemischem Lupus erythematodes zu bemerken (Gilbert u. Eichenbaum 1989; Jensen et al. 1987; Widener u. Littman 1978; Wasner 1978). Innerhalb von wenigen Stunden bis 2 Tage nach Einnahme von Ibuprofen treten Kopfschmerzen, Fieber, Meningismus, Übelkeit, Erbrechen und Lichtempfindlichkeit auf. In einem Fall gab es mit Beeinträchtigung der mentalen Funktionen und fokale Defiziten – Hinweise für eine Meningoenzephalitis (Agus et al.

1990). Auch eine Hirnnervenbeteiligung im Rahmen der Ibuprofen-induzierten aseptischen Meningitis wurde beschrieben (Davison u. Marion 1998). Der Liquor zeigt eine Pleozytose bis zu tausend Zellen, meist überwiegen die polymorphkernigen Leukozyten. Es können auch mal die eosinophilen Leukozyten vorherrschend sein. Kernspintomographisch lässt sich gelegentlich ein meningeales Enhancement nachweisen (Davison u. Marion 1998; Eustace u. Buff 1994). Nach Beenden der Behandlung mit Ibuprofen kommt es fast immer zu einer kompletten Rückbildung der klinischen Symptome und der Liquorveränderungen.

> **!** Wiederholte Behandlung mit Ibuprofen kann ein erneutes Auftreten einer aseptischen Meningitis bedingen (Pisani et al. 1998; Durback et al. 1988; Ewert 1989).

Immunglobuline

Immunglobuline sind fester Bestandteil in der Therapie verschiedener Autoimmunkrankheiten wie thrombozytopenische Purpura, Guillain-Barré-Syndrom, Myasthenia gravis etc. Diese Behandlung kann eine medikamentös induzierte aseptische Meningitis unabhängig von der Grunderkrankung verursachen (Kishiyama et al. 1999; Kattamis et al. 1997; Sekul et al. 1994; Shorr u. Kester 1996; Vera-Ramirez et al. 1992; Meiner et al. 1997; Watson et al. 1991). Sie ist durch Kopfschmerzen, Fieber, Meningismus, Übelkeit und Lichtempfindlichkeit gekennzeichnet und tritt meist innerhalb von 24 h nach Beendigung der Immunglobulinbehandlung auf. In einer retrospektiven Studie wurde die Rate der Immunglobulin-induzierten aseptischen Meningitis mit 11% beziffert (Sekul et al. 1994). Im Liquor lässt sich eine Pleozytose bis zu 1000 Zellen nachweisen, dabei handelt es sich vorwiegend um neutrophile Leukozyten, aber auch Lymphozyten und gelegentlich eosinophile Leukozyten wurden gesichtet. Innerhalb weniger Tage kommt es zu einer kompletten Rückbildung der Symptome und auch der Liquorveränderungen. Bei erneuter Behandlung mit Immunglobulinen kann die aseptische Meningitis wieder auftreten (Meiner et al. 1993; Vera-Ramirez et al. 1992). Durch eine prophylaktische Behandlung mit Kortison während und nach der Immunglobulintherapie ließ sich die Rate der neurologischen Komplikationen einschließlich der aseptischen Meningitis reduzieren (Jayabose et al. 1999).

Impfungen

Impfstoffe für aktive Immunisierung bestehen häufig aus attenuierten Viren, die nicht pathogen aber immunogen wirken. Zum Teil werden aber auch Wildtypviren benutzt. Im Rahmen solcher Impfungen kann es zu leichten grippeartigen Symptomen kommen, in seltenen Fällen kann auch eine aseptische Meningitis hervorgerufen werden. Nach Impfungen mit dem kombinierten Impfstoff gegen Masern, Mumps und Röteln wurden Erkrankungen mit aseptischer Meningitis mehrfach beobachtet (Dourado et al. 2000; Black et al. 1997; Miller et al. 1993; Fujinaga et al. 1991). Aber auch Impfstoffe gegen Diphterie, Tetanus und Pertussis (DPT), Mumps oder Hepatitis B haben zu einer aseptischen Meningitis geführt (Heinzlef et al. 1997; Howson u. Fineberg 1992; Sugiura u. Yamada 1991; Ehrengut u. Zastrow 1989). Die aseptische Meningitis, die meist durch einen recht milden Verlauf gekennzeichnet ist, tritt in einem zeitlichen Intervall von 8–35 Tagen nach der Impfung auf. Der Liquor, der in der Regel eine lymphozytäre Pleozytose aufweist, kann auch dazu benutzt werden, das Virus zu isolieren und somit die kausale Verbindung zur vorausgegangenen Impfung zu klären. Die Prognose der durch eine aktive Immunisierung hervorgerufenen aseptischen Meningitis ist gut und ist durch keine bleibenden Schäden getrübt.

Naproxen

Auch unter dem nichtsteroidalen Antirheumatikum Naproxen wurde eine aseptische Meningitis mit den entsprechenden Symptomen beobachtet (Weksler u. Lehany 1991; Sylvia et al. 1988). Im Liquor zeigte sich eine Pleozytose mit überwiegend polymorphkernigen Leukozyten und ein erhöhtes Eiweiß. Nach Absetzen kam es zur vollständigen Rückbildung der Symptome. Wiederholte Exposition führte in einem Fall zu erneuten Phasen mit aseptischer Meningitis (Weksler u. Lehany 1991).

OKT 3

OKT 3 ist ein monoklonaler Antikörper, der gegen den T_3-Rezeptor von T-Lymphozyten gerichtet ist und der zur Vermeidung der Abstoßungsreaktion nach Organtransplantation eingesetzt wird. Neben einer einfachen grippeähnlichen Symptomatik kann es in seltenen Fällen zu einer aseptischen Meningitis kommen (Adair et al. 1991; Capone u. Cohen 1991; Emmons et al. 1986; Martin et al. 1986; Strominger et al. 1995; Thistlethwaite et al. 1988). Bisher sind ungefähr 200 Fälle einer aseptischen Meningitis unter der Behandlung mit OKT 3 beschrieben worden. Meist besteht die Symptomatik aus **Kopfschmerzen, Fieber und Meningismus.** Selten treten weitere Symptome wie Anfälle, Okulomotorikstörung oder Sehnervschwellung auf (Capone u. Cohen 1991; Strominger et al. 1995). Im Liquor findet sich eine Pleozytose bis zu einigen tausend Zellen, meist Neutrophile und Lymphozyten, eine normale Glukose und ein, zum Teil sogar sehr deutlich, erhöhtes Protein. Die OKT 3-induzierte aseptische Meningitis weist einen guten Verlauf auf, die Symptome bilden sich innerhalb weniger Tage komplett zurück. Die Erhöhung einiger Zytokine, vor allem von Tumornekrosefaktor alpha, wird als Mediator der aseptischen Meningitis diskutiert (Abramowicz et al. 1989).

Trimethoprim-Sulfamethoxazol (Cotrimoxazol)

Cotrimoxazol ist ein kombiniertes Antibiotikum, welches zur Behandlung von Harnwegsinfekten und in der Prophylaxe der Pneumocystis-carinii-Pneumonie eingesetzt wird. Unter der Behandlung mit Cotrimoxazol kann es zu einer aseptischen Meningitis kommen, die sich durch Kopfschmerzen, Fieber, Meningismus und Vigilanzminderung bemerkbar macht (Muller et al. 2001; Capra et al. 2000; Gordon et al. 1990; Wong et al. 1994). In einigen Fällen wurde auch unter der Monotherapie mit Trimethoprim eine aseptische Meningitis beobachtet (Blumenfeld et al. 1996; Gilroy et al. 1997; Hedlund et al. 1990; Carlson u. Wiholm 1987). Im Liqour zeigt sich eine mäßiggradige Pleozytose mit überwiegend polymorphkernigen Leukozyten und vereinzelten Lymphozyten und eosinophilen Granulozyten (Gordon et al. 1990). Passend zu den enzephalitischen Symptomen ließen sich kernspintomographisch diffuse Marklagerveränderungen nachweisen, die sich nach einigen Monaten zurückbildeten (Blumenfeld et al. 1996). Nach Beendigung der Behandlung mit Cotrimoxazol kommt es zu einer schnellen und vollständigen Rückbildung der Symptome (Muller et al. 2001; Capra et al. 2000; Wong et al. 1994). Nach Reexposition mit Cotrimoxazol oder Trimethoprim kann die medikamentös bedingte Meningitis erneut auftreten (Muller et al. 2001; Hedlund et al. 1990;

Gordon et al. 1990). Da die Cotrimoxazoltherapie auch als Prophylaxe der Pneumocystis-carinii-Pnuemonie eingesetzt wird, wurde dieses Krankheitsbild auch unter Cotrimoxazoltherapie bei HIV-Patienten beobachtet (Patey et al. 1998; Rudy u. Rutstein 1997; Jurado et al. 1996). Hierbei erschwert die Grunderkrankung und die darunter auftretenden opportunistischen Infektionen die diagnostische Zuordnung außerordentlich.

Literatur

Abramowicz D, Schandane L, Goldman M et al. (1989) Release of tumor necrosis factor alpha, interleukin-2, and interferon gamma in serum after injection of OKT3 monoclonal antibody in kidney transplant recipients. Transplantation 47: 606–608

Adair JC, Woodley SL, O'Connell JB, Call GK, Baringer JR (1991) Aseptic meningitis following cardiac transplantation: clinical characteristics and relationship to immunosuppressive regimen. Neurology 41: 249–252

Agus B, Nelson J, Kramer N, Mahal SS, Rosenstein ED (1990) Acute central nervous system symptoms caused by ibuprofen in connective tissue disease. J Rheumatol 17: 1094–1096

Black S, Shinefield H, Ray P et al. (1997) Risk of hospitalization because of aseptic meningitis after measles-mumps-rubella vaccination in one- to two-year-old children: an analysis of the Vaccine Safety Datalink (VSD) Project. Pediatr Infect Dis J 16: 500–503

Blumenfeld H, Cha JH, Cudkowicz ME (1996) Trimethoprim and sufonamide-associated meningoencephalitis with MRI correlates. Neurology 46: 556–558

Capone PM, Cohen ME (1991) Seizures and cerebritis associated with administration of OKT3. Pediatr Neurol 7: 299–301

Capra C, Monza GM, Meazza G, Ramella G (2000) Trimethoprim-sulfamethoxazole-induced aseptic meningitis: case reprot and literature review. Intensive Care Med 26: 212–214

Carlson J, Wiholm BE (1987) Trimethoprim associated aseptic meningitis. Scand J Infect Dis 19: 687–691

Creel GB, Hurtt M (1995) Cephalosporin-induced recurrent aseptic meningitis. Ann Neurol 37: 815–817

Davison SP, Marion MS (1998) Sensorineural hearing loss caused by NSAID-induced aseptic meningitis. Ear Nose Throat J 77: 820–721

Dourado I, Cunha S, Teixeira MG, Farrington CP, Melo A, Lucena R, Barreto ML (2000) Outbreak of aseptic meningitis associated with mass vaccination with a urabe-containing measles-mumps-rubella vaccine: implications for immunization programs. Am J Epidemiol 151: 524–530

Durchback MA, Freeman J, Schumacher VR (1988) Recurrent ibuprofen-induced aseptic meningitis: third episode after only 200 mg of generic ibuprofen. Arthritis Rheum 31: 813–815

Ehrengut W, Zastrow K (1989) Complications after preventive mumps vaccination in West Germany (including multiple preventive vaccinations). Monatsschr Kinderheilkd 137: 398–402

Emmons C, Smith J, Flanigan M (1986) Cerebropsinal fluid inflammation during OKT3 therapy. Lancet 2: 272

Eustace S, Buff B (1994) Magnetic resonance imaging in drug-induced meningitis. Can Assoc Radiol J 45: 463–465

Ewert BH (1989) Ibuprofen-assocaited meningitis in a woman with only serologic evidence of a rheumatologic disorder. Am J Med Sci 297: 326–327

Fujinaga T, Motegi Y, Tamura H, Kurome T (1991) A prefecture-wide survey of mumps meningitis associated with measles, mumps and rubella vaccine. Pediatr Infect Dis J 10: 204–209

Gilbert GJ, Eichenbaum HW (1989) Ibuprofen-induced meningitis in an elderly patient with systemic lupus erythematosus. South Med J 82: 514–515

Gilroy N, Gottlieb T, Spring P, Peiris O (1997) Trimethoprim-induced aseptic meningitis and uveitis. Lancet 350: 112

Gordon MF, Allon M, Coyle PK (1990) Drug-induced meningitis. Neurology 40: 163–164

Hedlund J, Aurelius E, Andersson J (1990) Recurrent encephalitis due to trimethoprim intake. Scand J Infect Dis 22: 109–112

Heinzlef O, Moguilewski A, Roullet E (1997) Acute aseptic meningitis after hepatitis B vaccination. Presse Med 26: 328

Hofman M, Gray RG (1982) Ibuprofen-induced meningitis in mixed connective tissue disease. Clin Rheumatol 1: 128–130

Horn AC, Jarrett SW (1997) Ibuprofen-induced aseptic meningitis in rheumatoid arthritis. Ann Pharmacother 31: 1009–1011

Howson CP, Fineberg HV (1992) Adverse events following pertussis and rubella vaccines. Summary of a report of the Institute of Medicine. JAMA 267: 392–396

Jayabose S, Mahmoud M, Levendoglu-tugal O, Sandoval C, Ozkayanak F, Giamelli J, Visintainer P (1999) Corticosteroid prophylaxis for neurologic complications of intravenous immnuoglobulin G therapy in childhood immune thrombocytopenic purpura. J Pediatr Hematol Oncol 21: 514–517

Jensen S, Glud TK, Bacher T, Ersgaard H (1987) Ibuprofen-induced meningitis in a male with systemic lupus erythematosus. Acta Med Scand 221: 509–511

Jurado R, Carpenter SL, Rimland D (1996) Case reports: trimethoprim-sulfamethoxazole-induced meningitis in patients with HIV infection. Am J Med Sci 312: 27–29

Kattamis AC, Shankar S, Cohen AR, (1997) Neurologic complications of treatment of childhood acute immune thrombocytopenic purpura with intravenously administered immunoglobulin G. J Pediatr 130: 281–283

Kishiyama JL, Valacer D, Cunningham-Rundles C et al. (1999) A multicenter, randomised, double-blind, placebo-controlled trial of high-dose intravenous immunoglobulin for oral corticosteroid-dependent asthma. Clin Immunol 91: 126–133

Martin MA, Massanari RM, Nghiem DD, Smith JL, Corry RJ (1988) Nosocomial aseptic meningitis associated with administration of OKT3. JAMA 259: 2002–2005

Literatur

Meiner Z, Ben-Hur T, River Y, Reches A (1993) Aseptic meningitis as complication of intravenous immunoglobulin therapy for myasthenia gravis. J Neurol Neurosur Ps 56: 830–831

Miller E, Goldacre M, Pugh S et al. (1993) Risk of aseptic meningitis after measles, mumps, and rubella vaccine in UK children. Lancet 341: 979–982

Muller MP, Richardson DC, Walmsley SL (2001) Trimethoprim-sulfamethoxazole inudced aseptic meningitis in a renal transplant patient. Clin Nephrol 55: 80–84

Patey O, Lacheheb A, Dellion S, Zanditenas D, Jungfer-Bouvier F, Lafaix C (1998) A rare case of cotrimoxazole-induced eosinophilic aseptic meningitis in an HIV-infected patient. Scand J Infect Dis 30: 530–531

Pisani E, Fattorello C, Leotta MR, Marcello O, Zuliani C (1999) Recurrence of ibuprofen-induced aseptic meningitis in an otherwise healthy patient. Ital J Neurol Sci 20: 59–62

Quinn JP, Weinstein RA, Caplan LR (1984) Eosinophilic meningitis and ibuprofen therapy. Neurology 34: 108–109

Rudy BJ, Rutstein R (1997) Aseptic meningitis from trimethoprim-sulfamethoxazole in an HIV-infected adolescent. Pediatr Emerg Care 13: 216–217

Sekul EA, Cupler EJ, Dalakas MC (1994) Aseptic meningitis associated with high-dose intravenous immunoglobulin therapy: frequency and risk factors. Ann Intern Med 15: 259–262

Sugiura A, Yamada A (1991) Aseptic meningitis as a complication of mumps vaccination. Pediatr Infect Dis J 10: 209–213

Sylvia LM, Forlenza SW, Brocavich JM (1988) Aseptic meningitis associated with naproxen. Drug Intell Clin Pharm 22: 399–401

Shorr AF, Kester KE (1996) Meningitis and hepatitis complicating intravenous immunoglobulin therapy. Ann Pharmacother 30: 1115–1116

Strominger MB, Liu GT, Schatz NJ (1995) Optic disk swelling and abducens palsies associated with OKT3. Am J Ophthalmol 119: 664–665

Thistlethwaite JR, Stuart JK, Mayes JT, Gaber AO, Woodle S, Buckingham MR, Stuart FP (1988) Complications and monitoring of OKT3 therapy. Am J Kidney Dis 11: 112–119

Vera-Ramirez M, Charlet M, Parry GJ (1992) Recurrent aseptic meningitis complicating intravenous immnuoglbulin therapy for chronic inflammatory demeylinating polyradiculoneuropathy. Neurology 42: 1636–1637

Wasner CK (1978) Ibuprofen, meningitis, and systemic lupus erythematosus. J Rheumatol 5: 162–164

Watson JD, Gibson J, Joshua DE, Kronenberg H (1991) Aseptic meningitis associated with high dose intravenous immunoglobulin therapy. J Neurol Neurosurg Psychiatry 54: 275–276

Weksler BB, Lehany AM (1991) Naproxen-induced recurrent aseptic meningitis. Drug Intell Clin Pharm 25: 1183–1184

Widener HL, Littman BH (1978) Ibuprofen-induced meningitis in systemic lupus erythematosus. JAMA 239: 1062–1064

Wong JG, Hathaway SC, Paat JJ, Paterson RW, Steele GH (1994) Drug-induced meningitis. A case involving trimethoprim-sulfamethoxazole. Postgrad Med 96: 117–118

Tremor

F. Block

Tremor ist definiert als unwillkürliche rhythmische Oszillationen eines Körperteils. Generell unterscheidet man zwischen einem **Ruhe- und Aktionstremor,** wobei sich der Aktionstremor in einen Halte-, Bewegungs- und Intentionstremor unterteilen lässt. Darüber hinaus kann der Tremor hinsichtlich Frequenz und Amplitude charakterisiert werden. Der **physiologische Tremor,** der bei vielen Menschen vorhanden ist und in der Regel keinerlei Beschwerden bereitet, und der **essenzielle Tremor,** der die häufigste Tremorform darstellt, können beide durch Medikamente verstärkt werden. Der klassische Medikamenten-induzierte Tremor ist ein Haltetremor, in seltenen Fällen handelt es sich um einen Ruhetremor.

Bereits bei der klinisch-neurologischen Untersuchung kann eine Einordnung des Tremors in Abhängigkeit von der Aktivität, bei der er auftritt, erfolgen. Zudem ist eine ungefähre Abschätzung der Frequenz und der Amplitude möglich. Die Tremoranalyse mittels EMG-Ableitung antagonistischer Muskeln ergibt eine genaue Frequenzbestimmung und Zuordnung der Tremorform (◨ Abb. 10.1).

Amiodaron

Neben Photosensibilität, Pneumonitis und Hypothyreose können auch neurologische Symptome als Nebenwirkung der Therapie mit dem Antiarrhythmikum Amiodaron auftreten. Unter diesen stellt der Tremor die häufigste Nebenwirkung dar (Charness et al. 1984; Harris et al. 1983; Hilleman et al. 1998). Vom klinischen Aspekt imponiert der Amiodaron-induzierte Tremor meist wie ein **essenzieller Tremor.** Es handelt dann sich um einen Aktionstremor mit einer Frequenz von 6–10 Hz. In einem Fall wurde allerdings ein Ruhetremor mit einer Frequenz von 6 Hz beobachtet, der die Charakteristika eines Parkinsontremors aufwies (Werner u. Olanow 1989). Die Reduktion der Dosis oder das Absetzen von Amiodaron führt innerhalb weniger Tage bis Wochen zur Rückbildung des Tremors (Arnaud et al. 1992; Palakurthy et al. 1987; Charness et al. 1984; Harris et al. 1983).

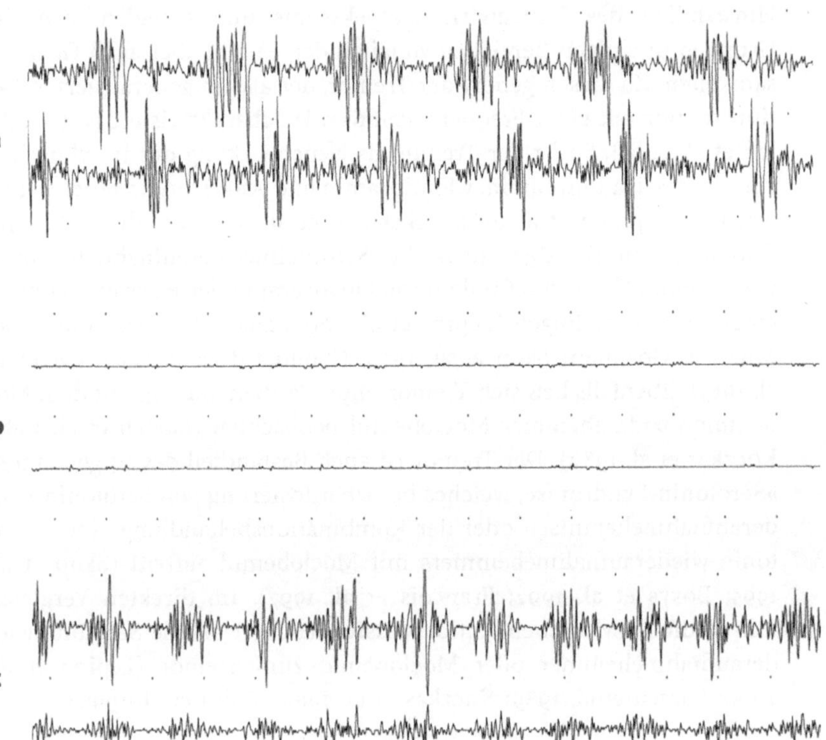

Abb. 10.1 a–c. Tremoranalyse mittels Oberflächen-EMG von antagonistischen Unterarm-muskeln, **a** Tremor mit alternierender Aktivierung antagonistischer Muskeln unter Ruhebe-dingung mit einer Frequenz von 5 Hz; **b** kein Tremor unter Ruhebedingung; **c** Ableitung vom gleichen Patienten bei Vorhalten der Arme. Es zeigt sich ein Haltetremor mit einer Koakti-vierung antagonistischer Muskeln und einer Frequenz von 7 Hz

Antidepressiva

Bei den Antidepressiva gibt es 3 Substanzgruppen, die jeweils andere Wirkmechanismen aufweisen:

- trizyklische Antidepressiva,
- Serotoninwiederaufnahmehemmer und
- Monoaminooxidasehemmer.

Hinsichtlich des Nebenwirkungsspektrums unterscheiden sich die Gruppen in einigen Bereichen voneinander, es gibt aber auch Gemeinsamkeiten. Zu diesen gehört der Tremor, der als ein generalisierter Aktionstremor mit einer Frequenz von 6–11 Hz charakterisiert ist (Raethjen et al. 2001). So ist der Tremor als Nebenwirkung der trizyklischen Antidepressiva Imipramin, Clomipramin und Amitriptylin beschrieben worden (Capponi et al 1985; Ackerman et al. 1996; Smith et al. 1990; Chouinard 1985). Aber auch die Serotoninwiederaufnahmehemmer wie Sertalin, Fluoxetin, Citalopram, Fluvoxamin oder Paroxetin können einen Tremor bedingen (Lepine et al. 2000; Diaz-Martinez et al. 1998; Milne u. Goa 1991; Skop et al. 1995; Chouinard et al. 1999; Guelfi et al. 1983). Ebenfalls ließ sich Tremor unter der Behandlung mit dem Monoaminooxidasehemmer Moclobemid beobachten (Larsen et al. 1989; Koczkas et al. 1989). Der Tremor ist auch Bestandteil des so genannten »Serotonin-Syndroms«, welches bei Überdosierung von Serotonin-wiederaufnahmehemmern oder der Kombinationsbehandlung eines Serotonin-wiederaufnahmehemmers mit Moclobemid auftritt (Skop et al. 1995; Borys et al. 1992; Francois et al. 1997). Im direkten Vergleich führen die trizyklischen Antidepressiva häufiger als die Serotoninwiederaufnahmehemmer oder Moclobemid zum Tremor (Lepine et al. 2000; Larsen et al. 1989; Koczkas et al. 1989; Smith et al. 1990).

Das Alter scheint einen Risikofaktor für das Auftreten eines Antidepressiva bedingten Tremors darzustellen (Kronfol et al. 1983; Watson et al. 1980).

Der Tremor ist meist nicht behindernd und nimmt oft im Verlauf an Ausprägung ab. Entwickelt sich der Tremor zu einer einschränkenden oder behindernden Nebenwirkung, so kann man durch Umsetzen von einem Antidepressivum auf ein anderes Linderung erzielen. Alternativ besteht die Möglichkeit den Tremor symptomatisch mit einem β-Blocker zu behandeln (Kronfol et al. 1983).

β_2-Sympathomimetika

β_2-Sympathomimetika wie z.B. Terbutalin, Bambuterol, Formoterol, Salbutamol wirken bronchodilatatorisch und werden in der Behandlung von Bronchospasmen bei Asthma bronchiale oder COPD eingesetzt. Für alle diese β_2-Sympathomimetika wurde als Nebenwirkung ein **Ruhe- und Aktionstremor** beschrieben, der feinschlägig und hochfrequent ist (Larsen u. Schmeckel 1993; Faulds et al. 1991; Schaffler u. Reeh 1987). Das Auftreten des Tremors ist dosisabhängig und zeigt zudem eine Korrelation zu den erzielten cAMP-Serumwerten (Billing et al. 1982; Berg et al. 1982). Somit ist es auch verständlich, dass der β_2-Sympathomimetika-induzierte Tremor häufiger und stärker ausgeprägt nach systemischer Gabe auftritt als nach Inhalation (Faulds et al. 1991; Thiringer u. Svedmyr 1976). Hinsichtlich des Tremors scheint sich bei chronischer Anwendung eine gewisse Habituation einzustellen (Schaffler u. Reeh 1987).

Cimetidin

Der H_2-Blocker Cimetidin, von dem zentralnervöse Nebenwirkungen bekannt sind, wurde in einer Publikation als Verursacher von Tremor angesehen (Bateman et al. 1981). Bei drei Patienten kam es unter Cimetidin zu einem Aktionstremor von 8–10 Hz. Innerhalb weniger Tage nach Absetzen von Cimetidin war der Tremor komplett verschwunden. Eine Reexposition führte zu einem erneuten Auftreten des Tremors, der durch Propranolol beherrscht werden konnte.

Immunsuppressiva

Cyclosporin A

Cyclosporin A ist ein Immunsuppressivum, welches zur Vermeidung der Abstoßungsreaktion nach Organtransplantation und zur Behandlung von Autoimmunkrankheiten Anwendung findet. Bei bis zu 40% der Patienten treten unter der Behandlung mit Cyclosporin A neurologische Symptome auf, wovon der Tremor die häufigste Manifestation darstellt (Patchell 1994; Wijdicks et al. 1995). Der Cyclosporin A-induzierte Tremor ist meist ein leichter und generalisierter Aktionstremor, in seltenen Fällen ein zerebellärer Tremor (David-Neto et al. 2000; Kadan 1989; Pirsch et al. 1997; Walker u. Brochstein 1988). Für Patienten mit Lebertransplantation wird die Inzidenz des Cyclosporin-A-bedingten Tremors mit 12–21% angegeben (O'Sullivan, 1985; Wijdicks et al., 1995). Das Auftreten des Tremors ist, wenn auch nur lose, an die verabreichte Dosis von Cyclosporin A gekoppelt (David-Neto et al. 2000). Falls notwendig, lässt sich der Tremor durch β-Blocker wie Propranolol abmildern. Nach Dosisreduktion oder Absetzen von Cyclosporin A ist der Tremor voll reversibel (Erer et al. 1996). Da es unter metabolischen Veränderungen wie Hypomagnesiämie häufiger zum Auftreten von neurotoxischen Nebenwirkungen kommt, kann deren Ausprägung durch Magnesiumsubstitution abgeschwächt oder aufgehoben werden (Thompson et al. 1984). Darüber hinaus scheint es so zu sein, dass bei einer speziellen galenischen Zubereitung, die eine orale Verabreichung von Cyclopsorin A ermöglicht, neurotoxische Nebenwirkungen wie Tremor seltener auftreten (Wijdicks et al. 1999).

Tacrolimus

Tacrolimus wird wie Cyclopsorin A zur Unterdrückung der Abstoßungsreaktion nach Organtransplantation eingesetzt. Neben Nephrotoxizität, Diabetes mellitus und Alopezie hat Tacrolimus auch neurotoxische Auswirkungen, von denen der Tremor eine der häufigsten darstellt (Neu et al. 1997; Trocha et al. 1994; Wijdicks et al. 1994). Bei dem Tremor handelt es sich um einen Aktionstremor, der zum Teil Tätigkeiten des täglichen Lebens wie das Schreiben beeinträchtigt (Wijdicks et al. 1994). Das Auftreten des Tremors unter Tacrolimus scheint dosisabhängig zu sein (Neuhaus et al. 1994). Passend hierzu kommt es meist unter einer Dosisreduktion zur kompletten Rückbildung des Tremors (Wijdicks et al. 1994). Im direkten Vergleich zu Cyclosporin A, welches auch neurotoxische Nebenwirkungen inklusive Tremor verursacht, kommt es unter Tacrolimus häufiger zum Tremor (Mayer et al. 1997; Plosker u. Foster 2000).

Lithium

Lithium wird zur Phasenprophylaxe affektiver Störungen und manisch-depressiver Erkrankungen eingesetzt. Tremor ist eine wesentliche Nebenwirkung der Lithiumtherapie (Gelenberg u. Jefferson 1995; Lapierre 1976; Pullinger u. Tyrer 1983). Hierbei handelt es sich um einen unregelmäßigen, nicht rhythmischen distal betonten Extremitätentremor mit variabler Frequenz und Amplitude (Lapierre 1976). Obwohl er im Verlauf der Behandlung an Intensität abnimmt, besteht häufig die Notwendigkeit, ihn zu dämpfen. Hierzu stehen vor allem die β-Blocker Atenolol, Metoprolol, Pindolol oder Propranolol zur Verfügung (Dave 1989; Gaby et al. 1983; Floru et al. 1979; Lapierre 1976). Der Lithium-induzierte Tremor kann aber auch durch Primidon verringert werden (Gelenberg u. Jefferson 1995). Die zur Behandlung einer Depression gelegentlich notwendige Kombination mit einem Serotoninwiederaufnahmehemmer oder einem trizyklischen Antidepressivum kann den Lithium bedingten Tremor verstärken, ohne jedoch die Frequenz zu verändern (Zaninelli et al. 2001).

Neuroleptika

Sowohl die niederpotenten als auch die hochpotenten Neuroleptika können über ihre Dopamin-antagonistische Wirkung ein Parkinson-Syndrom hervorrufen, welches unter anderem durch einen Tremor gekennzeichnet ist. Bei diesem Tremor handelt es sich um einen **Ruhe- und Haltetremor** mit einer Frequenz von 4–7 Hz (Rapoport et al. 1998). Zusätzlich zu dem Tremor, der im Zusammenhang mit dem medikamentös bedingten Parkinson-Syndrom auftritt, sind außerdem zwei andere Tremores unter der neuroleptischen Therapie beobachtet worden – der **tardive Tremor** und **Asterixis**. Der tardive Tremor wurde bei Patienten mit tardiver Dyskinesie und ohne wesentliches Parkinson-Syndrom festgestellt (Stacy u. Jankovic 1992). Der tardive Tremor ließ sich als Haltetremor mit einer Frequenz von 3–5 Hz charakterisieren. Nach Absetzen der Neuroleptika nahm die Amplitude des Tremors zu und im weiteren Verlauf blieb er unverändert bestehen. Asterixis wurden sowohl bei Behandlung mit hochpotenten Neuroleptika als auch mit dem atypischen Neuroleptikum Clozapin beobachtet (Rittmannsberger 1996; Rittmannsberger u. Leblhuber 1994; Boshes et al. 1991).

Der Neuroleptika-induzierte Tremor kann mit Ausnahme des tardiven Tremors durch Absetzen der Neuroleptika reduziert bzw. beseitigt werden. Falls die neuroleptische Medikation bestehen bleiben muss und der Tremor behindernd wirkt, kann versucht werden diesen durch einen β-Blocker zu lindern, was sicherlich nicht immer gelingt (Metzer et al. 1993; Chaturvedi 1987; Kulik u. Wilbar 1983). Alternativ kann das atypische Neuroleptikum Clozapin eingesetzt werden, um sowohl die psychotische Symptomatik als auch den Neuroleptika-induzierten Tremor einschließlich dem tardiven Tremor zu behandeln (Safferman et al. 1994; Delecluse et al. 1998).

Pindolol

Pindolol ist ein nichtselektiver β-Blocker mit einer intrinsischen sympathomimetischen Wirkung, der zur Behandlung der koronaren Herzkrankheit und der arteriellen Hypertonie eingesetzt wird. Für β-Blocker untypisch, wurde bei Pindolol mehrfach ein Tremor als Nebenwirkung beschrieben (Koller et al. 1987; Sundberg et al. 1987; Podrid u. Lown 1982; Hod et al. 1980). Hierbei handelt es sich um einen niederamplitudigen, hochfrequenten **Haltetremor**, der in engem zeitlichen Rahmen zum Beginn der Behandlung mit Pindolol auftritt und der nach Absetzen reversibel ist (Hod et al. 1980). Passend zur Nebenwirkung ist die Beobachtung, dass der essenzielle Tremor, der unter dem β-Blocker Propranolol abnimmt, eine Zunahme der Amplitude unter Pindolol aufweist (Teravainen et al. 1997). Der Pindolol-induzierte Tremor wird auf die intrinsische sympathomimetische Aktivität zurückgeführt.

Theophyllin

Das Antiasthmatikum Theophyllin kann einen feinschlägigen, hochfrequenten **Aktionstremor** hervorrufen, der vor allen dingen unter Haltebedingungen sichtbar wird (Bartel et al. 1994; Melamed u. Beaucher 1995; Bender u. Milgrom 1992). Das Auftreten des Theophyllin-induzierten Tremors scheint nicht dosisabhängig zu sein (Bender u. Milgrom 1992; Melamed u. Beaucher, 1995). Falls der Tremor störend wirkt, kann versucht werden, ihn durch zusätzliche Gabe von Vitamin B_6 zu verringern (Bartel et al. 1994).

Valproinsäure

Das Antiepileptikum Valproinsäure hat einen festen Platz in der Behandlung generalisierter Anfälle, zudem hat es eine gute Wirkung in der Migräneprophylaxe. Neben Müdigkeit, Schwindel, kognitiven Einbußen und Gewichtszunahme stellt der Tremor eine häufige Nebenwirkung dar. Dieser Tremor, der sowohl bei der Indikation Epilepsie als auch Migräneprophylaxe beobachtet wurde, ist ein **Halte- und Ruhetremor** (Hyman et al. 1979; Bruni u. Wilder 1979; Despland 1994; Klapper 1997). Der Tremor entwickelt sich innerhalb eines Monats nach Behandlungsbeginn und scheint eine gewisse Dosisabhängigkeit aufzuweisen (Karas et al. 1982; Hyman et al. 1979). Dosisreduktion kann zu einer Verminderung bzw. zu einem Sistieren des Tremors führen (Karas et al. 1982; Despland 1994). Falls diese nicht möglich ist, kann durch Propranolol oder Acetazolamid eine Tremorreduktion erreicht werden (Lancman et al. 1994; Karas et al. 1993).

Literatur

Ackerman DL, Greenland S, Bystritsky A, Katz RJ (1996) Relationship between early side effects and therapeutic effects of clomipramine therapy in obsessive-compulsive disorder. J Clin Psychopharmacol 16: 324–328

Arnaud A, Neau JP, Rivasseau-Jonveaux T, Marechaud R, Gil R (1992) Neurological toxicity of amiodarone. 5 case reports. Rev Med Interne 13: 419–422

Bartel PR, Ubbink JB, Delport R, Lotz BP, Becker PJ (1994) Vitamin B-6 supplementation and theophylline-related effects in humans. Am J Clin Nutr 60: 93–99

Bateman DN, Bevan P, Longley BP, Mastaglia F, Wandless I (1981) Cimetidine induced postural and action tremor. J Neurol Neurosur Ps 44: 94

Bender B, Milgrom H (1992) Theophylline-induced behavior change in children. An objective evaluation of parent's perceptions. JAMA 267: 2621–2624

Berg W, Fokkens J, Lefering JG, Kreukniet J, Maes RA, Bruynzeel PL (1982) Tremor measurement in asthma. II. Changes after terbutaline administration suggesting beta-adrenergic blockade. Eur J Respir Dis 63: 392–398

Billing B, Dahlqvist R, Garle M, Hornblad Y, Ripe E (1982) Separate and combined use of terbutaline and theophylline in asthmatics. Effects related to plasma levels. Eur J Respir Dis 63: 399–409

Borys DJ, Setzer SC, Ling LJ, Reisdorf JJ, Day LC, Krenzelok EP (1992) Acute fluoxetine overdose: a report of 234 cases. Am J Emerg Med 10: 115–120

Boshes RA, Oepen G, Handren M (1991) Flapping tremor produced by high-potency neuroleptics. J Clin Psychopharmacol 11: 76–77

Bruni J, Wilder BJ (1979) Valproic acid. Review of a new antiepileptic drug. Arch Neurol 36: 393–398

Capponi R, Hhormazabal L, Schmid-Burgk W (1985) Dicofensine and imipramine. A double-blind comparative trial in depressive out-patients. Neuropsychobiology 14: 173–180

Charness ME, Morady F, Scheinman MM (1984) Frequent neurologic toxicity associated with amiodarone therapy. Neurology 34: 669–671

Chaturvedi SK (1987) Metoprolol in the treatment of neuroleptic-induced tremor: case report. J Clin Psychiat 48: 378

Chouinard G (1985) A double-blind controlled clinical trial of fluoxetine and a mitriptyline in the treatment of outpatients with major depressive disorder. J Clin Psychiat 46: 32–37

Chouinard G, Saxena B, Belanger MC, Ravidran A, Bakish D, Beauclair L, Morris P, Vasavan Nair NP, Manchanda R, Reesal R, Remick R, O'Neill MC (1999) A canadian multicenter, double-blind study of paroxetine and fluoxetine in major depressive disorder. J Affect Ddddisord 54: 39–48

Dave M (1989) Treatment of lithium induced tremor with atenolol. Can J Psychiatry 34: 132–133

David-Neto E, Lemos FB, Furusawa EA, Schwartzman BS, Cavalcante JS, Yagyu EM Romano P, Ianhez LE (2000) Impact of cyclosporin A pharmacokinetics on the presence of side effects in pediatric renal transplantation. J Am Soc Nephrol 11: 343–349

Delecluse F, Elogesi JA, Gerard JM (1998) A case of tardive tremor successfully treated with clozapine. Mov Disrd 13: 846–847

Despland PA (1994) Tolerance to and unwanted effects of valproate sodium. Schweiz Rundsch Med Prax 83: 1132–1139

Diaz-Martinez A, Benassinni O, Ontiveros A, Gonzalez S, Salin R, Basqudano G, Martinet RA (1998) A randomized, open-label comparison of venlafaxine and fluoxeteine in depressed outpatients. Clin Ther 20: 467–476

Erer B, Polchi P, Lucarelli G, Angelucci E, Baronciani D, Galimberti M, Giardini C, Gaziev D, Maiello A (1996) CsA-associated neurotoxicity and ineffective prophylaxis with clonazepam in patients transplanted for thalassemia major: analysis of risk factors. Bone Marrow Transpl 18: 157–162

Faulds D, Hollingshead LM, Goa KL (1991) Formoterol. A review of its pharmacological properties and therapeutic potential in reversible obstructive airways disease. Drugs 42: 115–137

Floru L, Tegler J, Wolmsen H (1979) Treatment of lithium tremor with the beta receptor blocker, pindolol. Int Pharmacopsychiat 14: 149–157

Francois B, Marquet P, Desachy A, Roustan J, Lachatre G, Gastinne H (1997) Serotonin syndrome due to an overdose of moclobemide and clomipramine. A potentially life-threatening association. Intensive Care Med 23: 122–124

Gaby NS, Lefkowitz DS, Israel JR (1983) Treatment of lithium tremor with metorpolol. Am J Psychiatry 140: 593–595

Gelenberg AJ, Jefferson JW (1995) Lithium tremor. J Clin Psychiat 56: 283–287

Guelfe JD, Dreyfus JF, Pichot P (1983) A double-blind controlled clinical trial comparing fluvoxamine with imipramine. Br J Clin Pharmacol 15 (suppl 3): 411–417

Harris L, McKenna WJ, Rowland E, Krikler DM (1983) Side effects and possible contraindications of amiodarone use. Am Heart J 106: 916–923

Hilleman D, Miller MA, Parker R, Doering P, Pieper JA (1998) Optimal management of amiodarone therapy: efficacy and side effects. Pharmacotherapy 18: 138–145

Hod H, Har-Zahav J, Kaplinsky N, Frankl O (1980) Pindolol-induced tremor 56: 346–347

Hyman NM, Dennis PD, Sinclair KG (1979) Tremor due to sodium valproate. Neurology 29: 1177–1180

Kahan BD (1989) Cyclosporine. N Engl J Med 321: 1725–1738

Karas BJ, Wilder BJ, Hammond EJ, Bauman AW (1982) Valproate tremors. Neurology 32: 428–432

Karas BJ, Wilder BJ, Hammond EJ, Bauman AW (1983) Treatment of valproate tremors. Neurology 33: 1380–1382

Klapper J (1997) Divalproex sodium in migraine prophylaxis: a dose-controlled study. Cephalgia 17: 103–108

Koczkas C, Holm P, Karlsson A, Nagy A, Ose E, Petursson H, Ulveras L, Weneddikter O (1989) Moclobemide and clomipramine in endogenous depression. A randomised clinical trial. Acta Psychiatr Scand 79: 523–529

Koller W, Orebaugh C, Lawson L, Potempa K (1987) Pindolol-induced tremor. Clin Neuropharmacol 10: 449–452

Kronfol Z, Greden JF, Zis AP (1983) Imipramine-induced tremor: effects of a beta-adrenergic blocking agent. J Clin Psychiat 44: 225–226

Kulik AV, Wilbur R (1983) Case report of propranolol (Inderal) pharmacotherapy for neuroleptic-induced akathisia and tremor. Prog Neuropsychopharmacol Biol Psychiat 7: 223–225

Lancman ME, Asconape JJ, Walker F (1994) Acetazolamide appears effective in the management of valproate-induced tremor. Mov Disord 9: 369

Lapierre YD (1976) Control of lithium tremor with propranolol. Can Med Assoc J 114: 619–620

Larsen JK, Holm P, Hoyer E, Mejlhede A, Mikkelsen PL, Olesen A, Schaumburg E (1989) Moclobemide and clomipramine in reactive depression. A placebo-controlled randomised clinical trial. Acta Psychiat Scand 79: 530–536

Larsen K, Schmekel B (1993) Tremor in healthy volunteers after bambuterol and terbutaline CR-tablets. Eur J Clin Pharmacol 45: 303–305

Lepine JP, Goger J, Blashko C, Probst C, Moles MF, Kosolowski J, Scharfetter B, Lane RM (2000) A double-blind study of the efficacy and safety of sertraline and clomipramine in outpatients with severe major depression. Int Clin Psychopharmacol 15: 263–271

Mayer AD, Dmitrewski J, Squifflet JP et al. (1997) Multicenter randomised trial comparing tacrolimus (FK605) and cyclosporine in the prevention of renal allograft rejection: a report of the European Tacrolimus Multicenter Renal Study Group. Transplantation 64: 436–443

Melamed J, Beaucher WN (1995) Minor symptoms are not predictive of elevated theophylline levels in adults on chronic therapy. Ann Allergy Asthma Immunol 75: 516–520

Metzer WS, Paige SR, Newton JE (1993) Inefficacy of propranolol in attenuation of drug-induced parkinsonian tremor. Mov Disord 8: 43–46

Milne RJ, Goa KL (1991) Citalopram. A review of its pharmacodynamic and pharmacokinetic properties, and therapeutic potential in depressive illness. Drugs 41: 450–477

Neu AM, Furth SL, Case BW, Wise B, Colombani PM, Fivush BA (1997) Evaluation of neurotoxiicity in pediatric renal transplant recipients treated with tacrolimus (FK506). Clin Transplant 11: 412–414

Neuhaus P, McMaster P, Calne R, Pichlmayr R, Otto G, Williams R, Bismuth H, Groth C (1994) Neurological complications in the european mutlicentre study of FK 506 and cyclosporin in primary liver transplantation. Transpl Int 7 (suppl 1): S27–S31

O'Sullivan DP (1985) Convulsions associated with cyclosporin A. BMJ 290: 858

Palakurthy PR, Iyer V, Meckler RJ (1987) Unusual neurotoxicity associated with amiodarone therapy. Arch Intern Med 147: 881–884

Patchell RA (1994) Neurological complications of organ transplantation. Ann Neurol 36: 688–703

Pirsch JD, Miller J, Deierhoi MH, Vincenti F, Filo RS (1997) A comparison of tacrolimus (FK506) and cyclosporine for immunosuppression after cadaveric renal transplantation. Transplantation 63: 978–983

Plosker GL, Foster RH (2000) Tacrolimus: a further update of its pharmacology and therapeutic use in the management of organ transplantation. Drugs 59: 323–389

Podrid PJ, Lown B (1982) Pindolol for ventricular arrhythmia. Am Heart J 104: 491–496

Pullinger S, Tyrer P (1983) Acute lithium-induced tremor. Br J Psychiat 143: 40–41

Raethjen J, Lemke MR, Lindemann M, Wenzelburger R, Krack P, Deuschl G (2001) Amitriptyline enhances the central component of physiological tremor. J Neurol Neurosur Ps 70: 78–82

Rapoport A, Stein D, Shamir E, Schwartz M, Levine J, Elizur A, Weizman A (1998) Clinico-tremorgraphic features of neuroleptic-induced tremor. Int Clin Psychopharmacol 13: 115–120

Rittmannsberger H (1996) Asterixis induced by psychotropic drug treatment. Clin Neuropharmacol 19: 349–355

Rittmannsberger H, Leblhuber F (1994) Drug-induced asterixis. Dtsch Med Wochenschr 119: 585–588

Schaffler K, Reeh PW (1987) Induction and reduction of muscle tremor upon acute and repeated administration of the beta 2-agonists terbutaline, salbutamol and tulobuterol. Int J Clin Pharmacol Ther Toxicol 25: 673–682

Safferman AZ, Kane JM, Aronowitz JS, Gordon MF, Pollack S, Lieberman JA (1994) The use of clozapine in neurologic disorders. J Clin Psychiat 55 (suppl b): 98–101

Skop BP, Finkelstein JA, Mareth TR, Magoon MR, Brown TM (1994) The serotonin syndrome associated with paroxetine, an over-the-counter cold remedy, and vascular disease. Am J Emerg Med 12: 642–644

Smith WT, Glaudin V, Panagides J, Gilvary E (1990) Mirtazapine vs. amitriptyline vs. placebo in the treatment of major depressvie disorder. Psychopharmcol Bull 26: 191–196

Stacy M, Jankovic J (1992) Tardive tremor. Mov Disord 7: 53–57

Sundberg S, Tiihonen K, Gordin A (1987) Vasodilatory effects of carvediol and pindolol. J Cardiovasc Pharmacol 10 (suppl 11): 76–80

Teravainen H, Larsen A, Fogelholm R (1977) Comparison between the effects of pindolol and propranolol on essential tremor. Neurology 27: 439–442

Thiringer G, Svedmyr N (1976) Comparison of infused and inhaled terbutaline in patients with asthma. Scand J Respir Dis 57: 17–24

Thompson CB, June CH, Sullivan KM, Thomas ED (1984) Association between cyclosporin neurotoxicity and hypomagnesaemia. Lancet 17: 1116–1120

Trocha K, Winkler M, Haas J, Ringe B, Wurster U, Ehrenheim C (1994) Neurological examinations after liver transplantation concerning patients under corticosteroid immunosuppression and either FK 506 or cyclosporin. Transpl Int 7 (suppl 1): S43–S49

Walker RW, Rochstein JA (1988) Neurologic complications of immunosuppressant agents. Neurol Clin 6: 261–278

Watson JU, Beaumont G, Poole P (1980) Clomipramine and age: an interaction study. J Int Med Res 8: 81–84

Werner EG, Olanow CW (1989) Parkinsonism and amiodarone therapy. Ann Neurol 25: 630–632

Wijdicks EF, Wiesner RH, Dahlke LJ, Krom RA (1994) FK506-induced neurotoxicity in liver transplantation. Ann Neurol 35: 498–501

Wijdicks EF, Wiesner RH, Krom RA (1995) Neurotoxicity in liver transplant recipients with cyclosporine immunosuppression. Neurology 45: 1962–1964

Wijdicks EF, Dahlke LJ, Wiesner RH (1999) Oral cyclosporine decreases severity of neurotoxicity in liver transplant recipients. Neurology 52: 1708–1710

Zaninelli R, Bauer M, Jobert M, Muller-Oerlinghausen B (2001) Changes in quantitatively assessed tremor during treatment of major depression with lithium augmented by paroxetine or amitriptyline. J Clin Psychopharmacol 21: 190–198

Parkinson-Syndrom

F. Block

Die Diagnose des Parkinson-Syndroms ist klinisch zu stellen. Der Stellenwert der apparativen Diagnostik besteht vor allem darin, symptomatische Formen des Parkinson-Syndroms zu erkennen. Ein Parkinson-Syndrom liegt vor bei Vorhandensein einer Akinese in Verbindung mit mindestens einem der folgenden Symptome: Rigor, Ruhetremor oder posturale Instabilität.

Die **Akinese** ist durch eine Verlangsamung bei Initiieren und Durchführen willkürlicher Bewegungen gekennzeichnet. Die Akinese kann sich in vielen Bereichen der Motorik auswirken. Hypomimie, Dysarthrophonie, eine unmodulierte, monotone Sprechweise und Schluckstörungen sind Manifestationen der Akinese im Bereich der kranialen Motorik. An den Armen zeigt sie sich durch vermindertes Mitschwingen der Arme beim Gehen, eine Störung rascher alternierender Bewegungsabläufe, reduzierte Fingergeschicklichkeit und Mikrographie. Startschwierigkeiten und Stehenbleiben während des Gehens durch enge Passagen (Türdurchgang, zwischen Stühlen) und Nachziehen eines Beines sind Auffälligkeiten im Beinbereich. Die Auswirkung der Akinese auf die axiale Muskulatur macht sich in Schwierigkeiten beim Aufstehen aus dem Sitzen, gestörtem Umdrehen im Bett und eine Haltungsstörung bemerkbar.

Der **Rigor** ist eine Muskeltonuserhöhung, die von den Patienten als Steifigkeitsgefühl empfunden wird. Sie wird oft als ziehende Missempfindung besonders im Rücken oder in der proximalen Muskulatur beschrieben. Bei der passiven Bewegung einer Extremität verspürt der Untersucher einen zähen und gleichmäßigen Widerstand. Das so genannte **Zahnradphänomen** äußert sich als rhythmische Unterbrechung des erhöhten Tonus.

Der **Ruhetremor** zeigt sich, wenn die betroffene Extremität nicht bewegt wird und sistiert bei Beginn einer intendierten Bewegung. Unter psychischer oder mentaler Anspannung wie z. B. Aufregung oder Lösen von Zahlenaufgaben wird ein latenter Ruhetremor manifest bzw. ein manifester Tremor nimmt an Intensität zu. Die Frequenz des Ruhetremors liegt bei 4–6 Hz. Die Haltungsinstabilität kommt durch eine Störung der gleichgewichtsregulierenden Reflexe zustande. Die Patienten berichten über eine Unsicherheit im Gehen und Stehen, im Spätstadium der Erkrankung über vermehrte Stürze.

Medikamentös induziertes Parkinson-Syndrom

Auch wenn keine klaren Zahlen zur Epidemiologie des medikamentös induzierten Parkinson-Syndroms vorliegen, so ist es mehreren Untersuchungen zufolge nach dem idiopathischen Parkinson-Syndrom die zweithäufigste Form. In Italien wurde die Prävalenz mit 32,7 auf 100 000 Einwohner geschätzt (Morgante et al. 1992). In einer deutschen Untersuchung an Menschen über 65 Jahren wurde die Prävalenz mit 410 auf 100 000 Einwohner berechnet, für das idiopathische Parkinson-Syndrom lag die Zahl bei 710 auf 10 000 (Trenkwalder et al. 1995). Grundsätzlich ist anzumerken, dass sich das medikamentös induzierte Parkinson-Syndrom nicht leicht vom idiopathischen Parkinson-Syndrom unterscheiden lässt. Es gibt jedoch einige Anhaltspunkte, die für das Vorliegen eines medikamentös induzierten Parkinson-Syndroms sprechen:

- vorwiegend symmetrisches Auftreten der Symptome,
- klinisch statischer Verlauf,
- Vorhandensein anderer Symptome wie Akathisie oder tardive Dyskinesie und
- Vorhandensein eines niederfrequenten und hochamplitudigen Kinntremors (Rabbit-Syndrom).

> **!** Wichtigster Bestandteil in der Diagnose ist natürlich die Medikamentenanamnese, bei der die Neuroleptika als die Medikamente zu nennen sind, die am häufigsten ein medikamentös induziertes Parkinson-Syndrom bedingen.

Gelingt durch Anamnese und klinische Untersuchung keine eindeutige Klärung, so kann diese mit Hilfe der nuklearmedizinischen Darstellung des präsynpatischen Dopamintransporters (DAT-Scan) herbeigeführt werden. Beim idiopathischen Parkinson-Syndrom ist deren Belegung im Striatum, vor allem im Putamen, vermindert, wohingegen bei dem medikamentösinduzierten Parkinson-Syndrom ein Normalbefund zu erheben ist (Tolosa et al. 2003) (■ Abb. 11.1).

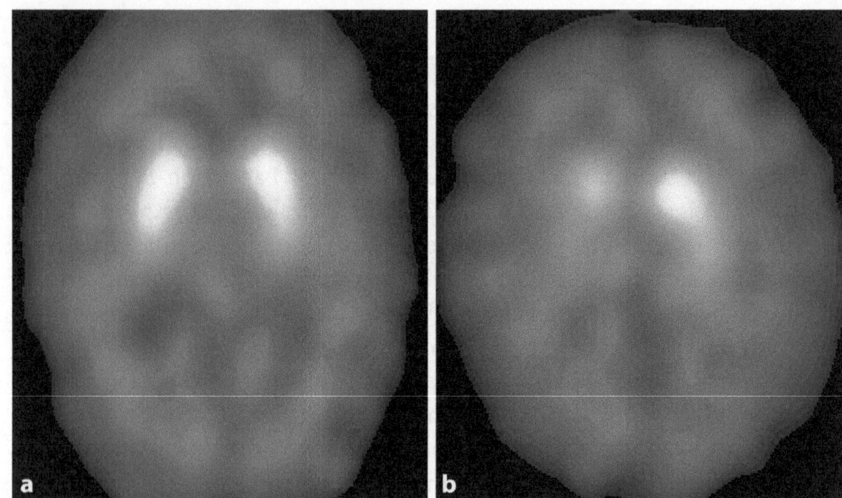

Abb. 11.1 a, b. Darstellung des präsynaptischen Dopamintransporters mittels DAT-Scan.
a Bei einer Patientin mit medikamentös-bedingtem Parkinson-Syndrom zeigt sich eine normale und seitengleiche Belegung im Striatum; b Bei einem Patienten mit linksseitig betontem Morbus Parkinson fällt eine Minderbelegung vor allem im Putamen auf, die entsprechend der Klinik rechtsseitig stärker ausgeprägt ist. (Siehe auch **Farbtafel** auf S. 448)

Amphotericin B

Amphotericin B ist ein Antimykotikum, welches bei schweren Pilzinfektionen einschließlich der Pilzmeningitis Anwendung findet. Neben Nieren- und Lebertoxizität und Blutbildveränderungen kann es auch zu ZNS-Nebenwirkungen kommen. Hierzu zählt neben der Enzephalopathie ein Parkinson-Syndrom, welches sowohl nach systemischer Gabe als auch nach intraventrikulärer Applikation auftrat (Balmaceda et al. 1994; Devinsky et al. 1987; Fisher u. Dewald 1983; Manley et al. 1998; Mott et al. 1995; Schonheyder et al. 1980). Neben einer Leukenzephalopathie lassen sich auch Signalabweichungen und Atrophie der Basalganglien mittels MRT nachweisen (Mott et al. 1995). Hierzu korrespondierend wurde bei einem Patienten in der Autopsie eine Gliose und Vakuolen im Globus pallidus gesehen (Mott et al. 1995). Die eindeutige Zuordnung zwischen Behandlung mit Amphotericin B und dem Parkinson-Syndrom ist bei vielen Fällen dadurch erschwert, dass konkurrierende Ursachen wie Z. n. Knochenmarkstransplantation, zytostatische Behandlung oder Kryptokokkenmeningitis vorlagen. Das geringe Ansprechen auf L-Dopa und das Anhalten der Parkinson-Symptomatik auch nach Beendigung der Therapie mit Amphotericin B sprechen in jedem Fall für eine pathogenetische Bedeutung der Schädigung der Basalganglien im Bereich von Caudatum und Globus pallidus (Balmaceda et al. 1994; Fisher u. Dewald 1983; Mott et al. 1995).

Cinnarizin und Flunarizin

Cinnarizin und Flunarizin sind zwei Kalziumantagonisten, die zur symptomatischen Behandlung von Schwindel eingesetzt werden. Zudem ist Cinnarizin bei zerebralen Durchblutungsstörungen und Flunarizin als Migräneprophylaxe indiziert. Für beide Substanzen ist das Auftreten eines medikamentös induzierten Parkinson-Syndroms beschrieben worden (Micheli et al. 1989; Mangone u. Herskovits 1989; Garcia Ruiz et al. 1992). Höheres Lebensalter und längere Dauer der Behandlung sind Risikofaktoren für das Auftreten des medikamentös induzierten Parkinson-Syndroms (Brucke et al. 1995). Grundlage für diese Nebenwirkung scheint ähnlich wie bei den Neuroleptika eine Blockade der postsynaptischen D_2-Rezeptoren zu sein (Brucke et al. 1995). In den meisten Fällen war diese Nebenwirkung nach Absetzen vollständig reversibel ist. Allerdings zeigte sich in einer Langzeitbeobachtung bis zu 7 Jahren an 13 älteren Patienten, dass es bei keinem von diesen zu einer kompletten Rückbildung kam (Negrotti u. Calzetti 1997). Somit ist die Prognose des durch Cinnarizin bzw. Flunarizin bedingten Parkinson-Syndroms nicht ganz so gut einzustufen.

Lithium

Lithium, welches hauptsächlich zur Prophylaxe bei bipolaren Störungen und Depressionen eingesetzt wird, weist als wesentliche Nebenwirkungen von Seiten des ZNS die Enzephalopathie und den Tremor auf. Deutlich seltener tritt ein Parkinson-Syndrom auf. Die Prävalenz eines durch Lithium bedingten Parkinson-Syndroms wird mit 7,7% angegeben (Ghardirian et al. 1996). Rigor und Ruhetremor sind die wesentlichen Symptome des Parkinson-Syndroms unter Lithium zumeist ohne weitere Zeichen der Intoxikation (Fallgatter u. Strik 1997; Gajkowski et al. 1987; Holroyd u. Smith 1995; Lecamwasam et al. 1994). Nach Absetzen von Lithium sind die Symptome schnell reversibel (Fallgatter u. Strik 1997; Gajkowski et al. 1987). Höheres Lebensalter, längere Dauer der Therapie mit Lithium und Konzentration im oberen therapeutischen Bereich scheinen Risikofaktoren für das Auftreten eines Parkinson-Syndroms unter Lithium sein (Holroyd u. Smith 1995). Die histologische Aufarbeitung eines Gehirns von einem Patienten mit Parkinson-Syndrom unter Lithiumtherapie ergab keinerlei Veränderungen, die typisch für einen Morbus Parkinson sind (Lecamwasam et al. 1994). Somit ist eher von einer **funktionellen Interaktion** als von einer neurotoxischen Wirkung auszugehen.

Magen-Darm-Mittel

Metoclopramid und **Domperidon** sind Dopaminrezeptorantagonisten, die zur Behandlung von Motilitätsstörungen des Magen-Darm-Traktes und von Übelkeit eingesetzt werden. Metoclopramid kann zu einem größeren Anteil die Bluthirnschranke überwinden als Domperidon und über die Blockade der D_2-Rezeptoren im Gehirn zu zentralnervösen Nebenwirkungen führen. Orofaziale Dyskinesien sind sicherlich die am häufigsten durch diesen Mechanismus bedingten Nebenwirkungen. Es kann aber auch zu einem Parkinson-Syndrom kommen (Bateman et al. 1985; Ganzini et al. 1993; Llau et al. 1994; Indo u. Ando 1982; Miller u. Jankovic 1989; Sethi et al. 1989). Neben Hypokinesie und Rigor ist nicht selten ein Ruhetremor zu finden. Medikamentenanamnese und die häufig zu beobachtenden orofazialen Dyskinesien sind die Anhaltspunkte, die für ein medikamentös induziertes Parkinson-Syndrom sprechen. Das Parkinson-Syndrom tritt vor allem bei einer Behandlungsdauer von mehr als einem Monat auf (Bateman et al. 1985; Indo u. Ando 1982; Miller u. Jankovic 1989). Nach Absetzen des Magen-Darm-Mittels kommt es fast immer zur kompletten Rückbildung, die sich allerdings manchmal erst nach einigen Monaten einstellt. Bei anhaltender Indikation für ein Magen-Darm-Mittel ist dann Domperidon einzusetzen, welches aufgrund der deutlich geringeren Bluthirnschrankenpassage extrapyramidale Nebenwirkungen in einer viel selteneren Frequenz bedingt.

Neuroleptika

Hochpotente Neuroleptika werden zur Behandlung der schizophrenen und organisch bedingten Psychosen eingesetzt. Darüber hinaus finden sie Anwendung bei Unruhe-, Angst- und Erregungszuständen. Für diese Indikation werden eher die **niederpotenten Neuroleptika** gegeben, da sie zudem eine sedierende Komponente aufweisen. Neuroleptika sind die klassische Substanzgruppe, die ein medikamentös induziertes Parkinson-Syndrom auslösen können. Dies ist durch ihre Dopamin-antagonistische Wirkung bedingt. Die Prävalenz des durch Neuroleptika induzierten Parkinson-Syndroms wird mit 27–38% beziffert (Ayd 1961; McCreadie et al. 1992). Höheres Lebensalter, weibliches Geschlecht, höhere Dosierung und Potenz des Neuroleptikums sind Risikofaktoren für das Auftreten eines solchen Parkinson-Syndroms. Dementsprechend liegt die Prävalenz des Neuroleptika-induzierten Parkinson-Syndroms bei Patienten über 60 Jahre mit einer Rate von über 50% deutlich höher als in der Gesamtbevölkerung (Hoffman et al. 1987; Rajput 1984). Generell sind sowohl niederpotente Neuroleptika wie Thioridazin, Melperon oder Promethazin als auch hochpotente Neuroleptika wie Haloperidol, Fluphenazin oder Pimozid in der Lage, ein Neuroleptika-induziertes Parkinson-Syndrom hervorzurufen (Korczyn u. Goldberg 1976; Hardie u. Lees 1988). Hochpotente Neuroleptika wie Haloperidol weisen Inzidenzraten von 13,5–35,5% auf, atypische Neuroleptika wie Olanzapin oder Risperidal haben mit 5–21% niedrigere Raten (Tollefson et al. 1997; Katz et al. 1999). Die atypischen Neuroleptika Clozapin und Quetiapin, die zur Behandlung psychotischer Symptome beim Morbus Parkinson verwendet werden, bewirken extrem selten ein Neuroleptika-induziertes Parkinson-Syndrom (Fernandez et al. 2003). Das Neuroleptika-induzierte Parkinson-Syndrom weist alle Charakteristika des Parkinson-Syndroms einschließlich Tremor auf.

Die deutlich häufigere symmetrische Präsentation der Symptome ist das wesentliche klinische Unterscheidungsmerkmal zum idiopathischen Parkinson-Syndrom (Hassin-Baer et al. 2001).

Innerhalb der ersten Wochen der Behandlung mit einem Neuroleptikum kann das Neuroleptika-induzierte Parkinson-Syndrom auftreten. Nach Absetzen des Neuroleptikums bilden sich die Parkinson-Symptome meist komplett zurück, was allerdings Tage bis Wochen in Anspruch nehmen kann. In seltenen Fällen bleiben die Symptome bestehen, wobei dann möglicherweise ein bis dahin nicht erkanntes idiopathisches Parkinson-Syndrom zugrunde liegt. Bei Patienten, die trotz der Entwicklung eines Neuroleptika-induzierten Parkinson-Syndroms eine Fortführung der neuroleptischen Behandlung benötigen, kann durch Dosisreduktion, Umstellung auf ein niederpotentes Neuroleptikum oder eines der beiden atypischen Neuroleptika (Clozapin, Quetiapin) eine Behandlung erfolgen. Falls die dann noch vorhandenen Parkinson-Symptome den Patienten beeinträchtigen, kann eine symptomatische Behandlung mit einem Anticholinergikum oder mit Amantadin erfolgen.

Serotoninwiederaufnahmehemmer

Die Serotoninwiederaufnahmehemmer sind sehr wirksame Substanzen zur Behandlung der Depression, aber auch von Panikstörungen und Zwangserkrankungen. Bei insgesamt niedrigerer Nebenwirkungsrate haben sie vielerorts die länger bekannten trizyklischen Antidepressiva in der Verschreibungshäufigkeit überholt. Die Serotoninwiederaufnahmehemmer können aber zu extrapyramidalen Nebenwirkungen führen. In zwei Literaturrecherchen betrug der Anteil der medikamentös induzierten Parkinson-Syndrome an der Gesamtzahl der extrapyramidalen Nebenwirkungen zwischen 14 und 20% (Leo 1996; Gerber u. Lynd 1998). Für **Citalopram**, **Fluoxetin** und **Sertralin** konnte ein medikamentös induziertes Parkinson-Syndrom beschrieben werden (Stadtland et al. 2000; Pina Latorre et al. 2001; DiRocco et al. 1998; Brod 1989). Nach Absetzen sind die Parkinson-Symptome komplett reversibel. Darüber hinaus wurde beobachtet, dass Paroxetin, Fluoxetin, Fluvoxamin und Sertralin ein vorbestehendes Parkinson-Syndrom verschlechtern können (Steur 1993; Tesei et al. 2000; Leo 1996). Allerdings konnten zwei prospektive Untersuchungen mit 15–30 Patienten pro Substanz an Hand der UPDRS keine Verschlechterung durch Serotoninwiederaufnahmehemmer feststellen (Dell'Agnello et al. 2001; Ceravolo et al. 2000). Experimentell konnte eine Beeinflussung des Dopaminstoffwechsels nachgewiesen werden, welche für das medikamentös induzierte Parkinson-Syndrom verantwortlich sein könnte (DiRocco et al. 1997).

Valproat

Valproat ist ein altbewährtes Medikament zur Behandlung der Epilepsie. In den letzten Jahren haben sich die Migräneprophylaxe und die Phasenprophylaxe bei affektiven Störungen als weitere Indikationsgebiete für Valproat herauskristallisiert. Auch wenn ZNS-Symptome die wesentlichen Nebenwirkungen darstellen, ist das medikamentös induzierte Parkinson-Syndrom unter Valproat eine Rarität. Sowohl bei jungen Patienten als auch bei älteren konnte diese seltene Nebenwirkung beobachtet werden (Alvarez-Gomez et al. 1993; Armon et al. 1996; Onofrj et al. 1998; Sasso et al. 1994). Die Parkinson-Symptome entwickelten sich zwei Monate bis zehn Jahre nach Beginn der Valproattherapie. Der Mechanismus für diese Nebenwirkung ist unklar. Die Parkinson-Symptome lassen sich gut durch L-Dopa behandeln. Andererseits sind sie nach Absetzen von Valproat vollständig reversibel. Da zur Behandlung der Epilepsie heutzutage eine Vielzahl von Substanzen zur Verfügung steht, ist bei Auftreten eines Parkinson-Syndroms unter Valproat die Umsetzung auf ein anderes Präparat die Maßnahme der Wahl.

Zytostatika

Zytostatika werden vorrangig in der Behandlung solider Tumoren und von Lymphomen eingesetzt. Neben den häufigeren ZNS-Nebenwirkungen wie Enzephalopathie oder Tremor können die Zytostatika **Cyclosporin A**, **Cyclophosphamid** und **Cytosinarabinosid** ein Parkinson-Syndrom hervorrufen oder ein bestehendes deutlich verschlechtern (Chutorian et al. 2003; Fleming u. Mangino 1997; Linn et al. 1998; Luque et al. 1987; Pranzatelli et al. 1994; Wasserstein u. Honig 1996). Besonders das Auftreten von Parkinson-Symptomen bei Kindern lässt auf eine neurotoxische Wirkung der Zytostatika schließen. Die Parkinson-Syndrome unter Zytostatika werden relativ häufig bei Knochenmarkstransplantierten und bei Patienten mit gleichzeitiger Behandlung mit Amphotericin B beobachtet, welches selbst ein Parkinson-Syndrom bedingen kann. Unter symptomatischer Behandlung mit L-Dopa oder Amantadin bzw. unter Dosisreduktion der Zytostatika ist oft eine deutliche Besserung des Parkinson-Syndroms zu verzeichnen (Chutorian et al. 2003; Luque et al. 1987; Pranzatelli et al. 1994; Wasserstein u. Honig 1987).

Literatur

Alvarez-Gomez MJ, Vaamonde J, Narbona J et al. (1993) Parkinsonian syndrome in childhood after sodium valproate administration. Clin Neuropharmacol 16: 451–455

Armon C, Shin C, Miller P, Carwile S, Brown E, Edinger JD, Paul RG (1996) Reversible parkinsonism and cognitive impairment with chronic valproate use. Neurology 47: 626–635

Ayd F (1961) A survey of drug-induced extrapyramidal reactions. JAMA 175: 1054–1060

Balmaceda CM, Walker RW, Castro-Malaspina H, Dalmau J (1994) Reversal of amphotericin-B-related encephalopathy. Neurology 44: 1183–1184

Bateman DN, Rawlins MD, Simpson JM (1985) Extrapyramidal reactions with metoclopramide. Br M J 291: 930–932

Brod TM (1989) Fluoxetine and extrapyramidal side effects. Am J Psychiat 146: 1353

Brucke T, Wober C, Podreka I et al. (1995) D_2 receptor blockade by flunarizine and cinnarizine explain extrapyramidal side effects. A SPECT study. J Cereb Blood Flow Metab 15: 513–518

Ceravolo R, Nuit A, Piccinni A, Dell'Agnello G et al. (2000) Paroxetine in Parkinson's disease: effects on motor and depressive symptoms. Neurology 55: 1216–1218

Chutorian AM, Bojko A, Heier L, Frucht S, Nygaard T, Edelberg D (2003) Toxic pediatric parkinsonism: report of a child with metabolic studies and repsonse to treatment. J Child Neurol 18: 812–815

Dell'Agnello G, Ceravolo R, Nuti A et al. (2001) SSRIs do not worsen Parkinson's disease: evidence from from an open-label, prospective study. Clin Neuropharmacol 24: 221–227

Devinsky O, Lemann W, Evans AC, Moeller JR, Rottenberg DA (1987) Akinetic mutism in a bone marrow transplant recipient following totalbody irradiation and amphotericin B chemoprophylaxis: a positron emission tomographic and neuropathologic study. Arch Neurol 44: 414–417

DiRocco A, Brannan T, Prikhojan A, Yahr MD (1998) Sertraline induced parkinsonism. A case report and an in-vivo study of the effect of sertraline on dopamine metabolism. J Neural Transm 105: 247–251

Fallgatter AJ, Strik WK (1997) Reversible neuropsychiatrische Nebenwirkungen von Lithium bei normalen Serumspiegeln. Nervenarzt 68: 586–590

Fernandez HH, Trieschmann ME, Friedmann JH (2003) Treatment of psychosis in Parkinson's disease: safety considerations. Drug Saf 26: 643–659

Fisher JF, Dewald J (1983) Parkinsonism associated with intraventricular amphotericin B. J Antimicrob Chemother 12: 97–99

Fleming DR, Mangino PB (1997) Parkinsonian syndrome in a dialysis-supported patient receiving high-dose chemotherapy for multiple myloma. South Med J 90: 364–365

Gajkowski K, Werkowicz-Pelczyk D, Masiak I, Rysz A (1987) Neurologic symptoms in lithium poisoning. Neurol Neurochir Pol 21: 412–414

Ganzini L, Casey DE, Hoffman WF, McCall AL (1993) The prevalence of metoclopramide-induced tardive dyskinesia and acute extrapyramidal movement disorders. Arch Intern Med 153: 1469–1475

Garcia Ruiz PJ, Garcia de Yebenes J et al. (1992) Parkinsonism associated with calcium-channel blockers: a propective follow-up study. Clin Neuropharmacol 15: 19–26

Gerber PE, Lynd LD (1998) Selective serotonin-reuptake inhibitor-induced movement disorders. Ann Pharmacother 32: 692–698

Ghardirian AM, Annable L, Belanger MC, Chouinard G (1996) A cross-sectional study of parkinsonism and tardive dyskinesia in lithium-treated affectvie disordered patients. J Clin Psychiat 57: 22–28

Hardie RJ, Lees AJ (1988) Neuroleptic-induced Parkinson's syndrome: clinical features and results of treatment with levodopa. J Neurol Neurosur Ps 51: 850–854

Hassin-Baer S, Sirota P, Korczyn AD (2001) Clinical characteristics of neuroleptic-induced parkinsonism. J Neural Transm 108: 1299–1308

Hoffman WF, Labs SM, Casey DE (1987) Neuroleptic-induced parkinsonism in older schizophrenics. Biol Psychiatry 22: 427–439

Holroyd S, Smith D (1995) Disabling parkinsonism due to lithium: a case report. J Geriatr Psychiatry Neurol 8: 118–119

Indo T, Ando K (1982) Metoclopramide-induced parkinsonism. Arch Neurol 39: 494–496

Katz IR, Jeste DV, Mintzer JE et al. (1999) Comparison of risperidone and placebo for psychosis and behavioral disturbances associated with dementia: a randomized, double-blind trial. J Clin Psychiat 60: 107–115

Korczyn AD, Goldgerb GJ (1976) Extrapyramidal effects of neuroleptics. J Neurol Neurosur Ps 39: 866–869

Lecamwasam D, Synek B, Moyles K, Ghose K (1994) Chronic lithium neurotoxicity presenting as Parkinson's disease. Int Clin Psychopharmacol 9: 127–129

Leo RJ (1996) Movement disorders associated with the serotonin selective reuptake inhibitors. J Clin Pychiat 57: 449–454

Linn M, Brodt E, Gutschow K, Kolben M (1998) Progression of Parkinson's disease with impairment of vision under carboplatin/cyclophosphamide therapy for ovarian cancer. Cancer Chemother Pharmacol 41: 427–428

Llau ME, Nguyen L, Senard JM, Rascol O, Montastruc JL (1994) Drug-induced parkinsonian syndromes: a 10-year experince at a regional center of pharmaco-vigilance. Rev Neurol 150: 757–762

Luque FA, Selhorst JB, Petruska P (1987) Parkinsonism induced by high-dose cytosine arabinoside. Mov Disord 2: 219–222

Mangone CA, Herskovits E (1989) Extrapyramidal and depressive side reactions with flunarizine and cinnarizine. J Neurol Neurosur Ps 52: 288–289

Manley TJ, Chusid MJ, Rand SD, Wells D, Margolis DA (1998) Reversible parkinsonism in a child after bone marrow transplantation and lipid-based amphotericin B therapy. Pediatr Infect Dis J 17: 433–434

McCreadie RG, Robertson LJ, Wiles DH (1992) The Nithsdale schizophrenia surveys. IX: akathisia, parkinsonism, tardive dyskinesia and plasma neuroleptic levels. Br J Psychiat 161: 739–799

Micheli FE, Fernandez Pardal MM, Giannaula R et al. (1989) Movement disorders and depression due to flunarizine and cinnarizine. Mov Disord 4: 139–146

Miller LG, Jankovic J (1989) Metoclopramide-induced movement disorders. Arch Intern Med 149: 2486–2492

Morgante L, Rocca WA, DiRosa AE et al. (1992) Prevalence of Parkinson's disease and other types of parkinsonism: a door-to-door survey in three Sicilian municipalities. Neurology 42: 1901–1907

Mott SH, Packer RJ, Vezina LG et al. (1995) Enephalopathy with parkinsonian features in children following bone marrow transplantations and high-dose amphotericin B. Ann Neurol 37: 810–814

Negrotti A, Calzetti S (1997) A long-term follow-up study of cinnarizine- and flunarizine-induced parkinsonism. Mov Disord 12: 107–110

Onofrj M, Thomas A, Paci C (1998) Reversible parkinsonism induced by prolonged treatment with valproate. J Neurol 245: 794–796

Pina Latorre MA, Modegro PJ, Rodilla F, Catalan C, Calvo M (2001) Parkinsonism and Parkinson's disease associated with long-term administration of sertraline. J Clin Pharm Ther 26: 111–112

Pranzatelli MR, Mott SH, Pavlakis SG, Conry JA, Tate ED (1994) Clinical spectrum of secondary parkinsonism in childhood: a reversible disorder. Pediatr Neurol 10: 131–140

Rajput AH (1984) Drug-induced parkinsonism in the elderly. Geriatr Med Today 3: 99–107

Sasso E, Delsoldato S, Negrotti A, Mancia D (1994) Reversible valpraote-induced extrapyramidal disorders. Epilepsia 35: 391–393

Schonheyder H, Thestrup-Pedersen K, Esmann V, Stenderup A (1980) Cryptococcal meningitis: complications due to intrathecal treatment. Scand J Infect Dis 12: 155–157

Sethi KD, Patel B, Meador KJ (1989) Metoclopramide-induced parkinsonism. South Med J 82: 1581–1582

Stadtland C, Erfurth A, Arolt V (2000) De novo onset of Parkinson's disease after antidepressant treatment with citalopram. Pharmacopsychiatry 33: 194–195

Steur EN (1993) Increase of Parkinson disability after fluoxetine medication. Neurology 43: 211–213

Tesei S, Antonini A, Canesi M, Zecchinelli A, Mariani CB, Pezzoli G (2000) Tolerability of paroxetine in Parkinson's disease: a prospective study. Mov Disord 15: 986–989

Tollefson GD, Beasley CM, Tamura RN et al. (1997) Blind, controlled, long-term stduy of the comparative incidence of treatment-emergent tardive dyskinesia with olanzapine or haloperidol. Am J Psychiat 154: 1248–1254

Tolosa E, Coelho M, Gallardo M (2003) DAT imaging in drug-induced and psychogenic parkinsonism. Mov Disord 18 (suppl 7): 28–33

Trenkwalder C, Schwarz J, Gebhard J, Ruland D, Trenkwalder P, Hense H-W, Oertel WH (1995) Starnberg trial on epidemiology of parkinsonism and hypertension in the elderly. Arch Neurol 52: 1017–1022

Wasserstein PH, Honig LS (1996) Parkinsonism during cyclosporine treatment. Bone Marrow Transplant 18: 649–650

Dystonien

M. Schwarz

Dystonie ist ein Syndrom anhaltender Muskelkontraktionen, die häufig zu repetitiven und verzerrenden Bewegungen oder abnormen Haltungen führen (Fahn 1988).

Dystonien werden nach ihrem **Verteilungsmuster** unterschieden in:
1. **fokale:** auf eine Körperregion begrenzt, z.B. Torticollis,
2. **segmentale:** auf zwei benachbarte Körperregionen begrenzt, z.B. oromandibuläre Dystonie und Torticollis,
3. **multifokale:** betroffen sind zwei oder mehr Körperregionen, z.B. Meige-Syndrom und Schreibkrampf,
4. **generalisierte:** betroffen sind mehrere nicht benachbarte Körperregionen inklusive mindestens ein Bein,
5. **Hemidystonien:** betroffen ist eine Körperseite.

Nach der **Ätiologie** der Dystonien unterscheidet man:
- **primäre** (idiopathische): treten sporadisch auf oder sind hereditär bedingt,
- **sekundäre** (symptomatische): sie sind Folge anderer Erkrankungen (degenerative, metabolische, vaskuläre) oder medikamentös bedingt.

Letztere gehören neben Dyskinesien, Chorea, Akathisie, Tremor, Myoklonus und Parkinson-Syndrom zu den medikamentös induzierten Bewegungsstörungen und sind Thema dieses Kapitels.

Medikamentös induzierte Dystonien können als **akute dystone Reaktionen** innerhalb der ersten Stunden bis ca. eine Woche nach Beginn der Behandlung auftreten. Im Gegensatz dazu treten **tardive Dystonien** bei besonderer Disposition nach längerer medikamentöser Therapie über Monate oder Jahre auf und sistieren im Gegensatz zu den akuten Dystonien nach Absetzen der Medikamente nicht, sondern nehmen oft noch zu.

Bei weitem am häufigsten werden Dystonien durch **Dopaminantagonisten** der zentralen dopaminergen Transmission ausgelöst, deren wichtigster Vertreter die Neuroleptika sind. Umgekehrt kann die Substitution mit **L-DOPA** bei Parkinson-Patienten zu Dystonien führen. Darüber hinaus verursachen auch andere Pharmaka, die nicht mit der dopaminergen Transmission interagieren, Dystonien.

Dopaminantagonisten

Neuroleptika (Antipsychotika)

Mittel- und hochpotente Neuroleptika werden zur Behandlung psychotischer Symptome vor allem bei Schizophrenie und bipolarer affektiver Psychose eingesetzt. Niedrig- und mittelpotente Neuroleptika werden wegen ihrer anxiolytischen und sedierenden Wirkung bei ganz unterschiedlichen psychiatrischen Erkrankungen verwendet. Als Hauptnebenwirkungen gelten Bewegungsstörungen wie Parkinson-Syndrom, Früh- und Spätdyskinesien, Chorea, Athetose, Tremor, Myoklonus und Dystonien.

Akute dystone Reaktionen treten innerhalb von Stunden bis wenigen Tagen nach der Behandlung auf. Klinisch manifestieren sie sich bei Erwachsenen meist kraniozervikal als fokale oder segmentale Dystonien: Blepharospasmus, tonische Blickwendung nach oben (okulogyre Krise) oder zur Seite, Grimassieren, tonische Kieferöffnung oder -schließung, Zungen-Schlund-Krämpfe, Kontraktionen des Platysma, Torti-, Retro-, Laterocollis (Mischbilder) sowie abnorme, bizarre Haltungen der Extremitäten. Sie können auch als generalisierte Dystonien mit extremer Rumpfbeugung nach hinten (Opisthotonus), nach vorne (Kamptokormia) oder mit Skoliose zur Seite (Pisa-Syndrom) imponieren. Charakteristisch ist das Sistieren der Dystonie nach Absetzen des Medikaments und das exzellente Ansprechen auf i.v.-Gabe von Anticholinergika wie Biperiden.

Für das Auftreten von akuten Dystonien gibt es eine Reihe von Risikofaktoren. Dazu gehören:

- eine hohe Dosis eines hochpotenten Neuroleptikums,
- die Dosierungsgeschwindigkeit,
- ein geringeres Alter,
- männliches Geschlecht,
- Hypothyreose,
- Hypoparathyreoidismus,
- Dystonien in der Vorgeschichte oder bei Angehörigen (Ballerini et al. 2002; Ebadi u. Srinivasan 1995; Raja 1998; Harten et al. 1999).

Während die Zusammenhänge zwischen Serumkonzentration und Dystonien wahrscheinlich wegen fehlender Kontrolle der anderen Risikofaktoren widersprüchlich angegeben werden (Keepers u. Ganzini 1997), ist das erhöhte Risiko (15–25%) von Dystonien unter der Therapie mit hochpotenten Neuroleptika wie **Haloperidol** oder **Fluphenazin** sicher. Sie treten besonders bei höheren Dosen auf, wobei die »Schwellendosis« von Patient zu Patient unterschiedlich ist. Akute dystone Reaktionen treten bei jüngeren Patienten 15-mal häufiger auf als bei älteren (Raja 1998). Die Häufigkeit nimmt von 5% bei Patienten über 50 Jahren zu auf 60% bei Patienten unter 20 Jahren (Keepers u. Casey 1991). Dabei zeigen jüngere Patienten eher generalisierte Dystonien als ältere Patienten.

Mit einer Latenz von Monaten oder gar Jahren nach Beginn der Neuroleptikatherapie treten **tardive Dyskinesien** auf und persistieren oft nach Absetzen der Medikamente (Kane 1995). Klassischerweise imponieren sie als orobukkolinguale Dyskinesie mit Kau- und Schmatzbewegungen, Grimassieren im Mund-Kiefer-Zungenbereich zum Teil mit Herausfahren der Zunge aus dem Mund. Daneben beobachtet man maniriert anmutende Hand- und Fingerbewegungen und Schaukelbewegungen des Rumpfes. Die tardiven Dystonien sind sehr viel seltener als die akuten, beeinträchtigen die Patienten aber stärker. Sie treten zu 64% segmental, zu 21% fokal und zu 14% generalisiert auf (Tanner 1986), oft als Retrocollis oder selten als Pisa-Syndrom. Tardive Dystonien sind oft nur anhand der Medikamentenanamnese mit Einnahme von Neuroleptika in den letzten 3–6 Monaten vor Auftreten der Dystonie von idiopathischen Dystonien zu unterscheiden.

Die tardiven Dyskinesien treten ohne Geschlechtsunterschiede (Saltz et al. 1991; Woerner et al. 1998; Jeste et al. 1985) häufiger bei älteren Patienten auf. Die Prävalenz beträgt im Mittel 25%, liegt bei älteren Patienten aber mehr als doppelt so hoch (Yassa u. Jeste 1992). Die jährliche Inzidenz beträgt bei jüngeren Patienten ca. 5%, bei älteren Patienten (Mittel 65 Jahre) bis zu 30% (Jeste et al. 1985, 1999). Allerdings korreliert das Alter mit der **kumulativen Neuroleptikaeinnahme**, die auch einen Risikofaktor darstellt (Yassa et al. 1992; Jeste et al. 1985), sodass das Alter nicht unumstritten als unabhängiger Risikofaktor gilt (Caligiuri et al. 2000). Andererseits ist das Risiko in den ersten 5 Jahren der Medikamenteneinnahme besonders hoch (Morgenstern u. Glazer 1993). Hochpotente Neuroleptika scheinen das Risiko zu erhöhen, obwohl diese Beobachtung nicht unumstritten ist (Saltz et al. 1991; Woerner et al. 1998; Jeste et al. 1985). Patienten mit akuten Dyskinesien und mit Neuroleptika-induziertem Parkinson entwickeln besonders leicht tardive Dystonien (Jeste et al. 1985; Kane et al. 1992). Die Angaben beziehen sich oft auf die klassische orobukkolinguale Dyskinesie oder unterscheiden nicht die verschiedenen tardiven Syndrome.

Die **tardive Dystonie** tritt mit einer Prävalenz von 1–4% sehr viel seltener als die tardive Dyskinesie oder die akute Dystonie auf (Green 1997). Allerdings wird bei 55–85% der Patienten mit tardiver Dystonie eine tardive Dyskinesie beobachtet (Kang et al. 1986; Wojcik et al. 1991). Ähnlich wie bei der akuten Dystonie, aber anders als bei der tardiven Dyskinesie tritt die tardive Dystonie vor allem bei Männern und jungen Patienten auf (Burke et al. 1982; Yassa et al. 1989). Unklar ist, ob die Dauer der Neuroleptikaeinnahme das Risiko der tardiven Dystonie erhöht (Yassa et al. 1989; Sethi et al. 1990). Eine frühere dystone Reaktion stellt dagegen keinen Risikofaktor für eine tardive Dystonie dar (Burke et al. 1982).

Atypische Neuroleptika

Wegen ihres geringen Risikos, akute oder tardive Bewegungsstörungen zu induzieren, werden die Neuroleptika Clozapin, Risperidon, Olanzapin, Quetiapin und Ziprasidon als »atypisch« zusammengefasst.

Clozapin nimmt dabei eine Ausnahmestellung ein. Bei sehr guter antipsychotischer Wirksamkeit ist das Risiko, akute Dyskinesien oder Dystonien zu induzieren, minimal (Baldessarini u. Frankenburg 1991; Kastrup et al. 1994; Kurtz et al. 1993; Wahlbeck et al. 1999). Bezüglich tardiver Dyskinesien gibt es nicht einen einzigen überzeugenden Bericht, der das erstmalige Auftreten unter Clozapin beschreibt bei Patienten, die vorher nicht typische Neuroleptika erhalten hatten (Casey 1989; Kane et al. 1993).

Risperidon induziert in Dosen < 6 mg/Tag relativ wenig akute Dyskinesien oder Dystonien. In Dosen von 6–16 mg/Tag ist das Risiko dagegen vergleichbar mit dem typischer Neuroleptika (Leucht et al. 1999; Marder et al. 1994) und wird für Dystonien mit bis zu 25% beziffert (Rosebush u. Mazurek 1999). Bezüglich tardiver Dystonie ist das Risiko unter Risperidon mit einer Inzidenz von ca. 1% deutlich geringer als unter typischen Neuroleptika (Lemmens et al. 1999). **Olanzapin** besitzt ein geringeres Potenzial, akute Dystonien oder ein Parkinson-Syndrom auszulösen als Haloperidol oder Risperidon (in Dosen von ca. 7 mg/Tag; Bhana et al. 2000). Das Risiko tardiver Dystonien beträgt mit dieser Substanz etwa 1,5% (Tollefson et al. 1997). **Quetiapin** scheint bei guter antipsychotischer Wirkung praktisch keine akute Dystonie oder ein Parkinson-Syndrom auszulösen. Das Risiko bzgl. tardiver Dyskinesien ist nicht bekannt.

Obwohl vergleichende Studien fehlen, ordnen Tarsy et al. (2002) die atypischen Neuroleptika bezüglich ihres Risikos, Bewegungsstörungen zu induzieren, folgendermaßen ein:

Clozapin < Quetiapin < Olanzapin.

Das Risiko von Risperidon ist in höheren Dosen höher als das von Olanzapin, in niedrigeren Dosen geringer. Die Autoren kommen unter zusätzlicher Berücksichtigung der Nebenwirkungen bei der antipsychotischen Behandlung von Parkinson-Patienten zu dem Schluss, dass mit Ausnahme von Clozapin und mit Abstrichen von Quetiapin die Einführung der atypischen Neuroleptika keine wesentliche Reduktion extrapyramidaler Nebenwirkungen gebracht hat (Tarsy et al. 2002).

Antiemetika, Antivertiginosa und Magen-Darm-Mittel

Metoclopramid führt zur Steigerung der Motilität des Magen-Darm-Traktes und wird zur Behandlung der Übelkeit eingesetzt. Es penetriert die Blut-Hirn-Schranke und kann als Antagonist der Dopaminrezeptoren vor allem akute orofaziale Dyskinesien auslösen. Diese sistieren wie bei den Neuroleptika nach Absetzen des Medikaments, bilden sich zuweilen aber auch erst nach Wochen zurück. Selten treten auch tardive Dystonien auf (Ganzini et al. 1993). Bei Notwendigkeit einer Dauermedikation ist Domperidon vorzuziehen, das aufgrund der schlechten Passage der Blut-Hirn-Schranke diese Nebenwirkungen kaum besitzt.

L-DOPA

L-DOPA ist das wirksamste Medikament zur Behandlung des M. Parkinson und gilt deshalb als »Gold-Standard« der Therapie. Leider tritt nach ca. 5–6 Jahren als Komplikation bei ca. 50% aller Patienten ein sog. L-DOPA-Langzeitsyndrom auf (Poewe et al. 1986). Bei jüngeren Patienten mit Erkrankungsbeginn unter 50 Jahren ist dieses Risiko noch viel größer. Hier sind ca. ein Drittel der Patienten nach einem Jahr und fast 90% nach 5 Jahren betroffen (Kostic et al. 1991). Das L-DOPA-Langzeitsyndrom besteht aus Wirkungsfluktuationen und Dyskinesien. Letztere werden nach dem klinischen Zustandsbild (»on« oder »off«) und dem Bezug zur Medikamenteneinnahme:

- **early morning**: vor der ersten morgendlichen Medikamenteneinnahme,
- **peak-dose**: zum Zeitpunkt des klinischen Wirkmaximums oder
- **biphasisch**: zu Zeiten des An- oder Abflutens der Wirkung jeder Einzeldosis

differenziert.

Während die »on«-Dyskinesien meist als choreatiforme Hyperkinesen der Arme auftreten, imponieren die »off«-Dyskinesien als Dystonien der Unterschenkel und Füße (Cubo et al. 2001; Melamed 1979). Sie treten bei ca. einem Drittel der Patienten entweder als sog. »frühmorgendliche Dystonie« mit oft schmerzhaften Verkrampfungen der Unterschenkel- und Fußmuskeln, oder während des Tages als »end-of-dose«-Dyskinesie auf, wenn die Wirkung der letzten Dosis nachlässt. Unter »fixierter Dystonie« versteht man einen bei < 10% der langjährig mit L-DOPA behandelten Patienten auftretenden oft qualvollen Dauerspasmus der Muskulatur, bei der Hälfte der betroffenen Patienten begleitet von Hautröte, Tachykardie, Schwitzen und arteriellem Hochdruck (Tanner 1986).

Dyskinesien treten vor allem bei jüngeren Parkinson-Patienten unter Dopaminagonisten sehr viel seltener auf als unter L-DOPA (Rascol et al. 2000). Prophylaktisch wird deshalb bei unter 60-jährigen Patienten ein Therapiebeginn mit Dopaminagonisten, entweder als Monotherapie oder in Kombination mit L-DOPA, empfohlen.

Weitere Medikamente

Antidepressiva

Trizyklische Substanzen werden trotz guter antidepressiver Wirkung wegen ihrer sedierenden und anticholinergen Nebenwirkungen zunehmend weniger eingesetzt. Während Tremor und Ataxie der oberen Extremitäten als Zeichen ihrer neurotoxischen Wirkung nicht selten sind, stellen Dyskinesien oder Dystonien als Nebenwirkung eine Rarität dar (Braithwaite 1995; Preskorn u. Jerkovich 1990). Unter den heterozyklischen Substanzen stellt **Amoxapin** einen Sonderfall dar, da es wegen seiner Dopamin-blockierenden Wirkung akute Dystonien z.B. in Form okulogyrer Krisen und auch tardive Dyskinesien auslösen kann (Tao et al. 1985; Huang 1986; Rudorfer u. Potter 1989).

Selektive Serotoninwiederaufnahmehemmer sind nicht nur als Antidepressiva sehr gut wirksam, sondern auch zur Behandlung von Zwangsstörungen und Panikattacken sehr gut geeignet. Wegen ihrer geringen Nebenwirkungsrate werden sie oft den trizyklischen Substanzen vorgezogen. Bewegungsstörungen als Nebenwirkungen sind insgesamt selten, wenn auch häufiger als bei Trizyklika (Gill et al. 1997). Dystonien scheinen eher bei **Paroxetin** als bei Fluoxetin oder Fluoxamin aufzutreten (Choo 1993). In zwei Übersichtsarbeiten entfielen auf ca. 125 in der Literatur beschriebene extrapyramidale Nebenwirkungen ca. 15–25% auf Dystonien und ca. 5–10% auf tardive Dyskinesien (Gerber u. Lynd 1998; Leo 1996).

Antiepileptika

Da Antiepileptika die Aktivität des ZNS modulieren, ist es nicht verwunderlich, dass neurologische Störungen die Hauptnebenwirkungen darstellen. Trotzdem sind extrapyramidalmotorische Bewegungsstörungen sehr seltene Nebenwirkungen der Antiepileptika (Timmings u. Richens 1995). Akute und nach Absetzen der Medikamente reversible Dyskinesien sind selten nach Phenytoin und vereinzelt nach Carbamazepin, Ethosuximid und Gabapentin beschrieben (Choonara u. Rosenbloom 1984; Ehyai et al. 1978; Joyce u. Gunderson 1980; Kirschberg 1975;

Reves et al. 1996; Schwartzman u. Leppik 1990). Letzteres kann in kleinen Dosen in Kombination mit Propanolol Handdystonien auslösen (Palomeras et al. 2000). Flüchtige akute fokale Dystonien der Hände geringer Ausprägung sind auch für die Kombination aus Carbamazepin und Tiagabin berichtet (Wolanczyk u. Grabowska-Grzyb 2001). Phenytoin kann Neuroleptika-induzierte tardive Dystonien verschlimmern, ein Fall von Kamptocormia ist nach Valproat publiziert (Kiuru u. Livanainen 1987).

Herz-Kreislauf-Mittel

Kalziumantagonisten werden als Antihypertensiva und Antiarrhythmika eingesetzt. Besonders **Flunarizin** und **Cinnarizin**, die auch zur Behandlung des Schwindels zugelassen sind, induzieren an Bewegungsstörungen vor allem ein Parkinson-Syndrom, seltener tardive Dyskinesien und akute/tardive Dystonien (Micheli et al. 1989; Marti-Masso u. Poza 1998). Verapamil und Nifedipin können ebenfalls Dystonien induzieren (Hicks u. Abraham 1985; Medina et al. 1986; Singh 1987).

Amiodaron wird bei supraventrikulären Tachykardien eingesetzt. Während ein an einen essenziellen Tremor erinnernder symmetrischer Aktionstremor mit posturaler Komponente sehr häufig ist (bis zu 40% der Patienten), treten Dyskinesien sehr selten auf (Palakurthy et al. 1987). Diese Nebenwirkungen des Amiodaron treten wie eine ebenfalls beobachtete milde Ataxie Tage bis Wochen nach Therapiebeginn auf und bilden sich nach Absetzen innerhalb von Wochen zurück.

Verschiedene Medikamente

Akute Dystonien sind als Einzelfälle beschrieben worden nach der Einnahme von Methysergid, Fenfluramin, nichtsteroidalen Antiphlogistika, dem Chemotherapeutikum Etoposid, dem H2-Blocker Cimetidin, Antihistaminika wie Mebhydrolin (Übersicht bei Ceballos-Baumann 1996) und dem Diuretikum Diazoxid (Pohl 1975).

Tardive Dyskinesien wurden berichtet nach Einnahme des Anxiolytikum Buspiron, des Appetitzüglers Norpseudoephedrin, des Betamimetikum Clenbuterol (Übersicht bei Ceballos-Baumann 1996) und von Lithium (Chakrabarti u. Chand 2002).

Literatur

Baldessarini RJ, Frankenburg FR (1991) Clozapine: a novel antipsychotic agent. N Engl J Med 324: 746–754

Ballerini M, Bellini S, Niccolai C, Pieroni V, Ferrera M (2002) Neuroleptic-induced distonia: incidence and risk factors. Eur Psychiat 17: 366–368

Braithwaite RA (1995) The toxicity of tricyclic and newer antidepressants. In: Vinken PJ, Bruyn GW, Klawans HL (eds) Handbook of Clinical Neurology. Elsevier, Amsterdam, p 328

Bhana N, Foster RH, Olney R et al. (2000) Olanzapin: an updated review of its use in the management of schizophrenia. Drugs 61: 111–161

Burke RE, Fahn S, Jankovic J et al. (1982) Tardive distonia: late onset and persistent dystonia caused by antipsychotic drugs. Neurology 32: 1335–1346

Caligiuri MP, Jeste DV, Lacro JP (2000) Antipsychotic-induced movement disorders in the elderly. Drugs & Aging 17: 363–384

Casey DE (1989) Clozapine: neuroleptic-induced EPS and tardive dyskinesia. Psychopharmacology 99 (Suppl): 47–53

Chakrabarti S, Chand PK (2002) Lithium-induced tardive dystonia. Neurol India 50: 473–475

Ceballos-Baumann AO (1996) Medikamentös induzierte Bewegungsstörungen. In: Conrad B, Ceballos-Baumann AO (Hrsg) Bewegungsstörungen in der Neurologie. Thieme Verlag, Stuttgart, S 308–332

Choo V (1993) Paroxetin and extrapyramidal reactions. Lancet 341: 624

Choonara IA, Rosenbloom L (1984) Focal dystonic reaction to phenytoin. Dev Med Child Neurol 26: 677–678

Cubo E, Gracies J-M, Benabou R, Olanow CW, Raman R, Leurgans S, Goetz CG (2001) Early morning off-medication dyskinesias, dystonia, and choreic subtypes. Arch Neurol 58: 1379–1382

Ebadi M, Srinivasan SK (1995) Pathogenesis, prevention, and treatment of neuroleptic-induced movement disorders. Pharmacol Rev 47: 575–604

Ehyai A, Kilroy AW, Fenichel GM (1978) Dyskinesia and akithesia induced by ethosuximide. Am J Dis Child 132: 527–528

Fahn S (1988) Concept and classification of dystonia. Adv Neurol 50: 1–8

Ganzini L, Casey DE, Hoffmann WF, McCall AL (1993) The prevalence of metoclopramide-induced tardive dyskinesia and acute extrapyramidal movement disorders. Arch Intern Med 153: 1469–1475

Literatur

Gerber PE, Lynd LD (1998) Selective serotonin-reuptake inhibitor-induced movement disorders. Ann Pharmacother 32: 692–698

Gill HS, De Vane CL, Risch SC (1997) Etrapyramidal symptoms associated with cyclic antidepressant treatment: a review of the literature and consolidating hypotheses. J Clin Psychopharmacol 17: 377–389

Green P (1997) Tardive dystonia. In: Yassa R, Nair NPV, Jeste DV (eds) Neuroleptic-induced movement disorders. Cambridge University Press, Cambridge, pp 395–408

Harten PN van, Hoek HW, Kahn RS (1999) Acute dystonia induced by drug treatment. BMJ 319: 623–626

Hicks CB, Abraham K (1985) Verapamil and myoclonic dystonia. Ann Int Med 103: 154–155

Huang CC (1986) Persistent tardive dyskinesia associated with amoxapine therapy. Am J Psychiat 43: 1069–1070

Jeste DV, Caligiuri MP, Paulsen JS et al. (1985) Risk of tardive dyskinesia in older patients: a longitudinal study of 266 patients. Arch Gen Psychiat 52: 756–765

Jeste DV, Lacro JP, Palmer B et al. (1999) Incidence of tardive dyskinesia in early stages of neuroleptic treatment for older patients. Am J Psychiat 156: 309–311

Joyce RP, Gunderson CH (1980) Carbamazepine-induced orofaciale dyskinesia. Neurology 30: 1333–1334

Kane JM (1995) Tardive dyskinesia: epidemiological and clinical presentation. In: Borroni E, Kupfer DJ (eds) Psychopharmacology: the fourth generation of progress. Raven Press, New York, pp 1485–1495

Kane JM, Jeste DV, Barnes TRE, et al. (1992) Tardive dyskinesia: a Task Force report of the American Psychiatric Association. APA Press, Washington DC

Kane J, Woerner MG, Pollack S et al. (1993) Does clozapine cause tardive dyskinesia? J Clin Psychiat 54: 327–330

Kang DJ, Burke RE, Fahn S (1986) Natural history and treatment of tardive dystonia. Mov Disord 1: 193–208

Kastrup O, Gastpar M, Schwarz M (1994) Acute dystonia under clozapine. J Neurol Neurosurg Psych 57: 119

Keepers GA, Casey DE (1991) Use of neuroleptic-induced extrapyramidal symptoms to predict future vulnerability to side effects. Am J Psychiat 148: 85–89

Keepers GA, Ganzini L (1997) Clinical aspects of neuroleptic-induced dystonia. In: Yassa R, Nair NPV, Jeste DV (eds) Neuroleptic-induced movement disorders. Cambridge University Press, Cambridge, pp 381–394

Kirschberg GJ (1975) Dyskinesia – an unusual reaction to ethosuximide. Arch Neurol 32: 137–138

Kiuru S, Livanainen M (1987) Camptocormia, a new side effect of sodium valproate. Epilepsy Res 1: 254–257

Kostic V, Przedborski S, Flaster et al. (1991) Early development of levodopa-induced dyskinesia and response fluctuations in young-onset Parkinson's disease. Neurology 41: 202–205

Kurtz G, Kapfhammer HP, Peuker B (1993) Pisa-Syndrom unter Clozapin-Therapie. Nervenarzt 64: 742–746

Lemmens P, Brecher M, Baelen B van (1999) A combined analysis of double-blind studies with risperidone vs placebo and other antipsychotic agents: factors associated with extrapyramidal symptoms. Acta Psychiatr Scand 99: 160–170

Leo RJ (1996) Movement disorders associated with the serotonin selective reuptake inhibitors. J Clin Psychiat 57: 449–454

Leucht S, Pitschel-Walz G, Abraham D et al. (1999) Efficacy and extrapyramidal side-effects of the new antipsychotics olanzapine, quetiapine, risperidone, and sertindole compared to conventional antipsychotics and placebo: a meta-analysis of randomized controlled trials. Schizophren Res 35: 51–68

Marder SR, Meibach RC (1994) Risperidone in the treatment of schizophrenia. Am J Psychiat 151: 825–835

Marti-Masso JF, Poza JJ (1998) Cinnarizine-induced parkinsonism: ten years later. Mov Disord 13: 453–456

Medina AD, Biasini O, Rivera A et al. (1986) Nifedipine and myoclonus and distonia. Ann Intern Med 104: 125–128

Melamed E (1979) Early morning dystonia: a late side-effect of long term levodopa therapy in Parkinson's disease. Arch Neurol 36: 308–310

Micheli FE, Pardal MM, Giannaula R et al. (1989) Movement disorders and depression due to flunarizine and cinnarizine. Mov Disord 4: 139–146

Morgenstern H, Glazer WM (1993) Identifying risk factors for tardive dyskinesia among long-term outpatients maintained with neuroleptic medications: results of the Yale Tardive Dyskinesia Study. Arch Gen Psychiat 50: 723–733

Palakurthy PR, Iver V, Meckler RJ (1987) Unusual neurotoxicity associated with amiodarone therapy. Arch Int Med 147: 881–884

Palomeras E, Sanz P, Cano A et al (2000) Distonia in a patient treated with propanolol and Gabapentin. Arch Neurol 57: 570–571

Poewe WH, Lees AJ, Stern GM (1986) Low-dose L-DOPA therapy in Parkinson's disease: A 6-year follow-up study. Neurology 36: 1528–1530

Pohl JE (1975) Development and management of extrapyramidal symptoms in hypertensive patients treated with diazoxide. Am Heart J 89: 401–402

Preskorn SH, Jerkovich GS (1990) Central nervous system toxicity of tricyclic antidepressants: phenomenology, course, risk factors and role of therapeutic drug monitoring. J Clin Psychopharmacol 10: 88–95

Raja M (1998) Managing antipsychotic-induced acute and tardive dystonia. Drug Saf 19: 57–72

Rascol O, Brooks DJ, Korczyn AD et al. (2000) A five-year study of the incidence of dyskinesia in patients with early Parkinson's disease who were treated with ropinirole or levodopa. N Engl J Med 342: 1484–1491

Reeves AL, So EL, Sharbrough FW et al. (1996) Movement disorders associated with the use of gabapentin. Epilepsia 37: 988–990

Rosebush P, Mazurek MF (1999) Neurologic side effects in neuroleptic-naïve patients treated with haloperidol or risperidone. Neurology 52: 782–785

Rudorfer MV, Potter WZ (1989) Antidepressants: a comparative review of the clinical pharmacology and therapeutic use of the »newer« versus the ›older‹ drugs. Drugs 37: 713–738

Saltz BL, Woerner MG, Kane JM et al. (1991) Prospective study of tardive dyskinesia incidence in the elderly. JAMA 266: 2402–2406

Schwartzman MJ, Leppik IE (1990) Carbamazepine induced dyskinesia and ophthalmoplegia. Cleveland Clin J Med 57: 367–372

Sethi KD, Hess DC, Harp RJ (1990) Prevalence of dystonia in veterans on chronic antipsychotic therapy. Mov Disord 5: 319–321

Singh I (1987) Prolonged oculogyric crisis on addition of nifedipine to neuroleptic medication regime. Br J Psychiat 150: 127–128

Tao GK, Harada DT, Kootsikas ME et al. (1985) Amoxapine-induced tardive dyskinesia. Drug Intell Clin Pharm 19: 548–549

Tanner CM (1986) Drug-induced movement disorders (tardive dyskinesia and dopa-induced dyskinesia). In: Vinken PJ, Bruyn GW, Klawans HL (eds) Handbook of Clinical Neurology. Elsevier, Amsterdam, pp 185–204

Tarsy D, Baldessarini RJ, Tarazi FI (2002) Effects of newer antipsychotics on extrapyramidal function. CNS Drugs 16: 23–45

Timmings PL, Richens A (1995) Neurotoxicology of antiepileptic drugs. In: Vinken PJ, Bruyn GW, Klawans HL (eds) Handbook of Clinical Neurology Vol. 65. Elsevier, Amsterdam, p 525 f.

Tollefson GD, Beasley CM, Tran PV et al. (1997) Olanzapine vs haloperidol in the treatment of schizophrenia and schizoaffective disorders: results of an international collaborative trial. Am J Psychiat 154: 457–465

Wahlbeck K, Cheine M, Essali A et al. (1999) Evidence of clozapine's effectiveness in schizophrenia: systematic review and meta-analysis of randomized trials. Am J Psychiat 156: 990–999

Woerner MG, Alvir JM, Saltz BL et al. (1998) Prospective study of tardive dyskinesia in the elderly: rates and risk factors. Am J Psychiat 155: 1521–1528

Wojcik DJ, Falk WE, Fink JS et al. (1991) A review of 32 cases of tardive dystonia. Am J Psychiat 148: 1044–1059

Wolanczyk T, Grabowska-Grzyb A (2001) Transient dystonias in three patients treated with tiagabine. Epilepsia 42: 944–946

Yassa R, Jeste DV (1992) Gender differences in tardive dyskinesia: a critical review of the literature. Schizophren Bull 18: 701–715

Yassa R, Nair NPV, Iskander H (1989) A comparison of severe tardive dystonia and severe tardive dyskinesia. Acta Psychiatr Scand 80: 155–159

Zerebelläre Ataxien

D. Timmann, S. Richter

Erkrankungen des Kleinhirns äußern sich als Koordinationsstörungen (Timmann et al. 2004). Der Begriff der zerebellären Ataxie wird als Überbegriff aller bei einer gestörten Kleinhirnfunktion auftretenden Bewegungsstörungen benutzt. Man spricht von Stand-, Gang-, Rumpf- und Extremitätenataxie. Die Extremitätenataxie äußert sich als Dysmetrie, Dekomposition der Bewegung und Dysdiadochokinese. Der oft im Verlauf oder gegen Ende einer Zielbewegung verstärkt auftretende kinetische Tremor wird Intentionstremor genannt. Die Sprechataxie wird als zerebelläre Dysarthrie bezeichnet. Dazu kommt die zerebellär gestörte Okulomotorik. Zu den häufigsten Symptomen gehören ein Blickrichtungsnystagmus und eine sakkadierte Blickfolge.

Es werden erbliche und nichterbliche zerebelläre Ataxien unterschieden. Zu den bekanntesten **Heredoataxien** zählt die autosomal-rezessiv vererbte Friedreich-Ataxie. Die autosomal-dominant vererbten Ataxien werden als spinozerebelläre Ataxien (SCA) bezeichnet und sind entsprechend dem Gendefekt nummeriert. Die häufigsten Formen sind die SCA 1, 2, 3 und 6.

Bei den **nichterblichen Ataxien** handelt es sich zum einen um degenerative Erkrankungen des Kleinhirns. Hierzu werden die idiopathische zerebelläre Ataxie (IDCA) und eine Unterform der Multisystematrophie (MSA-C) gezählt. Zum anderen gehören zu den nichterblichen Ataxien verschiedene **symptomatische Erkrankungen des Kleinhirns**, dazu werden gezählt:

- die alkoholische und Ataxien aufgrund anderer toxischer Ursachen,
- die paraneoplastische Kleinhirndegeneration,
- Ataxien aufgrund anderer toxischer Ursachen,
- Ataxien aufgrund eines erworbenen Vitaminmangels,
- metabolischer und seltener immunologischer Ursachen sowie
- zerebelläre Enzephalitiden.

Fokale Formen werden nicht zu den Ataxien im engeren Sinne gezählt, zu ihnen gehören z. B.:

- Ischämien,
- Blutungen,
- Tumoren,
- Abszesse des Kleinhirns,
- sowie die Encephalomyelitis disseminata.

Diagnostisch lassen sich fokale Läsionen durch eine kraniale Computer- oder Kernspintomographie und entzündliche Erkrankungen durch eine Liquoruntersuchung nachweisen. Verschiedene laborchemische Untersuchungen helfen zum Nachweis metabolischer, paraneoplastischer und immunologischer Störungen sowie eines Vitaminmangels. Eine positive Familienanamnese spricht für das Vorliegen einer Heredoataxie und lässt sich in vielen Fällen durch eine molekulargenetische Untersuchung bestätigen.

Nach Ausschluss einer fokalen und hereditären Kleinhirnerkrankung ist auch an eine medikamentös bedingte Ursache zu denken. Eine Reihe von Medikamenten führen zu Symptomen einer zerebellären Ataxie (◘ Tab. 13.1; Timmann-Braun u. Diener 2000; Manto u. Jacquy 2002; Kastrup u. Diener 2003). Eine vorbestehende Kleinhirnerkrankung kann sich unter Einnahme dieser Medikamente das erste Mal manifestieren bzw. verstärkt das Risiko des Auftretens einer zerebellären Ataxie.

Antiarrhythmika

Für mehrere Antiarrhythmika werden neurotoxische Nebenwirkungen einschließlich dem Auftreten von Tremor und Ataxie beschrieben – Mexiletin (Manolis et al. 1990; Ohara et al. 1998), Tocainid (Bikadoroff 1987; Streib 1986), Propafenon (Odeh et al. 2000). Die meisten Beschreibungen liegen für Amiodaron vor.

Neurotoxische Nebenwirkungen werden für 20–54% der mit Amiodaron behandelten Patienten berichtet (Charness et al. 1984; Andersen et al. 1985; Hilleman et al. 1998). Zu den häufigsten neurotoxischen Nebenwirkungen gehören Tremor und Ataxie. Es ist auch der Fall einer durch Amiodaron induzierten periodischen Ataxie beschrieben worden (Onofri u. Thomas 1999). Daneben treten eine Polyneuropathie, Myopathie, Pyramidenbahnzeichen sowie Schwindel und Enzephalopathie auf. Tremor und Ataxie können stark behindernd sein. Das Auftreten ist nach 5- bis 40-monatiger Einnahme einer konventionellen Erhaltungstherapie (nicht mehr als 600 mg/Tag) von Amiodaron beschrieben worden (Andersen et al. 1985). Nach Absetzen oder Dosisreduktion bilden sich die neurologischen Symptome im Allgemeinen zurück, wo-

◘ **Tabelle 13.1.** Medikamente, die als Nebenwirkung eine zerebelläre Ataxie haben können

Medikamenten-klasse	Medikament	Anmerkung
Antiepileptika	Klassische Antiepileptika: Phenytoin, Carbamazepin, Benzodiazepine Antiepileptika der neueren Generation: Oxcarbazepin	Bleibende zerebelläre Ataxie bei Phenytoin
Zytostatika	Cytarabin Fluorouracil Methotrexat, Ifosamid	Bleibende zerebelläre Ataxie bei (Hochdosis-)Cytarabin; Methotrexat, Ifosfamid: i. R. Enzephalopathie mit zusätzlichen kognitiven und neurologischen Symptomen
Psychopharmaka	Lithium	Bleibende zerebelläre Ataxie nach akuter Intoxikation
Antiarrhythmika	Amiodaron Tocainid Propafenon	Am häufigsten bei Amiodaron
Antibiotika	Metronidazol Piperazine Isoniazid	Isoniazid: in Einzelfällen
Immunsuppressiva	Cyclosporin A Tacrolimus	i. R. Enzephalopathie mit zusätzlichen kognitiven und neurologischen Symptomen
Andere	Bromvalerylurea Bismuth Disulfiram Gluthethimid Lindan Perhexilinmaleat Cimetidin Propofol	Einzelfälle, meist i. R. Enzephalopathie mit zusätzlichen kognitiven und neurologischen Symptomen

bei die Symptome nicht in jedem Fall vollständig reversibel sind. Zu beachten ist, dass Amiodaron auch eine Hypo- oder Hyperthyreose auslösen kann, was die zerebellären Symptome verschlechtern kann (Hillemann et al. 1998).

Antibiotika

Neurotoxische Nebenwirkungen von Nitroimidazolen, z. B. Metronidazol, sind das Resultat einer Enzephalopathie, die insbesondere auch das Kleinhirn betreffen kann (Anderssen 1981). So ist für **Metronidazol** in diffusionsgewichteten kernspintomographischen Aufnahmen ein reversibles Ödem in den Kleinhirnkernen beschrieben worden (Woodruff et al. 2002; Heaney et al. 2003). Ein Risikofaktor für eine Akkumulation von Metronidazol und dem Auftreten von neurotoxischen Nebenwirkungen sind Leberfunktionsstörungen.

Piperazine werden bei einigen wenigen Magen-Darm-Nematoden, namentlich Askariden, eingesetzt. Bei Überdosierung oder Niereninsuffizienz wird in seltenen Fällen, insbesondere bei Kindern, das Auftreten einer zerebellären Ataxie (»worm wobble«) berichtet (Conners 1995; Shroff u. Houston 2002). Die Symptome können mehrere Tage nach Ende der Therapie auftreten.

Nach Einnahme von **Sulfonamiden** (Trimethoprim/Sulfamethoxazol) kann in seltenen Fällen Tremor auftreten. Das ist insbesondere für immunsupprimierte Patienten (AIDS) beschrieben (Gerpen 1997; Patterson u. Couchenour 1999; Floris-Morre et al. 2003).

Aminoglykoside, z. B. Streptomycin, Gentamycin, können eine Stand- und Gangataxie auslösen, wobei diese auf die ototoxische Nebenwirkung der Medikamente zurückzuführen ist und keine zerebelläre Genese hat (Lautermann et al. 2004).

Für das Tuberkulostatikum **Isoniazid** wird in Einzelfällen das Auftreten einer zerebellären Ataxie beschrieben, wobei die Fallbeschreibungen nicht detailliert sind (Jain et al. 1993; Lewin u. McGreal 1993; MacDonald 1993). Die häufigste neurotoxische Nebenwirkung von Isoniazid ist jedoch das dosisabhängige Auftreten einer Polyneuropathie, was in Zusammenhang mit einem durch Isoniazid bedingten Vitamin-B6-Mangel gesehen wird (entsprechend der Pellagra). Höhere Dosen können zu epileptischen Anfällen und Koma führen (Alvarez u. Guntupalli 1995).

Antidepressiva/Lithium

Zerebelläre Symptome gehören nicht zum typischen Nebenwirkungs-
bild einer antidepressiven Therapie. Sie können jedoch zusammen
mit der Entwicklung einer Kleinhirndegeneration bei Intoxikationen
auftreten.

Tremor, d. h. ein hochfrequenter, symmetrischer Halte- und Intentionstremor der Hände, ist ein häufiges Symptom unter Erhaltungstherapie mit Lithium und unter längerer Einnahme von trizyklischen Antidepressiva (▶ Kap. 10). Das Auftreten von Tremor ist bei den neueren
Antidepressiva (selektive Serotonin-, Serotonin-Noradrenalin- und
Noradrenalin-Wiederaufnahmehemmer) deutlich seltener (Übersicht
in Degner et al. 2000).

Die Entwicklung einer zerebellären Atrophie wird insbesondere
nach Intoxikation mit Lithium beschrieben. Eine zerebelläre Degeneration kann auch als Folge eines Serotonin-Syndroms bei Antidepressi-
vaintoxikation (ähnlich wie für das maligne neuroleptische Syndrom
beschrieben) auftreten (Fujino et al. 2000). Dosisabhängige, reversible
zerebelläre Symptome sind in seltenen Fällen unter hochdosierter antidepressiver Therapie in Kombination mit anderen Psychopharmaka beschrieben worden (Schied u. Bartels 1983; Bartels et al. 1989).

Lithium

Lithium wird zur Behandlung manisch-depressiver Erkrankungen und
auch beim Cluster-Kopfschmerz eingesetzt. Lithium hat einen engen
therapeutischen Bereich, wobei Nebenwirkungen bei einem Spiegel
über dem therapeutischen Bereich von 0,6–1,2 mEq/l in der Erhaltungstherapie auftreten (Schou 1984; Kores u. Lader 1997). Nebenwirkungen
im therapeutischen Bereich sind sehr viel seltener. Vorübergehende Nebenwirkungen auf das Nervensystem sind unter Lithiumgabe häufig,
bleibende Schäden jedoch selten. Die Erhaltungstherapie mit Lithium
geht nicht selten mit einem leichten Tremor einher. Die akute Intoxikation ist von Konfusion, einem verminderten Bewusstseinsgrad bis zum
Koma, einer muskulären Übererregbarkeit, Anfällen und verschiedenen
motorischen Symptomen, einschließlich Tremor, Ataxie, Dyskinesie
und Rigidität begleitet. Im Rahmen der akuten Toxizität sind zerebelläre Zeichen kein prominentes Symptom.

Die meisten Patienten mit einer Lithiumintoxikation bekommen keine bleibenden neurologischen Ausfälle. In einer Studie zeigten 10% der Patienten mit Lithiumintoxikation bleibende Defizite, 14% starben (Schou 1984). Bleibende neurologische Ausfälle finden sich in der Regel nach einer akuten Intoxikation und zeigen sich typischerweise in einem panzerebellären Syndrom mit Rumpfataxie, Stand- und Gangataxie, Nystagmus, Extremitätenataxie und Dysarthrie (Apte u. Langston 1983; Lang u. Davis 2002). Die zerebellären Zeichen können schwerwiegend sein. Zeichen für eine Choreoathetose, Parkinson-ähnliche Symptome, Pyramidenbahnzeichen und Zeichen für eine Polyneuropathie können gleichzeitig vorhanden sein.

Antiepileptika

In höherer Dosierung können alle Antiepileptika, auch die der neueren Generation, vorübergehende Symptome einer zerebellären Ataxie auslösen (Übersichten in Wildemann u. Steinhoff 2002; Steinhoff 2004). Typisch sind Blickrichtungsnystagmus und Stand- und Gangataxie, aber auch Dysarthrie und Extremitätenataxie mit Intentionstremor kommen vor.

Für viele der klassischen Antiepileptika sind zerebelläre Symptome eine typische **dosisabhängige Nebenwirkung**, wobei der Serumspiegel bis zum Auftreten von Symptomen individuell sehr unterschiedlich sein kann. Hier sind insbesondere Phenytoin, Carbamazepin und Benzodiazepine zu nennen. Bei den meisten neuen Antiepileptika (Ausnahme: Oxcarbazepin) steht diese Nebenwirkung nicht mehr im Vordergrund und die Serumspiegelabhängigkeit ist nicht so klar wie für klassische Antiepileptika.

Die Nebenwirkungen werden ganz überwiegend als Ausdruck einer akuten Toxizität beschrieben, die sich nach Dosisreduktion rückbilden.

Nur für Phenytoin wird die Entwicklung einer bleibenden, z. T. schwerwiegenden Kleinhirndegeneration angegeben. Es ist aber nicht auszuschließen, dass sich auch nach langjähriger Einnahme anderer Antiepileptika zerebelläre Symptome entwickeln, die sich nach Dosisreduktion nicht vollständig rückbilden (Steinhoff 2004).

Bei den klassischen Antiepileptika werden zerebelläre Symptome als häufigere Nebenwirkung neben Phenytoin, Carbamazepin und Benzodiazepinen auch bei Bromiden, und als seltenere Nebenwirkung bei Barbituraten (Phenobarbital, Primidon; insbesondere bei intravenöser Gabe), Mesuximid, Sultiam und Valproinsäure beschrieben. Unter Valproinsäure tritt häufiger ein Tremor auf, der dem essenziellen Tremor ähnlich ist (Karas et al. 1982).

Von den Antiepiletika der neueren Generation ist eine zerebelläre Ataxie als häufigere Nebenwirkung für **Oxcarbazepin** (wie Carbamazepin) und **Topiramat** (Reife et al. 2001) und seltenere Nebenwirkung bei Vigabatrin (Tartara et al. 1992), Gabapentin (Baulac et al. 1998), Lamotrigin, Felbamat und Tiagabin (Hufnagel 1998; Kälviäinen 2001) beschrieben, hingegen nicht für Levetiracetam (Übersichten in Marson et al. 1997; Steinhoff 2004). Tremor wird für Lamotrigin und Tiagabin als häufigere und Levetiracetam als seltenere Nebenwirkung angegeben. Sehr selten ist unter niedrigen Dosen des sonst gut verträglichen Gabapentins eine isolierte schwere Ataxie beschrieben worden (Steinhoff et al. 1997). Diese wird als idiosynkratische Nebenwirkung eingeordnet.

Soweit Erfahrungen vorhanden, wird für viele Antiepileptika der neueren Generation eine generell gute Verträglichkeit bei Patienten mit vorbestehender zerebellärer Ataxie beschrieben, z. B. für Vigabatrin, Gabapentin, Topiramat und Lamotrigin (Manto u. Jacquy 2002).

Phenytoin

Die Wirkung von Antiepileptika auf die Funktion des Kleinhirns ist am besten für Phenytoin untersucht. Seit der Einführung von Phenytoin 1938 ist bekannt, dass temporäre zerebelläre Symptome als Nebenwirkung auftreten können (Merritt u. Putnam 1939). Dabei ist das erste Zeichen ein **Nystagmus** (bei einem Blutspiegel zwischen 20 und 30 µg/l), gefolgt von einer **Gangataxie** (bei einem Blutspiegel über 30 µg/l) und **Ataxie der Extremitäten**. Die individuelle Variabilität ist jedoch groß und erhöhte Blutspiegel sind nicht immer mit dem Auftreten von Nebenwirkungen verbunden.

1958 sind von Utterback zwei Patienten mit Epilepsie beschrieben worden, bei denen unter Einnahme hoher Dosen von Phenytoin eine persistierende Ataxie zu beobachten war. Utterbacks pathologische Befunde bei einem der Patienten mit Epilepsie und bei mit Phenytoin behandelten Ratten zeigten ausgedehnte Destruktionen des zerebellären

Kortex und ließen vermuten, dass Phenytoin zu einer bleibenden Schädigung des Kleinhirns führt (Utterback 1958; Utterback et al. 1958).

Die Kleinhirndegeneration, die man beobachtet, ist diffus (Abb. 13.1). Es finden sich klinische Zeichen für eine panzerebelläre Schädigung mit Nystagmus, Dysarthrie, Rumpf-, Stand- und Gangataxie sowie einer Extremitätenataxie. Die Ausprägung kann stark behindernd sein. Die Beschwerden entwickeln sich im Regelfall langsam progredient und zeigen eine langsame und nur leichte Besserung, wenn Phenytoin vermindert oder abgesetzt wird.

> **Zerebelläre Symptome bleiben nach Absetzen in unterschiedlichem Ausmaß im Regelfall bestehen.**

Die Dauer der Einnahme von Phenytoin und die Dosierung bis zum Auftreten zerebellärer Symptome ist variabel. Eine persistierende Ataxie wird jedoch meist nach vielen Monaten oder Jahren der Phenytoineinnahme beschrieben – 1 Monat bis 28 Jahre (Selhorst et al. 1972; Ghatak et al. 1976; Mclain et al. 1980; Lindvall et al. 1984). Es gibt aber auch Beschreibungen einer bleibenden Ataxie nach akuter schwerer Intoxikation (Masur et al. 1989; Kuruvilla et al. 1997). In seltenen Fällen ist eine pontoneozerebelläre Hypoplasie nach Einnahme von Phenytoin in der Schwangerschaft beschrieben worden (Squier et al. 1990).

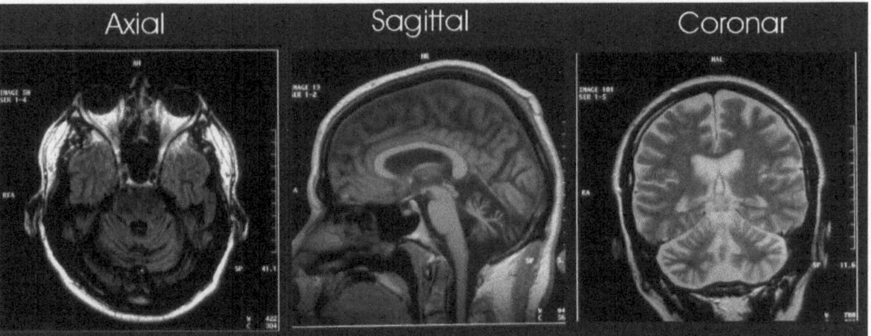

Abb. 13.1. Phenytointoxische Kleinhirnatrophie: Kernspintomographische Aufnahmen eines 48-jährigen Patienten mit Aufwach-Grand-Mal und Absencen nach ca. 30-jähriger Einnahme von Phenytoin. Klinisch imponiert ein mittelschweres panzerebelläres Bild mit gestörter Okulomotorik, Dysarthrie, Extremitäten-, Stand- und Gangataxie (*Axial = FLAIR-Sequenz; Sagittal = T1 gewichtet; Coronar = T2-gewichtet*)

Es ist nicht genau bekannt, wie häufig es unter einer Therapie mit Phenytoin zu einer **Atrophie des Kleinhirns** kommt und wie häufig diese mit den klinischen Zeichen einer zerebellären Ataxie einhergeht. Eine zerebelläre Atrophie wurde bei 10–64% der Fälle von mit Phenytoin behandelter Epilepsie beschrieben (Iivanainen et al. 1977; Young et al. 1994). Dabei gibt es nur wenige größere epidemiologische Studien. Die meisten schließen Patienten ein, die mental retardiert sind (deshalb aus anderen Gründen Veränderungen des Kleinhirns haben könnten) und nicht nur mit Phenytoin behandelt wurden. Dann leiden die Patienten häufig unter unzureichend eingestellten, wiederkehrenden Anfällen, die selbst wieder eine Kleinhirnatrophie auslösen können.

Nicht jede Kleinhirnatrophie, die man bildmorphologisch nachweist, ist mit den klinischen Zeichen einer zerebellären Ataxie assoziiert. Beispielsweise beschreiben Botez et al. (1988) in einer CT-Untersuchung in 64% von 106 mit Phenytoin behandelten Fällen Zeichen für eine Kleinhirnatrophie, wobei davon nur 6 Patienten klinische Zeichen für eine zerebelläre Ataxie aufwiesen. In 36–58% der Fälle wird eine zerebelläre Atrophie in MRT-Studien angegeben (Ney et al. 1994; De Marcos et al. 2003). Die Einordnung der Bedeutung einer bildmorphologisch nachgewiesenen Kleinhirnatrophie ist schwierig. So wird eine zerebelläre Atrophie auch bei 35% der Patienten mit fokaler Epilepsie und Carbamazepinmonotherapie beschrieben (Specht et al. 1997).

Es ist bis heute nicht abschließend geklärt, ob die Kleinhirnatrophie, die man bei Patienten mit Epilepsie beobachten kann, auf einer Phenytointoxizität beruht oder Folge von wiederholten Anfällen ist. Es gibt Beschreibungen einer Kleinhirndegeneration bei Patienten ohne Epilepsie, die prophylaktisch mit Phenytoin behandelt worden sind (Rapport u. Shaw 1977). Auf der anderen Seite sind pathologische Veränderungen des Kleinhirns bei Patienten mit Epilepsie auch vor der Einführung von Phenytoin beschrieben worden (Liebers 1928; Spielmeyer 1930).

Das Kleinhirn ist genauso wie der Hippokampus sehr empfindlich für Hypoxien. Phenytointoxizität und Hypoxie haben möglicherweise einen synergistischen Effekt. Tierexperimentelle Daten sprechen überwiegend für einen toxischen Effekt von Phenytoin auf die Kleinhirnrinde (Volk et al. 1986; Tauer 1998). Dam (1972) fand dagegen in einer groß angelegten Studie keine Veränderungen.

Eine dauerhafte Therapie mit Phenytoin sollte vermieden werden, insbesondere bei Patienten mit vorbestehenden zerebellären Symptomen oder Zeichen für eine Kleinhirnatrophie in der Bildgebung.

Carbamazepin und Oxcarbazepin

Genauso wie Phenytoin führt Carbamazepin dosisabhängig zu zerebellären Symptomen. Dabei ist die Toleranz gegenüber hohen Serumkonzentrationen individuell sehr unterschiedlich (Tomson 1984). Ältere Patienten scheinen empfindlicher zu sein. Patienten mit vorbestehender Kleinhirnatrophie in der Kernspintomographie zeigen Nebenwirkungen bei niedrigeren Serumspiegeln als Patienten mit unauffälliger Darstellung des Kleinhirns (Specht et al. 1997).

Eine Reihe von Medikamenten interagiert mit Carbamazepin und kann die Carbamazepindosis, bei der Nebenwirkungen auftreten, senken. Dazu gehören Lithium (Manto et al. 1996), Erythromycin (Zitelli et al. 1987), Clarithromycin (Yasui et al. 1997), Verapamil, Diltiazem (Wijdicks et al. 2004), Viloxazin und Proteaseinhibitoren wie Ritonavir und Saquinavir (Berbel Garcia et al. 2000). Zu nennen ist auch die Interaktion mit anderen Antiepileptika (Valproinsäure, Levetiracetam und Lamotrigin), die für sich eine Ataxie nur selten als Nebenwirkung haben, die Empfindlichkeit für Carbamazepin aber deutlich erhöhen können (Sisodiya et al. 2002).

Es wird deshalb generell empfohlen, die Carbamazepindosis bei Eindosierung einer Zweitsubstanz zu reduzieren (Steinhoff 2004).

Das Nebenwirkungsspektrum von Oxcarbazepin, dem Ketoanalogon von Carbamazepin, ist dem von Carbamazepin sehr ähnlich. Eine Überdosierung führt regelmäßig zu einer identischen zerebellär dominierten Symptomatik (Sachdeo et al. 2001; Schmidt u. Elger 2004).

Benzodiazepine

Häufige neurotoxische Nebenwirkungen von Benzodiazepinen sind Sedierung und Symptome einer Ataxie (Noyes et al. 1988; Lechin et al. 1996; Wiley u. Wiley 1998). Beide Nebenwirkungen treten insbesondere am Beginn der Therapie auf. Sie sind dosisabhängig und nehmen bei chronischer Einnahme ab. Eine bleibende zerebelläre Ataxie nach Absetzen von Benzodiazepinen wird nicht beschrieben.

Immunsuppressiva

Calcineurininhibitoren machen nicht selten neurotoxische Nebenwirkungen. Das gilt für Cyclosporin A und Tacrolimus. Bei 10–40% der Patienten, die Cyclosporin A bekommen, zeigen sich neurotoxische Nebenwirkungen (Bechstein 2000; Gijtenbeek et al. 1999). Ein feinschlägiger Tremor gehört zu den häufigsten Symptomen. In etwa 5% der Fälle treten schwere neurologische Nebenwirkungen auf. Dazu gehört auch die Entwicklung einer zerebellären Ataxie. Psychosen, kortikale Erblindung (i. R. einer posterioren Leukenzephalopathie), Anfälle, zentrale Paresen, extrapyramidal-motorische Symptome, Polyneuropathie, und die Entwicklung einer diffusen Leukenzephalopathie sind weitere Manifestationen. Für Tacrolimus wird ein ganz ähnliches Nebenwirkungsspektrum beschrieben (Mihatsch et al. 1998).

Leberversagen, Hypertension, Hypocholesterinämie, erhöhte Cyclosporin-A- und Tacrolimusspiegel sowie Hypomagnesiämie und Methylprednisolon scheinen das Auftreten von neurologischen Nebenwirkungen zu begünstigen. Die neurotoxischen Nebenwirkungen treten häufig im ersten Monat der Gabe auf, können sich aber auch noch nach mehrmonatiger Therapie manifestieren (Belli et al. 1993). Bei Dosisreduktion bzw. Absetzen der Medikation bilden sich die neurotoxischen Symptome im Allgemeinen gut zurück, es werden aber auch bleibende neurologische Nebenwirkungen beschrieben.

Zytostatika

Eine zerebelläre Ataxie als führendes Symptom wird als Nebenwirkung für Cytarabin (Cytosinarabinosid, Ara-C) und 5-Fluorouracil (5-FU) beschrieben. Für eine Reihe von anderen Zytostatika können zerebelläre Symptome im Rahmen einer toxischen Enzephalopathie zusammen mit anderen kognitiven und neurologischen Symptomen auftreten. Dazu gehören Methotrexat, Ifosfamid und Interleukin-2 (Wizniter et al. 1987; Karp et al. 1996; Lesnik et al. 1998).

Bei vorbestehender zerebellärer Schädigung können Zytostatika, die als neurotoxische Nebenwirkung eine Polyneuropathie auslösen können – d. h. Platin (v. a. Cisplatin), Vincaalkaloide (v. a. Vincristin) und Taxane (Paclitaxel und Docetaxel) –, eine akute Exazerbation von zerebellären Symptomen hervorrufen (Symonds et al. 1994).

Cytarabin

Cytarabin wird in der Behandlung von Leukämien und Lymphomen eingesetzt. Unter konventionellen Regimen sind neurotoxische Nebenwirkungen selten. Seit 1979 werden hochdosierte, intravenöse Cytarabinregime zur Behandlung von therapierefraktären Patienten eingesetzt. Seitdem werden reversible zerebelläre Symptome, aber auch eine bleibende zerebelläre Degeneration beschrieben (Salinsky et al. 1983; Winkelman u. Hines 1983; Tuxen u. Hansen 1994; Yeshurun u. Marsot Dupuch 2001). Die Häufigkeit von neurotoxischen Nebenwirkungen unter hochdosierter Cytarabintherapie wird mit 6–47% angegeben. Das zerebelläre Syndrom ist gekennzeichnet durch einen akuten Beginn mit Dysarthrie, Nystagmus, Rumpf-, Stand- und Gangataxie und Extremitätenataxie. Die ersten Symptome treten im Regelfall 3–8 Tage nach der ersten Gabe auf. Die Symptome sind meist reversibel und bilden sich innerhalb von wenigen Tagen bis Wochen nach Ende der Chemotherapie zurück. In unter 20% der Fälle werden irreversible Schäden beschrieben. Als Risikofaktoren für eine bleibende Kleinhirndegeneration werden ein höheres Lebensalter, Leber- und Niereninsuffizienz sowie eine Vorgeschichte mit neurologischen Erkrankungen angegeben.

Fluorouracil

Bei etwa 5% der behandelten Patienten führt Fluorouracil zu neurotoxischen Nebenwirkungen (Tuxen u. Hansen 1994). Die Hauptmanifestation ist ein akut auftretendes zerebelläres Syndrom. Die Symptome treten meist unter der Erhaltungstherapie nach wochen- oder monatelanger Gabe auf (Riehl u. Brown 1964). Die zerebellären Symptome werden als reversibel beschrieben mit einer Rückbildung der Symptome innerhalb von 1–6 Wochen nach Absetzen der Therapie.

Capecitabin ist eine Weiterentwicklung von Fluorouracil, das nach oraler Gabe in Fluorouracil metabolisiert wird. Es reichert sich dabei mehr im Tumor als im übrigen Körper an. Die Nebenwirkungen ähneln denen von Fluorouracil, sind aber signifikant weniger ausgeprägt. Ein akutes zerebelläres Syndrom ist in der Literatur bisher nicht beschrieben worden. Ein Fall wird beschrieben, in dem eine mit Fluorouracil vorbehandelte Patientin unter Capecitabin neben Trismus reversible zerebelläre Symptome entwickelt hat (Couch et al. 2003).

Andere Medikamente

In Japan ist eine zerebelläre Atrophie nach chronischer Einnahme von dort freiverkäuflichen nichtsteroidalen Antirheumatika beschrieben worden, die **Bromvalerylurea** (BVU) enthalten. Neben der zerebellären Ataxie sind Polyneuropathie, Pyramidenbahnzeichen, Dystonie und eine veränderte Bewusstseinslage beschrieben. Die Kleinhirnatrophie ist kernspintomographisch nachweisbar, wobei auch die Pons betroffen sein kann (Arai et al. 1997; Kawakami et al. 1998). Neben dem Nachweis einer erhöhten Bromidkonzentration im Serum findet sich eine Hyperchlorämie.

Bismuth ist Bestandteil von freiverkäuflichen Präparaten gegen Magen-Darm-Beschwerden. Eine chronische Einnahme kann zu einer Bismuthenzephalopathie führen. Diese beginnt subakut und zeigt sich in der Entwicklung einer zerebellären Ataxie, Myoklonus und einer verminderten Konzentrationsfähigkeit. Delir, Psychose und Anfälle kommen vor. Die Symptome werden als reversibel beschrieben und bilden sich nach Absetzen über mehrere Wochen bis Monate zurück (Jungreis u. Schaumburg 1993; Gordon et al. 1995).

Das Auftreten einer Ataxie im Rahmen komplexer neurologischer Ausfälle ist auch für **Disulfiram** (Hotson u. Langston 1976; Schutz et al. 1983), **Glutethimid** (Valsamis u. Mancall 1973), **Lindan** – bei lokaler Behandlung von Krätze und Läusen (Onifer u. Whisnant 1957), **Perhexilinmaleat** (Murray et al. 1978), **Cimetidin** (Manto u. Jacquy 2002) und **Propofol** (Bendiksen u. Larsen 1998) beschrieben.

Literatur

Alvarez FG, Guntupalli KK (1995) Isoniazid overdose: four case reports and review of the literature. Intensive Care Med 21: 641–644

Andersen KE (1981) Pharmacokinetics of nitroimidazoles. Spectrum of adverse reactions. Scand J Infect Dis (Suppl 26): 60–67

Andersen NE, Lynch NM, O'Brien KP (1985) Disabling neurological complications of amiodarone. Aust N Z J Med 15: 300–304

Apte SN, Langston JW (1983) Permanent neurological deficits due to lithium toxicity. Ann Neurol 13: 453–455

Arai A, Sato M, Hozumi I et al. (1997) Cerebellar ataxia and peripheral neuropathy due to chronic bromvaleryurea poisoning. Intern Med 36: 742–746

Bartels M, Hornung K, Schied HW (1989) Cerebellar side effects in treatment with antidepressive agents. Psychiatr Prax 16: 109–112

Baulac M, Cavalcanti D, Semah E, Arzimanoglou A, Portal JJ (1998) Gabapentin add-on therapy with adaptable dosages in 610 patients with partial epilepsy: an open, observational study. The French Gabapentin Collaborative Group. Seizure 7: 55–62

Bechstein WO (2000) Neurotoxicity of calcineurin inhibitors: impact and clinical management. Transpl Int 13: 313–326

Belli LS, De Carlis L, Romani F et al. (1993) Dysarthria and cerebellar ataxia: late occurrence of severe neurotoxicity in a liver transplant recipient. Transpl Int 6: 176–178

Bendiksen A, Larsen LM (1998) Convulsions, ataxia and hallucinations following propofol. Acta Anaesthesiol Scand 42: 739–741

Berbel Garcia A, Latorre Ibarra A, Porta Etessam J, Martinez Salio A, Perez Martinez D, Siaz Diaz R, Toledo Heras M (2000) Protease inhibitor-induced carbamazepine toxicity. Clin Neuropharmacol 23: 216–218

Bikadoroff S (1987) Mental changes associated with tocainide, a new antiarrhythmic. Can J Psychiat 32: 219–221

Botez MI, Attig E, Vezina JL (1988) Cerebellar atrophy in epileptic patients. Can J Neurol Sci 15: 299–303

Charness ME, Morady F, Scheinman MM (1984) Frequent neurologic toxicity associated with amiodarone therapy. Neurology 34: 669–671

Conners GP (1995) Piperazine neurotoxicity: worm wobble revisited. J Emerg Med 13: 341–343

Couch LS, Groteluschen DL, Stewart JA, Mulkerin DL (2003) Capecitabine-related neurotoxicity presenting as trismus. Clin Colorectal Cancer 3: 121–123

Dam M (1972) The density and ultrastructure of the Purkinje cells following diphenylhydantoin treatment in animals and man. Acta Neurol Scand 48 (Suppl 49): 1–65

Degner D, Grohmann R, Bliech S, Ruther E (2000) New antidepressant drugs. What side effects and interactions can be expected? MMW/Fortschr Med 142: 35–38, 40

De Marcos FA, Ghizoni E, Kobayashi E, Li LM, Cendes F (2003) Cerebellar volume and long-term use of phenytoin. Seizure 12: 312–315

Floris-Moore MA, Amodio-Groton MI, Catalano MT (2003) Adverse reactions to trimethoprim/sulfamethoxazole in AIDS. Ann Pharmacother 37: 1810–1813

Fujino Y, Tsuboi Y, Shimoju E, Takahashi M, Yamada T (2000) Progressive cerebellar atrophy following acute antidepressant intoxication. Rinsho Shinkeigaku 40: 1033–1037

Gerpen JA van (1997) Tremor caused by trimethoprim-sulfamethoxazole in a patient with AIDS. Neurology 48: 537–538

Ghatak NR, Santoso RA, McKinney WM (1976) Cerebellar degeneration following long-term phenytoin therapy. Neurology 26: 818–830

Gijtenbeek JM, van der Bent MJ, Vecht CJ (1999) Cyclosporine neurotoxicity: a review. J Neurol 246: 339–346

Gordon MF, Abrams RI, Rubin DB, Barr WB, Correa DD (1995) Bismuth subsalicylate toxicity as a cause of prolonged encephalopathy with myoclonus. Mov Disord 10: 220–222

Heaney CJ, Campeau NG, Lindell EP (2003) MR imaging and diffusion-weighted imaging changes in metronidazole (Flagyl)-induced cerebellar toxicity. Am J Neuroradiol 24: 1615–1617

Hilleman D, Miller MA, Parker R, Doering P, Pieper JA (1998) Optimal management of amiodarone therapy: efficacy and side effects. Pharmacotherapy 18: 138S–145S

Hotson JR, Langston JW (1976) Disulfiram-induced encephalopathy. Arch Neurol 33: 141–142

Hufnagel A (1998) Das neue Antikonvulsivum Tiagabin (Gabitril). Akt Neurol 25: 25–37

Iivanainen M, Viukari M, Helle EP (1977) Cerebellar atrophy in phenytoin-treated mentally retarded epileptics. Epilepsia 18: 375–386

Jain P, Reddy RB, Miscra A, Mukhopadhyay DK (1993) Isoniazid induced cerebellar ataxia. Natl Med J India 6: 149

Jungreis AC, Schaumburg HH (1993) Encephalopathy from abuse of bismuth subsalicylate (Pepto-Bismol). Neurology 43: 1265

Kälviäinen R (2001) Long-term safety of tiagabine. Epilepsia 42: 46–48

Karas BJ, Wilder BJ, Hammond EJ, Bauman AW (1982) Valproate tremors. Neurology 32: 428–432

Karp BI, Yang JC, Khorsand M, Wood R, Merigan TC (1996) Multiple cerebral lesions complicating therapy with interleucin-2. Neurology 47: 417–424

Kastrup O, Diener HC (2003) Nebenwirkungen medikamentöser Therapien in der Neurologie. In: Brandt T, Dichgans J, Diener HC (Hrsg) Therapie und Verlauf neurologischer Erkrankungen, 4. Aufl. Kohlhammer, Stuttgart, S 1453–1469

Kawakami T, Takiyama Y, Yanaka I, Taguchi T, Tanaka Y, Nishizawa M, Nakano I (1998) Chronic bromvalerylurea intoxication: dystonic posture and cerebellar ataxia due to nonsteroidal anti-inflammatory drug abuse. Intern Med 37: 788–791

Kores B, Lader MH (1997) Irreversible lithium neurotoxicity: an overview. Clin Neuropharmacol 20: 283–299

Kuruvilla T, Bharucha NE (1997) Cerebellar atrophy after acute phenytoin intoxication. Epilepsia 38: 500–502

Lang EJ, Davis SM (2002) Lithium neurotoxicity: the development of irreversible neurological impairment despite standard monitoring of serum lithium levels. J Clin Neurosci 9: 308–309

Lautermann J, Dehne N, Schacht J, Jahnke K (2004) Aminoglycoside- and cisplatin-ototoxicity: from basic science to clinics. Laryngorhinootologie 83: 317–323

Lechlin F, Dijs B van der, Benaim M (1996) Benzodiazepines: tolerability in elderly patients. Psychother Psychosom 65: 171–182

Lesnik PG, Ciesielski KT, Hart BL, Benzel EC, Sanders JA (1998) Evidence for cerebellar-frontal subsystem changes in children treated with intrathecal chemotherapy for leukemia: enhanced data analysis using an effect size model. Arch Neurol 55: 1561–1568

Lewin PK, McGreal D (1993) Isoniazid toxicity with cerebellar ataxia in a child. CMAJ 148: 49

Liebers M (1928) Über Kleinhirnatrophien bei Epilepsie nach epileptischen Krampfanfällen. Z Neurol Psychiatr 113: 739–756

Lindvall O, Nilsson (1984) Cerebellar atrophy following phenytoin intoxication. Ann Neurol 16: 258–260

MacDonald NE (1993) Isoniazid toxicity with cerebellar ataxia in a child. CMAJ 148: 1108

Manolis AS, Deering TF, Cameron J, Estes NA (1990) Mexiletine: pharmacology and therapeutic use. Clin Cardiol 13: 349–359

Manto MU, Jacquy J (2002) Other cerebellotoxic agents. In: Manto MU, Pandolfo M (Hrsg) The cerebellum and its disorders. Cambridge University Press, Cambridge, pp 342–366

Manto MU, Jacquy J, Hildebrand J (1996) Cerebellar ataxia in upper limbs triggered by addition of carbamazepine to lithium treatment. Acta Neurol Belg 96: 316–317

Marson AG, Kadir ZA, Hutton JL, Chadwick DW (1997) The new antiepileptic drugs: a systematic review of their efficacy and tolerability. Epilepsia 38: 859–880

Masur H, Elger CE, Ludolph AC, Galanski M (1989) Cerebellar atrophy following acute intoxication with phenytoin. Neurology 39: 432–433

Mclain LW, Martin JT, Allen JH (1980) Cerebellar degeneration due to chronic phenytoin therapy. Ann Neurol 7: 18–23

Merritt HH, Putnam TJ (1939) Sodium diphenyl hydantoinate in treatment of convulsive seizures. Toxic symptoms and their prevention. Arch Neurol Psychiatry 42: 1053–1058

Mihatsch MJ, Kyo M, Morozumi K, Yamaguchi Y, Nickeleit V, Ryffel B (1998) The side-effects of ciclosporine-A and Tacrolimus. Clin Nephrol 49: 356–363

Murray W, Macnair DR, Talbot MD (1978) Ataxia during perhexiline maleate therapy. Practitioner 221: 757–758

Ney GC, Lantos G, Barr WB, Schaul N (1994) Cerebellar atrophy in patients with long-term phenytoin exposure and epilepsy. Arch Neurol 51: 767–771

Noyes R, DuPont RL, Pecknold JC, Rifkin et al. (1988) Alprazolam in panic disorder and agoraphobia: results from a multicenter trial. II. Patient acceptance, side effects, and safety. Arch Gen Psychiat 45: 423–428

Odeh M, Seligmann H, Oliven A (2000) Propafenone-induced ataxia: report of three cases. Am J Med Sci 320: 151–153

Ohara S, Hayashi R, Momoi H, Miki J, Yanagisawa N (1998) Mexiletine in the treatment of spasmodic torticollis. Mov Dis 13: 934–940

Onifer TM, Whisnant JP (1957) Cerebellar ataxia and neuronitis after exposure to DDT and lindane. Mayo Clin Proc 32: 67–72

Onofri M, Thomas A (1999) Acetazolamide-responsive periodic ataxia induced by amiodarone. Mov Dis 14: 379–381

Patterson RH, Couchenour RL (1999) Trimethoprim-sulfamethoxazole-induced tremor in an immunocompetent patient. Pharmacotherapy 19: 1456–1458

Rapport RL, Shaw CM (1977) Phenytoin-related cerebellar degeneration without seizures. Ann Neurol 2: 437–439

Reife R, Pledger G, Wu SC (2001) Topiramate as add-on therapy: pooled analysis of randomized controlled trials in adults. Epilepsia 41: 66–71

Riehl JL, Brown WJ (1964) Acute cerebellar syndrome secondary to 5-fluorouracil therapy. Neurology 14: 961–967

Sachdeo R, Beydoun A, Schachter S, Vazquez B, Schaul N, Mesenbrink P, Kramer L, D'Souza J (2001) Oxcarbazepine (Trileptal) as monotherapy in patients with partial seizures. Neurology 57: 864–871

Salinsky MC, Levine RL, Aubuchon JP, Schutta HS (1983) Acute cerebellar dysfunction with high-dose Ara-C therapy. Cancer 51: 426–429

Schied HW, Bartels M (1983) Transitory cerebellar ataxia from high dosage combination thymoleptic therapy. Pharmacopsychiatrica 16: 64–67

Schou M (1984) Long-lasting neurological sequelae after lithium intoxication. Acta Psychiat Scand 70: 594–602

Schmidt D, Elger CE (2004) How is oxcarbazepine different from carbamazepine? Nervenarzt 75: 153–160

Schutz HJ, Busse O, Vuia O (1983) Polyneuropathy caused by disulfiram poisoning. Arch Psychiatr Nervenkr 233: 1–8

Selhorst JB, Kaufman B, Horwitz SJ (1972) Diphenylhydantoin-induced cerebellar degeneration. Arch Neurol 27: 453–455

Shroff R, Houston B (2002) Unusual cerebellar ataxia: »worm wobble« revisited. Arch Dis Child 87: 333–334

Sisodiya SM, Sander JW, Patsalos PN (2002) Carbamazepine toxicity during combination therapy with levetiracetam: a pharmacodynamic interaction. Epilepsy Res 48: 217–219

Specht U, May TW, Rohde M, Wagner V, Schmidt RC, Schütz M, Wolf P (1997) Cerebellar atrophy decreases the threshold of carbamazepine toxicity in patients with chronic focal epilepsy. Arch Neurol 54: 427–432

Spielmeyer W (1930) The anatomic substratum of the convulsive state. Arch Neurol Psychiat 23: 869–875

Squier W, Hope PL, Lindenbaum RH (1990) Neocerebellar hypoplasia in a neonate following intra-uterine exposure to anticonvulsants. Dev Med Child Neurol 32: 737–742

Steinhoff BJ (2004) Nebenwirkungen der Antiepileptika. In: Fröscher W, Vassella F, Hufnagel A (Hrsg) Die Epilepsien. Schattauer, Stuttgart, S 564–602

Steinhoff BJ, Herrendorf G, Bittermann HJ, Kurth C (1997) Isolated ataxia as an idiosyncratic side-effect under gabapentin. Seizure 6: 503–504

Streib EW (1986) Successful treatment with tocainide of recessive generalized congenital myotonia. Ann Neurol 19: 501–504

Symonds RP, Hogg RB, Bone I (1994) Paraneoplastic neurological syndromes associated with lymphomas. Leuk Lymphoma 15: 487–490

Tartara A, Manni R, Galimberti CA, Mrini R, Mumford JP, Iudic A, Perruca E (1992) Six-year follow-up study on the efficacy and safety of vigabatrin in patients with epilepsy. Acta Neurol Scand 86: 247–251

Tauer U, Knoth R, Volk B (1998) Phenytoin alters Purkinje cell axon morphology and targeting in vitro. Acta Neuropathol 95: 583–591

Timmann D, Kolb FP, Maschke M (2004) Motorische und kognitive Störungen bei zerebellären Erkrankungen. Akt Neurol 31: 170–179

Timmann-Braun D, Diener HC (2000) Alcoholic cerebellar degeneration (including ataxias that are due to other toxic causes). In: Klockgether T (Hrsg) Handbook of cerebellar ataxia disorders. Marcel Dekker, New York, pp 571–605

Tomson T (1984) Interdosage fluctuations in plasma carbamazepine concentrations determine intermittent side effects. Arch Neurol 41: 830–834

Tuxen MK, Hansen SW (1994) Complications of treatment. Neurotoxicity secondary to antineoplastic drugs. Cancer Treat Rev 20: 191–214

Utterback RA (1958) Parenchymatous cerebellar degeneration complicating diphenylhydantoin (Dilantin) therapy. Arch Neurol Psychiat 80: 180–181

Utterback RA, Ojeman R, Malek J (1958) Parenchymatous cerebellar degeneration with Dilantin intoxication. J Neuropathol Exp Neurol 17: 516–519

Valsamis MP, Mancall E (1973) Toxic cerebellar degeneration. Hum Pathol 4: 513–520

Volk B, Kirchgässer N, Detmar M (1986) Degeneration of granule cells following chronic phenytoin administration: an electron microscopic investigation of the mouse cerebellum. Exp Neurol 91: 60–70

Wijdicks EF, Arendt C, Bazzell MC (2004) Postoperative ophthalmoplegia and ataxia due to carbamazepine toxicity facilitated by diltiazem. J Neuroophthalmol 24: 95

Wildemann B, Steinhoff BJ (2002) Epilepsien und Epilepsiesyndrome. In: Wildemann B, Fogel W, Grau A (Hrsg) Therapieleitfaden Neurologie. Kohlhammer, Stuttgart, S 377–400

Wiley CC, Wiley JF (1998) Pediatric benzodiazepine ingestion resulting in hospitalization. J Toxicol Clin Toxicol 36: 227–231

Winkelman MD, Hines JD (1983) Cerebellar degeneration caused by high-dose cytosine arabinoside: a clinicopathological study. Ann Neurol 14: 520–527

Wizniter M, Packer RJ, Rorke LB, Meadows AT (1987) Cerebellar sclerosis in pediatric cancer patients. J Neurooncol 4: 353–360

Woodruff BK, Wijdicks EF, Marshall WF (2002) Reversible metronidazole-induced lesions of the cerebellar dentate nuclei. N Engl J Med 346: 68–69

Yasui N, Otani K, Kaneko S, Shimoyama R, Ohkubo T, Sugawara K (1997) Carbamazepine toxicity induced by clarithromycin coadministration in psychiatric patients. Int Clin Psychopharmacol 12: 225–229

Yeshurun M, Marsot Dupuch K (2001) Acute cerebellar syndrome following intermediate-dose cytarabine. Br J Maematol 113: 846

Young GB, Oppenheimer SR, Gordon BA et al. (1994) Ataxia in institutionalized patients with epilepsy. Can J Neurol Sci 21: 252–258

Zitelli BJ, Howrie DL, Altman H, Maroon TJ (1987) Erythromycin-induced drug interactions. An illustrative case and review of the literature. Clin Pediatr 26: 117–119

Schwindel

M. Dafotakis

Schwindel gehört sicherlich in der Praxis zu den am häufigsten von Patienten geklagten Beschwerden. Dabei ist schon während des ersten Kontakts eine Einordnung der Beschwerden des Patienten in »systematischen« oder »unsystematischen« Schwindel von großer Bedeutung, auch wenn diese Kategorisierung ihre Nachteile hat und nicht immer alle »organischen« Schwindelformen erfasst. Jedoch stellt insgesamt gesehen der **unsystematische Schwindel** die größere Herausforderung dar, da sich dieser hinter Formulierungen wie »Dauerkopfschmerz«, »Leere im Kopf« oder auch den Hinweis »wie benommen zu sein« verbergen kann. Das amerikanische Schrifttum bezeichnet deshalb letztere Empfindungen dann auch eher als »dizziness« und nur den »echten« Schwindel – der als Dreh-, Lift- oder Schwankschwindel definiert ist – als »vertigo«. Für den Untersucher ist es an dieser Stelle wichtig, durch die gezielte Anamnese und die anschließende neuroophthalmologische und vestibuläre Untersuchung, die Weichen für das weitere Prozedere festzulegen, um unnötige oder vielleicht sogar belastende Zusatzuntersuchungen zu minimieren.

Interessanterweise taucht der medikamentös induzierte Schwindel, der sowohl als systematischer als auch als unsystematischer Schwindel in Erscheinung treten kann, selbst in den Häufigkeitslisten von spezialisierten Schwindelambulanzen nicht als eigene Entität auf, was sicherlich darin begründet liegt, dass keine eindeutige Definition dieser Schwindelform vorliegt. Es macht also aufgrund des oben Gesagten Sinn, die möglichen Präsentationsformen des medikamentös induzierten Schwindels kurz in der nachfolgenden Übersicht zu skizzieren.

Mögliche Ätiologien des »Symptoms« Schwindel:

Peripher vestibulärer Schwindel:
- Schädigung des N. vestibulocochlearis,
- Labyrinthschädigung.

Zentraler Schwindel:
- Okulomotorische Störungen wie Oszillopsien bzw. Doppelbildwahrnehmung,
- Zentraler Lagerungsschwindel,
- Zerebelläre Symptome.

Benommenheitsschwindel:
- Orthostatische Dysregulation,
- Vasovagale Synkope,
- Neurokardiogene Synkope,
- Kardiozirkulatorische Ursachen wie Herzrhythmusstörungen oder Klappenfehler,
- Metabolische Erkrankungen (z. B. Hypoglykämie, Hyperventilation, Nebenniereninsuffizienz, Elektrolytstörung).

Eine direkte toxische Schädigung des Vestibularorgans oder des 8. Hirnnervens führt zu peripher-vestibulären Schwindelformen, wohingegen Medikamente mit einem primär im Zentralnervensystem angesiedelten Effekt zentral-vestibuläre Schwindelformen hervorrufen, die meist von anderen Symptomen wie Doppelbildern, Schluckstörungen, Blickparesen und anderen Hirnstammsymptomen begleitet werden.

Schließlich bleibt noch die letzte und größte Gruppe anzuführen, in der die Gründe für die Schwindelwahrnehmung nicht in einer unmittelbaren Schädigung des vestibulären Systems liegen, sondern vorgeschaltet (z. B. arterielle Hypotonie) zu finden sind. Kommt es dann zu Schwindelsensationen, so sind diese zwar durch eine Störung im Hirnstamm lokalisiert, jedoch sind es nur die Auswirkungen einer Dysregulation, deren Ausgangspunkt außerhalb des Hirnstamms liegt und nur die »Endstrecke« (z. B. in Form einer Orthostasereaktion) zu den geklagten Schwindelsensationen führt. Die dabei auftretenden Schwindelgefühle können dann durchaus zentral-vestibulärer Natur sein, werden in der Vielzahl aller Fälle jedoch eher dem klinischen Bild eines allgemeinen Benommenheitsgefühls entsprechen.

Substanzen mit vorwiegend toxischer Wirkung an den labyrinthären Strukturen

Antibiotika

Von den verschiedenen Antibiotika sind in erster Linie die **Aminoglykoside** (Streptomycin > Gentamicin > Tobramycin >>> Kanamycin > Neomycin > Vancomycin) zu nennen, deren Toxizität zu einer irreversiblen Schädigung der Haarzellen des Vestibularorgans bei 2–15% des Patientengutes führen kann (Jackson u. Arcieri 1971). **Streptomycin** hat dabei von allen Vertretern dieser Gruppe die höchste Vestibularorgantoxizität, was in der Vergangenheit dazu geführt hatte, dass man Streptomycin zur Ausschaltung des Vestibularorgans bei therapierefraktärem M. Menière eingesetzt hatte (Schuknecht 1950).

In der klinischen Untersuchung berichten die Patienten über Oszillopsien, eine Ataxie und einen milden ungerichteten Schwankschwindel, der – aufgrund der häufigeren bilateralen Schädigung – bei Bewegung oder aber bei Dunkelheit oder unebener Gehfläche auftritt (Hawkins 1959; Herdman et al. 1994). Sowohl die Dauer der Therapie als auch die Dosis der Aminoglykoside sind dabei zu berücksichtigen, da es zu einer medikamentösen Anreicherung in der Endolymphe kommt.

Eine Potenzierung der Toxizität entsteht durch den gleichzeitigen Einsatz von ototoxischen **Diuretika** (▶ Diuretika), **Immunsuppressiva**, **Chemotherapeutika** und **Anästhetika** sowie bei schon initial schlechter Nierenleistung (Ballantyne 1970; Fee 1980). Es ist deshalb empfehlenswert, die Therapie durch wiederholte Blutspiegelkontrollen zu überwachen (Nordstrom et al. 1973), da diese Substanzgruppe auch eine nephrotoxische Komponente aufweist, die innerhalb weniger Tage zu einer – zwar in der Regel reversiblen – Nierenfunktionseinschränkung führen kann, welche wiederum die Ausscheidung verzögert und zu einer Akkumulation führt (Stahlmann u. Lode 2001).

> Keinesfalls sollten die Aminoglykosidantibiotika länger als 10 Tage verabreicht werden (Koegel 1985). Hinzuweisen ist noch auf die Tatsache, dass die ototoxischen Effekte häufig erst über Tage, manchmal sogar über Wochen verzögert auftreten und während der Therapie trotz durchgeführter Hör- und Vestibularorgantests nicht zu identifizieren sind (Magnusson et al. 1991).

Von den neueren Aminoglykosiden scheinen insbesondere Netilmicin und Sisomicin eine reduzierte Ototoxizität bei gleicher antibiotischer Wirksamkeit aufzuweisen (Matz 1986; Lerner u. Lorber 1983; Tjernstrom et al. 1982).

Von den übrigen Antibiotika sind für fast alle Substanzgruppen vestibuläre Symptome beschrieben worden, z.B. Erythromycin, Minocyclin, einzelne Quinolone, Vancomycin, diese waren jedoch fast ausnahmslos wieder reversibel nach Beendigung der Therapie (Norris 1988; Williams et al. 1974).

Diuretika

Schleifendiuretika wie **Furosemid** und **Etacrynsäure** können zur irreversiblen Schädigung der Gleichgewichtsorgane führen (Prazma et al. 1981), die auf einer Hemmung des Ionentransports mit Senkung des endolymphatischen elektrischen Potenzials im Labyrinth zu beruhen scheint (Turnheim 2001). Ähnlich wie bei den Aminoglykosiden scheint auch hier die **schnelle** intravenöse Verabreichung die Gefahr einer Schädigung zu potenzieren, insbesondere wenn sie in Kombination mit **Aminoglykosiden** oder mit dem Chemotherapeutikum **Cisplatin** gegeben werden (Hardman et al. 1998). Bewährt haben sich langsame intravenöse Infusionen über länger als 30 min, das Vermeiden von Bolusinjektionen sowie bevorzugt orale Gaben. Sollte gleichzeitig ein Aminoglykosidantibiotikum verabreicht werden müssen, so sollte mindestens 1 h zwischen den Gaben liegen. Durch diese einfache Vorsichtsmaßnahme kann die Gefahr der Vestibulo- und Ototoxizität signifikant gesenkt werden (Hawkins u. Preston 1972).

Nichtsteroidale Antiphlogistika (NSAID)

Bei **Salizylaten** stehen an Nebenwirkungen Hörstörungen wie Tinnitus und Gehörverlust an erster Stelle, sodass die vestibuläre Symptomatik häufig gar nicht wahrgenommen wird. Werden die Hörstörungen wahrscheinlich durch einen Druckanstieg im Labyrinth oder durch einen Effekt auf die Haarzellen der Cochlea verursacht, so scheint der

Schwindel, der fast immer von starker Übelkeit und Erbrechen begleitet wird, auf einer Stimulation der Chemorezeptortriggerzone in der
Area postrema zu beruhen (Insel 1998). In der Regel sind die Störungen
reversibel, wenn auch dauernde Schädigungen möglich sind, die das
klinische Bild einer bilateralen Vestibulopathie liefern (Myers u. Bernstein 1965).

Auch die übrigen NSAID können diese Ausfälle bewirken, jedoch
insgesamt seltener. Eine Ausnahme davon bildet **Indomethacin**, da diese
Substanz – insbesondere auch im Hinblick auf die oft hohen Dosen, die
z. B. während eines Gichtschubes verabreicht werden – ebenfalls das
klinische Bild einer bilateralen Vestibulopathie hervorrufen kann
(Brien 1993).

Zytostatika

Zu den Chemotherapeutika, die Schwindel hervorrufen können, zählt
die Gruppe der Alkylantien – **Cisplatin** und **Carboplatin** –, die über eine
toxische Degeneration zu Schädigungen der labyrinthären Strukturen
führen, dabei jedoch in wesentlich größerem Ausmaß zu Hörstörungen
führen (Kobayashi et al. 1987). Auch **5-Fluorouracil** kann zu Schwindel
führen, dieser ist aber nicht auf eine vestibuläre Schädigung, sondern
auf eine primär die zerebellären Funktionskreise einwirkende Schädigung zurückzuführen, dann mit dem vorherrschenden Symptom einer
Ataxie und bisweilen einer internukleären Ophthalmoplegie (Harpur
1982; Schaefer et al. 1981).

Alkohol

Im Zuge der Selbstmedikation kommt es immer wieder vor, dass Patienten größere Mengen an ethanolhaltigen »Allheilmittelchen« (z. B.
Klosterfrau Melissengeist) konsumieren und dann – neben dem domi-
nierenden Rauschzustand – einen alkoholbedingten Lagerungsschwindel (Positional Alcohol Nystagmus – PAN) entwickeln können. Dieser
Schwindel ist folgendermaßen zu erklären: die auf Winkelgeschwindig-
keit ausgerichteten Bogengangsrezeptoren werden in Gravi-Rezeptoren

umfunktioniert (Scherer 1996; Aschan 1958), indem der Alkohol schneller in die Endolypmphe als in die Kupula des Bogengangsorgans diffundiert und das spezifische Gewicht der endolymphatischen Flüssigkeit so verändert, dass die – sonst gleichschwere Kupula – schwerer wird und so die **Fähigkeit eines Rezeptors zur Messung der Schwerkraft** erlangt. Diese Veränderungen sind ab einem Promillegehalt von ca. 0,4‰ elektronystagmographisch nachweisbar, werden häufig aber erst in höheren Konzentrationen relevant. Klinisch zeigt sich initial ein bei Seitlagerung auftretender nach zum unten liegenden Ohr schlagender, unerschöpflicher Nystagmus (PAN I), der sich in der Folge für eine Zeit von ca. 120–180 min aufhebt (Konzentrationsangleichung zwischen Kupula und Endolymphe) und sich dann zu einem nach oben liegenden Ohr schlagenden Nystagmus bei Seitlagerung entwickelt (schnellere Abdiffusion des Alkohols aus der Endolymphe mit nun »leichterer« Kupula, PAN II).

Neben diesen eindeutig **peripher induzierten Schwindelsensationen** soll jedoch nicht unerwähnt bleiben, dass es auch zu typischen **zentralnervösen Veränderungen** kommen kann, die dadurch entstehen, dass das optische und das vestibuläre System entkoppelt werden, was sich z. B. in einer gestörten Fixationssuppression zeigen kann (Scherer 1996). Im Übrigen sind für fast alle anderen Okulomotorikstörungen Fälle beschrieben, die durch Alkohol hervorgerufen oder verstärkt, mitunter auch umgekehrt werden können. Deshalb sollte zunächst auch Ethanol im Blut bestimmt werden, wenn im Rahmen einer Gutachtertätigkeit das vestibuläre System untersucht werden soll (Brandt 1999; Scherer 1996).

Sonstige Medikamente

Chinidin, ein Antiarrhythmikum, hat ebenfalls eine direkte Wirkung auf das Vestibularorgan (Brown u. Feldman 1978; Hart u. Naunton 1964), ebenso wie die vom Chinidin abgeleiteten Antimalariamittel **Chloroquin** und in weniger ausgeprägtem Maße auch **Mefloquin** führen über eine mögliche Vasokonstriktion in der Stria vascularis zu Schwindelbeschwerden, die nach Absetzen des Medikaments in der Regel wieder reversibel sind (Harpur 1982). Auch das Mundhygienemittel **Chlor-**

hexidin konnte zumindest im Tierexperiment zu Schäden am Gleichgewichtsorgan führen (Igarashi 1985).

Substanzen mit vorwiegend zentraler Wirkung

Antiepileptika

Fast sämtliche Antiepileptika können eine Wirkung auf das zentrale Nervensystem ausüben. In der klinischen Praxis steht dabei Carbamazepin im Vordergrund, schon allein wegen seiner weiten Verbreitung auch außerhalb der antiepileptischen Behandlung (z. B. Trigeminusneuralgie, Phasenprophylaxe der Zyklothymie, neuropathische Schmerzen).

Carbamazepin

Chemisch gesehen gehört das Carbamazepin in die Gruppe der trizyklischen Antidepressiva (McNamara 1998). Neben der Müdigkeit werden als zweithäufigste Nebenwirkung Schwindelbeschwerden angegeben, die meistens unspezifischer Natur (»dumpfes Gefühl im Kopf«) und schwer von dem allgemeinen Erschöpfungsgefühl abzugrenzen sind. Werden jedoch systematische Schwindelformen angegeben, so dominieren in der klinischen Untersuchung ein Blickrichtungsnystagmus und andere Zeichen der akuten zerebellären Störung wie Ataxie und Störung der Stellreflexe (Umeda u. Sakata 1977). Anzumerken ist herbei, dass nicht unbedingt über dem oberen therapeutischen Medikamentenspiegelbereich liegende Konzentrationen vorliegen müssen, um die Intoxikationserscheinungen auszulösen (McNamara 1998). Mitunter berichten die Patienten nur über intermittierend auftretenden Schwindel, der sich häufig 3–6 h nach Einnahme der ersten Tagesdosis zeigt. Hier sollte darüber nachgedacht werden, die favorisierte Verabreichung 2-mal tgl. weiter aufzuteilen (bis zu 4-mal tgl.), um so die Peak-dose-Effekte abzumildern. Auch ist Vorsicht geboten bei Eindosierung anderer Medikamente, die leberenzymabhängig verstoffwechselt werden (z. B. andere Antiepileptika, Azetazolamid, Neuroleptika, Lithium, viele Antibiotika, Phenprocoumon) und somit den Metabolismus des Carbamazepins beeinflussen können. Umgekehrt sollte jedoch an dieser Stelle auch daran erinnert werden, dass ca. 2 Monate nach Beginn einer Carbamazepin-Therapie eine P-450-Enzyminduktion stattgefunden hat, die häufig zu einer Anhebung der Tagesdosis zwingt.

Phenytoin

Phenytoin gehört zu den Substanzen, deren zerebelläre Toxizität unbestritten ist (Lindvall u. Nilsson 1984; McLain et al. 1980). Die akute Phenytoinvergiftung zeigt sich in einer langanhaltenden Gleichgewichtsstörung mit Ataxie und einer schweren Störung der posturalen Reflexe, die in der Posturographie einem typischen 3 Hz »fore-aft-body-sway« entspricht (Brandt 1999). Bei der Okulomotorikprüfung können neben einem Blickrichtungsnystagmus ein Up- oder Down-Beat-Nystagmus oder auch ein periodisch alternierender Pendelnystagmus sowie eine internukleäre Ophthalmoplegie auftreten (Brandt 1999). Hinzuweisen ist schließlich noch darauf, dass im Gegensatz zu vielen anderen Antiepileptika Phenytoin eigentlich kaum sedierende Eigenschaften in der Dauertherapie aufweist, jedoch in der akuten Vergiftungsphase (hier insbesondere bei intravenöser Verabreichung) eine zentralnervöse Dämpfung eher die Regel als die Ausnahme darstellt (McNamara 1998).

Barbiturate

Die Gruppe der Barbiturate – Phenobarbital, Primidon – ist gekennzeichnet durch ihren vorwiegend sedierenden Effekt, jedoch lassen sich häufig auch Gleichgewichtsstörungen mit einer Ataxie nachweisen. Die Okulomotorikprüfung ergibt neben einem Blickrichtungsnystagmus, einer gestörten Sakkadengenerierung, einer Störung des vestibulookulären Reflexes, einer internukleären Ophthalmoplegie auch den selten zu beobachtenden zentralen Lagenystagmus/-schwindel, der mitunter schwer von dem viel häufiger auftretenden benignen paroxysmalen Lagerungsschwindel zu unterscheiden ist, dennoch einige Charakteristika aufweist, die ihn von Letzterem unterscheidbar machen (Brandt 1999).

Benzodiazepine

Die bei der antiepileptischen Therapie eingesetzten Benzodiazepine (Diazepam > Clonazepam > Clobazam) rufen am ehesten Unsicherheitsgefühle durch Störung der Blickhaltefunktion, des Sakkadensystems und des vestibulookulären Reflexes hervor (Brandt 1999).

Neuere Antiepileptika

Von den neueren Antiepileptika liegen naturgemäß weniger ausführliche Untersuchungen und Fallbeschreibungen vor, jedoch treten Schwindelsensationen bei **Lamotrigin** auf, insbesondere bei zu schneller Aufdosierung (hierbei vor allem in Kombination mit Valproinsäure) und bei der Hochdosismonotherapie. Auch hier ist mitunter ein zentraler Lagenystagmus/-schwindel nachweisbar (Eigenbeobachtung bei einer Patientin mit 600 mg Lamotrigin/Tag). Auch für Topiramat, Ethosuximid, Vigabatrin, Tiagabin, Felbamat und Gabapentin sind Schwindelbeschwerden – häufig jedoch auch unsystematischer Natur – beschrieben (Feuerstein 1998).

Kardiovaskulär wirkende Medikamente und Antiarrhythmika

Da fast jede kardiale Herzrhythmusstörung zu Schwindel führen kann, der sich häufig als Taumeligkeit i.S. des bereits weiter oben beschriebenen unsystematischen Schwindels zeigt, ist ersichtlich, dass nahezu jedes Medikament, welches eine proarrhythmogene Potenz besitzt, zu Schwindelsensationen führen kann. Dabei kommt der Gruppe der Antiarrhythmika eine besondere Bedeutung zu, da sie in besonderem Maß auch selbst Herzrhythmusstörungen induzieren können. Ein Umstand, der dazu geführt hat, dass viele Antiarrhythmika nur noch unter strengster Indikationsstellung ihren Einsatz im klinischen Alltag finden. Dennoch gibt es Substanzgruppen, die unabhängig davon auch eine direkte zentralnervöse Wirkung besitzen. Chinidin mit seiner direkten Wirkung auf das Vestibularorgan wurde bereits weiter oben erwähnt, daneben sind es vorwiegend lipophile β-blocker wie Aprenolol und Propafenon sowie das Klasse-II- und -III-Antiarrhythmikum Amiodaron, die zu einer Entkoppelung des optischen und vestibulären

Systems führen. Amiodaron führt darüber hinaus in einem Großteil zu nicht unbeträchtlichen Ataxien und auch zu einem Kopflage-abhängigen Schwindel mit schwerem Erbrechen (Arbusow et al. 1998; Scherer 1996; Charness et al. 1984). Nitrate und andere Antihypertonika wie die Substanzgruppe der ACE-Hemmer (hier insbesondere der First-dose-Effekt), der AT_1-Rezeptorantagonisten, der Kalziumantagonisten, der Diuretika und der a_1-Rezeptorblocker sowie der zentrale a_2-Rezeptoragonist Clonidin und der Dopaminspeicherentleerer Reserpin werden in erster Linie über den raschen Blutdruckabfall (hier insbesondere die Nitrate) zu vorwiegend orthostatisch geprägten Schwindelbeschwerden führen und können ein hohes Sturzrisiko beinhalten (Fortinsky et al. 2004).

Auch die zur Parkinson-Therapie eingesetzten **L-Dopa**-Präparate und die Gruppe der **Dopaminagonisten** weisen eine nicht zu unterschätzende blutdrucksenkende Potenz auf, die insbesondere bei der Orthostasereaktion den Patienten zu schaffen macht und zuweilen zu therapeutischen Limitierungen führt (Rascol 1995). Bromocriptin scheint darüber hinaus noch eine eigene Ototoxizität zu besitzen, die jedoch reversibel ist (Lanthier et al. 1984).

Das im klinischen Alltag gerne zur Fiebersenkung eingesetzte **Metamizol** besitzt ebenfalls eine starke Hypotonie-induzierende Wirkung, so dass bei intravenöser Verabreichung die Patienten im Bett verbleiben sollten.

Opiate

Beschrieben sind Schwindelsyndrome für **Methadon** und andere Opiate. Hierbei ist in der klinischen Untersuchung bisweilen ein Blickrichtungsnystagmus nachweisbar, dessen genaue Ätiologie unbekannt ist (Brandt 1998).

Psychopharmaka

Trizyklische Antidepressiva

Unter den Psychopharmaka sind an erster Stelle die Gruppe der trizyklischen Antidepressiva – **Amitriptylin, Clomipramin, Imipramin** – zu nennen, die in erster Linie das okulomotorische System beeinflussen und zu internukleären Ophthalmoplegien (**◻** Abb. 14.1) und sogar zu kompletten Ophthalmoplegien führen können. Diese wiederum werden von einem Unsicherheitsgefühl begleitet (Baldessarini 1998), können jedoch auch durch die orthostatische Komponente zu Benommenheit führen. Wie dabei die Störungen zustande kommen, ist weiterhin unbekannt bzw. fußt auf sehr spekulativen Hypothesen (Brandt 1999).

Neuroleptika

Neuroleptika, sowohl die Gruppe der **Phenotiazine** (Levomepromazin, Thioridazin, Perazin, Melperon) als auch der **Butyrophenone** (Haloperidol), können zu okulogyren Krisen und internukleären Ophthalmo-

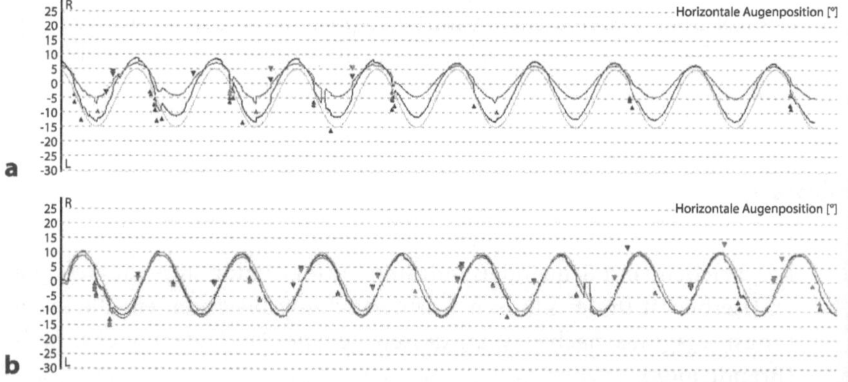

◻ Abb. 14.1 a, b. Nachweis einer internukleären Ophthalmoplegie mittels der Videookulographie. Der 21-jährige Patient mit Psychose (Phasenprophylaktikum/Antidepressivum) klagte über intermittierende Unsicherheit beim Laufen, die von unsystematischem Schwindel begleitet wurde. **a** Man erkennt das Adduktionsdefizit des rechten Auges (*rote Linie*) und einen angedeuteten dissoziierten Nystagmus des linken Auges beim Blick nach rechts. Die *grüne Linie* gibt das Reizsignal wieder, **b** zeigt eine komplette Normalisierung des Befundes ca. 50 min später. Zu diesem Zeitpunkt war der Patient beschwerdefrei. (Mit freundlicher Genehmigung von Frau V. Mannartz – VOG-Labor; s. auch **Farbtafel** auf S. 448)

plegien mit Unsicherheitsgefühl führen. Gleichzeitig dienen jedoch viele Neuroleptika wie z. B. **Sulpirid** über einen zentral dämpfenden Mechanismus (hier vorwiegend über ihren Angriffspunkt in der Area postrema) zur Akutbehandlung von schweren Schwindelbeschwerden, die von starker Übelkeit begleitet werden, wie sie z. B. durch einen einseitigen Vestibularisausfall oder einen M. Menière ausgelöst werden können. An dieser Stelle ist anzumerken, dass die Gabe in der Akutsituation notwendig sein kann, der Dauergebrauch jedoch eher die natürliche Reorganisation des außerordentlich plastischen vestibulären Systems behindert.

Lithium

Lithium kann ähnliche Beschwerden wie die Trizyklika und die Antiepileptika hervorrufen, die sich in Okulomotorikstörungen wie Opsoklonus, Down-beat-Nystagmus und einer alternierenden »skew deviation« (vertikale Divergenzstellung der Augen) mit jeweils begleitenden Oszillopsien sowie einer vorwiegend zerebellären Störung äußern. Auch bei dieser Substanz bleibt der genaue Pathomechanismus im Dunkeln (Brandt 1999; Halmagyi et al. 1989).

Literatur

Arbusow V, Strupp M, Brandt T (1998) Amiodarone-induced severe prolonged head-positional vertigo and vomiting. Neurology 51(3): 917

Aschan G (1958) Different types of alcohol nystagmus. Acta Otolaryngol 49 (supp 140): 69–78

Baldessarini RJ (1998) In: Dominiak et al. (Hrsg) S 456 f

Ballantyne J (1970) Iatrogenic deafness. J Laryngol Otol 84(10): 967–1000

Brandt T (1999) Vertigo – its multisensory syndromes, 2. Aufl. Springer, Berlin Heidelberg New York Tokio

Brandt T (1998) In: Huber A, Kömpf D (Hrsg) Klinische Neuroophthalmologie. Thieme, Stuttgart, S 614–615

Brien JA (1993) Ototoxicity associated with salicylates. A brief review. Drug Saf 9(2): 143–148

Brown RD, Feldman AM (1978) Pharmacology of hearing and ototoxicity. Annu Rev Pharmacol Toxicol 18: 33–252

Charness ME, Morady F, Scheinman MM (1984) Frequent neurologic toxicity associated with amiodarone therapy. Neurology 34(5): 669–671

Dominiak P, Harder S, Paul M, Unger T (Hrsg) (1998) Pharmakologische Grundlagen der Arzneimitteltherapie [deutsche Übersetzung Hardman JG, Limbird LE (eds) (1996) Goodman & Gilman's The Pharmacological Basis of Therapeutics]. McGraw Hill, Frankfurt am Main

Fee WE Jr (1980) Aminoglycoside ototoxicity in the human. Laryngoscope 90 (10 Pt 2 Suppl 24): 1–19

Feuerstein TJ (2001) In: Forth et al. (Hrsg), S 309–323

Forth W, Henschler D, Rummel W (Hrsg) (2001) Allgemeine und spezielle Pharmakologie und Toxikologie, 8. Aufl. Urban & Fischer, München

Fortinsky RH, Iannuzzi-Sucich M, Baker DI, Gottschalk M, King MB, Brown CJ, Tinetti ME (2004) Fall-risk assessment and management in clinical practice: views from healthcare providers. J Am Geriatr Soc 52(9): 1522–1526

Hardman JG, Limbird LE (eds) (1996) Goodman & Gilman's The Pharmacological Basis of Therapeutics, McGraw Hill, New York; dt.: Dominiak P, Harder S, Paul M, Unger T (Hrsg) (1998) Pharmakologische Grundlagen der Arzneimitteltherapie. McGraw Hill, Frankfurt am Main

Halmagyi GM, Lessell I, Curthoys IS, Lessell S, Hoyt WF (1989) Lithium-induced downbeat nystagmus. Am J Ophthalmol 15, 107(6): 664–670

Harpur ES (1982) The pharmacology of ototoxic drugs. Br J Audiol 16(2): 81–93

Hart CW, Naunton RF (1964) The ototoxicity of Chloroquine Phosphate. Arch Otolaryngol 80: 407–412

Hawkins JE Jr (1959) Antibiotics and the inner ear. Trans Am Acad Ophthalmol Otolaryngol 63(2): 206–218

Hawkins JE Jr, Johnsson LG, Preston RE (1972) Cochlear microvasculature in normal and damaged ears. Laryngoscope 82(7): 1091–1104

Herdman SJ, Sandusky AL, Hain TC, Zee DS, Tusa RJ (1994) Characteristics of postural stability in patients with aminoglycoside toxicity. J Vestib Res 4(1): 71–80

Huber A, Kömpf D (1998) Klinische Neuroophthalmologie. Thieme, Stuttgart

Igarashi Y, Suzuki J (1985) Cochlear ototoxicity of chlorhexidine gluconate in cats. Arch Otorhinolaryngol 242(2): 167–176

Insel PA (1998) In: Dominiak et al. (Hrsg), S 640–641

Jackson GG, Arcieri G (1971) Ototoxicity of gentamicin in man: a survey and controlled analysis of clinical experience in the United States. J Infect Dis 124 (Suppl 124): 130

Kobayashi H, Ohashi N, Watanabe Y, Mizukoshi K (1987) Clinical features of cisplatin vestibulotoxicity and hearing loss. J Otorhinolaryngol Relat Spec 49(2): 67–72

Koegel L Jr (1985) Ototoxicity: a contemporary review of aminoglycosides, loop diuretics, acetylsalicylic acid, quinine, erythromycin, and cisplatinum. Am J Otol 6(2): 190–199

Lanthier PL, Morgan MY, Ballantyne J (1984) Bromocriptine-associated ototoxicity. J Laryngol Otol 98(4): 399–404

Lerner AM, Lorber RR (1983) Aminoglycoside ototoxicity. Lancet 3, 2(8362): 1307

Lindvall O, Nilsson B (1984) Cerebellar atrophy following phenytoin intoxication. Ann Neurol 16(2): 258–260

Magnusson M, Padoans S, Karlsberg M, Johannson R (1991) Delayed onset of ototoxic effects of gentamicin in treatment of Menière's disease. Acta Otolaryngol (Stockh) Suppl 481: 610–612

Literatur

Matz GJ (1986) Aminoglycoside ototoxicity. Am J Otolaryngol 7(2): 117–119

McLain LW Jr, Martin JT, Allen JH (1980) Cerebellar degeneration due to chronic phenytoin therapy. Ann Neurol 7(1): 18–23

McNamara JO (1998) In: Dominiak et al. (Hrsg)

Myers EN, Bernstein JM (1965) Salicylate ototoxicity; a clinical and experimental study. Arch Otolaryngol 82(5): 483–493

Nordstrom L, Banck G, Belfrage S, Juhlin I, Tjernstrom O, Toremalm NG (1973) Prospective study of the ototoxicity of gentamicin. Acta Pathol Microbiol Scand [B] Microbiol Immunol Suppl 241: 58–60

Norris CH (1988) Drugs affecting the inner ear. A review of their clinical efficacy, mechanisms of action, toxicity, and place in therapy. Drugs 36(6): 754–772

Prazma J, Ferguson SD, Kidwell SA, Garrison HG, Drake A, Fischer J (1981) Alteration of aminoglycoside antibiotic ototoxicity by hyper- and hypohydration. Am J Otolaryngol 2(4): 299–306

Rascol O, Hain TC, Brefel C, Benazet M, Clanet M, Montastruc JL (1995) Antivertigo medications and drug-induced vertigo. A pharmacological review. Drugs 50(5): 777–791

Schaefer SD, Wright CG, Post JD, Frenkel EP (1981) Cis-platinum vestibular toxicity. Cancer 1, 47(5): 857–859

Scherer H (1996) Das Gleichgewicht, 2. Aufl. Springer, Berlin Heidelberg New York Tokio

Schuknecht HF (1950) A clinical study of auditory damage following blows to the head. Ann Otol Rhinol Laryngol 59(2): 331–358

Stahlmann R, Lode H (2001) In: Forth et al. (Hrsg), S 828–835

Tjernstrom O, Denneberg T, Harris S, Nordstrom L, Toremalm NG (1982) Ototoxicity of netilmicin. Acta Otolaryngol 94(5–6): 421–429

Turnheim K (2001) In: Forth et al. (Hrsg), S 551 ff

Umeda Y, Sakata E (1977) Equilibrium disorder in carbamazepine toxicity. Ann Otol Rhinol Laryngol 86(3 Pt 1): 318–322

Williams BB, Cushing RD, Lerner AM (1974) Dec Letter: Severe combined nephrotoxicity of BL-P1654 and gentamicin. J Infect Dis 130(6): 694–695

Sehstörungen

F. Block

Patienten mit Visusminderung bis zur Blindheit, Gesichtsfeldausfällen, Farbsehstörungen oder Verminderung des Dämmerungs- oder Nachtsehens haben Sehstörungen. Diese können auf eine Affektion der Hornhaut, der Linse, des Glaskörpers, der Netzhaut, des Sehnerven, der Sehstrahlung oder des visuellen Kortex zurückgeführt werden. Doppelbilder, die ebenfalls als Sehstörung empfunden werden, entstehen bei Erkrankung der Augenmuskeln, der diese ansteuernden Hirnnerven oder des Hirnstammes. In diesem Kapitel sollen nur Sehstörungen besprochen werden, die auf eine Pathologie der Netzhaut oder des Sehnerven zurückzuführen sind. Erkrankungen der vorderen Abschnitte des Augapfels fallen in das Gebiet der Augenheilkunde und sollen deshalb hier nicht abgehandelt werden. Medikamentös bedingte Sehstörungen, die auf Veränderungen der Sehstrahlung oder des okzipitalen Kortex beruhen, werden im Kapitel Enzephalopathie miterfasst. Doppelbilder, die ebenfalls als eine Nebenwirkung von Medikamenten auftreten können, werden in diesem Buch mitberücksichtigt, wenn die Pathologie sich im Muskel, in der neuromuskulären Übertragung oder in den peripheren Nerven abspielt (s. entsprechende Kapitel). Doppelbilder, die durch Hirnstammerkrankungen verursacht werden, finden hier keine Erwähnung.

Bei Sehstörungen bedingt durch eine Pathologie der Netzhaut oder des Sehnerven sind die hierfür typischen Erkrankungen in Erwägung zu ziehen. Im Bereich der Retina umfasst die Differenzialdiagnose die degenerative Netzhautablösung, die Retinitis pigmentosa und die retinale Ischämie. Bei dem Sehnerven kommt die anteriore ischämische Optikusneuropathie und die Optikusneuritis in Betracht. Die Anamnese erfragt die Dynamik und erfasst spezifische Risikofaktoren und ist damit ein wesentlicher Baustein in der Diagnostik. Die ophthalmologische Untersuchung sollte Visusprüfung, Funduskopie, Perimetrie und je nach Verdachtsmoment Elektroretinogramm (ERG) oder visuell evozierte Potenziale beinhalten. Zudem ist die differenzialdiagnostische Abklärung durch Dopplersonographie der hirnversorgenden Gefäße, Fluoresenzangiographie oder Bildgebung des Sehnerven (CT, MRT) zu ergänzen. Bei der Optikusneuritis sind ferner laborchemische Untersuchungen aus Serum und Liquor zur Frage einer Autoimmungenese oder eines infektiösen Geschehens angezeigt. Für eine Reihe von Medikamenten sind Sehstörungen als Nebenwirkungen beschrieben worden, die in nachfolgender Übersicht aufgelistet sind.

Substanzen, die eine Sehstörung bedingen können:

- Amiodaron
- Antibiotika
  - Chloramphenicol
  - Ethambutol
  - Isoniazid
  - Streptomycin
  - Sulfonamide
- Antiepileptika
  - Carbamazepin
  - Vigabatrin
- Chloroquin
- Deferoxamin
- Interferon-alpha
- Nichtsteroidale Antiphlogistika
  - Ibuprofen
  - Naproxen
- Omeprazol
- Orale Kontrazeptiva
- Sildenafil
- Tadalafil
- Zytostatika
  - Cisplatin
  - 5-Fluorouracil
  - Paclitaxel
  - Tamoxifen
  - Vincristin

Hauptsächliche Mechanismen sind toxische Schädigungen des Pigmentepithels, der Sinneszellen oder des Sehnerven, oder Interaktionen mit den Transmittern der Retina. Die klassische toxische Optikusneuropathie lässt sich in 3 Stadien einteilen:

1. Veränderungen des Farbsehens,
2. Visusminderung und Gesichtsfeldeinschränkung und
3. Abblassung der Papille als Ausdruck einer Optikusatrophie.

Die ersten beiden Stadien sind durchaus reversibel, wohingegen beim letzten Stadium immer mit bleibenden Einschränkungen zu rechnen ist.

Amiodaron

Amiodaron ist eine antiarrhythmisch wirksame Substanz, die bei ventrikulären Tachykardien und Vorhofflimmern zum Einsatz kommt. Neben Ablagerungen in der Kornea kann es in seltenen Fällen unter der Behandlung mit Amiodaron zu einer Optikusneuropathie kommen. Hierfür wird die Inzidenz mit 1,8% beziffert (Feiner et al. 1987). Diese Amiodaron-induzierte Optikusneuropathie kann sich durch Farbsehstörungen, Verschwommensehen, Visusminderung oder Gesichtsfeldeinschränkungen bemerkbar machen (Gobbele et al. 1999; Krieg u. Schipper 1992; Macaluso et al. 1999; Nagra et al. 2003; Schmidt 2003; Sreih et al. 1999). Gelegentlich haben die Patienten subjektiv keinerlei Sehstörungen und es fällt bei einer ophthalmologischen Untersuchung eine Visusminderung oder ein Papillenödem auf (Nagra et al. 2003; Schmidt 2003). Die Symptome treten im Intervall von 3–19 Monaten nach Beginn der Behandlung mit Amiodaron bei Dosierungen zwischen 100 und 400 mg/Tag auf (Gobbele et al. 1999; Nagra et al. 2003; Sreih et al. 1999). Die Indikation zur Gabe von Amiodaron bedeutet, dass diese Patienten ein erhöhtes Risiko für eine anteriore ischämische Optikusneuropathie, eine wesentliche Differenzialdiagnose zur Amiodaron-induzierten Optikusneuropathie, aufweisen. Im direkten Vergleich der beiden Krankheitsbilder zeigt sich, dass die Amiodaron-induzierte Optikusneuropathie **schleichend beginnt, langsam progredient verläuft** und häufig **bilateral** ist (Macaluso et al. 1999). Die anteriore ischämische Optikusneuropathie weist dagegen einen plötzlichen Beginn ohne weiteren Progress auf und ist meist einseitig. Nach Absetzen von Amiodaron können sich die Sehstörungen und die ophthalmologischen Befunde langsam über mehrere Monate zurückbilden (Gobbele et al. 1999; Macaluso et al. 1999; Nagra et al. 2003).

Es kann aber auch zu irreversiblen bzw. nach Absetzen von Amiodaron noch zu progredienten Schäden kommen, wobei letzteres mit der langen Halbwertzeit des Amiodaron (20–100 Tage) begründet wird (Feiner et al. 1987; Schmidt 2003). Aufgrund dieser Prognosemöglichkeit sollten Patienten unter Amiodarontherapie regelmäßig (z. B. alle 3 Monate) ophthalmologisch einschließlich Funduskopie untersucht werden. Bei ersten Anzeichen wie Sehstörungen oder ein Papillenödem ist dann das Absetzen von Amiodaron in Rücksprache mit dem Kardiologen anzuraten.

Amiodaron bindet irreversibel an polare Lipide, die ihrerseits in Lysosomen akkumulieren. Osmophile lysosomale Einschlusskörperchen in den Schwann-Zellen sind ein pathologischer Befund, der sich regelhaft bei der Amiodaron-induzierten Neuropathie findet (Santoro et al. 1992). Ähnliche Lipideinschlusskörperchen konnten im Sehnerv eines Patienten nachgewiesen werden, der länger mit Amiodaron behandelt wurde und der aufgrund eines Melanoms enukleiert wurde (Mansour et al. 1988). Vor diesem Hintergrund wird die Lipidablagerung als Mechanismus der Amiodaron-induzierten Optikusneuropathie diskutiert.

Antibiotika

Chloramphenicol

Aufgrund vielfältiger und zum Teil recht schwerer Nebenwirkungen wird das bakteriostatisch wirkende Chloramphenicol heutzutage nur noch selten eingesetzt. Die Affektion des Sehnerven ist eine dieser Nebenwirkungen, die in vielen Fallbeschreibungen dokumentiert ist (Chang et al. 1966; Godel et al. 1980; Lamba et al. 1968; Ramilo et al. 1988; Rothkoff et al. 1979). Visusminderung, Zentralskotom, Rot-Grün-Farbsehschwäche und Papillenödem sind typische Beschwerden und ophthalmologische Befunde. Nach Absetzen von Chloramphenicol bilden sich die Sehstörungen regelhaft zurück, allerdings nicht immer komplett. Als möglicher Schädigungsmechanismus wird eine Interferenz mit dem Metabolismus von Vitamin B_6 und B_{12} diskutiert. Eine zusätzliche Gabe von Pyridoxin und Zyanokobalamin scheint eine schützende Wirkung gegenüber einer Chloramphenicol-induzierten Sehnervschädigung auszuüben (Cocke 1967).

Chloroquin und Hydroxychloroquin

Chloroquin und Hydroxychloroquin werden sowohl in der Malariaprophylaxe als auch in der Behandlung von Vaskulitiden wie der rheumatoiden Arthritis oder des Lupus erythematodes eingesetzt.

Sehstörungen bis zur Erblindung sind unter Chloroquin beobachtet worden. Die Inzidenz für eine Retinopathie unter Chloroquin bei ophthalmologisch nicht kontrollierten Patienten wird mit bis zu 10% veranschlagt (Bernstein 1983).

Die Inzidenz liegt bei Hydroxychloroquin mit 3–4% deutlich niedriger. Da sich eine klare Dosisabhängigkeit für das Auftreten einer Chloroquin-induzierten Retinopathie zeigt, ist es nicht verwunderlich, dass unter Einhaltung bestimmter Dosierungen (Chloroquin 3 mg/kg KG, Hydroxychloroquin 6,5 mg/kg KG) die Inzidenzen geringer sind (Araiza-Casillas et al. 2004; Mackenzie et al. 1983; Mavrikakis et al. 2003). Visusbestimmung, Perimetrie und ERG sind Methoden, die Retinopathie zu detektieren (Mavrikakis et al. 2003; Tzekov et al. 2004). Neuere Untersuchungen legen nahe, dass spezielle Farbsehtestungen sensitiver sind, eine Retinopathie unter Chloroquin/Hydroxychloroquin zu entdecken (Neubauer et al. 2003; Vu et al. 1999). Auf diesen Beobachtungen basierend wird die Empfehlung ausgesprochen, bei Einhaltung der Höchstdosierungen ein Screening unter der Therapie mit Visusprüfung, Fundusprüfung, Perimetrie und Farbsehtestung durchzuführen, um frühzeitig retinopathische Veränderungen zu erfassen. Dieses Vorgehen ist deshalb wichtig, da die frühen Veränderungen nach Absetzen reversibel sind. Fortgeschrittene Stadien mit der typischen Makulopathie sind hingegen irreversibel und können sogar nach Beenden der Behandlung mit Chloroquin sich noch verschlechtern (Brinkley et al. 1979; Mavrikakis et al. 1996).

Ethambutol

Das bakteriostatisch wirksame Ethambutol hat seinen festen Platz in der Behandlung der Tuberkulose. Sehstörungen als Nebenwirkungen sind schon lange bekannt. Erste Kasuistiken stammen aus den 60er und 70er Jahren des 20. Jahrhunderts, aber auch in der Folgezeit wurden weitere Fälle beschrieben (Barron et al. 1974; Citron 1969; Karnik et al. 1985; Melamud et al. 2003; Sivakumaran et al. 1999). Zumeist tritt diese Nebenwirkung nach einer Behandlungsdauer von mehreren Monaten auf, in seltenen Fällen bereits nach einigen Tagen (Chuenkongkaew et al. 2003; Karnik et al. 1985; Sivakumaran et al. 1998). Schleiersehen, Nachlassen der Sehleistung oder ein zentrales Skotom sind häufige Beschwerden; selten kommt es zum kompletten Visusverlust eines oder beider Augen. Die Inzidenz einer Ethambutol-induzierten Optikusneuropathie wird mit 9% beziffert (DePalma et al. 1989). Latenzverzögerung und gelegentlich auch Amplitudenminderung der visuell evozierten Potenziale sind nachweisbar, wobei die Rate pathologischer Befunde bei den visuell evozierten Potenzialen deutlich höher liegt als die symptomatischer Patienten (Dette et al. 1991; Srivastava et al. 1997). Nach Absetzen von Ethambutol sind die Sehstörungen in vielen Fällen komplett reversibel, aber es gibt auch einen nicht unerheblichen Prozentsatz mit einer bleibenden Beeinträchtigung des Sehens (Chuenkongkaew et al. 2003; Kumar et al. 1993; Sivakumaran et al. 1998; Srivastava et al. 1997; Woung et al. 1995). Als Risikofaktoren für das Auftreten einer Ethambutol-induzierten Optikusneuropathie konnten Alter, Dosierungen über 20 mg/kg KG, längere Behandlungsdauer und ein niedriger Zinkspiegel ausgemacht werden (DePalma et al. 1989; Srivastava et al. 1997). Aufgrund dieser Beobachtungen sollte die Dosierung unter 20 mg/kg KG belassen werden und Patienten mit vorbestehender Sehstörung nicht mit Ethambutol behandelt werden. Vor und während der Behandlung sollten die Patienten augenärztlich einschließlich visuell evozierter Potenziale kontrolliert werden und bei Auftreten von Symptomen oder pathologischen visuell evozierten Potenzialen, für die es keine andere Erklärung gibt, sollte Ethambutol abgesetzt werden. Der Ethambutol-induzierten Optikusneuropathie scheint ein Untergang von Axonen zugrunde zu liegen, welcher besonders die temporalen Nervenfasern betrifft (Zoumalan et al. 2004).

Isoniazid

Isoniazid ist ein bakterizid wirkendes Antituberkulostatikum. Die häufigste Nebenwirkung ist die Polyneuropathie, die am ehesten über eine Bindung von Pyridoxin an Isoniazid und einem damit verbundenen Pyridoxinmangel verursacht wird. Eine Isoniazid-induzierte Optikusneuropathie ist sicherlich eine seltene Nebenwirkung. Mehrere Fälle von Sehstörungen unter Isoniazid sind beschrieben worden, wobei allerdings meistens auch Ethambutol zur Behandlung der Tuberkulose verabreicht wurde, welches deutlich häufiger eine Schädigung des Sehnerven bedingt (Boulanouar et al. 1995; Frisch et al. 2003; Karmon et al. 1979; Kiyosawa u. Ishikawa 1981; Leppert u. Waesper 1988). Ein Fortschreiten der Sehstörung nach Absetzen von Ethambutol und das Auftreten einer Optikusneuropathie unter einer Überdosierung von Isoniazid belegen eine mögliche toxische Wirkung von Isoniazid auf den Sehnerven (Frisch et al. 2003; Lockman u. Shum 1998). In Analogie zur Pathogenese der Isoniazid-induzierten Polyneuropathie und deren Prophylaxe sollte auch zum Vermeiden einer Isoniazid-bedingten Optikusneuropathie Pyridoxin in einer Dosis von 25–50 mg/Tag zusätzlich verabreicht werden. Darüber hinaus sollten Patienten vor und während der Therapie ophthalmologisch kontrolliert werden.

Deferoxamin

Deferoxamin ist ein Chelatbildner, der zur Behandlung einer chronischen Eisenüberladung eingesetzt wird, wie sie sich bei Transfusionshämosiderose, Thalassämia major oder primärer Hämochromatose entwickeln kann. Weitere Indikationen sind die akute Eisen- oder Aluminiumintoxikation. Es sind mehrere Fälle von Sehstörungen unter der Therapie mit Deferoxamin beschrieben worden (Bene et al. 1989; Cases et al. 1988; Davies et al. 1983; Orton et al. 1985; Szwarcberg et al. 2002). In systematischen Untersuchungen konnten Sehstörungen als Nebenwirkung der Behandlung mit Deferoxamin bestätigt werden (Freedman et al. 1988; Haimovici et al. 2002; Lakhanpal et al. 1984; Olivieri et al. 1986). Farbsehstörungen, Visusminderung und Nachtblindheit sind die wesentlichen und häufigeren Symptome. Gelegentlich lassen sich retinale Pigmentveränderungen in der Funduskopie feststellen (Cases et al. 1988; Haimovici et al. 2002; Olivieri et al. 1986; Swarcberg et al. 2002). Elektrophysiologische Untersuchungen mit Elektroretinogramm oder visuell evozierten Potenzialen zeigen pathologische Befunde, zum Teil sogar auch bei asymptomatischen Patienten (Freedman et al. 1988; Haimovici et al. 2002; Taylor et al. 1987). Nach Absetzen der Behandlung mit Deferoxamin können sich sowohl die Symptome als auch die elektrophysiologischen Veränderungen zurückbilden (Cases et al. 1988; Davies et al. 1983; Freedman et al. 1988; Lakhanpal et al. 1984; Olivieri et al. 1986; Orton et al. 1985; Taylor et al. 1987). In seltenen Fällen bleiben Sehstörungen bestehen. Aufgrund der leichten Durchführbarkeit und der guten Sensitivität sollten Patienten vor und während der Behandlung mit Deferoxamin neben der ophthalmologischen Untersuchung elektrophysiologisch mit visuell evozierten Potenzialen kontrolliert werden. Pathologisch lassen sich Depigmentierungen, Vakuolen im Zytoplasma, Veränderungen der Mitochondrien und Verlust von Mikrowilli nachweisen (Rahi et al. 1986). Oxidative Schädigungen oder Enzymstörungen werden als Mechanismen der Deferoxamin-induzierten Sehstörung diskutiert.

Interferon-alpha

Interferon-alpha (IFN-α) hat einen festen Stellenwert in der Behandlung der chronischen Hepatitis B und C. Es wird zudem bei Autoimmunkrankheiten und Tumoren eingesetzt. Es gibt mehrere Fallberichte über Sehstörungen unter der Behandlung mit IFN-α (Hejny et al. 2001; Manesis et al. 1994; Matsuo u. Takabatake 2002; Purvin 1995; Vardizer et al. 2003). Verschwommensehen und plötzliche Visusminderung sind hierbei die häufigsten Symptome. Passend hierzu sprechen die ophthalmologischen Befunde für eine Optikusneuritis oder eine ischämische Optikusneuropathie. In mehreren prospektiven Untersuchungen entwickelten sich bei 24–64% der Patienten unter IFN-α pathologische ophthalmologische Befunde (Farel et al. 2004; Kadayifcilar et al. 1999; Kawano et al. 1996; Schulman et al. 2003; Sugano et al. 1998). Die Rate der subjektiv empfundenen Sehstörungen war deutlich geringer. In der Funduskopie zeigten sich Cotton-Wool-Herde oder retinale Einblutungen. Diese Veränderungen traten überwiegend in den ersten 4–8 Wochen der Behandlung auf (Kawano et al. 1996). Als Risikofaktoren für die IFN-α-induzierte ischamische Optikusneuropathie ließen sich die typischen vaskulären Risikofaktoren wie Diabetes mellitus, arterielle Hypertonie und Hypercholesterinämie ermitteln (Hejny et al. 2001; Kawano et al. 1996). In zwei weiteren prospektiven Studien, in denen funduskopische Befunde im Sinne einer ischämischen Optikusneuropathie die Ausnahme darstellten, konnte bei 20–35% der untersuchten Augen eine Latenzverzögerung der P 100 der visuell evozierten Potenziale festgestellt werden (Manesis et al. 1998; Moschos et al. 1997). Die Sehstörungen und die ophthalmologischen Befunde können sich unter Fortführen der Therapie mit IFN-α bei dem überwiegenden Anteil der Patienten zurückbilden (Farel et al. 2004; Sugano et al. 1998). In anderen Fällen verbleibt auch nach Absetzen von IFN-α ein Residuum (Manesis et al. 1994; Manesis et al. 1998; Schulman et al. 2003).

Patienten, die mit IFN-α behandelt werden, sollten aufgrund dieser Befunde vor Beginn und während der Therapie ophthalmologisch kontrolliert werden. Besonderes Augenmerk ist hierbei auf die Patienten zu richten, die vaskuläre Risikofaktoren aufweisen.

Omeprazol

Omeprazol ist ein Protonenpumpenhemmer, dessen hauptsächliche Indikation die Behandlung von Ulcus duodeni, Ulcus ventriculi, Refluxösophagitis und Zollinger-Ellison-Syndrom darstellt. Nachdem Anfang der 90er Jahre einige Fälle von Visusverlust unter hochdosiertem, intravenös appliziertem Omeprazol beobachtet wurden, gab es in der Folge einige Mitteilungen über Sehstörungen unter oraler Einnahme (Kohno et al. 2000; Schönhofer et al. 1997). Hierbei wurden Visusminderungen bis zur Blindheit und Gesichtsfelddefekte festgestellt. Ophthalmologisch zeigten sich Veränderungen wie Papillenödem, Papillitis oder anteriore ischämische Optikusneuropathie. Risikofaktoren für Omeprazol-bedingte Sehstörungen konnten bisher nicht ausgemacht werden. Es ließ sich auch kein Zusammenhang mit einem Polymorphismus für CYP2C19 herstellen, der eine deutlich verlangsamte Metabolisierung bedeutet (Lutz et al. 2002). Analysen anhand größerer Datenbanken, die jeweils 70 000–140 000 Patienten umfassten, ergaben kein erhöhtes Risiko für Sehstörungen unter Omeprazol, sowohl im Vergleich zu anderen Medikamenten der Ulkustherapie als auch im Vergleich zu einem Kontrollkollektiv ohne Ulkustherapie (Garcia Rodriguez et al. 1996; Mannino et al. 1998; Lindquist et al. 1996).

Sildenafil

Sildenafil ist ein Inhibitor der Phosphodiesterase mit hauptsächlicher Wirkung am Isoenzym Typ 5. Die Indikation für die Gabe von Sildenafil ist die erektile Dysfunktion. In den Studien zur Wirksamkeit werden Sehstörungen als Nebenwirkungen erwähnt, die von 3–9% der behandelten Patienten berichtet werden (Fink et al. 2002; McMahon 2002). In einer vergleichenden Studie wurden Sehstörungen unter Tadalafil, einem anderen Phosphodiesterasehemmer mit gleicher Indikation berichtet (Govier et al. 2003). Darüber hinaus gibt es mehrere Fallberichte über Sehstörungen unter Sildenafil (Allibhai et al. 2004; Cunningham u. Smith 2001; Pomeranz et al. 2002). Die Sehstörungen werden als Unscharfsehen, erhöhte Lichtempfindlichkeit oder bläuliche Verfärbung des Sehens geschildert. In der ophthalmologischen Untersuchung findet sich ein reduzierter Visus, Gesichtsfelddefekte und ein Papillenödem. Untersuchungen an Probanden konnte neben subjektiv empfundenen Sehstörungen Veränderungen des Elektroretinogramms, des Farbsehens und der Schichtdicke der Choroidea aufweisen (McCulley et al. 2002; Luu et al. 2001). Nach Absetzen von Sildenafil können die Sehstörungen sogar noch etwas zunehmen, um sich dann im weiteren Verlauf zu bessern (Allibhai et al. 2004; Cunningham u. Smith 2001). Als ein Mechanismus wird eine anteriore ischämische Optikusneuropathie diskutiert (Cunningham u. Smith 2001; Pomeranz et al. 2002). Sildenafil hat zudem eine hemmende Wirkung auf die Phosphodiesterase Typ 6, welche ein wichtiges Enzym in der Phototransduktion der Retina darstellt. In tierexperimentellen Untersuchungen konnte gezeigt werden, dass Sildenafil dosisabhängig die Expression der Phosphodiesterase Typ 6 in der Retina reduziert (Gonzalez et al. 1999). Dieses ist ein weiterer Mechanismus, wie die Sehstörungen unter Sildenafil zu erklären sein könnten.

Vigabatrin

Das Antiepileptikum Vigabatrin findet vor allem Anwendung als Add-on-Medikament bei fokalen Anfällen und als Monotherapie beim West-Syndrom. Seit seiner Einführung mehren sich die Hinweise, dass es Gesichtsfeldstörungen verursachen kann. In Abhängigkeit von der Untersuchungsmethode (Anamnese, klinische Untersuchung, Perimetrie, ERG, Elektrookulogramm) ergeben sich sehr unterschiedliche Angaben zur Inzidenz. Bei einer Erfassung von über 7000 Patienten, die mindestens 6 Monate lang mit Vigabatrin behandelt wurden, betrug die Inzidenz perimetrisch gesicherter Gesichtsfelddefekte 2,0 auf 1000 (Wilton et al. 1999). In anderen Untersuchungen mit deutlich geringeren Patientenzahlen wird die Rate der perimetrisch gesicherten Gesichtsfeldstörungen im Bereich von 39–59% angegeben (Arndt et al. 1999; Kälviäinen et al. 1999; Lawden et al. 1999; McDonagh et al. 2003). Subjektiv bemerkte Beeinträchtigungen des Sehens wurden von den Patienten in deutlich geringem Maße (0–25%) berichtet. Hierbei wurden Gesichtsfeldeinschränkungen, Tunnelblick, verminderter Visus und Farbsinnstörungen beklagt (Arndt et al. 1999; Johnson et al. 2000; Lawden et al. 1999). Elektroretinographische und elektro-okulographische Ableitungen lassen den Ort der Schädigung in der Retina vermuten (Arndt et al. 1999; Kälviäinen et al. 1999; Krauss et al. 2003; Lawden et al. 1999; McDonagh et al. 2003). Diese Gesichtsfelddefekte scheinen auch nach Absetzen von Vigabatrin nicht reversibel zu sein (Johnson et al. 2000; Nousianen et al. 2001; Schmidt et al. 2002). Hinweise für eine Progredienz ergaben sich nicht. Einen Zusammenhang zwischen der Dauer der Einnahme bzw. der Dosis von Vigabatrin und dem Auftreten der Gesichtsfelddefekte ließ sich nicht nachweisen (Johnson et al. 2000).

Vigabatrin hemmt die GABA-Transaminase und die dadurch erhöhte retinale GABA-Konzentration wird als ein möglicher Faktor für die Vigabatrin-induzierte Sehstörung angenommen. In Tierversuchen konnte man darüber hinaus morphologische Veränderungen und Hinweise auf Apoptose der Photorezeptoren finden, die möglicherweise die Irreversibilität der Schädigung erklären können (Duboc et al. 2004).

Zytostatika

Cisplatin

Cisplatin ist ein Zytostatikum, das in der Chemotherapie allein oder in Kombination mit anderen Zytostatika zur Behandlung verschiedener Tumoren wie Ösophaguskarzinom, Bronchialkarzinom, Astrozytom oder Karzinomen im Urogentialbereich eingesetzt wird. Es gibt eine recht beträchtliche Anzahl von Fallberichten über Sehstörungen unter der Therapie mit Cisplatin (Becher et al. 1980; Caraceni et al. 1997; Katz et al. 2003; Mansfield u. Castillo 1994; Marmor 1993; Miller et al. 1985; Ostrow et al. 1978; Shimamura et al. 1990; Urba u. Forastiere 1988; Wang et al. 2000; Wilding et al. 1985; Wu et al. 1997). Als häufige Symptome werden Visusminderung und Farbsehstörungen benannt. Ophthalmologisch lassen sich Papillenödem, Retrobulbärneuritis und retinale Veränderungen wie Einblutungen, Exsudate und Cotton-Wool-Herde nachweisen. In prospektiven Studien zur Wirksamkeit von Cisplatin bei Hirntumoren wurden Sehstörungen mit einer Rate von 7–14% beobachtet (Calvo et al. 1989; Feun et al. 1984; Stewart et al. 1993). In vielen Fällen kam es nach Absetzen von Cisplatin zu einer guten Rückbildung der Sehstörungen, die sich allerdings über einen Zeitraum von mehreren Monaten bis zu einem Jahr einstellte (Caraceni et al. 1997; Khawly et al. 1996; Marmor 1993; Wilding et al. 1985). Die Cisplatin bedingten Sehstörungen traten sowohl nach systemischer Gabe als auch nach intraarterieller Applikation über die A. carotis auf (Calva et al. 1989; Caraceni et al. 1997; Feun et al. 1984; Stewart et al. 1993; Wilding et al. 1985). Die hohe Inzidenz bei Applikation über die A. carotis ließ vermuten, dass durch einen Einstrom von Cisplatin über die A. ophthalmica recht hohe Konzentrationen im Auge resultieren, die ihrerseits die Toxizität mitbedingen. Allerdings kam es auch nach Applikation mit supraophthalmischer Katheterlage zu Sehstörungen, so dass dieser Mechanismus nicht relevant zu sein scheint (Shimamura et al. 1990; Wu et al. 1997).

Tamoxifen

Tamoxifen ist ein nichtsteroidaler Östrogenantagonist, der zur adjuvanten Therapie nach Primärbehandlung des Mammakarzinoms bzw. bei metastasiertem Mammakarzinom eingesetzt wird. In mehreren Fallberichten wurden Sehstörungen unter der Behandlung mit Tamoxifen beschrieben, wobei diese Nebenwirkung sowohl unter hohen Dosen in kürzerer Zeit als auch unter niedriger Dosis mit längerer Therapiedauer auftrat (Chang et al. 1992; Costa et al. 1990; Kaiser-Kupfer u. Lippmann 1978; Kaiser-Kupfer et al. 1981; McKeown et al. 1981; Vinding u. Nielsen 1983; Yanyali et al. 2001). Am häufigsten zeigten sich hierbei eine Visusminderung, kristalline Ablagerungen in der Netzhaut und ein Makulaödem. In mehreren prospektiven Untersuchungen traten im Verlauf Sehstörungen und retinale Veränderungen mit einer Inzidenz von 0,9–6% auf (Heier et al. 1994; Noureddin et al. 1999; Parkkari et al. 2003; Pavlidis et al. 1992; Tang et al. 1997; Therssen et al. 1995). Hohe kumulative Dosen und eine lange Behandlungsdauer ließen sich als Risikofaktoren für eine Tamoxifen-induzierte Retinopathie herausarbeiten. Sowohl aus den Fallberichten als auch aus den prospektiven Erhebungen lässt sich eine gute Rückbildung der Sehstörungen nach Absetzen von Tamoxifen ablesen (Chang et al. 1992; Parkkari et al 2003; Pavlidis et al. 1992). Vor dem Hintergrund der Inzidenzrate sollten vor Beginn und im Verlauf der Behandlung mit Tamoxifen ophthalmologische Kontrollen erfolgen und bei Auftreten von Sehstörungen die Medikation abgesetzt werden. In einer pathologischen Aufarbeitung konnten retinale Läsionen nachgewiesen werden, die in der Makula und um diese herum lokalisiert waren (Kaiser-Kupfer et al. 1981). Elektronenmikroskopisch waren diese Läsionen durch Filamente und Vesikel charakterisiert. Nach oraler Gabe ist Tamoxifen im Glaskörper und in der Augenflüssigkeit nachweisbar (Flaxel et al. 2000). Unter In-vitro-Bedingungen konnte gezeigt werden, dass Tamoxifen die Beschaffenheit der Lipide im retinalen Pigmentepithel verändert und den Phosphatidylcholingehalt deutlich reduziert (Engelke et al. 2002). Inwieweit diese Veränderungen mit dem klinischen Bild der Tamoxifen-induzierten Retinopathie zusammenhängen bzw. einen relevanten Pathomechanismus darstellen, ist zurzeit allerdings unklar.

Vincristin

Vincristin wird als Zytostatikum bei Lymphomen, Leukämie und verschiedenen Karzinomen verwendet. Die Optikusneuropathie gehört sicherlich zu den selteneren Nebenwirkungen von Vincristin. Gesichtsfeldeinschränkungen und Visusmiderung sind mögliche Manifestationen der Vincristin-induzierten Optikusneuropathie (Munier et al. 1992; Norton et al. 1979; Teichmann u. Dabbagh 1988). Zumeist tritt diese Nebenwirkung einige Tage bis Wochen nach Therapiebeginn auf, in einem Fall wurde sie kurz nach einer Einmalgabe von Vincristin beobachtet (Munier et al. 1992; Norton et al. 1979; Teichmann u. Dabbagh 1988). Nach Absetzen von Vincristin können sich die Sehstörungen im Lauf einiger Wochen bis Monate zurückbilden (Norton et al. 1979; Shurin et al. 1982). Verlust von Ganglienzellen und Atrophie des N. opticus sind die neuropathologischen Befunde der Vincristin-induzierten Optikusneuropathie (Munier et al. 1982; Sanderson et al. 1976).

Literatur

Allibhai ZA, Gale JS, Sheidow TS (2004) Central serous chorioretinopathy in a patient taking sildenafil citrate. Ophthalmic Surg Lasers Imaging 35: 165–167

Araiza-Casillas R, Cardenas F, Morales Y, Cardiel MH (2004) Factors associated with chloroquine-induced retinopathy in rheumatic disease. Lupus 13: 119–124

Arndt CF, Derambure P, Defoort-Dhellemmes S, Hache JC (1999) Outer retinal dysfunction in patients treated with vigabatrin. Neurology 52: 1201–1205

Barron GJ, Tepper L, Irvine G (1974) Ocular toxicity from ethambutol. Am J Ophthalmol 77: 256

Becher R, Schutt P, Osieka R, Schmidt CG (1980) Peripheral neuropathy and ophthalmologic toxicity after treatment with cis-dichlorodiaminoplatinum II. J Cancer Res Clin Oncol 96: 219–222

Bene C, Manzler A, Bene D, Kranias G (1989) Irreversible ocular toxicity from single »challenge« dose of deferoxamine. Clin Nephrol 31: 45–48

Bernstein HN (1983) Ophthalmologic considerations and testing in patients receiving long-term antimalaria therapy. Am J Med 75: 25–34

Boulanouar A, Abdallah E, Bakkali M el, Benchrifa F, Berraho-Hamani A (1995) Severe toxic optic neuropathies caused by isoniazid. Apropos of 3 cases. J Fr Ophthalmol 18: 183–187

Brinkley JR, Dubois EL, Ryan SJ (1979) Long-term course of chloroquine retinopathy after cessation of medication. Am J Ophthalmol 88: 1–11

Calvo FA, Dy C, Henriquez I, Hidalgo V, Bilbao I, Santos M (1989) Postoperative radical radiotherapy with concurrent weekly intra-arterial cis-platinum for treatment of malignant glioma: a pliot study. Radiother Oncol 14: 83–88

Caraceni A, Martini C, Spatti G, Thomas A, Onofrj M (1997) Recovering optic neuritis during systemic cisplatin and carboplatin chemotherapy. Acta Neurol Scand 96: 260–261

Cases A, Kelly J, Sabater J et al. (1988) Acute visual and auditory neurotoxicity in patients with end-stage renal disease receiving desferrioxamine. Clin Nephrol 29: 176–178

Chang N, Giles CL, Gregg RH (1966) Optic neuritis and chloramphenicol. Am J Dis Child 112: 46–48

Chang T, Gonder JR, Ventresca MR (1992) Low-dose tamoxifen retinopathy. Can J Ophthalmol 27: 148–149

Chuenkongkaew W, Samsen P, Thanasombatsakul N (2003) Ethambutol and optic neuropathy. J Med Assoc Thai 86: 622–625

Citron KM (1969) Ethambutol: a review with special reference to ocular toxicity. Tubercle 50: 32

Cocke JG (1967) Chloramphenicol optic neuritis. Apparent protective effects of very high daily doses of pyridoxine and cyanocobalamin. Am J Dis Child 114: 424–426

Costa RH, Dhooge MR, Van Wing F, De Rouck AF (1990) Tamoxifen retinopathy. A case report. Bull soc Belge Ophthalml 238: 161–168

Cunningham AV, Smith KH (2001) Anterior ischemic optic neuropathy associated with viagra. J Neuro-Ophthalmol 21: 22–25

Davies SC, Marcus RE, Hungerford JL, Miller MH, Arden GB, Huehns ER (1983) Ocular toxicity of high-dose intravenous desferrioxamine. Lancet 2: 181–184

DePalma P, Franco F, Bragliani G, Michetti L, Marescotti A, Pirazzoli G, Fiorenza M (1989) The incidence of optic neuropathy in 84 patients treated with ethambutol. Metab Pediatr Syst Ophthalmol 12: 80–82

Dette TM, Spitznas M, Gobbels M, Koch F, Leinhos C (1991) Visually evoked cortical potentials for early detection of optic neuritis in ethambutol therapy. Fortschr Ophthalmol 88: 546–548

Duboc A, Hanoteau N, Simonutti M, Rudolf G, Nehlig A, Sahel JA, Picaud S (2004) Vigabatrin, the GABA-transaminase inhibitor, damages cone photoreceptors in rats. Ann Neurol 55: 695–705

Engelke M, Tykhonova S, Zorn-Kruppa M, Diehl H (2002) Tamoxifen induces changes in the lipid composition of the retinal pigment epithelium cell line D407. Pharmacol Toxicol 91: 13–21

Farel C, Suzman DL, McLaughlin M et al. (2004) Serious ophthalmic pathology compromising vision in HCV/HIV co-infected patients treated with peginterferon alpha-b and ribavirin. AIDS 18: 1805–1809

Feiner LA, Younge BR, Kazmier FJ, Stricker BH, Fraunfelder FT (1987) Optic neuropathy and amiodarone therapy. Mayo Clin Proc 62: 702–717

Feun LG, Wallace S, Stewart DJ et al. (1984) Intracarotid infusion of cis-diaminedichloroplatinum in the treatment of recurrent malignant brain tumors. Cancer 54: 794–799

Fink HA, MacDonald R, Rutks IR, Nelson DB, Wilt TJ (2002) Sildenafil for male erectile dysfunction: a systematic review and meta-analysis. Arch Intern Med 162: 1349–1360

Flaxel CJ, Mulholland B, Haynes B, Gregor ZJ (2000) Intraocular penetration of tamoxifen. Ophthalmology 107: 2006–2009

Freedman MH, Boyden M, Taylor M, Skarf B (1988) Neurotoxicity associated with deferoxamine therapy. Toxicology 49: 283–290

Frisch IB, Kunze AK, Castro A, Krastel H, Meinck H-M (2003) Schwerwiegender Verlauf und belastende Faktoren bei Optikusneuropathie und Myelopathie durch Tuberkulostatika. Ophthalmologe 100: 967–970

Garcia Rodriguez LA, Mannino S, Wallander MA, Lindblom B (1996) A cohort study of the ocular safety of anti-ulcer drugs. Br J Clin Pharmacol 42: 213–216

Gobbele R, Dahlke C, Mull M, Schwarz M (1999) Amiodaron-induzierte bilaterale Optikusneuropathie. Nervenarzt 70: 560–565

Godel V, Nemet P, Lazar M (1980) Chloramphenicol optic neuropathy. Arch Ophthalmol 98: 1417–1421

Gonzalez CM, Bervig T, Podlasek C, Huang CF, McKenna KE, McVary KT (1999) Sildenafil causes a dose- and time-dependent downregulation of phosphodiesterase type 6 expression in the rat retina. Int J Impot Res 11 (suppl 1): 9–14

Govier F, Potempa AJ, Kaufman J, Denne J, Kovalenko P, Ahuja S (2003) A multicenter, randomized, double-blind, crossover study of patient preference for tadalafil 20 mg or sidenafil citrate 50 mg during initiation of treatment for erectile dysfunction. Clin Ther 25:2709–2723

Haimovici R, D'Amico DJ, Gragoudas ES, Sokol S, Deferoxamine Retinopathy Study Group (2002) The expanded clinical spectrum of deferoxamine retinopathy. Ophthalmology 109: 164–171

Heier JS, Dragoo RA, Enzenauer RW, Waterhouse WJ (1994) Screening for ocular toxicity in asymptomatic patients treated with tamoxifen. Am J Ophthalmol 117: 772–775

Hejny C, Sternberg P, Lawson DH, Greiner K, Aaberg TM (2001) Retinopathy associated with high-dose interferon alfa-2b therapy. Am J Ophthalmol 131: 782–787

Johnson MA, Krauss GL, Miller NR, Medura M, Paul SR (2000) Visual loss from vigabatrin. Effect of stopping the drug. Neurology 55: 40–45

Kadayifcilar S, Boyacioglu S, Kart H, Gursoy M, Aydin P (1999) Ocular complications with high-dose interferon alpha in chronic active hepatitis. Eye 13: 241–246

Kaiser-Kupfer MI, Lippman ME (1978) Tamoxifen retinopathy. Cancer Treat Rep 62: 315–320

Kaiser-Kupfer MI, Kupfer C, Rodrigues MM (1981) Tamoxifen retinopathy. A cliniopathologic report. Ophthalmology 88: 89–93

Literatur

Kälviäinen R, Nouisainen I, Mäntyjärvi M, Nikoskelainen E, Partanen J, Partanen K, Riekkinen P (1999) Vigabatrin, a gabaergic antiepileptic drug, causes concentric visual field defects. Neurology 53: 922–926

Karmon G, Savir H, Zevin D, Levi J (1979) Bilateral optic neuropathy due to combined ethambutol and isoniazid treatment. Ann Ophthalmol 11: 1013–1017

Karnik AM, Al-Shamali MA, Fenech FF (1985) A case of ocular toxicity to ethambutol – an idiosyncratic reaction? Postgrad Med J 61: 811–813

Katz BJ, Ward JH, Digre KB, Creel DJ, Mamalis N (2003) Persistent severe visual and electroretinographic abnormalities after intravenous cisplatin therapy. J Neuroophthalmol 23: 132—135

Kawano T, Shigehira M, Uto H et al. (1996) Retinal complications during interferon therapy for chronic hepatitis C. Am J Gastroenterol 91: 309–313

Khawly JA, Rubin P, Petros W, Peters WP, Jaffe GJ (1996) Retinopathy and optic neuropathy in bone marrow transplantation for breast cancer. Ophthalmology 103: 87–95

Kiyosawa M, Ishikawa S (1981) A case of isoniazid optic neuropathy. Neuro-Ophthalmology 2: 67

Kohno M, Yamada M, Okumura T, Hori K, Hoshino U, Yoshimura T (2000) Two cases of ocular damage associated with proton pump inhibitors. Nippon Shokakibyo Gakkai Zasshi 97: 575–579

Krauss GL, Johnson MA, Sheth S, Miller NR (2003) A controlled study comparing visual function in patients treated with vigabatrin and tiagabine. J Neurol Neurosur Ps 74: 339–343

Krieg P, Schipper I (1992) Bilaterale Optikusneuropathie nach Amiodaron-Therapie. Klin Monatsbl Augenheilk 200: 128–132

Kumar A, Sandramouli S, Verma L, Tewari HK, Khosla PK (1993) Ocular ethambutol toxicity: is it reversible? J Clin Neuroophthalmol 13: 15–17

Lakhanpal V, Schocket SS, Jiji R (1984) Deferoxamine (Desferal)-induced toxic retinal pigmentary degeneration and presumed optic neuropathy. Ophthalmology 91: 443–451

Lamba PA, Sood NN, Moorthy SS (1968) Retinopathy due to chloramphenicol. Scott Med J 13: 166–169

Lawden MC, Eke T, Degg C, Harding GFA, Wild JM (1999) Visual field defects associated with vigabatrin therapy. J Neurol Neurosur Ps 67: 716–722

Leppert D, Waespe W (1988) Neurotoxicity of antituberculous drugs in a patient without active tuberculosis. Ital J Neurol Sci 9: 31–34

Lindquist M, Petterson M, Edwards IR et al. (1996) Omeprazol and visual disorders: seeing alternatives. Pharmacoepidemiol Drug Saf 5: 27–32

Lockman P, Shum O (1998) Optic neuritis in acute isoniazid overdose. J Toxicol Clin Toxicol 36: 475

Lutz M, Schwab M, Griese EU et al. (2002) Visual disorders associated with omeprazole and their relation to CYP2C19 polymorphism. Pharmacogenetics 12: 73–75

Luu JK, Chappelow AV, McCulley TJ, Marmor MF (2001) Acute effects of sildenafil on the electroretinogram and multifocal electroretinogram. Am J Ophthalmol 132: 388–394

Macaluso DC, Shults WT, Fraunfelder FT (1999) Features of amiodaron-induced optic neuropathy. Am J Ophthalmol 127: 610–612

Mackenzie AH (1983) Dose refinements in long-term therapy of rheumatoid arthritis with antimalarials. Am J Med 75: 40–45

Manesis EK, Petrou C, Brouzas D, Hadziyannis S (1994) Optic tract neuropathy complicating low-dose interferon treatment. J Hepatol 21: 474–477

Manesis EK, Moschos M, Brouzas D, Kotsiras J, Petrou C, Theodosiadis G, Hadziyannis S (1998) Neurovisual impairment: a frequent complication of alpha-interferon treatment in chronic viral hepatitis. Hepatology 27: 1421–1427

Mannino S, Troncon MG, Wallander MA et al. (1998) Ocular disorders in users of H2 antagonists and of omeprazole. Pharmacoepidemiol Drug Saf 7: 233–241

Mansfield SH, Castillo M (1994) MR of cis-platinum-induced optic neuritis. AJNR Am J Neuroradiol 15: 1178–1180

Mansour AM, Puklin JE, O'Grady R (1988) Optic nerve ultrastructure following amiodarone therapy. J Clin Neuroophthalmol 8: 231–237

Marmor MF (1993) Negative-type electroretinogram from cisplatin toxicity. Doc Ophthalmol 84: 237–246

Matsuo T, Takakbatake R (2002) Multiple sclerosis-like disease to alpha interferon. Ocul Immunol Inflamm 10: 299–304

Mavrikakis M, Papazoglou S, Sfikakis PP, Vaiopoulos G, Rougas K (1996) Retinal toxicity in long term hydroxychloroquine treatment. Ann Rheum Dis 55: 187–189

Mavrikakis I, Sfikakis PP, Mavrikakis E, Rougas K, Nikolaou A, Kostopoulos C, Mavrikakis M (2003) The incidence of irreversible retinal toxicity in patients treated with hydroxychloroquine: a reappraisal. Ophthalmology 110: 1321–1326

McCulley TJ, Luu JK, Marmor MF, Feuer WJ (2002) Effects of sildenafil citrate (Viagra) on choroidal congestion. Ophthalmologica 216: 455–458

McDonagh J, Stephen LJ, Dolan FM et al. (2003) Peripheral retinal dysfunction in patients taking vigabatrin. Neurology 61: 1690–1694

McKeown CA, Swartz M, Blom J, Maggiano JM (1981) Tamoxifen retinopathy. Br J Ophthalmol 65: 177–179

McMahon CG (2002) High dose sildenafil citrate as a salvage therapy for severe erectile dysfunction. Int J Impot Res 14: 533–538

Melamud A, Kosmorsky GS, Lee MS (2003) Ocular ethambutol toxicity. Mayo Clin Proc 78: 1409–1411

Miller DF, Bay JW, Lederman RJ, Purvis JD, Rogers LR, Tomsak RL (1985) Ocular and orbital toxicity following intracarotid injection of BCNU (carmustine) and cisplatinum for malignant gliomas. Ophthalmology 92: 402–406

Moschos M, Manesis E, Panagakis E, Brouzas D, Hadziyannis S, Theodossiadis G (1997) The effect of low-dose interferon treatment on visual evoked potentials. Doc Ophthalmol 94: 215–221

Munier F, Uffer S, Herbort CP et al. (1992) Loss of ganglion cells in the retina secondary to vincristine therapy. Klin Monatsbl Augenheilkd 200: 550–554

Nagra PK, Foroozan R, Savino PJ, Castillo I, Sergott RC (2003) Amiodarone induced optic neuropathy. Br J Ophthalmol. 87: 420–422

Neubauer AS, Samari-Kermani K, Schaller U, Welge-Lüßen U, Rudolph G, Berninger T (2003) Detecting chloroquine retinopathy: electro-oculogram versus colour vision. Br J Ophthalmol 87: 902–908

Norton SW, Stockman JA (1979) Unilateral optic neuropathy following vincristine chemotherapy. J Pediatr Ophthalmol Strabismus 16: 190–193

Noureddin BN, Seoud M, Bashshur Z, Salem Z, Shamseddin A, Khalil A (1999) Ocular toxicity in low-dose tamoxifen: a prospective study. Eye 13: 729–733

Nousiainen I, Mäntyjärvi M, Kälviäinen R (2001) No reversion in vigabatrin-associated visual field defects. Neurology 57: 1916–1917

Olivieri NF, Buncic JR, Chew E et al. (1986) Visual and auditory neurotoxicity in patients receiving subcutaneous deferoxamine infusions. N Engl J Med 314: 869–873

Orton RB, DeVeber LL, Sulh HM (1985) Ocular and auditory toxicity of long-term, high-dose subcutaneous deferoxamine therapy. Can J Ophthalmol 20: 153–156

Ostrow S, Hahn D, Wiernik PH, Richards RD (1978) Ophthalmologic toxicity after cis-dichlorodiammineplatinum (II) therapy. Cancer Treat Rep 62: 1591–1594

Parkkari M, Paakkala AM, Salminen L, Holli K (2003) Ocular side-effects in breast cancer patients treated with tamoxifen and toremifene: a randomized follow-up. Acta Ophthalmol Scand 81: 495-499

Pavlidis NA, Petris C, Briassoulis E, Klouvas G, Psilas C, Rempapis J, Petroutsos G (1992) Clear evidence that long-term, low-dose tamoxifen treatment can induce ocular toxicity. A prospective study of 63 patients. Cancer 69: 2961–2964

Pomeranz HD, Smith KH, Hart WM, Egan RA (2002) Sildenafil-associated nonarteritic ischemic optic neuropathy. Ophthalmology 109: 584–587

Purvin VA (1995) Anterior ischemic optic neuropathy secondary to interferon alfa. Arch Ophthalmol 113: 1041–1044

Rahi AH, Hungerford JL, Ahmed AI (1986) Ocular toxicity of desferrioxamine: light microscopic histochemical and ultrastructural findings. Br J Ophthalmol 70: 373–381

Ramilo O, Kinane BT, McCracken GH (1988) Chloramphenicol neurotoxicity. Pediatr Infect Dis J 7: 358–359

Rothkoff L, Biedner B, Shoham K, Blumenthal M (1979) Optic atrophy after irrigation of the lacrimal ducts with chloramphenicol. Ann Ophthalmol 11: 105–106

Sanderson PA, Kuwabara T, Cogan DG (1976) Optic neuropathy presumably caused by vincristine therapy. Am J Ophthalmol 81: 146–150

Santoro L, Barbieri F, Nuccioti R et al. (1992) Amiodarone-induced experimental acute neuropathy in rats. Muscle Nerve 15: 788–795

Schmidt D (2003) Amiodarone treatment and visual prognosis. Klin Monatsbl Augenheilk 220: 774–786

Schmidt T, Rüther K, Jokiel B, Pfeiffer S, Tiel-Wilck K, Schmitz B (2002) Is visual field constriction in epilepsy patients treated with vigabatrin reversible? J Neurol 249: 1066–1071

Schönhofer PS, Werner B, Troger U (1997) Ocular damage associated with proton pump inhibitors. BMJ 314: 1805

Schulman JA, Liang C, Kooragayala LM, King J (2003) Posterior segment complications in patients with hepatitis C treated with interferon and ribavirin. Ophthalmology 110: 437–442

Shimamura Y, Chikama M, Tanimoto T, Kawakami Y, Tsutsumi A (1990) Optic nerve degeneration caused by supraophthalmic carotid artery infusion with cisplatin and ACNU. Case Report. J Neurosurg 72: 285–288

Shurin SB, Rekate HL, Annable W (1982) Optic atrophy induced by vincristine. Pediatrics 70: 288–291

Sivakumaran P, Harrison AC, Marschner J, Martin P (1998) Ocular toxicity from ethambutol: a review of four cases and recommended precautions. N Z Med J 111: 428–430

Sreih AG, Schoenfeld MH, Marieb MA (1999) Optic neuropathy following amiodarone therapy. Pacing Clin Electrophysiol 22: 1108–1110

Srivastava AK, Goel UC, Bajaj S, Singh KJ, Dwivedi NC, Tandon MP (1997) Visual evoked responses in ethambutol induced optic neuritis. Assoc Physicians India 45: 847–849

Stewart DJ, Grahovac Z, Hugenholtz H et al. (1993) Feasibility study of intraarterial vs intravenous cisplatin, BCNU, and teniposide combined with systemic cisplatin, teniposide, cytosine arabinoside, glycerol and mannitol in the treatment of primary and metastatic brain tumors. J Neurooncol 17: 71–79

Sugano S, Suzuki T, Watanabe M, Ohe K, Ishii K, Okajima T (1998) Retinal complications and plasma C5a levels during interferon alpha therapy for chronic hepatitis C. Am J Gastroenterol 93: 2441–2444

Szwarcberg J, Mack G, Flament J (2002) Ocular toxicity of deferoxamine: description and analysis of three observations. J Fr Ophthalmol 25: 609–614

Tang R, Shields J, Schiffman J, Li H, Locher D, Hampton J, Prager T, Pardo G (1997) Retinal changes associated with tamoxifen treatment for breast cancer. Eye 11: 295–297

Taylor MJ, Keenan NK, Gallant T, Skarf B, Freedman MH, Logan WJ (1987) Subclinical VEP abnormalities in patients on chronic deferoxamine therapy: longitudinal studies. Electroencephalogr Clin Neurophysiol 68: 81–87

Teichmann KD, Dabbagh N (1988) Severe visual loss after single dose of vincristine in a patient with spinal cord astrocytoma. J Ocul Pharmacol 4: 117–121

Therssen R, Jansen E, Leys A, Rutten J, Meyskens J (1995) Screening for tamoxifen ocular toxicity: a prospective study. Eur J Ophthalmol 5: 230–234

Tzekov RT, Serrato A, Marmor MF (2004) ERG findings in patients using hydroxychloroquine. Doc Ophthalmol 108: 87–97

Urba S, Forastiere AA (1988) Retrobulbar neuritis in a patient treated with intraarterial cisplatin for head and neck cancer. Cancer 62: 2094–2097

Vardizer Y, Linhart Y, Loewenstein A, Garzozi H, Mazawi N, Kesler A (2003) Interferon-alpha-associated bilateral ischemic optic neuropathy. J Neuroophthalmol 23: 256–259

Vinding T, Nielsen NV (1983) Retinopathy caused treatment with tamoxifen in low dosage. Acta Ophthalmol 61: 45–50

Vu BL, Easterbrook M, Hovis JK (1999) Detection of color vision defects in chloroquine retinopathy. Ophthalmology 106: 1799–1803

Wang MY, Arnold AC, Vinters HV, Glasgow BJ (2000) Bilateral blindness and lumbosacral myleopathy assocaited with high-dose carmustine and cisplatin therapy. Am J Ophthalmol 130: 367–368

Wilding G, Caruso R, Lawrence TS, Ostchega Y, Ballintine EJ, Young RC, Ozols RF (1985) Retinal toxicity after high-dose cisplatin therapy. J Clin Oncol 3: 1683–1689

Wilton LV, Stephens MD, Mann RD (1999) Interim report on the incidence of visual field defects in patients on long term vigabatrin therapy. Pharmacoepidemiol Drug Saf 8 (suppl 1): 9–14

Woung LC, Jou JR, Liaw SL (1995) Visual function in recovered ethambutol optic neuropathy. J Ocul Pharmacol Ther 11: 411–419

Wu HM, Lee AG, Lehane DE, Chi TL, Lewis RA (1997) Ocular and orbital complications on intraarterial cisplatin. A case report. J Neuroophthalmol 17: 195–198

Yanyali AC, Freund KB, Sorenson JA, Slakter JS, Wheatley HM (2001) Tamoxifen retinopathy in a male patient. Am J Ophthalmol 131: 386–387

Zoumalan CI, Agarwal M, Sadun AA (2005) Optical coherence tomography can measure axonal loss in patients with ethambutol-induced optic neuropathy. Graefes Arch Clin Exp Ophthalmol 243(5): 410–416

Hörstörungen

F. Block

Neben unterschiedlichen Ursachen gibt es mehrere Orte der Schädigung, die jeweils zu einer Hörstörung führen können. Entsprechend dem Aufbau des Hörsystems können Affektionen des Trommelfells, der Gehörknöchelchen, des Innenohrs, des N. cochlearis, des Hirnstammes oder der kortikalen Region zu Hörstörungen führen. Bei kortikaler Läsion als Ursache der Hörstörung ist eine beidseitige Erkrankung der Heschl-Querwindung zu fordern, bei allen anderen Lokalisationen sind einseitige Läsionen in der Lage, ipsilaterale Hyp- oder Anakusis zu bedingen. Entzündliche, ischämische, degenerative oder tumoröse Veränderungen in einem Abschnitt des Hörsystems sind mögliche Ursachen einer Hörstörung.

Die Abklärung von Hörstörungen erfordert eine gute Zusammenarbeit von Otologen und Neurologen. Die Prüfung der Hörschärfe mittels Flüstersprache ist der erste Schritt der klinischen Untersuchung. Die Differenzierung in Schallleitungsstörung oder Schallempfindungsstörung gelingt recht zuverlässig mit den Versuchen nach Weber und Rinne. In der Audiometrie kann der Frequenzbereich der Hypakusis festgelegt werden und mittels der frühen akustisch evozierten Potenziale kann eine Differenzierung in eine periphere oder zentrale Ursache erfolgen. Die CT oder besser noch die MRT können strukturelle Läsionen als Ursache nachweisen bzw. ausschließen. Verschiedene Medikamente können zu Hörstörungen führen, darunter sind diverse Antibiotika sicherlich die bekanntesten Vertreter. Im Folgenden werden nur Substanzen besprochen, deren Schädigungsort im Bereich des Innenohres, des N. cochlearis oder des Hirnstamms zu vermuten ist.

Azetylsalizylsäure

Azetylsalizylsäure ist mit seinen Indikationen Schmerzen, Fieber und Sekundärprophylaxe bei vaskulären Ereignissen ein bekanntes und häufig eingesetztes Medikament, welches rezeptfrei zu erhalten ist. Bei Intoxikationen mit Azetylsalizylsäure sind Tinnitus und Hörminderung typische Symptome (Boettcher u. Solvi 1991; Brien 1993; Wecker u. Laubert 2004). Aber auch bei regelmäßiger Einnahme geringerer Dosen von Azetylsalizylsäure kann es zu Hörstörungen kommen (Haller u. Hardin 1988; Jardini et al. 1978). Aus größeren Stichproben von Patienten mit Azetylsalizylsäure-Einnahme lässt sich für diese Nebenwirkung jedoch eine gewisse Dosis-Wirkungs-Beziehung ablesen (Miller u. Jick 1977; Porter u. Jick 1977). Oft ist der Tinnitus das erste Symptom und die sich im Verlauf entwickelnde Hörminderung ist von milder bis mittlerer Intensität und betrifft alle Frequenzbereiche (Cazals 2000). Die Hörstörung macht sich zudem über Verschlechterung des Worthörens und über Geräuschempfindlichkeit bemerkbar. Bei Intoxikationen bilden sich die Hörstörungen innerhalb weniger Tage zurück und bei chronischer Einnahme innerhalb einer Woche nach Beendigung der Medikation (Brien 1993; Jardini et al. 1978; Wecker u. Laubert 2004). Auch wenn es viele Untersuchungen und Hypothesen zum Pathomechanismus der Azetylsalizylsäure-induzierten Hörstörung gibt, so ist zum jetzigen Zeitpunkt eine gut validierte Erklärung nicht zur Hand (Cazals 2000).

Antibiotika

Aminoglykoside

Aminoglykosidantibiotika werden häufig in der Behandlung von Infektionen mit aeroben Gram-negativen und auch aeroben Gram-positiven Keimen eingesetzt. Hierzu werden Amikacin, Gentamycin, Kanamycin, Netilmycin, Neomycin und Tobramycin benutzt. Vom Streptomycin, das nach wie vor Anwendung in der Therapie der Tuberkulose findet, ist seit den 40er Jahren des 20. Jahrhunderts eine Ototoxizität bekannt. Für alle der verschiedenen Aminoglykoside sind ototoxische Nebenwirkungen beschrieben worden (East et al. 2005; Gerharz et al. 1995; McRorie et al. 1989; Peloquin et al. 2004; Tange et al. 1995). Neben der systemischen Gabe können auch die intravesikale Applikation und die lokale Behandlung der Otitis externa bzw. media bei perforiertem Trommelfell zu Hörstörungen führen (Gerharz et al. 1995; Linder et al. 1995; Matz et al. 2004). Die Rate der Ototoxizität wird für die klinisch erfassbare Hörminderung mit 0,2–7,5% und für audiometrische Untersuchungen mit 43–62% beziffert (Bailey et al. 1997; Garrison et al. 1990; Govaerts et al. 1990; Hatala et al. 1996; Peloquin et al. 2004). Symptome der Ototoxizität sind Tinnitus, röhrende Geräusche und Hörminderung. Die Hörminderung betrifft zunächst den Hochfrequenzbereich und ist in der Frühphase nur audiometrisch nachweisbar (Brummett u. Fox 1989; Seligmann et al. 1996). Die Ototoxizität entwickelt sich innerhalb von 3–5 Tagen nach Therapiebeginn, kann aber auch Tage bis Wochen nach Beendigung der Behandlung auftreten (Brummett 1980; Seligmann et al. 1996). Hohes Alter, hohe kumulative Dosis, vorbestehende Hörminderung und gleichzeitige Behandlung mit anderen potenziell ototoxischen Substanzen sind Risikofaktoren für eine Affektion des Hörens unter Aminoglykosiden (Forge u. Schacht 2000; Govaerts et al. 1990; Peloquin et al. 2004; Seligmann et al. 1996). Zudem besteht bei Mutationen der ribosomalen RNA eine erhöhte Empfindlichkeit für Aminoglykosid-bedingte Ototoxizität. Dieses Phänomen wurde sowohl für eine Mutation an der Lokalisation 1555 der mitochondrialen ribosomalen RNA als auch für die 12s-ribosomale RNA beschrieben (Casano et al. 1999; Forge u. Schacht 2000). Die ototoxische Wirkung der Aminoglykoside wird über eine Zerstörung der sensorischen Haarzellen vermittelt, die entsprechend der Affektion der hohen Frequenzen im basalen Ende der Cochlea beginnt (Brummett 1980; Hinojosa et al. 2001).

Chinin

Das Malariamittel Chinin kann Hörstörungen verursachen (Nielsen-Abbring et al. 1990; Schonwald u. Shannon 1991). Systematische Untersuchungen sowohl an Malariapatienten als auch an gesunden Probanden konnten aufzeigen, dass Veränderungen der Hörschwelle unter der Einnahme von Chinin häufig sind (Alvan et al. 1991; Berninger et al. 1998; Claessen et al. 1998; Roche et al. 1990; Tange et al. 1997). In vielen Fällen ist die audiometrisch nachweisbare Änderung nicht von einem subjektiv veränderten Hörvermögen begleitet (Berninger et al. 1998; Roche et al. 1990). Nach Absetzen der Medikation sind die Hörstörungen fast immer reversibel (Claessen et al. 1998; Nielsen-Abbring et al. 1990; Roche et al. 1990; Tange et al. 1997).

Makrolide

Für die Makrolide Azithromycin, Clarithromycin und Erythromycin sind wiederholt ototoxische Nebenwirkungen beschrieben worden (Agusti et al. 1991; Bizjak et al. 1999; Coulston u. Balaratnam 2005; McGhan u. Merchant 2003; Moral et al. 1994; Lind u. Harthug 1993; Ress u. Gross 2000). In systematischen Untersuchungen lag die Rate für ototoxische Nebenwirkungen durch Makrolide zwischen 9 und 32% (Dautzenberg et al. 1995; Swanson et al. 1992; Vasquez et al. 1993). Diese Raten können eventuell durch die eher kleinen Stichproben (30–45 Patienten) und die eine oder andere Bias etwas zu hoch liegen. Die Hörminderung kann reversibel aber auch anhaltend sein (Bizjak et al. 1999; Coulston u. Balaratnam 2005; Lind u. Harthug 1993; Ress u. Gross 2000; Sacristan et al. 1993; Swanson et al. 1992; Vasquez et al. 1993). Hohe Dosis der Makrolide und Leber- oder Nierenfunktionsstörungen sind Faktoren, die mit einem erhöhten Risiko für ototoxische Nebenwirkungen behaftet sind (Moral et al. 1994; Sacristan et al. 1993; Swanson et al. 1992; Vasquez et al. 1993). Dementsprechend sollte bei Patienten mit solchen Vorerkrankungen die Dosis angepasst werden, um so das Risiko für unter anderem ototoxische Auswirkungen zu reduzieren.

Vancomycin

Vancomycin ist ein Glykopeptid-Antibiotikum und stellt das Antibiotikum der Wahl für viele Hospitalinfektionen dar. Hörstörungen in Form von Tinnitus und Hörminderung bis zur Taubheit können als Nebenwirkung der Behandlung mit Vancomycin auftreten (Klibanov et al. 2003; Mellor et al. 1984; Traber u. Levine 1981). In einer vergleichenden Studie wurde eine Rate von 3,2–15,6% für Vancomycin-assoziierte Hörstörungen ermittelt (Cohen et al. 2002). Diese Nebenwirkung scheint dosisabhängig zu sein und bei Serumkonzentrationen oberhalb von 90 mg/ml aufzutreten (Brown u. Wise 1982).

Interferone

Das Indikationsspektrum von Interferon-alpha umfasst die chronische Hepatitis B und C und Tumorerkrankungen und das von Interferon-beta die Prophylaxe bei multipler Sklerose. Es wurden wiederholt Hörstörungen unter der Behandlung mit Interferon-alpha (IFN-a) beobachtet (Bailly et al. 1997; Cadoni et al. 1998; Formann et al. 2004; Tunca et al. 2004). In mehreren prospektiven Untersuchungen konnte diese Nebenwirkung des IFN-a bestätigt werden, wobei die Raten mit 33–47% recht hoch lagen (Gorur et al. 2003; Kanda et al. 1994; Kanda et al. 1995; Meyskens et al. 1986). Auch wenn in Fallberichten eine solche Nebenwirkung für IFN-β bisher nicht beschrieben ist, wurden in einer prospektiven Studie Hörstörungen auch unter der Behandlung mit IFN-β registriert (Kanda et al. 1995). Hörstörungen entwickeln sich nach einigen Tagen bis Wochen nach Therapiebeginn und sind innerhalb von

2–4 Wochen nach Absetzen meist voll reversibel (Formann et al. 2004; Gorur et al. 2003; Kanda et al. 1994; Kanda et al. 1995). In experimentellen Untersuchungen ließen sich Veränderungen der AEP, eine reduzierte Zahl von Fibroblasten im Spirallimbus und zytoplasmatische Vakuolen nachweisen (Akyol et al. 2001). Aus diesen Ergebnissen wurde geschlossen, dass biochemische und metabolische Veränderungen in der Cochlea für diese Interferon-bedingten Nebenwirkungen verantwortlich zu machen sind.

Orale Kontrazeptiva

Neben der Empfängnisverhütung finden orale Kontrazeptiva Anwendung bei Störungen der Sexualhormone. Gerinnungsstörungen und vaskuläre Ereignisse sind bekanntermaßen Nebenwirkungen der oralen Kontrazeptiva. Hörstörungen unter einer mehrjährigen Einnahme von oralen Kontrazeptiva wurden mehrfach berichtet (Dvorak 1980; Hanna 1986; Okulicz 1978; Sudaka 1976). Auch wenn in diesen Fällen andere Ursachen ausgeschlossen oder nicht festgemacht werden konnten, scheint das Risiko für Hörstörungen durch orale Kontrazeptiva sehr gering zu sein. Eine vergleichende Untersuchung von 20 Patientinnen mit oralen Kontrazeptiva und 10 ohne konnte bei den 20 Patientinnen keine Hörstörungen nachweisen, aber eine signifikant kürzere Latenz der Wellen I und III der akustisch evozierten Potenziale (Samani et al. 1987). Eine Analyse von 17 032 Patientinnen unter langjähriger Einnahme von oralen Kontrazeptiva ergab keinen Hinweis auf durch sie bedingte Hörstörungen (Vessey u. Painter 2001).

Schleifendiuretika

Die Schleifendiuretika Etacrynsäure und Furosemid werden zur Behandlung von Ödemen bei Leber-, Nieren- oder Herzerkrankung und der arteriellen Hypertonie eingesetzt. In mehreren Fallberichten wird eine Hörstörung unter dieser Medikation beschrieben (Cooperman u. Rubin 1973; Gallagher u. Jones 1979; Lloyd-Mostyn u. Lord 1971; Maher u. Schreiner 1965; Pillay et al. 1969; Prazma et al. 1972; Schwartz et al.

1970). Gelegentlich wird die Hörminderung von Schwindel und Tinnitus begleitet. Die Hörminderung tritt relativ plötzlich auf und ist meistens reversibel.

Hinsichtlich der Ototoxizität scheinen Schleifendiuretika und Aminoglykoside synergistisch zu wirken, so dass eine Komedikation dieser Substanzgruppen möglichst nicht bzw. nur in gut begründeten Fällen erfolgen sollte (Bates et al. 2002; Yamane et al. 1988).

Die Bevorzugung von langsamen konstanten Infusionen gegenüber Bolusgaben und die mehrzeitige Einnahme bei oraler Applikation werden als Methoden genannt, das Risiko einer durch Schleifendiuretika bedingten Ototoxizität zu reduzieren (Rybak 1982). Bei bisher nicht geklärtem Pathomechanismus der Ototoxizität werden eine Ischämie und ödematöse Veränderungen der Stria vascularis als Ursache diskutiert bzw. favorisiert (Arnold et al. 1981; Ding et al. 2002; Rybak 1993).

Zytostatika

Carboplatin

Carboplatin ist wie Cisplatin ein Platinkomplex, der als Mono- oder Kombinationstherapie in der Behandlung unterschiedlicher Tumoren Anwendung findet. Sowohl aus Fallberichten als auch aus prospektiven Studien ist eine ototoxische Nebenwirkung abzulesen, die sich in den prospektiven Untersuchungen mit einer Häufigkeit von 8 bis 100% darstellt (Alberts et al. 1993; Aquino et al. 1999; Chevreau et al. 2005; Kennedy et al. 1990; Lautermann et al. 1998; Leyvraz et al. 1985; Parsons et al. 1998; Salvinelli et al. 2003; Vogler et al. 1992). Die Hörminderung betrifft vor allem den Hochfrequenzbereich (Aquino et al. 1999; Lautermann et al. 1998; Hulst et al. 1998). Manchmal ist die Hörminderung so ausgeprägt, dass deswegen Hörgeräte eingesetzt werden müssen (Parsons et al. 1998; Vogler et al. 1992). Vorbestehende Hörstörungen, hohes Alter und hohe Dosen von Carboplatin scheinen Faktoren für das Auftreten von Hörstörungen zu sein (Kennedy et al. 1990; Parsons et al. 1998; Hulst et al. 1988).

Cisplatin

Cisplatin wird in der Chemotherapie unterschiedlicher Tumoren eingesetzt. Neben einer Polyneuropathie sind ototoxische Auswirkungen eine häufige und zum Teil dosislimitierende Nebenwirkung (Kalkanis et al, 2004). Aus retro- und prospektiven Untersuchungen lässt sich eine Rate von 10 bis 75% für Hörstörungen ermitteln (Assieti u. Olson 1996; Balm et al. 2004; Kwong et al. 1996; Laurell et al. 1996; Nagy et al. 1999; Oh et al. 2004; Rubin et al. 1995; Stohr et al. 2005). Die Hörminderung betrifft vorwiegend die hohen Frequenzbereiche (Kwong et al. 1996; Rubin et al. 1995). Aus Langzeituntersuchungen ist abzulesen, dass bei ca. 20% die Hörstörung bestehen bleibt (Bokemeyer et al. 1998). Als Risikofaktor für das Auftreten von Hörstörungen unter Cisplatin wurden hohe kumulative Dosen, junges und hohes Lebensalter, vorbestehende Hörstörungen und Bestrahlungen unter Einbeziehung des Ohres ermittelt (Kwong et al. 1996; Li et al. 2004; Nagy et al. 1999; Oh et al. 2004; Stohr et al. 2005). Experimentelle Studien konnten strukturelle Veränderungen der inneren Haarzellen und im Bereich der Stria vascularis nachweisen (Bauer u. Brozoski et al. 2005; Shuyter et al. 2003). Passend zu den Ergebnissen experimenteller Untersuchungen konnte in einer klinischen Studie gezeigt werden, dass der Radikalfänger Vitamin E einen protektiven Effekt gegen die durch Cisplatin-vermittelte Ototoxizität ausübt (Kalkanis et al. 2004).

Andere Zytostatika

Andere Zytostatika können auch zu Hörstörungen führen, tun dies scheinbar aber deutlich seltener als die zuvor genannten. Für Cytarabin wurden Hörstörungen in Kombinationsbehandlung mit Etoposid oder Mitoxantron beobachtet (Arnaout et al. 2000; Solary et al. 1992). Zudem wurde ein Fall von Hörminderung unter einer langdauernden niedrig-dosierten Cytarabin-Behandlung beschrieben (Cersosimo et al. 1987). Hörstörungen unter Paclitaxel wurden bisher nur in Kombination mit entweder Carboplatin oder Vinorelbin registriert (Salvinelli et al. 2003; Tibaldi et al. 1998). Vincristin, von dem die Polyneuropathie als Nebenwirkung gut bekannt ist, wurde in mehreren Fällen für eine Hörminderung verantwortlich gemacht (Aydogdu et al. 2000; Kalcioglu et al. 2003; Lugassy u. Shapira 1990; Mahajan et al. 1981). In einer prospekti-

ven Untersuchung trat diese Nebenwirkung nur unter einer Hochdosistherapie mit Vincristin auf (Lugassy u. Shapira 1996).

Literatur

Akyol MU, Sarac S, Akyol G, Atac A, Poyraz A, Belgin E, Turan E (2001) Investigation of the
ototoxic effects of interferon alpha2A on the mouse cochlea. Otolaryngol Head Neck
Surg 124: 107–110

Alberts DS, Dahlberg S, Green SJ et al. (1993) Analysis of patient age as an independent
prognostic factor for survival in a phase III study of cisplatin-cyclophosphamide versus carboplatin-cyclophosphamide in stages III (suboptimal) and IV ovarian cancer.
A southwest oncology group study. Cancer 71(suppl 2): 618–627

Alvan G, Karlsson KK, Hellgren U, Villen T (1991) Hearing impariment related to plasma
quinine concentration in healthy volunteers. Br J Clin Pharmacol 31: 409–412

Aquino VM, Fort DW, Kamen BA (1999) Carboplatin for the treatment of children with
newly diagnosed optic chiasm gliomas: a phase II study. J Neurooncol 41: 255–259

Arnaout MK, Radomski KM, Srivastava DK, Tong X, Belt JR, Raimondi SC, Behm FG, Santana
VM, Crom WR, Mirro J, Ribeiro RC (2000) Treatment of childhood acute myelogenous
leukemia with an intensive regimen (AML-87) that individualizes etoposide and cytarabine dosages: short- and long-term effects. Leukemia 14: 1736–1742

Arnold W, Nadol JB, Weidauer H (1981) Ultrastructural histopathology in a case of human
ototoxicity due to loop diuretics. Acta Otolaryngol 91: 399–414

Assietti R, Olson JJ (1996) Intra-arterial cisplatin in malignant brain tumors: incidence and
severity of otic toxicity. J Neurooncol 27: 251–258

Agusti C, Ferran F, Gea J, Picado C (1991) Ototoxic reaction to erythromycin. Arch Intern
Med 151: 380

Aydogdu I, Ozturan O, Kuku I, Kaya E, Sevinc A, Yildiz R (2000) Bilateral transient hearing
loss associated with vincristine therapy: case report. J Chemother 12: 530–532

Bailey TC, Little JR, Littenberg B, Reichley RM, Dunagan WC (1997) A meta-analysis of extended dosing versus multiple daily dosing of aminoglycosides. Clin Infect Dis 24:
786–795

Bailly F, Mattei A, Si Ahmed SN, Trepo C (1997) Sudden deafness induced by interferon-
alpha in viral hepatitic C. Gastroenterol Clin Biol 21: 157–158

Balm AJ, Rasch CR, Schronagel JH et al. (2004) High-dose superselective intra-arterial cisplatin and concomitant radiation (RADPLAT) for advanced head and neck cancer.
Head Neck 26: 485–493

Bates DE, Beaumont SJ, Baylis BW (2002) Ototoxicity induced by gentamicin and furosemide. Ann Pharmacother 36: 446–451

Bauer CA, Brozoski TJ (2005) Cochlear structure and function after round window application of ototoxins. Hear Res 201: 121–131

Berninger E, Karlsson KK, Alvan G (1998) Quinine reduces the dynamic range of the human
auditory system. Acta Otolaryngol 118: 46–51

Bizjak ED, Haug MT, Schilz RJ, Sarodia BD, Dresing JM (1999) Intravenous azithromycin-induced ototoxicity. Pharmacotherapy 19: 245–248

Boettcher FA, Salvi RJ (1991) Salicylate ototoxicity: review and synthesis. Am J Otolaryngol 12: 33–47

Bokemyer C, Berger CC, Hartmann JT, Kollmannsberger C, Schmoll HJ, Kuczyk MA, Kanz L (1998) Analysis of risk factors for cisplatin-induced ototoxicity in patients with testicular cancer. Br J Cancer 77: 1355–1362

Brien JA (1993) Ototoxicity associated with salicylates. A brief review. Drug Saf 9: 143–148

Brown R, Wise R (1982) Vancomycin: a reappraisal. BMJ 284: 1508–1509

Brummett RE (1980) Drug induced ototoxicity. Drugs 19: 412–428

Brummett RE, Fox KE (1989) Aminoglycoside induced hearing loss in humans. Antimicrob Agents Chemother 33: 797–800

Cadoni G, Marinelli L, DeSantis A, Romito A, Manna R, Ottaviani F (1998) Sudden hearing loss in a patient hepatitis C virus (HCV) positive on therapy with alpha-interferon: a possible autoimmune-microvascular pathogenesis. J Laryngol Otol 112: 962–963

Casano R, Johnson DF, Bykhovskaya Y, Torricelli F, Bigozzi M, Fischel-Ghodsian N (1999) Inherited susceptibility to aminoglycoside ototoxicity: gentic heterogenicity and clinical implications. Am J Otolaryngol 20: 151–156

Cazals Y (2000) Auditory sensori-neural alterations induced by salicylate. Prog Neurobiol 62: 583–631

Cersosimo RJ, Carter RT, Matthews SJ, Coderre M, Karp DD (1987) Acute cerebellar syndrome, conjunctivitis, and hearing loss associated with low-dose cytarabine administration. Drug Intell Clin Pharm 21: 798–803

Chevreau C, Thomas F, Couteau C, Dalenc F, Mourey L, Chatelut E (2005) Ototoxicity of high-dose carboplatin. J Clin Oncol 23: 3649–3650

Claessen FA, van Boxtel CJ, Perenboom RM, Tange RA, Wetsteijn JC, Kager PA (1998) Quinine pharmacokinetics: ototoxic and cardiotoxic effects in healthy caucasian subjects and in patients with falciparum malaria. Trop Med Int Health 3: 482–489

Cohen E, Dadashev A, Drucker M, Samra Z, Rubinstein E, Garty M (2002) Once-daily versus twice-daily intravenous administration of vancomycin for infections in hospitalized patients. J Antimicrob Chemother 49: 155–160

Cooperman LB, Rubin IL (1973) Toxicity of ethacrynic acid and furosemide. Am Heart J 85: 831–834

Coulston J, Balaratnam N (2005) Irreversible sensorineural hearing loss due to clarithromycin. Postgrad Med J 81: 58–59

Dautzenberg B, Piperno D, Diot P, Truffot-Pernot C, Chauvin JP (1995) Clarithromycin in the treatment of mcybacterium avium lung infections in patients without AIDS. Chest 107: 1035–1040

Ding D, McFadden SL, Woo JM, Salvi RJ (2002) Ethacrynic acid rapidly and selectively abolishes blood flow in vessels supplying the lateral wall of the cochlea. Hear Res 173: 1–9

Dvorak K (1980) Hormonal contraception and hearing disorders. Cesk Gynekol 45: 653–655

East JE, Foweraker JE, Murgatroyd FD (2005) Gentamicin induced ototoxicity during treatment of enterococcal endocarditis: resolution with substitution by netilmicin. Heart 91: 32

Forge A, Schacht J (2000) Aminoglycoside antibiotics. Audiol Neurootol 5: 3–22

Formann E, Stauber R, Denk DM et al. (2004) Sudden hearing loss in patients with chronic hepatitis C treated with pegylated interferon/ribavirin. Am J Gastroenterol 99: 873–877

Gallagher KL, Jones JK (1979) Furosemide-induced ototoxicity. Ann Intern Med 91: 744–745

Garrison MW, Zaske DE, Rotschafer JC (1990) Aminoglycosides: another perspective. DICP Ann Pharmacother 24: 267–272

Gerharz EW, Weingartner K, Melekos MD, Varga S, Feiber H, Riedmiller H (1995) Neomycin-induced perception deafness following bladder irrigation in patients with end-stage renal disease. Br J Urol 76: 479–481

Gorur K, Kandemir O, Unal M, Ozcan C (2003) The effect of recombinant interferon alpha treatment on hearing thresholds in patients with chronic viral hepatitis B. Auris Nasus Larynx 30: 41–44

Govaerts PJ, van de Heyning PH, Jorens G, Marquet J, De Broe ME (1990) Aminoglycoside induced ototoxicity. Toxicol Lett 53: 227–251

Haller JT, Hardin JG (1988) Salicylate ototoxicity in patients with rheumatoid arthritis: a controlled study. Ann Rheum Dis 47: 134–137

Hanna GS (1986) Sudden deafness and the contraceptive pill. J Laryngol Otol 100: 701–706

Hatala R, Rinh T, Cook DJ (1996) Once daily aminoglycoside dosing in immunocompetent adults: a meta-analysis. Ann Intern Med 124: 717–725

Hinojosa R, Nelson EG, Lerner SA, Redleaf MI, Schramm DR (2001) Aminoglycoside ototoxicity: a human temporal bone study. Laryngoscope 111: 1797–1805

Hulst RJ van der, Dreschler WA, Urbanus NA (1988) High frequency audiometry in prospective clinical research of ototoxicity due to platinum derivatives. Ann Otol Rhinol Laryngol 97: 133–137

Jardini L, Findlay R, Burgi E, Hinderer K, Agarwal A (1978) Auditory changes associated with moderate blood salicylate levels. Rheumatol Rehabil 17: 233–236

Kalcioglu MT, Kuku I, Kaya E, Oncel S, Aydogdu I (2003) Bilateral hearing loss during vincristine therapy: a case report. J Chemother 15: 290–292

Kalkanis JG, Whitworth C, Rybak LP (2004) Vitamin E reduces cisplatin ototoxicity. Laryngoscope 114: 538–542

Kanda Y, Shigeno K, Kinoshita N, Nakao K, Yano M, Matsuo H (1994) Sudden hearing loss associated with interferon. Lancet 7: 1134–1135

Kanda Y, Shigeno K, Matsuo H, Yano M, Yamada N, Kumagami H (1995) Interferon-induced sudden hearing loss. Audiology 34: 98–102

Kennedy IC, Fitzharris BM, Colls BM, Atkinson CH (1990) Carboplatin is ototoxic. Cancer Chemother Pharmacol 26: 232–234

Klibanov OM, Filicko JE, DeSimone JA, Tice DS (2003) Sensorineural hearing loss associated with intrathecal vancomycin. Ann Pharmacother 37: 61–65

Kwong DL, Wei WI, Sham JS et al. (1996) Sensorineural hearing loss in patients treated for nasopharyngeal carcinoma: a prospective study of the effect of radiation and cisplatin treatment. Int J Radiat Oncol Biol Phys 36: 281–289

Lautermann J, Adamczyk M, tenCate WJ, Kloke O (1998) Hearing loss caused by high dose carboplatin therapy. Laryngorhinootologie 77: 82–84

Laurell G, Beskow C, Frankendal B, Borg E (1996) Cisplatin admninistration to gynecologic cancer patients. Long-term effects on hearing. Cancer 78: 1798–1804

Leyvraz S, Ohnuma T, Lassus M, Holland JF (1985) Phase I study of carboplatin in patients with advanced cancer, intermittend intravenous bolus, and 24 hour infusion. J Clin Oncol 3: 1385–1392

Li Y, Womer RB, Silber JH (2004) Predicting cisplatin ototoxicity in children: the influence of age and the cumulative dose. Eur J Cancer 40: 2445–2451

Lind O, Harthug S (1993) Hearing loss after erythromycin therapy. Tidsskr Nor Laegeforen 113: 2810—2811

Linder TE, Zwicky S, Brandle P (1995) Ototoxicity of ear drops: a clinical perspective. Am J Otol 16: 653–657

Lloyd-Mostyn RH, Lord IJ (1971) Ototoxicity of intravenous frusemide. Lancet 2: 1156

Lugassy G, Shapira A (1990) Sensorineural hearing loss associated with vincristine treatment. Blut 61: 320–321

Lugassy G, Shapira A (1996) A prospective cohort study of the effect of vincristine on audition. Anticancer Drugs 7: 525–526

Mahajan SL, Ikeda Y, Myers TJ, Baldini MG (1981) Acute acoustic nerve palsy associated with vincristine therapy. Cancer 47: 2404–2406

Maher JF, Schreiner GE (1965) Studies on ethacrynic acid in patients with refractory edema. Ann Int Med 62: 15–29

Matz G, Rybak L, Roland PS et al. (2004) Ototoxicity of ototopical antibiotic drops in humans. Otolaryngol Head Neck Surg 130: 79–82

McGhan LJ, Merchant SN (2003) Erythromycin ototoxicity. Otol Neurotol 24: 701–702

McRorie TI, Bosso J Randolph L (1989) Aminoglycoside ototoxicity in cystic fibrosis. Evaluation by high-frequency audiometry. Am J Dis Child 143: 1328–1332

Meyskens FL, Kingsley EM, Glattke T, Loescher L, Booth A (1986) A phase II study of alpha-difluoromethylornithine (DFMO) for the treatment of metastatic melanoma. Invest New Drugs 4: 257–262

Mellor JA, Kingdom J, Cafferkey M, Keane C (1984) Vancomycin ototoxicity in patients with normal renal function. Br J Audiol 18: 179–180

Miller RR, Jick H (1977) Acute toxicity of aspirin in hospitalized medical patients. Am J Med Sci 274: 271–279

Moral A, Navasa M, Rimola A, Garcia-Valdecasas JC, Grande L, Visa J, Rodes J (1994) Erythromycin ototoxicity in liver transplant patients. Transpl Int 7: 62–64

Nagy JL, Adelstein DJ, Newman CW, Rybicki LA, Rice TW, Lavertu P (1999) Cisplatin ototoxicity: the importance of baseline audiometry. Am J Clin Oncol 22: 305–308

Nielsen-Abbring FW, Perenboom RM, van der Hulst RJ (1990) Quinine-induced hearing loss. ORL J Otorhinolaryngol Relat Spec 52: 65–68

Literatur

Oh YT, Kim CH, Choi JH, Kang SH, Chun M (2004) Sensory neural hearing loss after concurrent cisplatin and radiation therapy for nasopharyngeal carcinoma. Radiother Oncol 72: 79–82

Okulicz G (1978) Inner ear disturbance following long-term usage of hormonal contraceptives. HNO 26: 330–334

Parsons SK, Neault MW, Lehmann LE, Brennan LL, Eickhoff CE, Kretschmar CS, Diller LR (1998) Severe ototoxicity following carboplatin-containing conditioning regimen for autologous marrow transplantation for neuroblastoma. Bone Marrow Transplant 22: 669–674

Peloquin CA, Berning SE, Nitta AT et al. (2004) Aminoglycoside toxicity: daily versus thrice-weekly dosing for treatment of mycobacterial diseases. Clin Infect Dis 38: 1538–1544

Pillay VKG, Schwartz FD, Aimi K, Kark RM (1969) Transient and permanent deafness following treatment with ethacrynic acid in renal failure. Lancet 1(7585): 77–79

Porter J, Jick H (1977) Drug induced anaphylaxis, convulsions, deafness and extrapyramidal symptoms. Lancet 1(8011): 578–578

Prazma J, Thomas WG, Fischer ND, Preslar MJ (1972) Ototoxicity of ethacrynic acid. Arch Otolaryngol 95: 448–456

Ress BD, Gross EM (2000) Irreversible sensorineural hearing loss as a result of azithromycin ototoxicity. A case report. Ann Otol Rhinol Laryngol 109: 435–437

Roche RJ, Silamut K, Pukrittayakamee S, Looareesuwan S, Molunto P, Boonamrung S, White NJ (1990) Quinine induces reversible high-tone hearing loss. Br J Clin Pharmacol 29: 780–782

Rubin JS, Wadler, S, Beitler JJ et al. (1995) Audiological findings in a phase I protocol investigating the effect of WR2721, high-dose cisplatin and radiation therapy in patients with locally advanced cervical carcinoma. J Laryngol Otol 109: 744–747

Rybak LP (1982) Pathophysiology of furosemide ototoxicity. J Otolaryngol 11: 127–133

Rybak LP (1993) Ototoxicity of loop diuretics. Otolaryngol Clin North Am 26: 829–844

Sacristan JA, Soto JA, Cos MA de (1993) Erythromycin-induced hypoacusis: 11 new cases and literature review. Ann Pharmacother 27: 950–955

Samani F, Bolzonello P, Fior R, Elia A (1987) Effects on hearing during prolonged oral contraceptive use. Contraception 35: 41–47

Salvinelli F, Casale M, Vincenzi B et al. (2003) Bilateral irreversible hearing loss associated with the combination of carboplatin and paclitaxel chemotherapy: a unusual side effect. J Epx Clin Cancer Res 22: 155–158

Schonwald S, Shannon M (1991) Unsuspected quinine intoxication presenting as acute deafness and mutism. Am J Emerg Med 9: 318–320

Schwartz GH, David DS, Riggio RR, Stenzel KH, Rubin AL (1970) Ototoxicity induced by furosemide. N Engl J Med 282: 1413–1414

Seligmann H, Podoshin L, Ben-David J, Fradis M, Goldsher M (1996) Drug induced tinnitus and other hearing disorders. Drug Saf 14: 198–212

Sluyter S, Klis SF, deGroot JC, Smoorenburg GF (2003) Alterations in the stria vascularis in relation to cisplatin ototoxicity and recovery. Hear Res 185: 49–56

Solary E, Caillot D, Chauffert B, Casasnovas RO, Dumas M, Maynadie M, Guy H (1992) Feasibility of using quinine, a potential multidrug resistance-reversing agent, in combination with mitoxantrone and cytarabine for the treatment of acute leukemia. J Clin Oncol 10: 1730–1736

Stohr W, Langer T, Kremers A, Bielack S, Lamprecht-Dinnesen A, Frey E, Beck JD (2005) Cisplatin-induced ototoxicity in osteosarcoma patients: a report from the late effects surveillance system. Cancer Invest 23: 201–207

Sudaka J (1976) Cochlear deafness in women taking oral contraceptives. Nouv Presse Med 5: 2807–2808.

Swanson DJ, Sung RJ, Fine MJ, Orloff JJ, Chu Sy, Yu VL (1992) Erythromycin ototoxicity: prospective assessment with serum concentrations and audiograms in a study of patients with pneumonia. Am J Med 92: 61–68

Tange RA, Dreschler WA, Prins JM, Buller HR, Kuijper EJ, Speelman P (1995) Ototoxicity and nephrotoxicity of gentamicin vs netilmicin in patients with serious infections. A randomized clinical trial. Clin Otolaryngol Allied Sci 20: 118–123

Tange RA, Dreschler WA, Claessen FA, Perenboom RM (1997) Ototoxic reactions of quinine in healthy persons and patients with plasmodium falciparum infection. Auris Nasus Larynx 24: 131–136

Tibaldi C, Pazzagli I, Berrettini S, DeVito A (1998) A case of ototoxicity in a patient with metastatic carcinoma of the breast treated with paclitaxel and vinorelbine. Eur J Cancer 34: 1133–1134

Traber PG, Levine DP (1981) Vancomycin ototoxicity in patient with normal renal function. Ann Intern Med 95: 458–460

Tunca A, Erbayrak M, Aytac S, Turkay C (2004) Axonal neuropathy and hearing loss associated with alpha interferon treatment in chronic hepatitis B: a case report. Turk J Gastroenterol 15: 97–99

Vasquez EM, Maddux MS, Sanchez J, Pollak R (1993) Clinically siginficant hearing loss in renal allograft recipients treated with intravenous erythromycin. Arch Intern Med 153: 879–882

Vessey M, Painter R (2001) Oral contraception and ear disease: findings in large cohort study. Contraception 63: 61–63

Vogler WR, Harrington DP, Winton EF, Lazarus HM, Bennett JM, Cassileth PA, Oken MM (1992) Phase II clinical trial of carboplatin in relapsed and refractory leukemia. Leukemia 6: 1072–1075

Wecker H, Laubert A (2004) Reversible hearing loss in acute salicylate intoxication. HNO 52: 347–351

Yamane H, Nakai Y, Konishi K (1988) Furosmide-induced alteration of drug pathway to cochlea. Acta Otolaryngol Suppl 447: 28–35

Periphere Neuropathie

F. Block, J. Weis

Eine ganze Reihe von Medikamenten oder deren Metabolite können zu Störungen des peripheren Nervensystems führen. Sie können direkt oder indirekt toxisch auf die Nervenzelle, das Axon oder die Myelinscheide wirken. Wie auch bei den anderen toxischen Neuropathien ist die axonale Schädigung die vorwiegende Form; eine rein demyelinisierende toxische Neuropathie ist eine ausgesprochene Seltenheit. Die medikamentös-toxischen Neuropathien können sensibel, motorisch oder gemischt sensibel-motorisch sein.

Für den Arzt ist es wichtig, daran zu denken, dass eine Neuropathie medikamentös bedingt sein kann. Dies ist deshalb notwendig, weil in den meisten Fällen die Rückbildung vom frühzeitigen Absetzen des Medikamentes abhängt. Einen Überblick über die Medikamente, die eine periphere Polyneuropathie hervorrufen können, gibt ◘ Tab. 17.1.

Besonders große Schwierigkeiten, eine Neuropathie bzw. deren Fortschreiten auf ein Medikament zurückzuführen, ergeben sich dann, wenn das Medikament zur Behandlung der Neuropathie oder der zugrunde liegenden Erkrankung eingesetzt wird. So werden Antiepileptika wie Phenytoin und trizyklische Antidepressiva wie Amitriptylin zur Schmerztherapie bei Neuropathien erfolgreich angewendet. Diese Medikamente können aber eine Neuropathie auslösen bzw. eine bestehende verstärken. Auch Vitamin B_6 und Disulfiram werden zur Behandlung von Neuropathien bzw. der Alkoholerkrankung, eine der häufigsten Ursachen einer Neuropathie, eingesetzt und können ebenfalls eine Neuropathie bedingen.

◘ **Tabelle 17.1.** Medikamente, die eine periphere Neuropathie hervorrufen können

Medikamentengruppen	Substanzen
Antimikrobielle Medikamente	Chloroquin, Dapson, Isoniazid, Metronidazol, Nitrofurantoin
Chemotherapeutika	Cisplatin, Taxol, Vincristin
Kardiovaskuläre Medikamente	Amiodaron, Perhexelin, Statine
Medikamente, die im ZNS wirken	Amitriptylin, Disulfiram, Lithium, Phenytoin
Varia	Almitrin, Gold, Interferon-alpha, Penicillamin, Thalidomid

Bei entsprechenden Beschwerden muss im ersten Schritt durch eine neurologische Untersuchung das Vorliegen einer Neuropathie objektiviert werden. Mit Hilfe der Elektroneurographie und Elektromyographie kann neben der Untermauerung der klinischen Diagnose eine Klärung erfolgen, ob eine axonale oder eine demyelinisierende Neuropathie vorliegt. Durch laborchemische Untersuchungen sind die häufigen Ursachen wie Diabetes mellitus, Alkoholabusus, Leber- oder Nierenfunktionsstörung auszuschließen bzw. nachzuweisen. Im Zweifelsfall ist durch eine Muskel-Nerv-Biopsie zu klären, ob die Neuropathie durch eine andere Ursache wie z. B. eine Vaskulitis bedingt ist.

Antimikrobielle Medikamente

Antiretrovirale Substanzen

Die HIV-Infektion führt bei 10–30% der Patienten zu einer Neuropathie, die vor allem durch Sensibilitätsstörungen und Schmerzen gekennzeichnet ist (Cornblath u. McArthur 1988). Neuropathologisch zeigt sich eine Axonopathie mit sekundärer Demyelinisierung. Die antiretroviralen Substanzen, die in der Kombinationstherapie – **hoch aktive antiretrovirale Therapie, HAART** – sich als wirksame Behandlung von HIV/AIDS erwiesen haben, können allein und in Kombination ebenfalls eine Neuropathie bedingen. Für Dideoxyinosin, Dideoxycytidin und Stavudin konnte eine Medikamenten-induzierte Neuropathie beschrieben werden (Berger et al. 1993; Brew et al. 2003; Kieburtz et al. 1992; Reliquet et al. 2001). Die durch die antiretroviralen Substanzen bedingte Neuropathie ist ebenfalls eine **überwiegend sensible Neuropathie mit Gefühlsstörungen** und Schmerzen. Diese entwickelt sich bei 12–23% der mit diesen Substanzen behandelten Patienten und tritt innerhalb von 8–17 Wochen nach Therapiebeginn auf (Berger et al. 1993; Reliquet et al. 2001; Scarsella et al. 2002). Der zeitliche Zusammenhang mit dem Therapiebeginn, der schnellere Verlauf und eine erhöhte Laktatkonzentration sind Kriterien, um die antiretroviral induzierte Neuropathie von der durch die HIV-Infektion bedingten Neuropathie zu unterscheiden (Brew et al. 2003; Manji 2000). Nach Absetzen der Medikamente ist die medikamentös bedingte Form oft gut reversibel. Als Risikofaktoren für eine antiretroviral bedingte Neuropathie ließen sich eine niedrige CD_4-Zellzahl (<100 Zellen/mm³), ein niedriger Vitamin-B_{12}-Wert, eine Polyneuropathie oder ein Alkoholabusus in der Anamnese und die Kombination antiretroviraler Substanzen, insbesondere **Dideoxyinosin**, **Stavudin** und **Hydroxyurea**, ermitteln (Moore et al. 2000; Moyle u. Sadler 1998; Scarsella et al. 2002). Die Ergebnisse von Nervenbiopsien legen nahe, dass die aus der Hemmung der DNA-Polymerase resultierende mitochondriale Toxizität als Mechanismus der Schädigung in Frage kommt (Lewis u. Dalakas 1995).

Chloroquin

Chloroquin wird als Antimalariamittel und darüber hinaus auch zur Behandlung der rheumatoiden Arthritis und des systemischen Lupus erythematodes eingesetzt. Chloroquin kann eine Polyneuropathie induzieren, die einige Wochen nach Behandlungsbeginn einsetzt. Klinisch macht sie sich durch **Sensibilitätsstörungen** und **Paresen** bemerkbar. Elektroneurographisch finden sich sowohl axonale als auch demyelinisierende Veränderungen (Estes et al. 1987; Tegner et al. 1988). Neuropathologisch lassen sich segmentale Demyelinisierungen und zytoplasmatische Einschlüsse in Schwann-Zellen nachweisen (Tegener et al. 1988). Nach Absetzen von Chloroquin kommt es zu einer langsamen, aber deutlichen Rückbildung der Symptome (Estes et al. 1987).

Dapson

Lepra, Malariaprophylaxe, Dermatitis herpetiformis und rheumatoide Arthritis sind Indikationen für den Einsatz von Dapson, welches als Nebenwirkung in seltenen Fällen eine toxische, motorische Neuropathie erzeugen kann (Dillmann et al. 1991). Als Risikofaktor hierfür kommt eine langsame Azetylierung in Frage (Gutman et al. 1976). Die Patienten beklagen eine **muskuläre Schwäche**; in der neurologischen Untersuchung zeigen sich in Abhängigkeit von Schweregrad und Dauer der Beschwerden distal betonte Paresen und eine Atrophie der entsprechenden Muskulatur. Elektroneurographisch finden sich axonale Veränderungen, die sich nur in der motorischen Neurographie nachweisen lassen. Zusammen mit den neurogenen Veränderungen in der Elektromyographie ist die Dapson-induzierte Neuropathie als eine axonal-motorische Neuropathie zu klassifizieren. Die Dosisreduktion oder das Absetzen der Medikation führt zu einer guten Erholung, die sich allerdings über Monate bis Jahre hinziehen kann (Rhodes et al. 1995; Gutman et al. 1976).

Isoniazid

Isoniazid, eines der Standardmedikamente zur Behandlung der Tuberkulose, weist eine Inzidenz von 0,15% für eine Polyneuropathie auf (Ormerod u. Harfield 1996). Risikofaktoren für das Auftreten einer Isoniazid-induzierten Polyneuropathie sind eine lange Therapiedauer, Dosierungen höher als der Standard (>5 mg/kg/Tag), ein schlechter Ernährungszustand, Schwangerschaft, Schilddrüsendysfunktion, Alkoholabusus, Leberdysfunktion und langsame Azetylierung (Biehl et al. 1954; Tomkin 1973; Snider 1980). **Taubheitsgefühl** und **Parästhesien** von **Fingern** und **Zehen** sind die ersten Symptome, zu denen sich im Verlauf **Dysästhesien, Myalgien** und **Paresen** gesellen können. In der neurologischen Untersuchung finden sich distal betonte leichtgradige Paresen, abgeschwächte oder ausgefallene Muskeleigenreflexe, Hypästhesie und sensible Ataxie. Diese Veränderungen treten innerhalb von Wochen bis Monaten nach Behandlungsbeginn auf. Elektromyographie und Elektroneurographie zeigen Veränderungen im Sinne einer axonalen sensiblen und motorischen Polyneuropathie, der neuropathologisch eine axonale Degeneration myelinisierter und nichtmyelinisierter Fasern zugrunde liegt. Nach Absetzen von Isoniazid und Gabe von Pyridoxin kommt es normalerweise zu einer guten Rückbildung. Um der Entwicklung einer solchen Polyneuropathie vorzugreifen, wird generell die **Komedikation von Pyridoxin 25–50 mg/Tag** empfohlen. Höhere Dosen sollten nicht verabreicht werden, da hierdurch selbst eine Polyneuropathie verursacht und eine bestehende verschlimmert werden kann (Nisar et al. 1990).

Metronidazol

Metronidazol ist ein Chemotherapeutikum zur Behandlung verschiedener Infektionen mit Bakterien oder Protozoen. Darüber hinaus wird es beim Morbus Crohn und zur Erradikation bei Helicobacter-pylori-positiven Magengeschwüren eingesetzt. Eine Vielzahl von Berichten beschreibt das Auftreten einer Neuropathie unter der Therapie mit Metronidazol (Boyce et al. 1990; Bradley et al. 1977; Coxon u. Palis 1976; Neundörfer 1992). Die Inzidenz der Metronidazol-induzierten Neuropathie ist unbekannt. Allerdings lassen sich bei bis zu 50% der mit Metronidazol behandelten Patienten klinisch und elektrophysiologisch Zeichen einer Neuropathie finden, die zum großen Teil asymptomatisch ist. Im Falle einer symptomatischen Metronidazol-induzierten Neuropathie klagen die Patienten über **brennende Missempfindungen der Hände und Füße.** Klinisch-neurologisch finden sich eine distal betonte Pallhypästhesie und Hyporeflexie (Kapoor et al. 1999). Eine vorwiegend sensible, axonale Polyneuropathie ist der korrespondierende Befund in der Elektroneurographie, selten zeigen sich Auffälligkeiten in der motorischen Neurographie. Die neuropathologische Aufarbeitung von Suralis-Biopsien weist eine axonale Degeneration myelinisierter und unmyelinisierter Fasern nach (Bradley et al. 1977). Risikofaktoren für das Auftreten einer Metronidazol-induzierten Neuropathie sind eine Langzeitbehandlung und kumulative Dosen über 50 g (Boyce et al. 1990; Coxon u. Pallis 1976; Neundörfer 1992). Nach Absetzen der Medikation kann sich nach Ablauf einer längeren Zeit eine durchaus vollständige Erholung einstellen.

Nitrofurantoin

Nitrofurantoin wird zur Behandlung von Harnwegsinfekten benutzt, wobei ein Schwerpunkt die Prophylaxe bei Patienten mit erhöhtem Risiko für Harnwegsinfektionen darstellt. Akute pulmonale und allergische Reaktionen stellen die häufigsten Nebenwirkungen dar (Penn u. Griffin 1982; Holmberg et al. 1980). Seltener kommt es zu einer sensibel-motorischen Polyneuropathie, in ganz seltenen Fällen kann sich diese als dramatisch verlaufende Polyradikuloneuropathie präsentieren (Ellis 1962; Loughridge u. Belf 1962; Holmberg et al. 1980). **Distal betonte Parästhesien** und **Taubheitsgefühl** sind die wesentlichen Beschwerden. Gut dokumentierte neurophysiologische Befunde über die mit der Nitrofurantoin assoziierten Polyneuropathie existieren nicht. Neuropathologisch lässt sich eine Waller-Degeneration der peripheren Nerven nachweisen (Ellis 1962; Loughridge u. Belf 1962) (◻ Abb. 17.1).

Die Niereninsuffizienz hat sich als Risikofaktor für das Entstehen einer durch Nitrofurantoin bedingten Neuropathie herausgestellt. Bei einigen Patienten mit Niereninsuffizienz und toxischer Neuropathie ließen sich erhöhte Konzentrationen von Nitrofurantoin im Serum nachweisen (Loughridge u. Belf 1962). Aus diesem Wissen lassen sich 2 Konsequenzen ableiten:

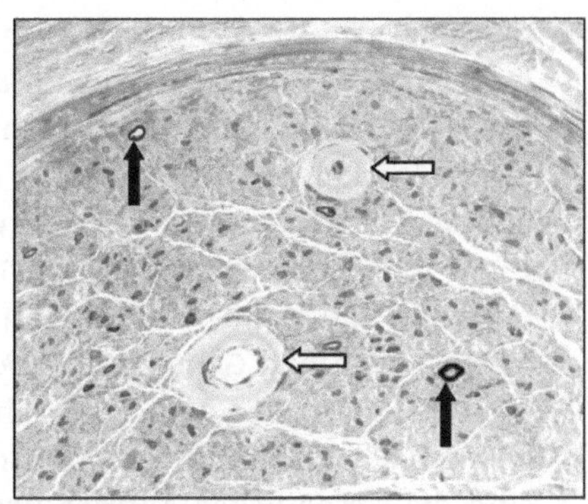

☐ **Abb. 17.1.** Fortgeschrittene chronische Neuropathie mit nur noch wenigen erhaltenen markhaltigen Nervenfasern (*dunkle Pfeile*) im N. suralis bei ausgeprägter obliterierender Mikroangiopathie mit starker Verbreiterung der Basalmembranen endoneuraler Blutgefäße (*helle Pfeile*) infolge eines bekannten Diabetes mellitus sowie elfjähriger Einnahme von Nitrofurantoin. Kunstharzeinbettung, Semidünn-Querschnitt, Toluidinblau-Färbung. Maßstab: 75 µm

1. Nitrofurantoin ist kontraindiziert bei Patienten mit einer Niereninsuffizienz.

2. Patienten mit bisher intakter Nierenfunktion und erhöhtem Risiko für Nierenfunktionsstörungen (z. B. Diabetes mellitus, arterieller Hypertonus) sollten vor Beginn einer Therapie mit Nitrofurantoin darauf aufmerksam gemacht werden, dass sie bei Auftreten von Symptomen wie Parästhesien oder Taubheitsgefühlen umgehend einen Arzt aufsuchen sollen. Ärztlicherseits ist dann ein Absetzen dieser Therapie bzw. ein Umsetzen auf ein anderes Antibiotikum angezeigt.

Chemotherapeutika

Cisplatin

Cisplatin, ein Schwermetall, wird zur Chemotherapie verschiedener solider Tumoren wie z. B. in der Kopf- und Halsregion, der Geschlechtsorgane oder der Blase allein oder in Kombination eingesetzt. Die Cisplatin-induzierte Neuropathie ist eine häufige Nebenwirkung, die einen wesentlichen Faktor in der Begrenzung der Gesamtdosis darstellt. Zahlen, die die ungefähre Inzidenz abbilden, gibt es nicht. Ein Grund hierfür ist die Tatsache, dass Cisplatin häufig in Kombination mit anderen Chemotherapeutika wie **Paclitaxel** oder **Doxetaxel** verabreicht wird, die ebenfalls eine Neuropathie hervorrufen können. Die neurotoxische Wirkung von Cisplatin ist dosisabhängig und beginnt ab einer kumulativen Dosis von ca. 200–300 g/m² Körperoberfläche (Hilkens et al. 1997; Alberts u. Noel 1995). Taubheit und Kribbelparästhesien der Füße und Hände sind die ersten Anzeichen, die sich zu einer **sensiblen Ataxie** und **Gangstörung** weiterentwickeln können (Reinstein et al. 1980; LoMonaco et al. 1992; Thompson et al. 1984). Eine Abschwächung oder ein Ausfall der Muskeleigenreflexe und eine Pallhypästhesie sind die wesentlichen klinisch-neurologischen Befunde (Krarup-Hansen et al. 1993; Thompson et al. 1984). In der Frühphase sind die elektrophysiologischen Auffälligkeiten auf eine verminderte Amplitude der sensiblen Neurographie beschränkt, im Verlauf lassen sich auch Veränderungen in der motorischen Neurographie aufzeigen (LoMonaco et al. 1992). Ein Verlust der großkalibrigen Fasern ist der wesentliche Befund in der Suralis-Biopsie (Roelofs et al. 1984; Krarup-Hansen et al. 1993). Zusammen mit dem Nachweis einer Nekrose der Dorsalganglien und der höchsten Konzentration von Platin im Dorsalganglion ist von einer Neuronopathie auszugehen (Krarup-Hansen et al. 1999; Gregg et al. 1992). Prophylaktisch sollte die Dosis begrenzt und bei Auftreten der entsprechenden Symptome bzw. bei Nachweis der Veränderungen die Therapie abgesetzt werden. Allerdings kann es selbst hiernach zu einer weiteren Progression der Symptome kommen (LoMonaco et al. 1992; Grünberg et al. 1989). Ungeachtet der Tatsache, dass der Schädigungsmechanismus nicht bekannt ist, gibt es eine Reihe experimenteller Untersuchungen, die vor allem mit Wachstumsfaktoren die Cisplatin-induzierte Neuropathie begrenzen konnten (Alberts u. Noel 1995). In einer ersten kleineren klinischen Studie konnte eine protektive Wirkung von Vitamin E gegen die Cisplatin-induzierte Neuropathie nachgewiesen werden (Argyriou et al. 2005).

Taxol

Das Alkaloidderivat Taxol wird zur chemotherapeutischen Behandlung von Brustkrebs, Ovarialkarzinom, Lungenkarzinom und Kopf- und Halstumoren eingesetzt. Taxol ruft als Nebenwirkung eine vorwiegend sensible Neuropathie hervor, selten kommt es zu einer Beteiligung der motorischen Fasern. Die Taxol-induzierte Neuropathie tritt ab kumulativen Dosen von 200 mg/m^2 auf (Lipton et al. 1989; Rowinsky et al. 1993). Erste Symptome zeigen sich bereits 1–3 Tage nach Behandlungsbeginn als **Parästhesien im Breich der Hände und Füße** (Lipton et al. 1989; Forsyth et al. 1997). Im weiteren Verlauf kann es auch zu **leichtgradigen Paresen** kommen. Im klinischen Befund stehen ein vermindertes Vibrations- und Berührungsempfinden und abgeschwächte oder ausgefallene Muskeleigenreflexe im Vordergrund. Elektrophysiologisch lassen sich Zeichen sowohl einer axonalen Degeneration als auch einer Demyelinisierung nachweisen (Lipton et al. 1989; Sahenk et al. 1994). Die histologische Untersuchung des Nervs zeigt – neben dem Verlust von Fasern, Axonatrophie und Demyelinisierung – mikrotubuläre Aggregate in Axonen, Schwann-Zellen und Spinalganglien (Sahenk et al. 1994; Lipton et al. 1989). Nach Absetzen ist die Taxol-induzierte Neuropathie zumindest partiell reversibel (Postma et al. 1995). Allerdings kann sie in seltenen Fällen nach Beendigung der Taxolbehandlung noch fortschreiten (Bent et al. 1997).

Vincristin

Die Neuropathie ist eine häufige und oft die Therapie limitierende Nebenwirkung von Vincristin, welches zur Chemotherapie maligner Erkrankungen, besonders von Lymphomen, Leukämien und Sarkomen, verwendet wird. Die ersten Symptome, die bereits 4–5 Wochen nach Therapiebeginn auftreten können, sind **Parästhesien** und **Taubheitsgefühle** im Bereich der **Hände** und **Füße** (Legha 1986; Pal 1999; Casey et al. 1973; McLeod u. Penny 1969). Im weiteren Verlauf können sich auch **distal betonte Paresen** entwickeln. Eine Beteiligung des autonomen Nervensystems macht sich durch Obstipation, Blasenstörungen und orthostatische Hypotension bemerkbar (Legha 1986; Pal 1999; McLeod u. Penny 1969). Abgeschwächtes Vibrationsempfinden und abgeschwächte oder erloschene Achillessehnenreflexe sind die häufigen und wesentlichen Befunde in der klinisch-neurologischen Untersuchung. Elektroneurographisch lassen sich verminderte Amplituden und verlängerte distale Latenzen bei überwiegend normaler Nervenleitgeschwindigkeit nachweisen. Elektromyographisch finden sich vor allem in den kleinen Handmuskeln Denervierungszeichen. Ein Verlust kleiner und großer Fasern und eine axonale Degeneration sind die vorrangigen Veränderungen in der histologischen Untersuchung (McLeod u. Penny 1969) (◘ Abb. 17.2).

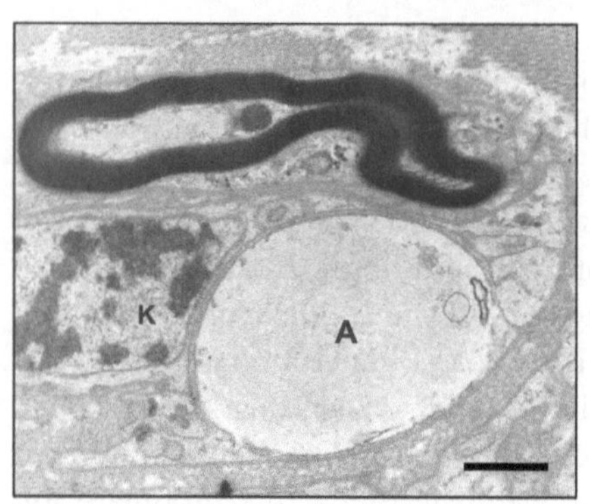

◘ Abb. 17.2. Ausgeprägte Schwellung eines marklosen Axons (*A*) in einem Fall von Vincristin-Neuropathie. Der Durchmesser des Axons beträgt das Mehrfache der normalen Größe. Im Axon sind Zytoskelettelemente akkumuliert. *K:* Schwann-Zellkern. Suralisbiopsie, elektronenmikroskopische Aufnahme; Maßstab: 2 µm

Veränderungen der Mikrotubuli scheinen über eine Störung des axonalen Transports zur Vincristin-induzierten Neuropathie beizutragen (Salenk et al. 1987). Patienten, die wegen eines Lymphoms mit Vincristin behandelt werden, haben ein höheres Risiko, eine Neuropathie zu entwickeln, als Patienten mit anderen Tumorleiden (Watkins u. Griffin 1987). Besondere Vorsicht ist bei Patienten mit einer hereditären Neuropathie in der Eigen- oder Familienanamnese geboten (McGuire et al. 1989). Bei Auftreten neuropathischer Symptome und Veränderungen sollte je nach deren Ausmaß und nach Dringlichkeit der Therapie entweder die Dosis reduziert oder die Therapie abgesetzt werden. Langfristig ist die Prognose der Vincristin-induzierten Neuropathie recht gut, allerdings können die Beschwerden bis zu 40 Wochen nach Beendigung der Therapie anhalten (Postma et al. 1993).

Kardiovaskuläre Medikamente

Amiodaron

Unter den Antiarrhythmika, von denen einige eine Neuropathie hervorrufen können, ist von Amiodaron eine neurotoxische Wirkung am besten belegt. Neurologische Nebenwirkungen insgesamt waren bei 20–40% der Patienten zu erurieren (Hilleman et al. 1998). Tremor und Ataxie waren dabei noch häufiger zu finden als die Neuropathie, die sich bei ungefähr 6% der Patienten, die über mehrere Monate mit Amiodaron behandelt wurden, nachwiesen ließ (Charness et al.

1984). **Distale Parästhesien** und **Muskelschwäche** sind die wesentlichen Symptome; in der neurologischen Untersuchung zeigen sich in unterschiedlichem Ausmaß Hypästhesie, ausgefallene Muskeleigenreflexe, Paresen und Muskelatrophien (Anderson et al. 1985; Fraser et al. 1985; Martinez-Arizala et al. 1983). Amiodaron betrifft vor allem kleine und große myelinisierte Fasern. In der histologischen Untersuchung zeigen sich zytoplasmatische Einschlusskörperchen in den Schwann-Zellen, die auf eine Hemmung lysosomaler Enzymaktivität zurückgeführt werden (Jacobs et al. 1985) (◘ Abb. 17.3 a, b).

Die Prognose hinsichtlich der Erholung von einer Amiodaron-induzierten Neuropathie ist variabel und reicht von kompletter Restitution bis zu bleibenden Defiziten (Anderson et al. 1985; Fraser et al. 1985). Risikofaktoren für das Auftreten einer Amiodaron-induzierten Neuropathie konnten bisher nicht identifiziert werden. Die meisten Patienten wurden über mehrere Monate behandelt, bevor ihre ersten Symptome auftraten.

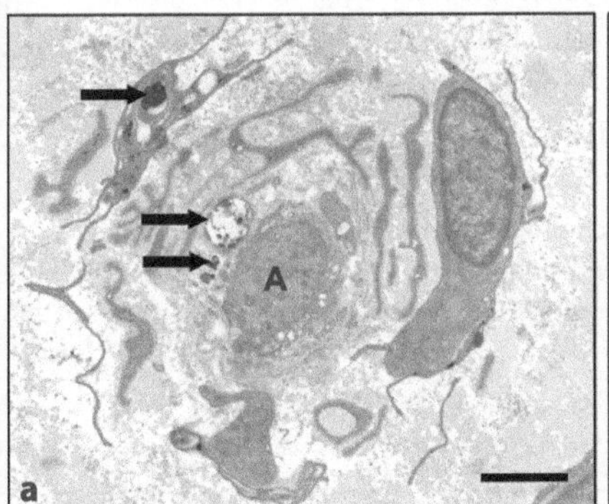
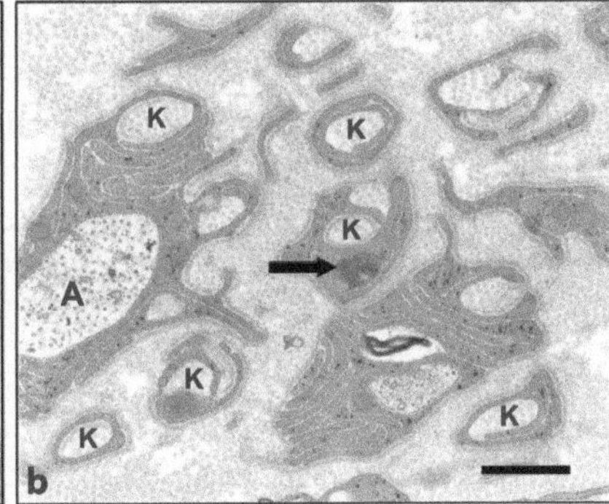

◘ **Abb. 17.3 a, b.** Amiodaron-Neuropathie. **a** Ablagerung von z.T. vakuolärem osmiophilen Material in Schwannzell-Fortsätzen (*Pfeile*). Schwann-Zellfortsätze zwiebelschalenartig um ein demyelinisiertes Axon (*A*) gruppiert. N.-suralis-Biopsie, elektronenmikroskopische Aufnahme; Maßstab: 7 µm. **b** Ausfall eines großen Teils der marklosen Axone. Statt markloser Nervenfasern umschließen Schwann-Zellen Bündel von Kollagenfasern (*K*). *A*: ein erhaltenes markloses Axon. Der *Pfeil* markiert einen pathologischen osmiophilen Einschluss in einem Schwann-Zellfortsatz. N.-suralis-Biopsie, elektronenmikroskopische Aufnahme; Maßstab: 1 µm

Perhexilin

Perhexilin ist ein Medikament zur Behandlung von pektanginösen Beschwerden, dessen wesentliche Nebenwirkungen in einer Hepatitis und einer Polyneuropathie bestehen. Die Neuropathie äußert sich in **schmerzhaften Parästhesien, Ataxie** und **Muskelschwäche** (Bouche et al. 1979; Myers u. Ronthal 1978; Wijesehera et al. 1980). Gelegentlich kommt es auch zu einer autonomen Beteiligung (Fraser et al. 1977). Klinisch lassen sich eine Dysästhesie und abgeschwächte Muskeleigenreflexe nachweisen. Elektroneurographisch findet sich eine Verlangsamung der Nervenleitgeschwindigkeit als Hinweis auf eine Demyelinisierung, die sich auch histopathologisch bestätigen lässt (Bouche et al. 1979; Said 1978). Nach Absetzen der Medikation ist in der Regel mit einer guten Rückbildung zu rechnen (Bouche et al. 1979; Myers u. Ronthal 1978; Wijesehera et al. 1980).

Als ein Pathomechanismus für die Perhelixin-bedingte Neuropathie wird eine gestörte Oxidation des Medikaments diskutiert, die vorwiegend bei Patienten zu erwarten ist, die eine gestörte Oxidation von Debrisoquin aufweisen (Shah et al. 1982). Unabhängig davon scheinen eine lange Gabe (>4 Monate) und eine Dosis von 300–400 mg/Tag Faktoren zu sein, die das Auftreten einer Perhexilin-induzierten Neuropathie begünstigen (Bousser et al. 1976).

> Als Vorsichtsmaßnahme bei der chronischen Gabe empfiehlt es sich, den Plasmaspiegel unter 600 ng/ml zu halten (Horowitz et al. 1986). In diesem Bereich ist eine gute antipektanginöse Wirkung und eine geringes Risiko für eine Neuropathie zu erwarten.

Statine

Statine sind Substanzen, die über eine Hemmung der Hydroxymethylglutaryl-Koenzym-A-Reduktase den Cholesterinspiegel senken und deshalb bei Patienten mit Hypercholesterinämie eingesetzt werden. Neben Kopfschmerzen, Tremor und Myopathie mehren sich die Hinweise, dass Statine auch eine Polyneuropathie als Nebenwirkung verursachen können (Ahmad 1995; Jacobs 1994; Jeppesen et al. 1999; Phan et al. 1995; Ziajka u. Wehmeier 1998; ADRAC 1993). In einer bevölkerungsbasierten Studie konnte ein 4–14fach erhöhtes Risiko für eine Polyneuropathie bei Patienten unter Statinmedikation im Vergleich zur Normalbevölkerung festgestellt werden (Gaist et al. 2002). Sowohl **Hypästhesie** und **Schmerzen** als auch **Paresen** können sich als Symptom einer Statin-bedingten Polyneuropathie zeigen. Die elektrophysiologischen Veränderungen mit Reduktion der Amplitude der Antwortpotenziale in der Neurographie und Nachweis von Denervierungspotenzialen in der Elektromyographie sprechen für eine axonale Degeneration (Jeppesen et al. 1999; Phan et al. 1995). In einem Fall konnte die axonale Degeneration auch in einer Suralis-Biopsie gesichert werden (Phan et al. 1995). Als möglicher Mechanismus der Schädigung wird die Hemmung des mitochondrialen Enzyms Ubiquinon diskutiert, die zu einer Störung der neuronalen Energieverwertung führt. Das Absetzen der Medikation kann abhängig von der Dauer der bisherigen Behandlung und der Dauer der neuropathischen Symptomatik zu einer mäßigen bis guten Rückbildung der Polyneuropathie führen, die zum Teil einen Zeitraum von mehr als 1 Jahr in Anspruch nimmt (Phan et al. 1995; Jeppesen et al. 1999). Die Tatsache, dass eine Reexposition zum Wiederauftreten der neuropathischen Beschwerden führt (Jacobs 1994; ADRAC 1993), unterstreicht die Einschätzung, dass Statine eine Polyneuropathie bedingen können.

> Da wegen ihrer protektiven Wirkung hinsichtlich eines Schlaganfallrisikos die Statine zukünftig höchstwahrscheinlich verstärkt eingesetzt werden, empfiehlt es sich, bei mit Statin behandelten Patienten im Hinblick auf neuropathische Beschwerden aus ärztlicher Sicht erhöht aufmerksam zu sein.

Medikamente, die im ZNS wirken

Amitriptylin

Das trizyklische Antidepressivum Amitriptylin wird neben der Depression auch bei chronischen Schmerzen erfolgreich eingesetzt. Unter anderem stellen auch neuropathische Schmerzen eine Indikation dar. Es gibt einige Berichte über eine Polyneuropathie, die unter Medikation mit Amitriptylin auftritt, und die sich nach Absetzen gebessert hat (Zampollo et al. 1988; Le Witt u. Forno 1985; Isaacs 1963; Casarino 1977; Leys et al. 1987). Hierbei sind vor allem sowohl akute GBS-artige als auch langsam schleichende Verläufe beschrieben worden. **Distale Parästhesien** und mehr oder weniger stark ausgeprägte **Paresen** sind als

Symptome dokumentiert. Klinisch-neurologisch stehen dementsprechend distal betonte Hypästhesien oder Paresen und abgeschwächte Muskeleigenreflexe im Vordergrund (Zampollo et al. 1988; Casarino et al. 1977; Leys et al. 1978). Elektroneurographisch und elektromyographisch ließen sich Veränderungen im Sinne einer axonalen Polyneuropathie nachweisen (Zampollo et al. 1988).

Besonders vor dem Hintergrund, dass die Therapie mit Amitriptylin bei der Behandlung neuropathischer Schmerzen eingesetzt wird, ist diese sicherlich seltene Nebenwirkung als Ursache der Zunahme neuropathischer Beschwerden in Betracht zu ziehen.

Disulfiram

Disulfiram ist ein alkoholsensibilisierendes Medikament und wird zur Behandlung der Alkoholabhängigkeit eingesetzt. Neben Leberschäden, Knochenmarksdepression, Geschmacksstörungen und epileptischen Anfällen kann es bei der Therapie mit Disulfiram auch zu einer Polyneuropathie als Nebenwirkung kommen. **Taubheitsgefühle, brennende Dysästhesien** und **Paresen** sind Symptome der Disulfiram-bedingten Polyneuropathie (Frisoni u. Di Monda 1989; Mokri et al. 1981; Watson et al. 1980). In seltenen Fällen gibt es auch akute und schwere Verläufe bis hin zur Tetraparese (Kluglist u. Preuss 1992). In der neurologischen Untersuchung stehen distal betonte Veränderungen wie Sensibilitätsstörungen, Paresen oder abgeschwächte Muskeleigenreflexe im Vordergrund. Elektrophysiologisch lassen sich Veränderungen im Sinne einer axonalen Schädigung nachweisen, die sich auch histopathologisch sichern lässt (Bergouignan et al. 1988; Moddel et al. 1978; Gardner-Thorpe u. Benjamin 1977). Zum Teil finden sich auch segmentale Demyelinisierungen (Nukada u. Pollock 1981). Nach Absetzen von Disulfiram kommt es in der Regel zu einer guten Rückbildung der Symptome (Mokri et al. 1981; Moddel et al. 1978; Bergouignan et al. 1988).

Als möglicher Verursacher der neurotoxischen Nebenwirkungen wird der Metabolit **Carbondisulfat** diskutiert (Ansbacher et al. 1982; Moddel et al. 1978). Tierexperimentell konnte dieser Mechanismus allerdings nicht bestätigt werden (Tonkin et al. 2000). Das Auftreten der Disulfiram-induzierten Neuropathie, welches dosisabhängig ist, kann durch eine Begrenzung der Tagesdosis auf maximal 250 mg verhindert werden (Dano et al. 1996; Frisoni u. Di Manda 1989).

Lithium

Phasenprophylaxe bei manisch-depressiven Psychosen und bei Depressionen sind die Indikationen zur Behandlung mit Lithium. Die zentralnervösen Nebenwirkungen wie Tremor oder Senkung der Krampfschwelle sind die häufigeren und bekannteren Nebenwirkungen von Lithium. Es gibt aber auch mehrere Berichte über schwer verlaufende Polyneuropathien, die bei Lithiumintoxikationen auftreten können (Johnston et al. 1991; Vanhooren et al. 1990; Pamphlett u. MacKenzie 1982; Brust et al. 1979). **Schlaffe, distal betonte Paresen**, Abschwächung bzw. Ausfall der Muskeleigenreflexe und **Sensibilitätsstörungen** stellen die entsprechenden klinischen Befunde dar. Neurophysiologisch zeigen sich Zeichen einer axonalen Polyneuropathie (Brust et al. 1979; Johnston et al. 1991; Vanhooren et al. 1990; Pamphlett u. MacKenzie 1982). In Suralisbiopsien konnte eine Reduktion markhaltiger Nervenfasern und axonale Degeneration nachgewiesen werden (Pamphlett u. MacKenzie 1982; Vanhooren et al. 1990). Experimentelle Untersuchungen haben eine Verminderung der Faser- und Axonfläche aufgezeigt (Licht et al. 1997). Nach Behandlung der Lithiumintoxikation kam es in den meisten Fällen zu einer recht guten Erholung, die sich im Verlauf einiger Monate einstellte (Vanhoore et al. 1990; Johnston et al. 1991).

Phenytoin

Die Neuropathie als Nebenwirkung einer Phenytoinbehandlung ist schon seit einigen Jahrzehnten bekannt (Finkelmann u. Arief 1942). In den meisten Fällen handelt es sich dabei um **asymptomatische Patienten**, bei denen abgeschwächte oder ausgefallene distale Muskeleigenreflexe oder eine Pallhypästhesie zu finden sind. In der sensiblen Neurographie zeigt sich eine Amplitudenminderung (Mehrotra et al. 1992). Neuropathologisch lässt sich vorwiegend eine axonale Degeneration nachweisen, in Einzelfällen handelt es sich aber auch um segmentale Demyelinisierung (Ramirez et al. 1986) (◧ Abb. 17.4).

Eine Behandlungsdauer über 5 Jahre und eine Intoxikation mit Phenytoin sind Risikofaktoren für das Entstehen einer Neuropathie (So u. Penry 1981). Allerdings kann die Phenytoin-bedingte Neuropathie auch schon nach einer Behandlungsdauer von einigen Wochen auftreten (Dobkin 1977), in einem Fall begann sie bereits wenige Stunden danach (Yoshikawa et al. 1999). Nach Absetzen bilden sich die Beschwerden und die elektrophysiologischen Veränderungen in der Regel zurück.

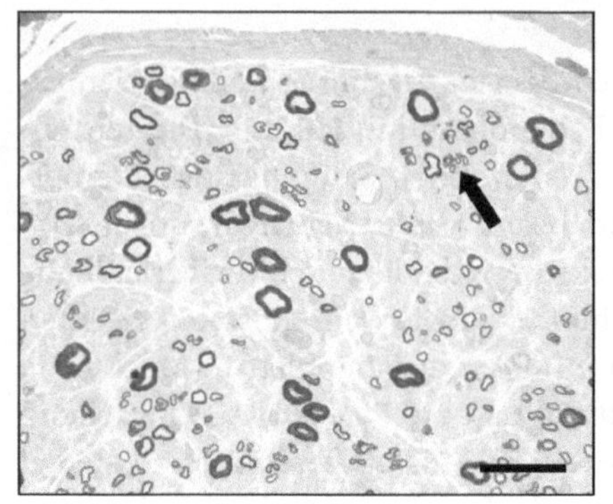

■ **Abb. 17.4.** Erhebliche chronische Neuropathie bei Phenytoinmedikation mit Ausfall von ca. 70% der markhaltigen Nervenfasern. Nur vereinzelt finden sich kleine Gruppen regenerierter Nervenfasern (*Pfeil*). N.-suralis-Biopsie. Kunstharzeinbettung, Semidünn-Querschnitt, Toluidinblau-Färbung. Maßstab: 50 μm

Varia

Almitrin

Almitrin, ein Chemorezeptoragonist, wird zur symptomatischen Behandlung von chronisch-obstruktiven Lungenerkrankungen benutzt. Die Polyneuropathie ist eine häufige Nebenwirkung von Almitrin, die 2 bis 25 Monate nach Beginn der Therapie auftreten kann (Gherardi et al. 1985; Bouche et al. 1989). In einer plazebokontrollierten, doppelblinden Studie entwickelten 3 von 5 Patienten, die mit Almitrin behandelt wurden, eine Polyneuropathie (Allen u. Prowse 1989). Sensible Beschwerden in Form von **Parästhesien**, **Brennen** und **Schmerzen** stehen bei der Almitrin-induzierten Neuropathie im Vordergrund (Seror 1990; Bouche et al. 1989; Gherardi et al. 1985; Blondel et al. 1986). Dementsprechend lassen sich in der neurologischen Untersuchung eine distal betonte Hypästhesie und ausgefallene Achillessehnenreflexe nachweisen. Elektrophysiologisch zeigt sich eine Reduktion der Nervenaktionspotenziale vor allem in der sensiblen Neurographie (Bouche et al. 1989). Die mikroskopische Untersuchung von Suralis-Biopsien zeigt axonale Schäden, die besonders in großen myelinisierten Fasern nachgewiesen werden konnten (Bouche et al. 1989; Gherardi et al. 1987). Nach Absetzen von Almitrin kommt es in den meisten Fällen zu einer guten Rückbildung, die sich allerdings erst nach 3–16 Monaten einstellt (Bouche et al. 1989).

Bortezomib

Bortezomib (PS-341) ist der erste Proteasominhibitor in klinisch-therapeutischer Anwendung und wird hauptsächlich zur Behandlung von multiplen Myelomen eingesetzt (Richardson et al. 2003). Man vermutet, dass die Inhibition des proteasomalen Proteinabbaus Signalkaskaden von Wachstumsfaktoren und die Regulation der Zellteilung und -proliferation stört (Richardson et al. 2003). Von den behandelten Patienten entwickeln 20–50% eine **sensorisch betonte periphere Neuropathie**; die PNP stellt damit eine der häufigsten Nebenwirkungen dar (Aghajanian et al. 2002; Kondagunta et al. 2004; Richardson et al. 2003). Möglicherweise beeinträchtigt Bortezomib die Wirkungen neurotropher Faktoren und bewirkt dadurch eine Nervenfaserdegeneration. Die Ausprägung der Neuropathie ist dosisabhängig; nach Absetzen des Medikaments kommt es in der Regel zu einer zumindest partiellen Besserung der Neuropathie (Maki et al. 2005). Histopathologische Untersuchungen an Nervenbiopsien Bortezomib-behandelter Patienten sind bisher nicht beschrieben.

Gold

Goldsalze werden als Basistherapie bei der schweren rheumatischen Arthritis eingesetzt. Kumulative Dosen im Bereich von 30–2600 mg sind mit dem Auftreten einer peripheren Neuropathie assoziiert, wobei von den verschiedenen Goldpräparaten das Natriumaurothiomalat diese Nebenwirkung am häufigsten verursacht (Fam et al. 1984). Die Patienten beklagen **distale Dysästhesien, Taubheit, Muskelschwäche** und **Muskelkrämpfe** (Katrak et al. 1980; Weiss et al. 1982). In der neurologischen Untersuchung finden sich eine distale, symmetrische Pallhypästhesie, abgeschwächte Muskeleigenreflexe und leichtgradige Paresen. Elektroneurographisch lässt sich vorwiegend eine verlangsamte Nervenleitgeschwindigkeit nachweisen. Wichtig zur Abgrenzung gegenüber einer durch die rheumatoide Arthritis verursachten Polyneuropathie ist die Muskel-Nerv-Biopsie, die im Falle einer Gold-induzierten Polyneuropathie entweder axonale Degeneration oder fokale Demyelinisierung zeigt (Katarak et al. 1980). Vaskulitische Veränderungen, die für eine rheumatoide Arthritis als Ursache sprechen, finden sich hingegen nicht. Das Absetzen der Goldtherapie ist der wesentliche Schritt, um ein Fortschreiten zu verhindern bzw. eine Rückbildung zu erzielen. Generell ist die Prognose der Gold-induzierten Polyneuropathie nach frühzeitigem Absetzen als sehr gut einzustufen.

Interferon-alpha

Indikationen für die Behandlung mit Interferon-alpha (IFN-α) liegen bei virologischen und onkologischen Erkrankungen. Hepatitis C, Leukämie und Lymphome sind hierbei die wesentlichen Anwendungsgebiete. Unter der Therapie mit IFN-α kann sich eine Polyneuropathie entwickeln oder eine vorbestehende, auf die zu behandelnde Grunderkrankung zurückzuführende Polyneuropathie – z.B. Kryoglobulinämie und Hepatitis C – sich verschlechtern (Gastineau et al. 1989; LaCivita et al. 1996; Tambini et al. 1997; Quattrini et al. 1997; Lidove et al. 1999; Emir et al. 1999). **Parästhesien** und **Schmerzen** sind die häufigsten Symptome. Klinisch neurologisch lassen sich eine Hypästhesie und ausgefallene oder abgeschwächte Achillessehnenreflexe nachweisen. Neurophysiologisch und histologisch zeigt sich eine axonale Polyneuropathie. Nach Beendigen der Therapie mit IFN-α wurde überwiegend eine gute Rückbildung der Symptome beschrieben (Emir et al. 1999; Lidove et al. 1999).

Der Schädigungsmechanismus ist bislang unklar. Der immunhistochemische Nachweis einer verstärkten Expression von HLA-DR auf den Schwann-Zellen wird als Hinweis auf eine Phosphorylierung der Neurofilamente oder einen verlangsamten axonalen Transport gewertet, die ihrerseits zu einer axonalen Störung führen können (Quattrini et al. 1997).

Penicillamin

Penicillamin ist ein etabliertes Medikament zur Behandlung der rheumatoiden Arthritis, Sklerodermie, Intoxikation mit Schwermetallen und Morbus Wilson. Als Nebenwirkungen sind Thrombozytopenie, Glomerulonephritis, Myasthenia gravis und systemischer Lupus erythematodes bekannt, in seltenen Fällen kann es auch zu einer **Polyneuropathie** kommen (Pedersen u. Hogenhaven 1990; Mayr et al. 1983; Pool et al. 1981). Es sind sowohl eine schwere Polyradikulopathie vom demyelinisierenden Typ als auch eine axonale Polyneuropathie beschrieben worden (Pedersen u. Hogenhaven 1990; Mayr et al. 1983). Nach dem Absetzen von Penicillamin kann es zu einer guten Rückbildung kommen. Dieser Befund bestärkt neben dem zeitlichen Zusammenhang zwischen der Therapie mit Penicillamin und dem Auftreten der Symptomatik die kausale Rolle von Penicillamin bei der jeweils beschriebenen Polyneuropathie. Dieses ist insbesondere deshalb wichtig, weil ein Großteil der Erkrankungen, die eine Indikation zur Behandlung mit Penicillamin darstellen, selbst eine Polyneuropathie verursachen können.

Pyridoxin (Vitamin B$_6$)

Vitamin-B-Komplexe wurden und werden weiterhin zur symptomatischen Therapie verschiedener Erkrankungen wie prämenstruelles Syndrom, Karpaltunnelsyndrom, Polyneuropathie etc. verschrieben, ohne dass es gesicherte Erkenntnisse zur Wirksamkeit gibt. Einzig indiziert ist die Komedikation von Pyridoxin bei der tuberkulostatischen Therapie mit Isoniazid, um eine Polyneuropathie zu verhindern. Eine weit größere Rolle als die ärztlich verordnete Vitamin-B$_6$-Zufuhr spielt heutzutage die Selbstmedikation mit Vitaminpräparaten. Der Tagesbedarf von 2 mg wird durch eine ausgewogene Ernährung ohne Probleme gedeckt.

Hohe bis sehr hohe Dosen von Pyridoxin können eine Polyneuropathie verusachen (Schaumburg et al. 1983; McLachlan u. Brown 1995; Parry u. Bredesen 1985). Die Toxizität von Pyridoxin wird mit 200 mg/ Tag angegeben, allerdings wird eine chronische Einnahme von 50 mg/ Tag bereits als schädigend eingestuft. Die Pyridoxin-induzierte Polyneuropathie manifestiert sich durch **Parästhesien** und **Taubheit** und kann sich bis zur **sensiblen Ataxie** steigern (Schaumburg et al. 1983; McLachlan u. Brown 1995; Parry u. Bredesen 1985). Der Schädigungsmechanismus ist bisher unbekannt. In den meisten Fällen sind die Schädigung und Symptomatik reversibel.

Thalidomid

Thalidomid, welches wegen seiner teratogenen Effekte Anfang der 60er Jahre vom Markt genommen wurde, erfährt aufgrund seiner immunmodulatorischen und antiinflammatorischen Eigenschaften in den letzten Jahren ein wachsendes Interesse. Von der FDA (Food and Drug Administration) hat es die Zulassung zur Behandlung des Erythema nodosum leprosum erhalten (Calabrese u. Fleischer 2000). Thalidomid wird darüber hinaus auch zur Therapie anderer Hauterkrankungen wie aphthöse Stomatitis, Behçet-Syndrom, diskoider Lupus erythematodes und Graft-versus-host-Reaktion eingesetzt. Seit den 60er Jahren ist die Neuropathie als weitere Nebenwirkung des Thalidomid bekannt (Scheid et al. 1961; Fullerton und O'Sullivan 1968). Einer neueren Arbeit zufolge wird die Inzidenz einer Thalidomid-induzierten Neuropathie mit 21–50% recht hoch veranschlagt (Ochonisky et al. 1994). **Schmerzhafte oder unangenehme Parästhesien** sind die vorherrschenden Symptome (Fullerton u. O'Sullivan 1968; Wulff et al. 1985). Elektroneurographisch zeigt sich eine Amplitudenminderung ohne wesentliche Veränderung der Nervenleitgeschwindigkeit. Neuropathologisch handelt es sich um einen Verlust der großkalibrigen Fasern (Fullerton u. O'Sullivan 1968). Bei klarer Indikation zur Behandlung mit Thalidomid sollte vor Beginn und im Verlauf sowohl klinisch als auch neurophysiologisch nach neuropathischen Veränderungen gesucht werden, um bei deren Vorliegen die Therapie abzubrechen.

Literatur

ADRAC – Adverse Drug Reactions Advisory Committee (1993) Paresthesia and neuropathy with hypolipidaemic agents. Aust Adver Drug React Bullet 12:6

Aghajanian C, Soignet S, Dizon et al. (2002) A phase I trial of the novel proteasome inhibitor PS341 in advanced solid tumor malignancies. Clin Cancer Res 8: 2505–2511

Ahmad S (1995) Lovastatin and peripheral neuropathy. Am Heart J 130: 1321

Alberts DS, Noel JK (1995) Cisplatin-associated neurotoxicity: can it be prevented? Anticancer Drugs 6: 369–383

Allen MB, Prowse K (1989) Peripheral nerve function in patients with chronic bronchitis receiving almitrine or placebo. Thorax 44: 292–297

Anderson NE, Lynch N, O'Brien KP (1985) Disabling complications of amiodarone. Aust NZ J Med 15: 300–305

Ansbacher LE, Bosch EP, Cancilla PA (1982) Disulfiram neuropathy: a neurofilamentous distal axonopathy. Neurology 32: 424–428

Argyriou AA, Chroni E, Koutras A, Ellul J, Papapetropoulos G, Iconomou G, Kalofonos HP (2005) Vitamin E for prophylaxis against chemotherapy-induced neuropathy. A randomized controlled trial. Neurology 64: 26–31

Bent MJ van den, van Raaij-van den Aarssen VJ, Verweij J, Doorn PA, Sillvis Smitt PA (1997) Progression of paclitaxel-induced neuropathy following discontinuation of treatment. Muscle Nerve 20: 750–752

Berger AR, Arezzo JC, Schaumburg HH, Skowron G, Merigan T, Bozzette S, Richman D, Soo W (1993) 2′,3′-dideoxycytidine (ddC) toxic neuropathy: a study of 52 patients. Neurology 43: 358–362

Bergouignan FX, Vital C, Henry P, Eschapasse P (1988) Disulfiram neuropathy. J Neurol 235: 382–383

Biehl JP, Vilter R (1954) Effect of isoniazid on vitamin B_6 metabolism. Its possible significance in producing isoniazid neuritis. Proc Soc Exp Biol Med 185: 389

Blondel M, Arnott G, Defoort S, Bouchez B, Persuy P, Masingue M, Hache JC, Krivosic I (1986) 11 cases of neuropathy induced by almitrine, of which one has optic neuropathy. Rev Neurol 142: 683–688

Bouche P, Bousser MG, Peytour MA, Cathala HP (1979) Perhexiline maleate and peripheral neuropathy. Neurology 29: 739–743

Bouche P, Lacomblez L, Leger JM et al. (1989) Peripheral neuropathies during treatment with almitrine: report of 46 cases. J Neurol 236: 29–33

Bousser MG, Bouche P, Brochard C et al. (1976) Neuropathies peripheriques au malate de perhexiline. A propos de 7 observations. Coer Med Interne 15: 181

Boyce EG, Cookson ET, Bond WS (1990) Persistent metronidazole-induced peripheral neuropathy. DICP 24: 19–21

Bradley WG, Karlsson I, Rassol L (1977) Metronidazole neuropathy. BMJ 2: 610

Brew B, Tisch S, Law M (2003) Lactate concentrations distinguish between nucleoside neuropathy and HIV neuropathy. AIDS 17: 1094–1096

Brust JC, Hammer JS, Challenor Y, Healton EB, Lessner RP (1979) Acute generalized polyneuropathy accompanying lithium poisoning. Ann Neurol 6: 360–362

Calabrese L, Fleischer AB (2000) Thalidomide: current and potential clinical applications. Am J Med 108: 487–495

Casarino JP (1977) Neuropathy associated with amitriptyline. Bilateral footdrop. NY State J Med 77: 2144–2146

Casey EB, Jellife AM, LeQuesne PM, Millett YL (1973) Vincristine neuropathy. Clinical and electrophysiological observations. Brain 96: 69–86

Charness M, Morady F, Scheinmann M (1984) Frequent neurologic toxicity associated with amiodarone therapy. Neurology 34: 669

Cornblath DR, McArthur JC (1988) Predominantly sensory neuropathy in patients with AIDS and AIDS-related complex. Neurology 38: 794–796

Coxon A, Pallis CA (1976) Metronidazole neuropathy. J Neurol Neurosurg Ps 39: 403–405

Dano P, Tammam D, Brosset C, Bregigeon M (1996) Peripheral neuropathies caused by disulfiram. Rev Neurol 152: 294–295

Dillmann U, Kramer G, Goebel HH (1991) Polyneuropathie in Duhring dermatitis herpetiformis. Nervenarzt 62: 516–518

Dobkin BH (1977) Reversible subacute peripheral neuropathy induced by phenytoin. Arch Neurol 34: 189–190

Ellis FG (1962) Acute polyneuritis after nitrofurantoin therapy. Lancet 2: 1136

Emir S, Kutluk T, Chan KW, Yalcin B, Varli K, Buyukpamkcu M (1999) Peripheral neuropathy during alpha-interferon therapy in a child with Hogkin's disease. Pediatr Hematol Oncol 16: 557–560

Estes ML, Ewing-Wilson D, Chou SM, Mitsumoto H, Hanson M, Shirey E, Ratliff NB (1987) Chloroquine neuromyotoxicity. Clinical and pathologic perspective. Am J Med 82: 447–455

Fam AG, Gordon DA, Sarkozi J, Blair GR, Cooper PW, Harth M, Lewis AJ (1984) Neurologic complications associated with gold therapy for rheumatoid arthritis. J Rheumatol 11: 700–706

Finkelman I, Arief AJ (1942) Untoward effects of phenytoin sodium in epilepsy. JAMA 118: 1209–1212

Forsyth PA, Balmaceda C, Peterson K, Seidman AD, Brasher P, DeAngelis LM (1997) Prospective study of paclitaxel-induced peripheral neuropathy with quantative sensory testing. J Neurooncol 35: 47–53

Fraser AG, McQueen I, Watts A et al. (1985) Peripheral neuropathy during long-term high-dose amiodarone therapy. J Neurol Neurosurg Ps 48: 576

Fraser DM, Campbell IW, Miller HC (1977) Peripheral and autonomic neuropathy after treatment with perhexiline maleate. BMJ 3: 675–676

Frisoni GB, Di Monda V (1989) Disulfiram neuropathy: a review (1971–1988) and report of a case. Alcohol 24: 429–437

Fullerton PM, O'Sullivan DJ (1968) Thalidomide neuropathy: a clinical, electrophysiological, and histological follow-up study. J Neurol Neurosurg Ps 31: 543–551

Gaist D, Jeppesen U, Andersen M, Garcia Rodriguez LA, Hallas J, Sindrup SH (2002) Statins and risk of polyneuropathy. A case-control study. Neurology 58: 1333–1337

Gastineau DA, Habermann TM, Hermann C (1989) Severe neuropathy associated with low-dose recombinant interferon-alpha. Am J Med 87: 116

Gardner-Thorpe C, Benjamin S (1971) Peripheral neuropathy after disulfiram administration. J Neurol Neurosurg Ps 34: 253–259

Gherardi R, Louarn F, Benvenuti C et al. (1985) Peripheral neuropathy in patients treated with almitrine dimesylate. Lancet 1: 1247–1250

Gherardi R, Baudrimont M, Gray F, Louarn F (1987) Almitrine neuropathy. A nerve biopsy study of 8 cases. Acta Neuropathol 73: 202–208

Gregg RW, Molepo JM, Monpetit VJ, Mikael NZ, Redmond D, Gadia M, Stewart DJ (1992) Cisplatin neurotoxicity: the relationship between dosage, time, and platinum concentration in neurologic tissues, and morphologic evidence of toxicity. J Clin Oncol 10: 795–803

Grünberg SM, Sonka S, Stevenson LL, Muggia FM (1989) Progressive paresthesias after cessation of therapy with very high-dose cisplatin. Cancer Chemother Pharmacol 25: 62–64

Gutman L, Martin JD, Welton W (1976) Dapsone motor neuropathy – an axonal disease. Neurology 26: 514–516

Hilkens PH, Pronk LC, Verweij J, Vecht CJ, Putten WL van, Bent MJ van den (1997) Peripheral neuropathy induced by combination chemotherapy of docetaxel and cisplatin. Br J Cancer 75: 417–422

Hilleman D, Miller MA, Parker R, Doering P, Pieper JA (1998) Optimal management of amiodarone therapy: efficacy and side effects. Pharmacotherapy 18: 138S–145S

Holmberg L, Bomann G, Bottiger LE, Eriksson B, Spross R, Wessling A (1980) Adverse reactions to nitrofurantoin. Analysis of 921 reports. Am J Med 69: 733–738

Horowitz JD, Sia ST, Macdonald PS, Goble AJ, Louis WJ (1986) Perhexiline maleate treatment for severe angina pectoris – correlations with pharmacokinetics. Int J Cardiol 13: 219–229

Isaacs AD (1963) Peripheral neuropathy after amitriptyline. BMJ 1: 1739

Jacobs MB (1994) HMG-CoA reductase inhibitor therapy and peripheral neuropathy. Ann Intern Med 120: 970

Jacobs J, Costa-Jussa FR (1985) The pathology of amiodarone neurotoxicity II. Peripheral neuropathy in man. Brain 108: 753

Jeppesen U, Gaist D, Smith T, Sindrup SH (1999) Statins and peripheral neuropathy. Eur J Clin Pharmacol 54: 835–838

Johnston SR, Burn D, Brooks DJ (1991) Peripheral neuropathy associated with lithium toxicity. J Neurol Neurosur Ps 54: 1019–1020

Katrak SM, Pollock M, O'Brien CP, Nukada H, Allpress S, Calder C, Palmer DG, Grennan DM, McCormack PL, Laurent MR (1980) Clinical and morphological features of gold neuropathy. Brain 103: 671–693

Kapoor K, Chandra M, Nag D, Paliwal JK, Gupta RC, Saxena RC (1999) Evaluation of metronidazole toxicity: a prospective study. Int J Clin Pharmacol Res 19: 83–88

Klugkist H, Preuss S (1992) Disulfiram Neuropathie. Dtsch Med Wochenschr 117: 1278–1282

Kieburtz KD, Seidlin M, Lambert JS, Dolin R, Reichman R, Valentine F (1992) Extended follow-up of peripheral neuropathy in patients with AIDS and AIDS-related complex treated with dideoxyinosine. J Acquir Immune Defic Syndr 5: 60–64

Kondagunta GV, Drucker B, Schwartz L, Bacik J, Marion S, Russo P, Mazumdar M, Motzer RJ (2004) Phase II trial of bortezomib for patients with advanced renal cell carcinoma. J Clin Oncol 22: 3720–3725

Krarup-Hansen A, Fugleholm K, Helweg-Larsen S, Hauge EN, Schmalbruch H, Trojaburg W, Krarup C (1993) Examination of distal involvement in cisplatin-induced neuropathy in man. An elctrophysiological and histological study with particular reference to to touch receptor function. Brain 116: 1017–1041

Krarup-Hansen A, Rietz B, Krarup C, Heydorn K, Rorth M, Schmalbruch H (1999) Histology and platinum content of sensory ganglia and sural nerves in patients treated with cisplatin and carboplatin: an autopsy study. Neuropathol Appl Neurobiol 25: 29–40

LaCivita L, Zignego AL, Lombardini F, Monti M, Longombardo G, Pasero G, Ferri C (1996) Exacerbation of peripheral neuropathy during alpha-interferon therapy in a patient with mixed cryoglobulinaemia and hepatitis B virus infection. J Rheumatol 23: 1641–1643

Legha SS (1986) Vincristine neurotoxicity. Pathophysiology and management. Med Toxicol 1: 421–427

Lewis W, Dalakas MC (1995) Mitochondrial toxicity of antiviral drugs. Nat Med 1: 417–422

LeWitt PA, Forno LS (1985) Peripheral neuropathy following amitriptyline overdose. Muscle Nerve 8: 723–724

Leys D, Pasquier F, Lamblin M et al (1987) Acute polyradiculoneuropathy after amitriptyline overdose. BMJ 294: 608

Licht RW, Smith D, Braendgaard H (1997) The effect of chronic lithium treatment on the calibre of axons and nerve fibres in the rat sural nerve. Eur Neuropsychopharmacol 7: 95–98

Lidove O, Cacoub P, Hausfater P, Wechsler B, Frances C, Leger JM, Piette JC (1999) Cryoglobulinemia and hepatitis C: worsening of peripheral neuropathy after interferon alpha treatment. Gastroenterol Clin Biol 23: 403–406

Lipton RB, Apfel SC, Dutcher JP, Rosenberg R, Kaplan J, Berger A, Einzig AI, Wiernik P, Schaumburg HH (1989) Taxol produces a predominantly sensory neuropathy. Neurology 39: 368–373

LoMonaco M, Milone M, Batocchi AP, Padua L, Restuccia D, Tonalli P (1992) Cisplatin neuropathy: clinical course and neurophysiological findings. J Neurol 239: 199–204

Loughridge LW, Belf MB (1962) Peripheral neuropathy due to nitrofurantoin. Lancet 2: 1133

Maki RG, Kraft AS, Scheu K, Yamada J, Wadler S, Antonescu CR, Wright JJ, Schwartz GK (2005) A multicenter Phase II study of bortezomib in recurrent or metastatic sarcomas. Cancer 103: 1431–1438

Manji H (2000) Neuropathy in HIV infection. Curr Opin Neurol 13: 589–592

Martinez-Arizala A, Sobol S, McCarty GE, Nichols BR, Rakita L (1983) Amiodarone neuropathy. Neurology 33: 643–645

Mayr N, Graninger W, Wessely P (1983) Eine chemisch-induzierte Polyneuropathie bei chronischer Polyarthritis behandelt mit D-Penicillamin? Wien Klin Wochenschr 95: 86–88

McGuire SA, Gospe SM, Dahl G (1989) Acute vincristine neurotoxicity in the presence of hereditary motor and sensory neuropathy type I. Med Pediatr Oncol 17: 520–523

McLachlan R, Brown W (1995) Pyridoxine dependent epilepsy with iatrogenic sensory neuronopathy. Can J Sci 22: 50

McLeod JG, Penny R (1969) Vincristine neuropathy: an electrophysiological and histological study. J Neurol Neurosurg Ps 32: 297–304

Mehrotra TN, Srivastava SS, Goel VK, Sood K, Singh VS, Jain AK (1992) A study of nerve conduction velocity in patients on diphenylhydantoin therapy. J Assoc Physicians India 40: 619–620

Moddel G, Bilbao JM, Payne D, Ashby P (1978) Disulfiram neuropathy. Arch Neurol 35: 658–660

Mokri B, Ohnishi A, Dyck PJ (1981) Disulfiram neuropathy. Neurology 31: 730–735

Moore RD, Wong WM, Keruly JC, McArthur JC (2000) Incidence of neuropathy in HIV-infected patients on monotherapy versus those on combination therapy with didanosine, stavudine and hydroxyurea. AIDS 14: 273–278

Moyle GJ, Sadler M (1998) Peripheral neuropathy with nucleoside antiretrovirals: risk factors, incidence and management. Drug Saf 19: 481–494

Myers JB, Ronthal M (1978) Perhexiline maleate neurotoxicity and weight loss. Med J Aust 2: 465–466

Neundörfer B (1992) Neurologische Begleiterkrankungen des M. Crohn. Fortschr Neurol Psychiat 60: 481–486

Nukada H, Pollock M (1981) Disulfiram neuropathy. A morphometric study of sural nerve. J Neurol Sci 51: 51–67

Nisar M, Watkin SW, Bucknall RC, Agnew RA (1990) Exacerbation of isoniazid induced peripheral neuropathy by pyridoxine. Thorax 45: 419–420

Ochonisky S, Verroust J, Bastuji-Garin S, Gherardi R, Revuz J (1994) Thalidomide neuropathy incidence and clinico-electrophysiologic findings in 42 patients. Arch Dermatol 130: 66–69

Ormerod LP, Horsfield N (1996) Frequency and type of reactions to antituberculous drugs: observations in routine treatment. Tuber Lung Disease 77: 37

Pal PK (1999) Clinical and electrophysiological studies in vincristine induced neuropathy. Electromyogr Clin Neurophysiol 39: 323–330

Pamphlett RS, MacKenzie RA (1982) Severe peripheral neuropathy due to lithium intoxication. J Neurol Neurosur Ps 45: 656

Parry G, Bredesen D (1985) Sensory neuropathy with low dose pyridoxine. Neurology 35: 1466

Pedersen PB, Hogenhaven H (1990) Penicillamin-induced neuropathy in rheumatoid arthritis. Acta Neurol Scand 81: 188–190

Penn RG, Griffin JP (1982) Adverse reactions to nitrofurantoin in the United Kingdom, Sweden, and Holland. Br Med J 284: 1440–1442

Phan T, McLeod JG, Pollard JD, Peiris O, Rohan A, Halpern J-P (1995) Peripheral neuropathy associated with simvastatin. J Neurol Neurosur Ps 58: 625–628

Pool KD, Feit H, Kirkpatrick J (1981) Penicillamine-induced neuropathy in rheumatoid arthritis. Ann Intern Med 95: 457–458

Postma TJ, Benard BA, Huijgens PC, Ossenkoppele GJ, Heimans JJ (1993) Long-term effects of vincristine on the peripheral nervous system. J Neurooncol 15: 23–27

Postma TJ, Vermorken JB, Liefting AJ, Pinedo HM, Heimans JJ (1995) Paclitaxel-induced neuropathy. Ann Oncol 6: 489–494

Quattrini A, Comi G, Nemni R, Martinelli V, Villa A, Caimi M, Wrabetz L, Canal N (1997) Axonal neuropathy associated with interferon-alpha treatment for hepatitis C: HLA-DR immunoreactivity in Schwann cells. Acta Neuropathol 94: 504–508

Ramirez JA, Mendell J, Warmolts J et al. (1986) Phenytoin neuropathy: structural changes in the sural nerve. Ann Neurol 19: 162

Reinstein L, Ostrow SS, Wiernik PH (1980) Peripheral neuropathy after cis-platinum (II) (DDP) therapy. Arch Phys Med Rehabil 61: 280–282

Reliquet V, Mussini JM, Chennebault JM, Lafeuillade A, Raffi F (2001) Peripheral neuropathy during stavudine-didanosine antiretroviral therapy. HIV Med 2: 92–96

Rhodes LE, Coleman MD, Lewis-Jones MS (1995) Dapsone-induced motor peripheral neuropathy in pemphigus foliaceus. Clin Exp Dermatol 20: 155–156

Richardson PG, Barlogie B, Berenson J et al. (2003) A phase 2 study of bortezomib in relapsed, refractory myeloma. N Engl J Med 348: 2609–2617

Roelofs RI, Hrushesky W, Rogin J, Rosenberg L (1984) Peripheral sensory neuropathy and cisplatin chemotherapy. Neurology 34: 934–938

Rowinsky EK, Eisenhauer EA, Chaudry V, Arbuck SG, Donehower RC (1993) Clinical toxicities encountered with paclitaxel (Taxol). Semin Incol 20(Suppl 3): 1–15

Sahenk Z, Brady ST, Mendell JR (1987) Studies on the pathogenesis of vincristine-induced neuropathy. Muscle Nerve 10: 80–84

Sahenk Z, Barohn R, New P, Mendell JR (1994) Taxol neuropathy. Electrodiagnostic and sural nerve biopsy findings. Arch Neurol 51: 726–729

Said G (1978) Perhexiline neuropathy: a clinicopathological study. Ann Neurol 3: 259–266

Scarsella A, Coodly G, Shalit P, Anderson R, Fisher RL, Liao Q, Ros LL, Hernandez JE (2002) Stavudine-associated peripheral neuropathy in zidovudine-naive patients: effect of stavudine exposure and antiretroviral experience. Adv Ther 19: 1–8

Schaumburg H, Kaplan J, Windeback A et al. (1983) Sensory neuropathy from pyridoxin abuse. New Engl J Med 309: 445–448

Scheid W, Wieck HH, Stammler A, Kladetzky A, Gibbels E (1961) Polyneuritische Syndrome nach längerer Thalidomid-Medikation. Dtsch Med Wschr 86: 938–940

Seror P (1990) Sensitive neuropathy caused by almitrine. Rev Rhum Mal Osteoartic 57: 531–536

Shah RR, Oates NS, Idle JR, Smith RL, Lockhart JD (1982) Impaired oxidation of debrisoquine in patients with perhexiline neuropathy. Br Med J 284: 295–299

Snider DE (1980) Pyridoxine supplementation during isoniazid therapy. Tubercle 61: 191–196

So E, Penry JK (1981) Adverse effects of phenytoin on peripheral nerves and neuromuscular junction: a review. Epilepsia 22: 467

Tambini R, Quattrini A, Fracassetti O, Nemni R (1997) Axonal neuropathy in a patient receiving interferon-alpha therapy for chronic hepatitis C. J Rheumatol 24: 1656–1657

Tegner R, Tome FM, Godeau P, Lhermitte F, Fardeau M (1988) Morphological study of peripheral nerve changes induced by chloroquine treatment. Acta Neuropathol 75: 253–260

Thompson SW, Davis LE, Kornfeld M, Hilgers RD, Standefer JC (1984) Cisplatin neuropathy. Clinical, electrophysiologic, morphologic, and toxicologic studies. Cancer 54: 1269–1275

Tomkin GH (1973) Isonizid as a cause of neuropathy and sideroblastic anemia. Practitioner 211: 773

Tonkin EG, Erve JC, Valentine WM (2000) Disulfiram produces a non-carbon disulfide-dependent schwannopathy in the rat. J Neuropathol Exp Neurol 59: 786–797

Vanhooren G, Dehaene I, Van Zandycke M, Piessens F, Vandenbergh V, Van Hees J, Lammens M, Carton H (1990) Polyneuropathy in lithium intoxication. Muscle Nerve 13: 204–208

Watson CP, Ashby P, Bilbao JM (1980) Disulfiram neuropathy. Can Med Assoc J 123: 123–126

Watkins SM, Griffin JP (1978) High incidence of vincristine-induced neuropathy in lymphomas. Br Med J 11: 610–612

Weiss JJ, Thompson GR, Lazaro R (1982) Gold toxicity presenting as peripheral neuropathy. Clin Rheumatol 1: 285–289

Wijesekera JC, Critchley EM, Fahim Y, Lynch PG, Wright JS (1980) Peripheral neuropathy due to perhexiline maleate. J Neurol Sci 46: 303–309

Wulff CH, Hoyer H, Asboe-Hansen G, Bodthagen H (1985) Development of polyneuropathy during thalidomide therapy. Br J Dermatol 112: 475–480

Yoshikawa H, Abe T, Oda Y (1999) Extremely acute phenytoin-induced peripheral neuropathy. Epilepsia 40: 528–529

Zampollo A, Sozzi G, Basso F (1988) Amitriptyline-related peripheral neuropathy. Case Report. Ital J Neurol Sci 9: 89–91

Ziajka PE, Wehmeier T (1998) Peripheral neuropathy and lipid-lowering therapy. South Med J 91: 667–668

Myasthenes Syndrom

F. Block

Myasthene Syndrome sind durch belastungsabhängige Muskelschwäche gekennzeichnet. Die Myasthenia gravis und das Lambert-Eaton-Syndrom sind die beiden wesentlichen Erkrankungen, die zu einem myasthenen Syndrom führen. Aber auch Medikamente können ein myasthenes Syndrom auslösen. Als Pathomechanismen werden präsynaptische Effekte, eine postsynaptische Rezeptorblockade und Interferenzen mit der Leitfähigkeit der Muskelmembran diskutiert. Das durch Medikamente bedingte myasthene Syndrom kann sich als eine reversible einmalige Episode darstellen. Es kann aber auch durch ein Medikament eine bisher nicht bemerkte **Myasthenia gravis** symptomatisch werden oder eine bekannte und behandelte Myasthenia gravis sich verschlechtern.

Anamnestisch ist ein myasthenes Syndrom bei der Angabe einer belastungsabhängigen Muskelschwäche anzunehmen. Oft wird über eine Zunahme der Muskelschwäche im Tagesverlauf berichtet. In der klinischen Untersuchung kann dieses Phänomen durch Kraftprüfung bei wiederholter Durchführung einer Bewegung wie z. B. Faustschließen objektiviert werden. In der elektrophysiologischen Untersuchung zeigt sich bei der Myasthenia gravis nach tetanischer Stimulation ein Dekrement, d. h. eine Abnahme der Amplitude des Muskelantwortpotenzials. Eine Dispersion des Aktionspotenzials innerhalb einer motorischen Einheit [Jitter (engl.) = Zittern] kann über die Einzelfaserelektromyographie nachgewiesen werden und zeigt eine Störung der neuromuskulären Übertragung an. Der Nachweis der Azetylcholinrezeptorantikörper ist beweisend für eine Myasthenia gravis anzusehen, allerdings schließt ein negatives Resultat eine Myasthenia gravis nicht aus. Beim Lambert-Eaton-Syndrom lässt sich bei tetanischer Stimulation ein Inkrement aufzeigen. Bei ca. 90% der Patienten lassen sich Antikörper gegen präsynaptische, spannungsabhängige Kalziumkanäle nachweisen.

Antibiotika

Hinsichtlich der Antibiotika gibt es viele Berichte über durch sie bedingte myasthene Syndrome. In den meisten Fällen handelt es sich um eine Verschlechterung einer bereits bekannten Myasthenia gravis. Recht häufig wurde unter Aminoglykosiden eine Zunahme der myasthenen Symptome beobachtet (Hokkanen u. Toivakka 1969; Khella u. Kozart 1997; Martens u. Ansink 1979; Maeno u. Enomoto 1978). Auch für Makrolide, Penicilline und Tetrazykline wurden Verschlechterungen der Myasthenia gravis beschrieben (Argov et al. 1986; Cadisch et al. 1996; Draxler 1973; Durand et al. 1986; May u. Calvert 1990; Pijpers et al. 1996). Unter der Behandlung mit den Gyrasehemmern Ciprofloxacin und Norfloxacin wurde ebenfalls eine Verstärkung der myasthenen Symptome gesehen (More et al. 1988; Rauser et al. 1990). Die durch Muskelrelaxantien bedingte neuromuskuläre Blockade kann durch Vancomycin verstärkt werden, was eine längere Beatmung und Überwachung auf der Intensivstation notwendig macht (Albrecht u. Lanier 1993; Huang et al. 1990). Die durch Antibiotika induzierten myasthenen Symptome treten in Abhängigkeit von der Applikationsart und von der Dosis 15 min bis 12 h nach der Verabreichung auf und sind so gut wie immer vorübergehender Natur.

Da die Antibiotika in sich eine sehr heterogene Gruppe von Substanzen darstellen, ist es nicht verwunderlich, dass die durch sie induzierten myasthenen Syndrome über unterschiedliche Mechanismen hervorgerufen werden. Die Aminoglykoside führen über eine Hemmung der präsynaptischen Freisetzung von Azetylcholin zum myasthenen Syndrom (Caputy et al. 1981; Washio 1984). Bei Tetrazyklinen, Clindamycin und Polymyxin B wird es über eine postsynaptische Blockade vermittelt (AlAhdal u. Bevan 1995; Wright u. Collier 1976).

Antiepileptika

Antiepileptika werden zur Prophylaxe von epileptischen Anfällen eingesetzt. Zudem finden sie in der Schmerztherapie Anwendung. Unter der Langzeitbehandlung mit Phenytoin kann sich in seltenen Fällen eine Myasthenia gravis entwickeln (Milonas et al. 1983; Regli u. Guggenheim 1965; Ozawa et al. 1996). Nach Absetzen von Phenytoin war eine deutliche Besserung bzw. Beschwerdefreiheit zu beobachten. Für zwei Kinder wurde unter Carbamazepin eine myasthene Symptomatik beschrieben, die nach Absetzen komplett reversibel war (Zaichat et al. 1999). Die Behandlung mit Gabapentin führte in einem Fall zu einer Verschlechterung bei bekannter Myasthenia gravis und in einem anderen Fall dazu, dass eine latente Myasthenia gravis symptomatisch wurde (Boneva et al. 2000; Scheschonka u. Beuche 2003). Experimentelle Untersuchungen konnten belegen, dass die Antiepileptika Phenobarbital, Ethosuximid und Carbamazepin die postsynaptische Sensitivität für freigesetztes Azetylcholin verringern, wobei sich die Mechanismen für alle 3 Substanzen unterscheiden (Alderdice u. Trommer 1980). Auch wenn diese experimentellen Untersuchungen myasthene Symptome als Nebenwirkung der Antiepileptika möglich erscheinen lassen, so ist bei der weitverbreiteten Anwendung der Substanzen vor dem Hintergrund der publizierten Kasuistiken das Risiko für solche Nebenwirkungen als sehr niedrig einzustufen.

β-Blocker

Das Indikationsspektrum der β-Blocker hat sich über die Jahre sehr ausgeweitet – neben der arteriellen Hypertonie sind Angina pectoris, Z. n. Herzinfarkt, Herzrhythmusstörungen, essenzieller Tremor und Glaukom die wesentlichen Anwendungsgebiete. Für die β-Blocker Propranolol, Practolol, Acebutolol und Timolol wurden myasthene Syndrome beschrieben (Confavreux et al. 1990; Hughes u. Zacharias 1976; Coppeto 1984; Verhijk 1985; Komar et al. 1987). Interessanterweise traten die myasthenen Symptome nicht nur nach systemischer Gabe auf, sondern waren auch nach lokaler Gabe als Augentropfen zu beobachten. In den meisten Fällen handelte es sich um eine Verschlechterung bei bekannter Myasthenia gravis, bei zwei Patienten war allerdings eine Myasthenia gravis bis zu dem Zeitpunkt nicht bekannt. Fast immer war die Verschlechterung der myasthenen Symptome transient. In einer kontrollierten Untersuchung an 10 Patienten mit Myasthenia gravis konnte gezeigt werden, dass die intravenöse Gabe von Propanolol zu einer leichten Zunahme des Dekrements führte (Jonkers et al. 1996). Der Wirkmechanismus, über den die myasthene Reaktion der β-Blocker vermittelt wird, ist allerdings nicht bekannt.

Botulinumtoxin

Botulinumtoxin verhindert die präsynaptische Freisetzung von Azetylcholin durch Inaktivierung von Proteinen des Fusionskomplexes, der die Bindung von Azetylcholin enthaltenden Vesikeln an die präsynaptische Membran reguliert. Von den bekannten 7 Serotypen stehen die Typen A und B zum klinischen Einsatz zur Verfügung. Fokale und segmentale Dystonie, Hemispasmus facialis und Spastik stellen die etablierten Indikationen dar. Kopfschmerzen, fokale Hyperhidrosis, Falten, Achalasie, Detrusor-Sphinkter-Dyssynergie etc. sind weitere Anwendungsgebiete. Aufgrund des Wirkmechanismus des Botulinumtoxins stellen myasthene Erkrankungen eine generelle Kontraindikation dar. Eine Diffusion in zum injizierten Muskel benachbarte Muskeln kann zu einer Muskelschwäche führen. So kommt es bei 2–13% der Injektionsbehandlungen wegen Blepharospasmus bzw. Hemispasmus facialis zu einer Ptosis oder Doppelbildern (Ceballos-Baumann et al. 1990; Elston 1992). Bei der zervikalen Dystonie wird die Dysphagie bei 11–39% der Injektionsbehandlungen als Nebenwirkung beobachtet (Blackie u. Lees 1990; Brashear et al. 1999; Kessler et al. 1999; Odergren et al. 1998; Poewe et al. 1998). Diese ungewollten Paresen treten 3–8 Tage nach der Injektion von Botulinumtoxin auf und halten für 2–3 Wochen an. Mit der Einzelfaserelektromyographie konnte in von der Injektionsstelle deutlich entfernt liegenden Muskeln eine klare Zunahme des zeitlichen Abstandes von 2 Einzelpotenzialen festgestellt werden (Girlanda et al. 1992; Olney et al. 1988). Dieser für ein myasthenes Syndrom charakteristische elektromyographische Befund war transient und wurde nicht von klinisch relevanten Paresen begleitet. Bei drei Patienten, die wegen einer zervikalen Dystonie mit Botulinumtoxin behandelt wurden, kam es zu einer **vorübergehenden generalisierten Muskelschwäche** (Bhatia et al. 1999). Ein retrograder axonaler Transport ins Rückenmark und eine Zirkulation über das Blut werden als Mechanismen für diese Fernwirkungen diskutiert.

Chloroquin

Chloroquin wird primär als Antimalariamittel eingesetzt, es findet aber auch in der Behandlung von Erkrankungen des rheumatischen Formenkreises Anwendung. Myasthene Syndrome wurden mehrfach unter der Einnahme von Chloroquin beobachtet (Brüggemann et al. 1996; DeBleeker et al. 1991; Robbrecht et al. 1989; Sghirlanzoni et al. 1988; Schumm et al. 1981). Meist handelte es sich um Myasthenia gravis-ähnliche Bilder, in einem Fall bestand klinisch und elektrophysiologisch das Bild eines Lambert-Eaton-Syndroms (Sieb et al. 1992). Das myasthene Syndrom kann sich Wochen oder auch viele Jahre nach Beginn der Therapie entwickeln (DeBleeker et al. 1991; Robbrecht et al. 1989; Sieb et al. 1992). Nach Absetzen von Chloroquin bildet sich die myasthene Symptomatik meist vollständig zurück. In zwei Fällen konnte nach Reexposition ein Wiederauftreten der Beschwerden beobachtet werden (Sghirlanzoni et al. 1988; Robbrecht et al. 1989). In fast allen Fällen waren die Untersuchungen auf Azetylcholinrezeptorantikörper negativ. Bei einem Patienten, der allerdings aufgrund einer rheumatoiden Arthritis mit Chloroquin behandelt wurde, ließen sie sich nachweisen und waren einige Zeit nach dem Absetzen nicht mehr vorhanden (Schumm et al. 1981). Neben einer durch Chloroquin ausgelösten immunologischen Reaktion werden auch direkte Interaktionen prä- und postsynaptisch als Mechanismen des Chloroquin-induzierten myasthenen Syndroms diskutiert (Sieb et al. 1996).

D-Penicillamin

Der Chelatbildner D-Penicillamin ist ein wesentlicher Bestandteil in der Behandlung des Morbus Wilson. Es findet aber auch bei der rheumatoiden Arthritis und anderen Kollagenosen als Basistherapeutikum Anwendung. Bei ca. 1% der Patienten, die mit D-Penicillamin behandelt werden, kommt es zu einem D-Penicillamin-induzierten myasthenen Syndrom (Dawkins et al. 1981). Am häufigsten wurde es bei Patienten mit rheumatoider Arthritis beobachtet, aber auch bei anderen Kollagenosen und beim Morbus Wilson (Albers et al. 1980; Drosos et al. 1993; Dubost et al. 1992; Fawcett et al. 1982; Ferbert 1989; Garlepp et al. 1983; Kato et al. 1997). Im Bereich von 2–20 Monaten nach Therapiebeginn traten die ersten myasthenen Symptome auf, die die okulären, pharyngealen oder die Muskeln der Extremitäten betreffen. Elektrophysiologisch lässt sich ein Dekrement nachweisen. Nach Absetzen von D-Penicillamin kommt es in 1–8 Monaten meist zur vollständigen Rückbildung der myasthenen Symptome. In Abhängigkeit von der Schwere der Symptome ist eine vorübergehende symptomatische Therapie mit Pyridostigmin angezeigt. In fast allen Fällen konnten erhöhte Azetylcholinrezeptorantikörper festgestellt werden, sodass eine immunologische Genese anzunehmen ist (Drosos et al. 1993; Fawcett et al. 1982; Ferbert 1989). Nach Absetzen von D-Penicillamin bilden sich die Antikörper parallel zur klinischen Besserung zurück. In der HLA-Typisierung von Patienten mit D-Penicillamin-induziertem myasthenen Syndrom war recht häufig DR1 nachzuweisen, sodass auch von einer genetischen Prädisposition auszugehen ist (Delamere et al. 1983; Drosos et al. 1993; Garlepp et al. 1983).

Interferon-alpha

In der Therapie einiger Tumoren wie Hodgkin-Lymphom, Blasen- oder Nierenkarzinom wird Interferon-alpha eingesetzt. Zudem ist es eine wichtige Therapiesäule bei der Hepatitis C. Unter der Behandlung mit Interferon-alpha (IFN-α) kann es zur Bildung von Autoantikörpern kommen und z. B. eine Thyreoiditis oder hämolytische Anämie bedingen. Es sind auch mehrere Fälle eines myasthenen Syndroms unter der Behandlung mit IFN-α beschrieben worden (Batocchi et al. 1995; Gurtubay et al. 1999; Lensch et al. 1996; Mase et al. 1996; Piccolo et al. 1996; Rohde et al. 1996). Die Symptome treten innerhalb von 6 Wochen bis 5 Monate nach Therapiebeginn auf. In allen Fällen ließen sich Azetylcholinrezeptorantikörper nachweisen. Unter symptomatischer Therapie mit Pyridostigmin und immunsuppressiver Behandlung mit Kortikosteroiden entwickelte sich in den meisten Fällen eine Besserung. Bei zwei Patienten kam es allerdings zu einer myasthenen Krise, die eine Behandlung auf einer Intensivstation notwendig machte (Gurtubay et al. 1999; Mase et al. 1996).

Kalziumantagonisten

Arterielle Hypertonie und kardiale Rhythmusstörungen sind die wesentlichen Gründe für den Einsatz von Kalziumantagonisten. Für die Kalziumantagonisten Felodipin, Nifedipin und Verapamil wurde eine Zunahme myasthener Symptome bei bekannter Myasthenia gravis beschrieben (Swash u. Ingram 1992; PinaLatorre et al. 1988). Nach Gabe von Verapamil oder Diltiazem wurde eine Verstärkung der Muskelschwäche bei bekanntem Lambert-Eaton-Syndrom beobachtet (Krendel u. Hopkins 1986; Hiroi et al. 2003; Ueno u. Hara 1992). In einer elektromyographischen Untersuchung an Patienten mit Myasthenia gravis konnte nach intravenöser Gabe von Verapamil eine Reduktion der Muskelantwortpotenziale nachgewiesen werden (Lee u. Ho 1987). Da Kalzium für die synaptische Aktivität von zentraler Bedeutung ist, erscheint eine Auswirkung der Kalziumantagonisten auf die neuromuskuläre

Transmission plausibel. Allerdings ist der genaue Wirkmechanismus und Wirkort der Kalziumantagonisten im Hinblick auf die durch sie bedingten myasthenen Symptome bisher nicht geklärt.

Kortikosteroide

Kortikosteroide werden aufgrund ihrer schnellen immunsuppressiven Wirkung bei vielen Autoimmunerkrankungen eingesetzt. Auch bei der Myasthenia gravis sind sie ein wichtiger Bestandteil der Therapie. Allerdings kann es unter einer Therapie mit **Prednison** in einer Dosis von 1 mg/kg KG bei bis zu 50% der Patienten zu einer initialen Verschlechterung kommen (Pascuzzi et al. 1984). Bei bis zu 10% war die Verschlechterung so ausgeprägt, dass sie eine Beatmung oder eine Ernährung über eine Magensonde notwendig machte. Da sich die Verschlechterung besonders auf die bei Diagnosestellung am stärksten betroffenen Muskeln auswirkt, sind solche dramatische Auswirkungen bei Patienten mit bulbären und respiratorischen Symptomen zu erwarten.

Ein protrahiertes Eindosieren mit Steigerung der Tagesdosis um 5–10 mg pro Woche kann das Risiko für eine Kortison-induzierte Verschlechterung der Myasthenia gravis deutlich reduzieren (Seybold u. Drachman 1974).

Sowohl direkt negative Auswirkungen auf die neuromuskuläre Übertragung als auch immunvermittelte Mechanismen können für die durch Kortikosteroide bedingte transiente Verschlechterung einer myasthenen Symptomatik verantwortlich gemacht werden (Abramski et al. 1975; Dengler et al. 1979; Wilson et al. 1974).

Magnesium

Aus gynäkologischer Sicht sind die Präeklampsie, Eklampsie, Abortneigung und drohende Frühgeburt Indikationen für Magnesium, welches dann meist als **Magnesiumsulfat** intravenös verabreicht wird. Zudem wird Magnesium bei Magnesiummangel und Wadenkrämpfen gegeben. Myasthene Beschwerden bzw. Verstärkung myasthener Symptome bei bekannter Myasthenia gravis wurden in Zusammenhang mit Magnesium vor allem bei Schwangeren beobachtet (Cohen et al. 1976; Catanzarite et al. 1984; Bashuk u. Krendel 1990). In diesen Fällen wurde Magnesium intravenös wegen Präeklampsie bzw. drohender Frühgeburt appliziert. Die myasthenen Symptome entwickelten sich rasch nach der Gabe von Magnesium und waren mit Tetraparese bzw. Ateminsuffizienz von schwerer Ausprägung. Nach Absetzen von Magnesium waren die myasthenen Symptome innerhalb weniger Tage komplett reversibel. In einer prospektiven Untersuchung an Patienten mit Myasthenia gravis, die für eine Narkose muskelrelaxiert wurden, konnte gezeigt werden, dass Magnesiumsulfat nach Beendigung der Wirkung der Muskelrelaxantien zu einer erneuten Muskelrelaxierung führte (Fuchs-Buder u. Tassonyi 1996). Eine durch Magnesium bewirkte Reduktion der Azetylcholinfreisetzung, die für diese Effekte verantwortlich gemacht wird, ist auch als Mechanismus für die Verstärkung der myasthenen Symptome bei der Myasthenia gravis anzunehmen.

Periphere Muskelrelaxantien

Vor allem die nicht depolarisierenden Muskelrelaxantien werden zur Muskelrelaxation bei Narkose eingesetzt. Sie verhindern durch Blockade der nikotinergen Azetylcholinrezeptoren eine Depolarisation der Muskelmembran. Aufgrund dieses Wirkmechanismus sind myasthene Symptome als Nebenwirkung bzw. eine erhöhte Empfindlichkeit auf diese Substanzen bei Patienten mit Myasthenia gravis zu erwarten. In der Tat konnte eine erhöhte Empfindlichkeit für Mivacurium, Atracurium und Vecuronium bei Myasthenie-Patienten festgestellt werden (Baraka et al. 1999; Cortes et al. 1990; Itoh et al. 2002; Seigne u. Scott 1994; Smith et al. 1989). Diese erhöhte Empfindlichkeit zeigt sich sowohl bei Patienten mit positivem Befund für die Azetylcholinrezeptorantikörper als auch für solche mit negativem Befund (Itoh et al. 2002). Andererseits scheinen Patienten mit einer rein okulären Myasthenie nicht so empfindlich auf periphere Muskelrelaxantien zu reagieren wie Patienten mit einer generalisierten Form (Itoh et al. 2001). Neben der erhöhten Empfindlichkeit ist auch das Aufdecken einer bis dato nicht bekannten Myasthenia gravis durch periphere Muskelrelaxantien beschrieben worden (Dunsire et al. 2001). Darüber hinaus sind mehrere Fälle von myasthenen Reaktionen nach langzeitiger Muskelrelaxation in Erscheinung getreten (Benzing et al. 1990; Lagasse et al. 1990; Vanderheyden et al. 1992). Ist bei einem Patienten mit Myasthenia gravis eine Intubationsnarkose notwendig, so kann dies sicher in niedriger Dosierung von Mivacurium, Vecuronium oder Atracurium erfolgen (Cortes et al. 1990; Hunter et al. 1985; Stillwell et al. 1993). Neben dem Monitoring während der Narkose und Relaxation ist ein verlängertes Überwachen und ggf. Beatmung nach Ausleitung notwendig. Durch intravenöse Gabe von Neostigmin oder Pyridostigmin können die klinischen Auswirkungen der neuromuskulären Blockade in ihrer Dauer verkürzt werden (Baraka et al. 1993; Seigne u. Scott 1994).

Literatur

Abramski O, Aharonov V, Teitelbaum B (1975) Myasthenia gravis and acetylcholine receptors. Arch Neurol 32: 684–687

AlAhdal O, Bevan DR (1995) Clindamycin-induced neuromuscular blockade. Canad J Anes 42: 614–615

Albers JW, Hodach RJ, Kimmel DW, Treacy WL (1980) Penicillamine-associated myasthenia gravis. Neurology 30: 1246–1250

Albrecht RF, Lanier WL (1993) Potentiation of succinylcholine-induced phase II block by vancomycin. Anesth Analg 77: 1300–1302

Alderdice MT, Trommer BA (1980) Differential effects of the anticonvulsants phenobarbital, ethosuximide and carbamazepine on neuromuscular transmission. J Pharmacol Exp Ther 215: 92–96

Argov Z, Brenner T, Abramsky O (1986) Ampicillin may aggravate clinical and experimental myasthenia gravis. Arch Neurol 43: 255–256

Baraka A, Siddik S, Kawkabani N (1999) Cisatracurium in a myasthenic patient undergoing thymectomy. Can J Anaesth 46: 779–782

Baraka A, Taha S, Yazbeck V, Rizkallah P (1993) Vecuronium block in the myasthenic patient. Influence of anticholinesterase therapy. Anaesthesia 48: 588–590

Bashuk RG, Krendel DA (1990) Myasthenia gravis presenting as weakness after magnesium administration. Muscle Nerve 13: 708–712

Batocchi AP, Evoli A, Servidei S, Palmisani MT, Apollo F, Tonali P (1995) Myasthenia gravis during interferon alfa therapy. Neurology 45: 382–383

Benzing G, Iannaccone ST, Bove KE, Keebler PJ, Shockley LL (1990) Prolonged myasthenic syndrome after one week of muscle relaxants. Pediatr Neurol 6: 190–196

Bhatia KP, Münchau A, Thompson PD et al. (1999) Generalised muscular weakness after botulinum toxin injections for dystonia: a report of three cases. J Neurol Neurosurg Ps 67: 90–93

Blackie JD, Lees AJ (1990) Botulinum toxin treatment in spasmodic torticollis. J Neurol Neurosurg Ps 53: 640–643

Boneva N, Brenner T, Argov Z (2000) Gabapentin may be hazardous in myasthenia gravis. Muscle Nerve 23: 1204–1208

Literatur

Brashear A, Lew MF, Dykstra DD et al. (1999) Safety and efficacy of Neurobloc (botulinum toxin type B) in type A-responsive cervical dystonia. Neurology 53: 1439–1446

Brüggemann W, Herath H, Ferbert A (1996) Follow-up and immunologic findings in drug-induced myasthenia. Med Klin 91: 268–271

Cadisch R, Streit E, Hartmann K (1996) Exacerbation of pseudoparalytic myasthenia gravis following azithromycin (Zithromax). Schweiz Med Wochenschr 126: 308–310

Caputy AJ, Kim YI, Sanders DB (1981) The neuromuscular blocking effects of therapeutic concentrations of various antibiotics on normal rat skeletal muscle: a quantitative comparison. J Pharmacol Exp Ther 217: 369–378

Catanzarite VA, McHargue AM, Sandberg EC, Dyson DC (1984) Respiratory arrest during therapy for premature labor in a patient with myasthenia gravis. Obstet Gynecol 64: 819–822

Ceballos-Baumann AO, Gasser T, Dengler R, Oertel WH (1990) Lokale Injektionsbehandlung mit Botulinum-Toxin A bei Blepharospasmus, Meige-Syndrom und Spasmus hemifacialis. Nervenarzt 61: 604–610

Cohen BA, London RS, Goldstein PJ (1976) Myasthenia gravis and preeclampsia. Obstet Gynecol 48(Suppl 1): 35–37

Confavreux C, Charles N, Aimard G (1990) Fulminant myasthenia gravis soon after initiation of acebutolol therapy. Eur Neurol 30: 279–281

Coppeto JR (1984) Timolol-associated myasthenia gravis. Am J Ophthalmol 98: 244–245

Cortes C, Mora A, Mateo EM, Roige J, Cabarrocas E (1990) Myasthenia gravis: thymectomy. Muscle relaxation with atracurium besialte. Rev Esp Anestesiol Reanim 37: 300–303

Dawkins RL, Garlepp MJ, McDonald BL, Williamson J, Zilko PJ, Carrano J (1981) Myasthenia gravis and D-penicillamine. J Rheumatol 7: 169–174

DeBleeker J, DeReuck J, Quatacker J, Meire F (1991) Persisting chloroquine-induced myasthenia? Acta Clin Belg 46: 401–406

Delamere JP, Jobson S, Mackintosh LP, Wells L, Walton KW (1983) Penicillamine-induced myasthenia in rheumatoid arthritis: its clinical and genetic features. Ann Rheum Dis 42: 500–504

Dengler R, Rudel R, Warelas J, Birnberger KL (1979) Corticosteroids and neuromuscular transmission. Pflügers Arch 380: 145–151

Draxler V (1973) Acute respiratory distress syndrome due to high dosage of penicilline in a case of myasthenia gravis. Anaesthesist 22: 505–506

Drosos AA, Christou L, Galanopoulou V, Tzioufas AG, Tsiakou EK (1993) D-penicillamine induced myasthenia gravis: clinical, serological and genetic findings. Clin Exp Rheumatol 11: 387–391

Dubost JJ, Soubrier M, Bouchet F, Kemeny JL, Lhopitaux R, Bussier JL, Sauvezie B (1992) Neuromuscular complications of D-penicillamine in rheumatoid arthritis. Rev Neurol 148: 207–211

Dunsire MF, Clarke SG, Stedmon JJ (2001) Undiagnosed myasthenia gravis unmasked by neuromuscular blockade. Br J Anaesth 86: 727–730

Durand JM, Prince-Zucchelli MA, Galland MC, Pouget J, Harle JR, Weiller PJ, Mongin M (1986) Myasthenic syndrome and doxycycline. Rev Med Interne 7: 68–69

Elston JS (1992) The management of blepharospasm and hemifacial spasm. J Neurol 239: 5–8

Fawcett PR, McLachlan SM, Nicholson LV, Argov Z, Mastaglia FL (1982) D-penicillamine-associated myasthenia gravis: immunological and electrophysiological studies. Muscle Nerve 5: 328–334

Ferbert A (1989) D-Penicillamin-induzierte okuläre Myasthenie bei Psoriasisarthritis. Nervenarzt 60: 576–579

Fuchs-Buder T, Tassonyi E (1996) Magnesium sulphate enhances residual neuromuscular block induced by vecuronium. Br J Anaesth 76: 565–566

Garlepp MJ, Dawkins RL, Christiansen FT (1983) HLA antigens and acetylcholine receptor antibodies in penicillamine induced myasthenia gravis. Br Med J 286: 338–340

Girlanda P, Vita G, Nicolosi C, Milone S, Messina C (1992) Botulinum toxin therapy: distant effects on neuromuscular transmission and autonomic nervous system. J Neurol Neurosurg Ps 55: 844–845

Gurtubay IG, Morales G, Arechaga O, Gallego J (1999) Development of myasthenia gravis after interferon alpha therapy. Electromyogr Clin Neurophysiol 39: 75–78

Hiroi Y, Nakao T, Tsuchiya N, Takeda N, Maemura K, Nakamura F, Ohno M, Hirata Y, Nagai R (2003) Exacerbation of Lambert-Eaton myasthenic syndrome caused by an L-type Ca^{2+} channel antagonist. Jpn Heart J 44: 139–144

Hokkanen E, Toivakka E (1969) Streptomycin-induced neuromuscular fatigue in myasthenia gravis. Ann Clin Res 1: 220–226

Huang KC, Heise A, Shrader AK, Tsueda K (1990) Vancomycin enhances the neuromuscular blockade of vecuronium. Anesth Analg 71: 194–196

Hughes RO, Zacharias FJ (1976) Myasthenic syndrome during treatment with practolol. Br Med J 1: 460–461

Hunter JM, Bell CF, Florence AM, Jones RS, Utting JE (1985) Vecuronium in the myasthenic patient. Anaesthesia 40: 848–853

Itoh H, Shibata K, Nitta S (2001) Diffenrence in sensitivity to vecuronium between patients with ocular and generalized myasthenia gravis. Br J Anaesth 87: 886–889

Itoh H, Shibata K, Nitta S (2002) Sensitivity to vecuronium in seropositive and seronegative patients with myasthenia gravis. Anesth Analg 95: 109–113

Jonkers I, Swerup C, Pirskanen R, Bjelak S, Matell G (1996) Acute effects of intravenous injection of beta-adrenoreceptor and calcium channel antagonists and agonists in myasthenia gravis. Muscle Nerve 19: 959–965

Kato Y, Naito Y, Narita Y, Kuzuhara S (1997) D-penicillamine-induced myasthenia gravis in a case of eosinophilic fascitis. J Neurol Sci 146: 85–86

Kessler KR, Skutta M, Benecke R (1999) Long-term treatment of cervical dystonia with botulinum toxin A: efficacy, safety, and antibody frequency. J Neurol 246: 265–274

Khella SL, Kozart D (1997) Unmasking and exacerbation of myasthenia gravis by ophthalmic solutions: betoxolol, tobramycin, and dexamethasone. A case report. Muscle Nerve 20: 631

Komar J, Szalay M, Szel I (1987) Myasthenische Episode nach Einnahme großer Mengen Betablocker. Fortschr Neurol Psychiat 55: 201–202

Krendel DA, Hopkins LC (1986) Adverse effect of verapamil in a patient with the Lambert-Eaton syndrome. Muscle Nerve 9: 519–522

Lagasse RS, Katz RI, Petersen M, Jacobson MJ, Poppers PJ (1990) Prolonged neuromuscular blockade following vecuronium infusion. J Clin Anesth 2: 269–271

Lee SC, Ho ST (1987) Acute effects of verapamil on neuromuscular transmission in patients with myasthenia gravis. Proc Natl Sci Counc Repub China B 11: 307–312

Lensch E, Faust J, Nix WA, Wandel E (1996) Myasthenia gravis after interferon-alpha treatment. Muscle Nerve 19: 927–928

Maeno T, Enomoto K (1978) Reversal of streptomycin-induced muscle paralysis by 3,4-diaminopyridine. J Pharm Pharmacol 30: 249–250

Martens EI, Ansink BJ (1979) A myasthenia-like syndrome and polyneuropathy, complications of gentamycin therapy. Clin Neurol Neurosurg 81: 241–246

Mase G, Zorzon M, Biasutti E, Vitrani B, Cazzato G, Urban F, Frezza M (1996) Development of myasthenia gravis during interferon-alpha treatment for anti-HCV positive chronic hepatitis. J Neurol Neurosur Ps 60: 348–349

May EF, Calvert PC (1990) Aggravation of myasthenia gravis by erythromycin. Ann Neurol 28: 577–579

Milonas J, Kountouris D, Scheer E (1983) Myasthenisches Syndrom nach langzeitiger Diphenylhydantoin-Therapie. Nervenarzt 54: 437–438

Moore B, Safani M, Keesey J (1988) Possible exacerbation of myasthenia gravis by ciprofloxacin. Lancet 1: 882

Odergren T, Hjaltason H, Kaakkola S et al. (1998) A double blind, randomised, parallel group study to investigate the dose equivalence of Dysport and Botox in the treatment of cervical dystonia. J Neurol Neurosurg Ps 64: 6–12

Olney RK, Aminoff MJ, Gelb DJ, Lowenstein DH (1988) Neuromuscular effects distant from the site of botulinum neurotoxin injection. Neurology 38: 1780–1783

Ozawa T, Nakajima T, Furui E, Fukuhara N (1996) A case of myasthenia gravis associated with long-term phenytoin therapy. Rinsho Shinkeigaku 36: 1262–1264

Pascuzzi RM, Coslett HB, John TR (1984) Long-term corticosteroid treatment of myasthenia gravis: report of 116 patients. Ann Neurol 15: 291–298

Piccolo G, Franciotta D, Versino M, Alfonsi E, Lombardi M, Poma G (1996) Myasthenia gravis in a patient with chronic active hepatitis C during interferon-α treatment. J Neurol Neurosurg Ps 60: 348

Pijpers E, Rijwijk RE van, Takx-Kohlen B, Schrey G (1996) A clarythromycin-induced myasthenic syndrome. Clin Infect Dis 22: 175–176

PinaLatorre MA, Cobeta JC, Rodilla F, Navarro N, Zabala S (1998) Influence of calcium antagonist drugs in myasthenia gravis of the elderly. J Clin Pharm Ther 23: 399–401

Poewe W, Deuschl G, Nebe A et al. (1998) What is the optimal dose of botulinum toxin A in the treatment of cervical dystonia? Results of a double blind, placebo controlled, dose ranging study using Dysport. J Neurol Neurosurg Ps 64: 13–17

Rauser EH, Ariano RE, Anderson BA (1990) Exacerbation of myasthenia gravis by norfloxacin. Ann Pharmacother 24: 207–208

Regli F, Guggenheim P (1965) Myasthenisches Syndrom als seltene Komplikation unter Hydantoinbehandlung. Nervenarzt 36: 315–318

Robbrecht W, Bednarik J, Bourgeois P, van Hees J, Carton H (1989) Myasthenic syndrome caused by direct effect of chloroquine on neuromuscular junction. Arch Neurol 46: 464–468

Rohde D, Sliwka U, Schweizer K, Jakse G (1996) Ocular-bulbar myasthenia gravis induced by cytokine treatment of a patient with metastasized renal cell carcinoma. Eur J Clin Pharmacol 50: 471–473

Scheschonka A, Beuche W (2003) Treatment of post-herpetic pain in myasthenia gravis: exacerbation of weakness due to gabapentin. Pain 104: 423–424

Schumm F, Wiethölter H, Fateh-Moghadam A (1981) Myasthenie-Syndrom unter Chloroquin-Therapie. Dtsch Med Wochenschr 106: 1745–1747

Seigne RD, Scott RP (1994) Mivacurium chloride and myasthenia gravis. Br J Anaesth 72: 468–469

Seybold ME, Drachman DB (1974) Gradual increasing doses of prednisone in myasthenia gravis: reducing the hazards of treatment. N Engl J Med 290: 81–84

Sghirlanzoni A, Mantegazza R, Mora M, Pareyson D, Cornelio F (1988) Chloroquine myopathy and myasthenia-like syndrome. Muscle Nerve 11: 114–119

Sieb JP, Dengler R, Jerusalem G (1992) Das nichtparaneoplastische Lambert-Eaton-Syndrom. Nervenarzt 63: 234–239

Sieb JP, Milone M, Engel AG (1996) Effects of the quinoline derivatives quinine, quinidine, and chloroquine on neuromuscular transmission. Brain Res 712: 179–189

Smith CE, Donati F, Bevan DR (1989) Cumulative dose-response curves for atracurium in patients with myasthenia gravis. Can J Anaesth 36: 402–406

Stillwell R, Mangar D, Turnage WS (1993) Isoflurane and mivacurium chloride neuromuscular blockade in patients with myasthenia gravis. Nurse Anesth 4: 193–197

Swash M, Ingram DA (1992) Adverse effects of verapamil in myasthenia gravis. Muscle Nerve 15: 396–398

Ueno S, Hara Y (1992) Lambert-Eaton myasthenic syndrome without anti-calcium channel antibody: adverse effect of calcium antagonist diltiazem. J Neurol Neurosurg Ps 55: 409–410

Vanderheyden BA, Reynolds HN, Gerold KB, Emanuele T (1992) Prolonged paralysis after long-term vecuronium infusion. Crit Care Med 20: 304–307

Verkijk A (1985) Worsening of myasthenia gravis with timolol maleate eyedrops. Ann Neurol 17: 211–212

Washio H (1984) Presynaptic effect of streptomycin on the insect neuromuscular junction. Brain Res 292: 382–386

Wilson RW, Ward MD, Johns TR (1974) Corticosteroids – a direct effect at the neuromuscular junction. Neurology 24: 1091–1095

Wright JM, Collier B (1976) The site of the neuromuscular block produced by polymyxin B and rolitetracycline. Can J Physiol Pharmacol 54: 926–936

Zaidat OO, Kaminski HJ, Berenson F, Katirji B (1999) Neuromuscular transmission defect caused by carbamazepine. Muscle Nerve 22: 1293–1296

Myopathie

F. Block, J. Weis

Die Myopathie ist eine Erkrankung, die durch eine Muskelschwäche charakterisiert ist und die auf eine Funktionsstörung der Skelettmuskulatur zurückzuführen ist. Generell und auch bei Verdacht auf eine medikamentös induzierte Myopathie muss versucht werden, durch Anamnese, klinisch-neurologische Untersuchung und Zusatzdiagnostik (Elektroneurographie, Elektromyographie, Labor und Muskelbiopsie) die Myopathie von Störungen der neuromuskulären Übertragung, von Neuropathien und von Erkrankungen des zentralen Nervensystems abzugrenzen. Bei der medikamentös induzierten Myopathie kann im Einzelfall besonders dann die Abgrenzung gegen eine Neuropathie schwierig sein, wenn die anzuschuldigende Substanz auch eine Neuropathie verursachen kann. Einzig wegweisend ist dann oft die Muskelbiopsie.

Klinisch ist die Myopathie durch **proximal betonte, symmetrische Paresen** gekennzeichnet. Entsprechend dem Paresegrad können die Muskeleigenreflexe abgeschwächt oder erloschen sein. Das Muskelrelief kann erhalten oder atrophisch sein. Begleitend können Muskelschmerzen bestehen, die bereits in Ruhe vorhanden sind und unter muskulärer Aktivität oder Druck zunehmen. Laborchemisch zeigt sich eine Erhöhung der Kreatinkinase, der Aldolase und in einigen Fällen auch eine Myoglobinurie. In der Elektromyographie finden sich niederamplitudige, teils polyphasische Potenziale motorischer Einheiten mit kurzer Dauer. Die Elektroneurographie ist normal.

Verschiedene Medikamente können eine Myopathie hervorrufen. Diese kann durch eine direkte toxische Wirkung auf den Muskel entstehen, indem die Membraneigenschaften des Muskels oder die Proteinsynthese oder der -abbau verändert werden. Darüber hinaus gibt es indirekt vermittelte Effekte, die über medikamentös hervorgerufene Elektrolytstörungen, metabolische Entgleisungen oder Auswirkungen auf das Immunsystem bedingt sein können.

Amiodaron

Das Antiarrhythmikum Amiodaron kann neben Sehstörungen, Ataxie, Tremor und Neuropathie auch eine Myopathie als Nebenwirkung hervorrufen. Sie ist durch eine **proximale Muskelschwäche** gekennzeichnet und ist in seltenen Fällen auch schmerzhaft (Clouston u. Donnelly 1989; Besser et al. 1994; Oropeza et al. 1997). Das Auftreten einer Amiodaron-induzierten Myopathie wurde bisher nur bei Patienten beschrieben, die das Medikament über Monate einnahmen. Die Serum-CK kann erhöht sein. Da in den meisten Fällen klinisch und elektrophysiologisch eine Polyneuropathie besteht, ist die Diagnose einer Amiodaron-induzierten Myopathie im Einzelfall schwierig zu stellen. Klinisch hinweisend ist die proximale Muskelschwäche bei distal betonten neuropathischen Veränderungen. Die sichere Abgrenzung ist durch die Muskelbiopsie möglich, die Vakuolen, lysosomale Einschlüsse oder Nekrosen zeigt (Carella et al. 1987; Clouston u. Donnelly 1989; Besser et al. 1994). Darüber hinaus lässt sich eine ausgeprägte Speicherung von Amiodaron nachweisen. Nach Absetzen von Amiodaron wurde in den meisten Fällen eine gute Rückbildung der Symptomatik beobachtet; in einem Fall stellte sich allerdings keine Besserung ein (Anderson et al. 1985).

Azidothymidin

Als Dideoxynukleosidanalogon des Thymidin wirkt Azidothymidin (Zidovudin) über die Hemmung einer DNA-Polymerase antiviral und ist fester Bestandteil der antiviralen Therapie der HIV-Infektion. Azidothymidin kann eine Myopathie hervorrufen, deren Auftreten von der Dauer der Behandlung und Höhe der Dosis abhängt (Grau et al. 1993; Rachlis u. Fanning 1993; Chalmers et al. 1991; Mhiri et al. 1991). Klinisch treten zunächst **belastungsabhängige Myalgien** auf, im Verlauf kommen **progrediente, proximal betonte Paresen** und **Muskelatrophien** hinzu (Cupler et al. 1995; Chalmers et al. 1991). Die Serum-CK kann normal, aber auch bis auf das 10fache erhöht sein. Elektromyographisch lassen sich typische myopathische Veränderungen nachweisen. In der Muskelbiopsie zeigen sich Nekrosen und »ragged red fibres« (Dalakas et al. 1994) (◘ Abb. 19.1 a, b).

Sowohl diese Veränderungen als auch biochemische Befunde legen Auswirkungen von Azidothymidin auf die Mitochondrien nahe (Schröder et al. 1992). In experimentellen Untersuchungen ließen sich eine direkte Wirkung auf die Atmungskette und Veränderungen der mitochondrialen DNA nachweisen (Masini et al. 1999). Die muskelbioptischen Befunde stellen die entscheidende Möglichkeit dar, die Azidothymidin-induzierte Myopathie von der HIV-bedingten Myopathie abzugrenzen. Nach Absetzen oder Dosisreduktion ist innerhalb von maximal 3 Monaten eine meist komplette Rückbildung der Symptome und der morphologischen Veränderungen zu erwarten (Chalmers et al. 1991; Masanes et al. 1998).

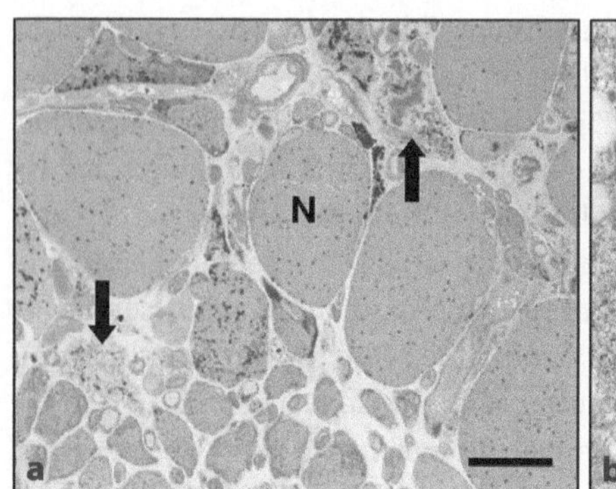
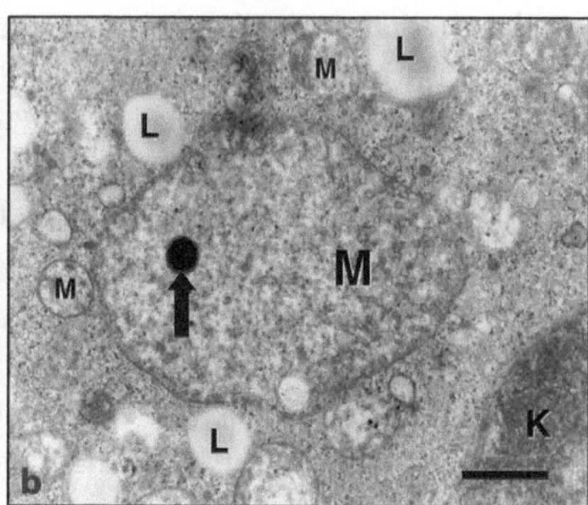

◼ Abb. 19.1 a, b. Myopathie bei HIV-Infektion und Zidovudintherapie. **a** Ausgeprägte, z. T. gruppenförmige (*links unten*) Muskelfaseratrophie (*N:* normal große Muskelfaser mit einem Durchmesser von 50 µm), nekrotische Muskelfasern (*Pfeile*) und erhebliche Akkumulation granulären osmiophilen (*schwarzen*) Materials, das überwiegend Lipidtropfen entspricht. Kunstharzeinbettung, Semidünn-Querschnitt, Paraphenylendiamin-Färbung. Maßstab: 40 µm. **b** Elektronenmikroskopische Abbildung. Ein stark vergrößertes (*großes »M«*) Mitochondrion in einer Muskelfaser weist eine Proliferation vesikulärer Elemente und einen globoiden Einschluss (*Pfeil*) auf. Die kleinen *»M«* markieren normal große Mitochondrien. Im Sarkoplasma finden sich stark vermehrte Lipidtropfen. *K:* Muskelfaserkern. Maßstab: 5 nm. (Siehe auch **Farbtafel** auf S. 449)

Chloroquin

Chloroquin und Hydrochloroquin werden als Antimalariamittel und als Antirheumatika eingesetzt. Neben der Neuropathie können sie auch eine Myopathie als Nebenwirkung erzeugen. In einer retrospektiven Analyse von 214 Patienten, die wegen rheumatischer Beschwerden mit Chloroquin oder Hydrochloroquin behandelt wurden, ergab sich eine Inzidenz von 1 Myopathie auf 100 Patientenjahre (Avina-Zubieta et al. 1995). Entsprechend dieser geringen Inzidenz ist auch die Anzahl der veröffentlichten Fälle einer Chloroquin-induzierten Myopathie gering (Estes et al. 1987; Stein et al. 2000; Wasay et al. 1998). Eine **schmerzlose, proximale Muskelschwäche** mit im Verlauf deutlich werdender Atrophie ist das klinische Kennzeichen. Gelegentlich kann auch der Herzmuskel mitbetroffen sein (McAllister et al. 1987). In der Muskelbiopsie lassen sich krummlinige Körperchen und eine Atrophie mit vakuolären Veränderungen in den Typ-I-Fasern nachweisen (Stein et al. 2000; Velasco et al. 1995). Somit sind die Chloroquin-induzierten myopathischen Veränderungen von den neuropathischen bzw. rheumatisch bedingten Veränderungen abgrenzbar. Absetzen der Medikation führt in den meisten Fällen zu einer kompletten Erholung, die sich innerhalb von etwa 8 Wochen einstellt (Avina-Zubieta et al. 1995; Estes et al. 1987; Stein et al. 2000).

Colchicin

Die hauptsächliche Indikation für eine Behandlung mit Colchicin ist die Gicht, die primäre biliäre Zirrhose; das familiäre mediterrane Fieber und die proliferative Retinopathie stellen weitere Indikationen dar. Die Myopathie und eine axonale Polyneuropathie sind mögliche Nebenwirkungen dieser Therapie, wobei die myopathischen Symptome die neuropathischen bei weitem überwiegen. Die **proximale Muskelschwäche**, die von **leichten Schmerzen** begleitet sein kann, ist das führende Symptom (Deyn et al. 1995; Kuncl et al. 1987). Die Serum-CK ist um das 10–20fache erhöht. In seltenen Fällen kann es auch zu einer Rabdomyolyse kommen (Dawson u. Starkebaum 1997; Chattopadhyay et al. 2001). Elektromyographisch lassen sich Fibrillationen, positiv scharfe Wellen, niedrige Amplituden der Potenziale motorischer Einheiten und eine frühe Rekrutierung nachweisen (Kuncl et al. 1987, 1989). In der Muskelbiopsie zeigen sich Ansammlungen von Lysosomen und autophagische Vakuolen, Nekrosen finden sich hingegen nicht (Kuncl et al. 1987) (◘ Abb. 19.2 a, b).

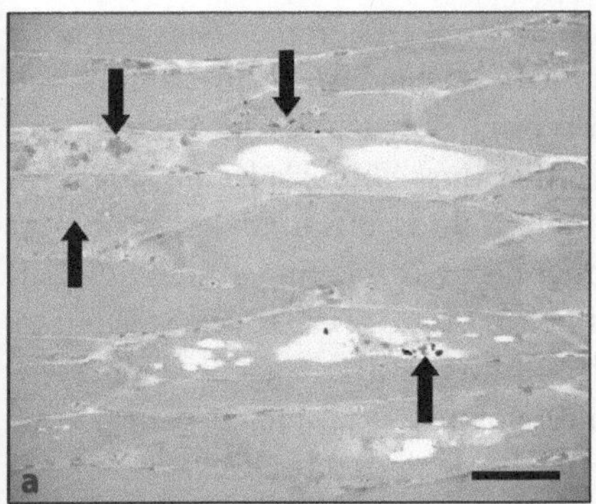

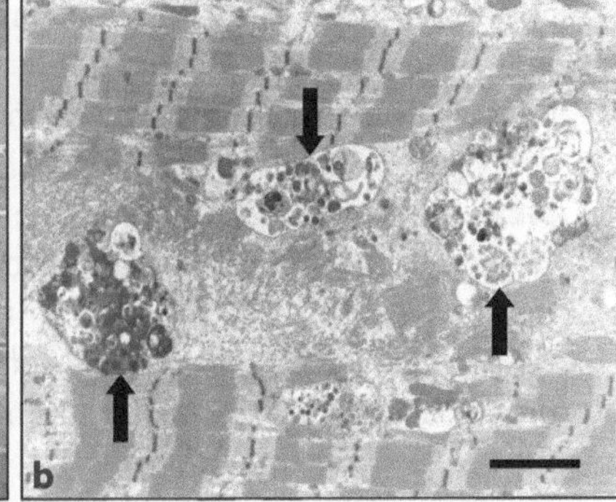

◘ **Abb. 19.2 a, b.** Colchicin-Myopathie bei Mittelmeerfieber. **a** Ausgeprägte Vakuolisierung der Muskelfasern in Kombination mit unterschiedlich osmiophilen (*schwarzen*) Ablagerungen (*Pfeile*). Kunstharzeinbettung, Semidünn-Längsschnitt, Paraphenylendiamin-Färbung. Maßstab: 50 µm. **b** Elektronenmikroskopische Abbildung. In einer Zone myofibrillärer Auflösung liegen die für diese Myopathieform typischen pleomorphen granulären Ablagerungen in Vakuolen. Maßstab: 1 µm. (Siehe auch **Farbtafel** auf S. 449)

Diese morphologischen Veränderungen sprechen dafür, dass die Beeinträchtigung der Mikrotubuli in der Pathogenese der Colchicin-induzierten Myopathie eine Rolle spielt. Nach Absetzen von Colchicin kommt es innerhalb von einigen Wochen meist zu einer kompletten Remission (Dawson u. Starkbaum 1997; Chattopadhyay et al. 2001; Kuncl et al. 1987, 1989). Ein erhöhtes Risiko für das Entstehen einer Myopathie scheint bei einer Cyclosporin-A-bedingten Gicht und deren Behandlung mit Colchicin zu bestehen (Ducloux et al. 1997; Rana et al. 1997). Darüber hinaus zeigt die Colchicin-induzierte Myopathie einen schnelleren Verlauf, wenn die Patienten gleichzeitig mit Kalziumkanalblockern oder Cimetidin behandelt werden (Shiff u. Drislane 1992).

Cyclosporin A

Cyclosporin A ist ein Immunsuppressivum, das besonders nach Transplantationen zur Vermeidung der Organabstoßung eingesetzt wird. Es hat aber auch einen guten Stellenwert in der Behandlung von Autoimmunerkrankungen. Mehrere Fallbeobachtungen beschreiben eine Myopathie, die unter der Behandlung mit Cyclosporin A aufgetreten ist (Noppen et al. 1987; Fernandez-Sola et al. 1990; Grezard et al. 1990). In einigen Fällen kam es sogar zur Rhabdomyolyse (Cohen et al. 2000; Maltz et al. 1999; Chagnac et al. 1993; Volin et al. 1990). Die Symptome, die sich in **starken Schmerzen** und **proximal betonten Paresen** äußern, entwickeln sich erst Monate nach Beginn der Therapie (Norman et al. 1988). Die Serum-CK steigt auf das 10–20fache des Normwertes an und im Elektromyogramm zeigen sich typische myopathische Veränderungen (Fernandez-Sola et al. 1990). In der Muskelbiopsie lassen sich atrophische Muskelfasern und segmentale Nekrosen mit Glykogeneinlagerungen nachweisen. In der Elektronenmikroskopie finden sich lipidhaltige Vakuolen und abnorme Mitochondrien (Fernandez-Sola et al. 1990). Dosisreduktion oder Absetzen führt in der Regel zu einer kompletten Rückbildung der Symptome (Noppen et al. 1987; Grezard et al. 1990). Die Komedikation mit Statinen, Colchicin oder Kortison scheint das Risiko für das Auftreten einer Myopathie zu erhöhen (Maltz et al. 1999; Volin et al. 1990; Yamanishi et al. 1993; Norman et al. 1988). Vor diesem Hintergrund ist bei diesen Kombinationen eine besondere Vorsicht und eine engmaschige Überwachung angeraten.

D-Penicillamin

Rheumatoide Arthritis und andere immunologische Erkrankungen wie psoriatrische Arthritis oder primär biliäre Zirrhose stellen Indikationen zur Behandlung mit D-Penicillamin dar. Darüber hinaus wird es zum Binden von Kupfer beim Morbus Wilson eingesetzt. Autoimmunologische Nebenwirkungen wie Nephritis, systemischer Lupus erythematodes oder neuromuskuläre Erkrankungen sind wiederholt unter D-Penicillamin beobachtet worden. Zudem gibt es einige Beschreibungen einer Polymyositis, die sich während der Therapie mit D-Penicillamin entwickelt hat (Aydingtug et al. 1991; Carroll et al. 1987; Takahashi et al. 1986; Chappel u. Willems 1996). Klinisch stehen **Schmerzen**, **Krämpfe** und **proximal betonte Paresen** im Vordergrund. In seltenen Fällen kann diese Symptomatik von einem kompletten AV-Block begleitet sein (Christensen u. Sörensen 1989; Wright et al. 1994). Die CK kann normal oder auch dramatisch erhöht sein. Elektromyographisch zeigen sich typische myopathische Veränderungen. In der Muskelbiopsie lassen sich perivaskuläre mononukleäre Zellen nachweisen (Halla et al. 1984). Das Absetzen der Medikation führt meistens zu einer guten Symptomrückbildung, gelegentlich ist eine Behandlung mit Kortison erforderlich (Carroll et al. 1987; Chapel u. Willems 1996).

Kortison

Die Kortison-induzierte Myopathie ist sicherlich die häufigste Form der medikamentös-induzierten Myopathie. Es lassen sich 2 Formen der Kortison-induzierten Myopathie unterscheiden: die akute und die chronische.

Akute Kortison-induzierte Myopathie

Die akute Form tritt vor allem unter hohen systemischen Dosen von Kortison auf. Hierbei handelt es sich um eine **generalisierte Muskelschwäche**, die auch die Atemmuskulatur betrifft und die sich innerhalb einer Woche nach Therapiebeginn entwickeln kann (Larsson et al. 2000; Shee 1990). Bei der akuten Form der Kortison-induzierten Myopathie ist die Serum-CK erhöht und es kann sogar zu einer Myoglobinurie kommen (Dekhuijzen u. Decramer 1992). In der Muskelbiopsie zeigen sich fokale und diffuse Nekrosen und eine Atrophie aller Fasertypen (Marle u. Woods 1980). Nach Dosisreduktion bzw. Ausschleichen kann es zu einer Erholung kommen, die zum Teil mehr als 6 Monate in Anspruch nimmt (Dekhuijzen u. Decramer 1992). Die Art des Kortisons und die Höhe der Dosis sind Faktoren, die das Auftreten der akuten Kortison-induzierten Myopathie bestimmen (Shee 1990). Zudem scheint die Komedikation mit Substanzen, die die neuromuskuläre Übertragung hemmen, ein weiterer Faktor zu sein (Shee 1990; Larsson et al. 2000; Zochodne et al. 1994).

Chronische Kortison-induzierte Myopathie

Die chronische Kortison-induzierte Myopathie ist die geläufigere Form. Von einer zum Teil ausgeprägten Muskelatrophie begleitet, steht hierbei klinisch eine **schmerzlose Schwäche der proximalen Muskeln** im Vordergrund (Dropcho u. Soong 1991; Bielefeld 1996; Golding et al. 1961). Die Serum-CK und die Elektromyographie sind üblicherweise unauffällig. Muskelbioptisch lässt sich eine selektive Atrophie der II_b-Fasern nachweisen (Rouleau et al. 1987). Nach Dosisreduktion oder Umstellen auf ein Kortison mit geringerer myopathischer Auswirkung kann es innerhalb von einigen Monaten zu einer Besserung kommen. Die fluorhaltigen Kortikosteroide (Triamcinolon > Betamethason > Dexamethason) verursachen häufiger eine Myopathie als die nichtfluorierten Kortikosteroide (Hydrokortison > Prednison) (Golding et al. 1961; Askari et al. 1976). Somit empfiehlt sich die Wahl eines nichtfluorierten Kortisons, falls eine langdauernde Behandlung indiziert ist. Darüber hinaus hat sich gezeigt, dass regelmäßige körperliche Aktivität der Kortison-induzierten Muskelschwäche und -atrophie entgegenwirkt (Horber et al. 1985). Patienten, die länger mit Kortison behandelt werden müssen, sollten sich entsprechend ausreichend körperlich betätigen.

Nichtdepolarisierende Muskelrelaxantien

Für verschiedene nichtdepolarisierende Muskelrelaxantien wie **Pancuronium**, **Vecuronium** oder **Atracurium** ist das Auftreten einer medikamentös bedingten Myopathie beschrieben worden (Behbehani et al. 1999; Munin et al. 1995; Hoey et al. 1995). Die Myopathie präsentiert sich oft akut und ist durch eine **proximale**, zum Teil auch **distale Muskelschwäche** charakterisiert, die auch die Atemmuskulatur betrifft. Da es sich immer um beatmete Intensivpatienten handelt, sind Schwierigkeiten beim Abtrainieren von der Beatmung ein Leitsymptom. Die Serum-CK kann erhöht sein. Elektromyographisch findet sich eine verminderte Amplitude der Potenziale motorischer Einheiten und Spontanaktivität, die Neurographie ist meist unauffällig (Zochodne et al. 1994). In der Muskelbiopsie lassen sich eine Muskelfaseratrophie und ein Verlust von Myosinfilamenten nachweisen (Fischer u. Baer 1996; Larsson et al. 2000). Nach Absetzen der Medikamente ist eine Rückbildung der Paresen zu beobachten, die mehrere Monate in Anspruch nimmt; unter intensiver Rehabilitationsbehandlung ist eine wesentliche Verbesserung bereits nach 3–4 Wochen erkennbar (Munin et al. 1995).

Auch wenn ein Großteil der Patienten mit der so genannten akuten quadriplegischen Myopathie sowohl Kortison als auch nichtdepolarisierende Muskelrelaxantien erhalten hat, so ließ sich in 2 retrospektiven Studien nur die Gabe von nichtdepolarisierenden Muskelrelaxantien als eigenständiger Risikofaktor etablieren (Leatherman et al. 1996; Behbehani et al. 1999). Darüber hinaus war die Dauer der Muskelrelaxation ein weiterer wesentlicher Faktor, der zum Auftreten der akuten quadriplegischen Myopathie beiträgt. Interessanterweise ließ sich dieses Krankheitsbild mit den entsprechenden Veränderungen in der Muskelbiopsie auch bei schwer kranken Patienten beobachten, die nicht mit nichtdepolarisierenden Muskelrelaxantien oder Kortison behandelt wurden (Deconinck et al. 1998; Hoke et al. 1999).

Statine

Inhibitoren der HMG-CoA-Reduktase – Statine – sind Medikamente, die nachweislich das Serumcholesterin senken, das Fortschreiten der Atherosklerose verlangsamen und die Mortalität und Morbidität vaskulärer Erkrankungen reduzieren. Die Myopathie ist eine wesentliche Nebenwirkung der Statine, die zumindest für Lovastatin, Simvastatin und Pravastatin beschrieben wurde und in prospektiven Studien mit einer Häufigkeit von 0,6–0,8% beziffert wird (Tobert 1988; Scalvini et al. 1995; Stein et al. 1998). Aufgrund sich häufender Berichte über Todesfälle durch Rhabdomyolysen mit akutem Nierenversagen wurde Cerivastatin im Sommer 2001 vom Markt genommen. **Muskelkrämpfe, Muskelschmerzen** und **proximal- und beinbetonte Paresen** sind die Be-

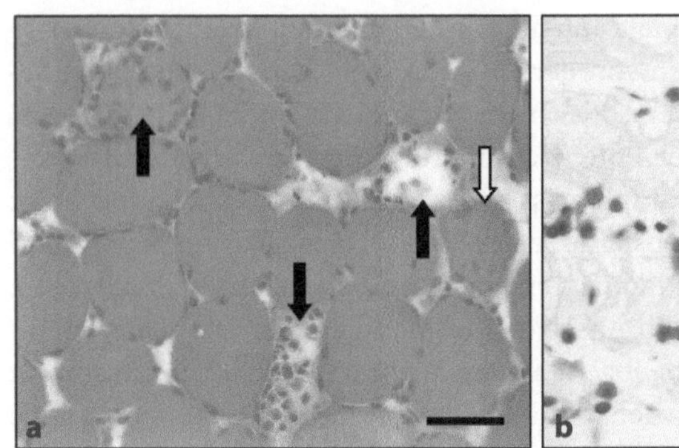
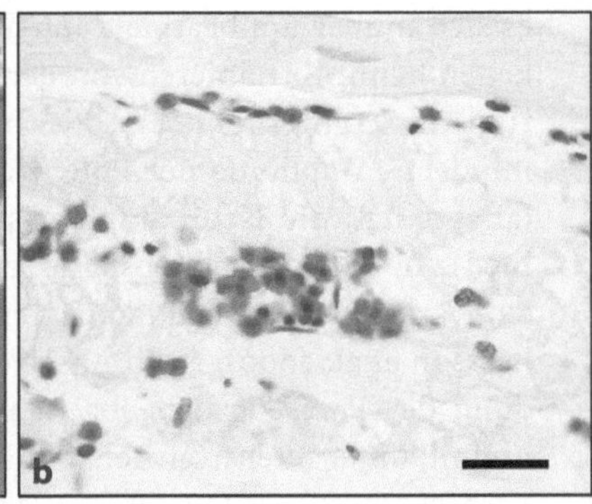

◘ Abb. 19.3 a, b. Statin-Myopathie. **a** Akute nekrotisierende Myopathie mit zahlreichen Muskelfasernekrosen in verschiedenen Phasen des Abbaus (*dunkle Pfeile*). Eine basophile Muskelfaser (*heller Pfeil*) zeigt eine Muskelfaserregeneration an. Gefrierquerschnitt, HE-Färbung. Maßstab: 40 µm. **b** Bei Statinmyopathie besteht nicht selten eine erhebliche entzündliche Komponente. In diesem Fall (gleicher Patient wie in **a**) finden sich im Endomysium Ansammlungen von CD45R0-immunreaktiven T-Zellen (*rot*) als Zeichen einer Myositis. Gefrier-Längsschnitt, Immunhistochemie mit Hämalaun-Gegenfärbung. Maßstab: 40 µm. (Siehe auch **Farbtafel** auf S. 450)

schwerden und Befunde bei der Statin-induzierten Myopathie. Die CK kann auf Werte von über 2000 U/l ansteigen (Tabert 1988). In seltenen Fällen kann es auch zu einer Rhabdomyolyse kommen (Chu et al. 1997; Wallace u. Mueller 1992; Sparing et al. 2003). Elektromyographisch finden sich normale oder verkleinerte Amplituden der Potenziale. Fibrillationspotenziale oder positiv scharfe Wellen sind hingegen nicht vorhanden. In der Muskelbiopsie lassen sich Muskelfasernekrosen, Entzündungszellen und Myophagozytosen nachweisen (Chucrallah et al. 1992; Sparing et al. 2003) (◘ Abb. 19.3 a, b). Nach Absetzen der Medikation kommt es meist innerhalb von 7 Tagen zu einer deutlichen Rückbildung und im weiteren Verlauf zu einer kompletten Rückbildung der Symptome (Bielecki et al. 1999; Tal et al. 1997; Mogyorosi et al. 1999).

Wie aus mehreren Fallberichten zu entnehmen ist, scheint die Kombinationsbehandlung von Statinen mit Fibraten das Risiko einer Myopathie bzw. einer Rhabdomyolyse zu erhöhen (Chucrallah et al. 1992; Tal et al. 1997; Piera et al. 1990). Neue prospektive Studien haben jedoch kein erhöhtes Risiko einer Myopathie unter der Kombinationsbehandlung beobachten können (Gavish et al. 2000; Athyros et al. 1997). Allerdings kam es unter der Kombinationsbehandlung zu einer 40% asymptomatischen Erhöhung der CK-Werte (Gavish et al. 2000). Darüber hinaus scheinen die Medikamente Cyclosporin, Clarithromycin, Erythromycin, Ketokonazol und Cumarin in Kombination mit Statinen das Risiko einer Myopathie zu erhöhen (Gilad u. Lampl 1999; Lee u. Maddix 2001; Wong et al. 1998; Mogyorosi et al. 1999; Kusus et al. 2000).

Vincristin

Die wesentliche und Dosis limitierende Nebenwirkung von Vincristin ist die Polyneuropathie. Viel seltener kommt es zu einer direkt myopathischen Veränderung (Anderson et al. 1987; Bradley et al. 1970; DeAngelis et al. 1991). Diese ist durch **proximale Paresen, Atrophie** und **Muskelschmerzen** gekennzeichnet. Elektromyographisch lassen sich positiv scharfe Wellen und Fibrillationspotenziale nachweisen. In der Muskelbiopsie finden sich segmentale Nekrosen. Unter dem Elektronenmikroskop sind zudem vereinzelte subsarkolemnale Ansammlungen zu beobachten. Die Rückbildung der Symptome geht nach Beenden der Therapie mit Vincristin über Monate vonstatten, wobei sich der Verlauf bei einer kombinierten neuropathischen und myopathischen Veränderung noch länger hinzieht.

Literatur

Anderson H, Scarffe JH, Lambert M et al. (1987) VAD chemotherapy – toxicity and efficacy in patients with multiple myeloma and other lymphoid malignancies. Hematol Oncol 5: 213–222

Anderson NE, Lynch NM, O'Brien KP (1985) Disabling neurological complications of amiodarone. Aust N Z J Med 15: 300–304

Askari A, Vignos PJ, Moskowitz RW (1976) Steroid myopathy in connective tissue disease. Am J Med 61: 485

Athyros VG, Papageorgiou AA, Hatzikonstandiou HA et al. (1997) Safety and efficacy of long-term statin-fibrate combinations in patients with refractory familial combined hyperlipidemia. Am J Cardiol 80: 608–613

Avina-Zubieta JA, Johnson ES, Suarez-Almazor ME, Russell AS (1995) Incidence of myopathy in patients with antimalarials. A report of three cases and a review of the literature. Br J Rheumatol 34: 166–170

Aydingtug AO, Cervera R, D'Cruz D, Ramirez G, Asherson RA, Khamashta MA, Hughes GR (1991) Polymyositis complicating D-penicillamine treatment. Postgrad Med J 67: 1018–1020

Behbehani NA, Al-Mane F, D'yachkova Y, Pare P, FitzGerald JM (1999) Myopathy following mechanical ventilation for acute severe asthma. The role of muscle relaxants and corticosteroids. Chest 115: 1627–1631

Besser R, Treese N, Bohl J, Goebel HH (1994) Clinical, neurophysiologic and biopsy findings in neurotoxic amiodarone syndrome. Med Klin 89: 367–372

Bielecki JW, Schraner C, Briner V, Kuhn M (1999) Rhabdomyolysis and cholestatic hepatitis under treatment with simvastatin and chloroxazone. Schweiz Med Wochenschr 129: 514–518

Bielefeld P (1996) Present status of cortisone myopathy. Rev Med Intern 17: 255–261

Bradley WG, Lassman LP, Pearce GW, Walton JN (1970) The neuromyopathy of vincristine in man. Clinical, electrophysiological and pathological studies. J Neurol Sci 10: 107–131

Carella F, Riva E, Morandi L, Cappiello E, Mangoni A (1987) Myopathy during amiodarone treatment: a case report. Ital J Neurol Sci 8: 605–608

Carroll GJ, Will RK, Peter JB, Garlepp MJ, Dawkins RL (1987) Penicillamine induced polymyositis and dermatomyositis. J Rheumatol 14: 995–1001

Chagnac A, Wisnovitz M, Zevin D, Korzets A, Mittelman M, Levi J (1993) Cyclosporin-associated rhabdomyolysis and anterior compartment syndrome in a renal transplant recipient. Clin Nephrol 39: 351–352

Chalmers AC, Greco CM, Miller RG (1991) Prognosis in AZT myopathy. Neurology 41: 1181–1184

Chappel R, Willems J (1996) D-penicillamine-induced myositis in rheumatoid arthritis. Clin Rheumatol 15: 86–87

Chattopadhyay I, Shetty HG, Routledge PA, Jeffery J (2001) Colchicine induced rhabdomyolysis. Postgrad Med J 77: 191–192

Christensen PD, Sörensen KE (1989) Penicillamine-induced polymyositis with complete heart block. Eur Heart J 10: 1041–1044

Chu PH, Chen WJ, Chiang CW, Lee YS (1997) Rhabdomyolysis, acute renal failure and hepatopathy induced by lovastatin monotherapy. Jpn Heart J 38: 541–545

Chucrallah A, DeGirolami U, Freeman R, Federman M (1992) Lovastatin/gemfibrozil myopathy: a clinical, histochemical, and ultrastructural study. Eur Neurol 32: 293–296

Clouston PD, Donnelly PE (1989) Acute necrotising myopathy associated with amiodarone therapy. Aust N Z J Med 19: 483–485

Cohen E, Kramer MR, Maoz C, Ben-Dayan D, Garty M (2000) Cyclosporin drug-interaction-induced rhabdomyolysis. A report of two cases in lung transplant recipients. Transplantation 70: 119–122

Cupler EJ, Danon MJ, Jay C, Hench K, Ropka M, Dalakas MC (1995) Early features of zidovudine-associated myopathy: histopathological findings and clinical correlations. Acta Neuropathol 90: 1–6

Dalakas MC, Leon-Monzon ME, Bernardini I, Gahl WA, Jay CA (1994) Zidovudine-induced mitochondrial myopathy is associated with muscle carnitine deficiency and lipid storage. Ann Neurol 35: 482–487

Dawson TM, Starkebaum G (1997) Colchicine induced rhabdomyolysis. J Rheumatol 24: 2045–2046

DeAngelis LM, Gnecco C, Taylor L, Warrell RP (1991) Evolution of neuropathy and myopathy during intensive vincristine/corticosteroid chemotherapy for non-Hodgkin's lymphoma. Cancer 67: 2241–2246

Deconick N, Parijs V van, Beckers-Bleukx G, Bergh P van den (1998) Critical illness myopathy unrelated to corticosteroids or neuromuscular blocking agents. Neuromuscul Disord 8: 186–192

Deyn PP de, Ceuterick C, Saxena V, Crols R, Chappel R, Martin JJ (1995) Chronic colchicine-induced myopathy and neuropathy. Acta Neurol Belg 95: 29–32

Dekhuijzen PN, Decramer M (1992) Steroid-induced myopathy and its significance to respiratory disease. A known disease rediscovered. Eur Respir J 5: 997

Dropcho EJ, Soong SJ (1991) Steroid-induced weakness in patients with primary brain tumors. Neurology 41: 1235–1239

Ducloux D, Schuller V, Bresson-Vautrin C, Chalopin JM (1997) Colchicine myopathy in renal transplant recipients on cyclosporin. Nephrol Dial Transplant 12: 2389–2392

Estes ML, Ewing-Wilson D, Chou SM, Mitsumoto H, Hanson M, Shirey E, Ratliff NB (1987) Chloroquine neuromyotoxicity. Clinical and pathologic perspective. Am J Med 82: 447–455

Fernandez-Sola J, Campistol J, Casademont J, Grau JM, Urbano-Marquez A (1990) Reversible cyclosporin myopathy. Lancet 335: 362–363

Fischer JR, Baer RK (1996) Acute myopathy associated with combined use of corticosteroids and neuromuscular blocking agents. Ann Pharmacother 30: 1437–1445

Gavish D, Leibovitz E, Shapira I, Rubinstein A (2000) Bezafibrate and simvastatin combination therapy for diabetic dyslipidaemia: efficacy and safety. J Intern Med 247: 563–569

Gilad R, Lampl Y (1999) Rhabdomyolysis induced by simvastatin and ketoconazole treatment. Clin Neuropharmacol 22: 295–297

Golding DN, Murray SM, Pearce GW, Thompson M (1961) Corticosteroid myopathy. Ann Phys Med 5: 171

Grau JM, Masanes F, Pedrol E, Casademont J, Fernandez-Sola J, Urbano-Marquez A (1993) Human immunodeficiency virus type 1 infection and myopathy: clinical relevance of zidovudine therapy. Ann Neurol 34: 206–211

Grezard O, Lebranchu Y, Birmele B, Sharobeem R, Nivet H, Bagros P (1990) Cyclosporin-induced muscular toxicity. Lancet 335: 177

Halla JT, Fallahi S, Koopman WJ (1984) Penicillamine-induced myositis. Observation and unique features in two patients and review of the literature. Am J Med 77: 719–722

Hoey LL, Joslin SM, Nahum A, Vance-Bryan K (1995) Prolonged neuromuscular blockade in two critically ill patients treated with atracurium. Pharmacotherapy 15: 254–259

Hoke A, Newcastle NB, Zochodne DW (1999) Acute quadriplegic myopathy unrelated to steroids or paralysing agents: quantitative EMG studies. Can J Neurol Sci 26: 325–329

Horber FF, Scheidegger JR, Grunig BE, Frey FJ (1985) Evidence that prednisone-induced myopathy is reversed by physical training. J Clin Endocrinol Metab 61: 83–88

Kuncl RW, Cornblath DR, Avila O, Duncan G (1989) Electrodiagnosis of human colchicine myoneuropathy. Muscle Nerve 12: 360–364

Kuncl RW, Duncan G, Watson D, Alderson K, Rogawski MA, Peper M (1987) Colchicine myopathy and neuropathy. N Engl J Med 316: 1562–1568

Kusus M, Stapleton DD, Lertora JJ, Simon EE, Dreisbach AW (2000) Rhabdomyolysis and acute renal failure in a cardiac transplant recipient due to multiple drug interactions. Am J Med Sci 320: 394–397

Larsson L, Li X, Edstrom L, Eriksson LI, Zackrisson H, Argentini C, Schiaffino S (2000) Acute quadriplegia and loss of muscle myosin in patients treated with nondepolarizing neuromuscular blocking agents and corticosteroids: mechanisms at the cellular and molecular levels. Crit Care Med 28: 34–45

Leatherman JW, Fluegel WL, David WS, Davies SF, Iber C (1996) Muscle weakness in mechanically ventilated patients with severe asthma. Am J Respir Crit Care Med 153: 1686–1690

Lee AJ, Maddix DS (2001) Rhabdomyolysis secondary to a drug interaction between simvastatin and clarithromycin. Ann Pharmacother 35: 26–31

Maltz HC, Balog DL, Cheigh JS (1999) Rhabdomyolysis associated with concomitant use of atorvastatin and cyclosporine. Ann Pharmacother 33: 1176–1179

Marle W van, Woods KL (1980) Acute hydrocortisone myopathy. BMJ 281: 271

Masanes F, Barrientos A, Cebrian M, Pedrol E, Miro O, Casademont J, Grau JM (1998) Clinical, histological and molecular reversibility of zidovudine myopathy. J Neurol Sci 149: 226–228

Masini A, Scotti C, Calligaro A et al. (1999) Zidovudine-induced experimental myopathy: dual mechanism of mitochondrial damage. J Neurol Sci 166: 131–140

McAllister HA, Ferrans VJ, Hall RJ, Strickman NE, Bossart MI (1987) Chloroquine-induced cardiomyopathy. Arch Pathol Lab Med 111: 953–956

Mhiri C, Baudrimont M, Bonne G et al. (1991) Zidovudine myopathy: a distinctive disorder associated with mitochondrial dysfunction. Ann Neurol 29: 606–614

Mogyorosi A, Bradley B, Showalter A, Schubert ML (1999) Rhabdomyolysis and acute renal failure due to combination therapy with simvastatin and warfarin. J Intern Med 246: 599–602

Munin MC, Balu GR, Giuliani MJ, Hegde SK (1995) Neurologic recovery and functional improvement after vecuronium-induced quadriparesis. Am J Phys Med Rehabil 74: 375–379

Noppen M, Velkeniers B, Dierckx R et al. (1987) Cyclosporin and myopathy. Ann Int Med 107: 945–946

Norman H, Illingsworth D, Munson J et al. (1988) Myolysis and acute renal failure in a heart transplant recipient receiving lovastatin. New Engl J Med 318: 46–47

Oropeza SE, Rosado PHR, Elizondo VC, Sadowski E, Serrano MJA (1997) A case of amiodarone and neuromyopathy. Rev Invest Clin 49: 135–139

Pierce LR, Wysowski DK, Gross TP (1990) Myopathy and rhabdomyolysis associated with lovastatin-gemfibrozil combination therapy. JAMA 264: 71–75

Rachlis A, Fanning MM (1993) Zidovudine toxicity. Clinical features and management. Drug Saf 8: 312–320

Rana SS, Giuliani MJ, Oddis CV, Lacomis D (1997) Acute onset of colchicine myoneuropathy in cardiac transplant recipients: case studies of three patients. Clin Neurol Neurosurg 99: 266–270

Rouleau G, Karpati G, Carpenter S et al. (1987) Glucocorticoid excess induces preferential depletion of myosin in denervated skeletal muscle fibres. Muscle Nerv 10: 428

Scalvini T, Marocolo D, Cerudelli B, Sleiman I, Balestrieri GP, Giustina G (1995) Pravastatin-associated myopathy. Report of a case. Recenti Prog Med 86: 198–200

Schröder JM, Bertram M, Schnabel R, Pfaff U (1992) Nuclear and mitochondrial changes of muscle fibers in AIDS after treatment with high doses of zidovudine. Acta Neuropathol (Berl) 85: 39–47

Shee CD (1990) Risk factors for hydrocortisone myopathy in acute severe asthma. Respir Med 84: 229–233

Shiff D, Drislane FW (1992) Rapid-onset colchicine myoneuropathy. Arthritis Rheum 35: 1535

Sparing R, Sellhaus B, Noth J, Block F (2003) Rhabdomyolyse unter Cerivastatin-Monotherapie. Nervenarzt 74: 167–171

Stein EA, Davidson MH, Dobs AS et al. (1998) Efficacy and safety of simvastatin 80 mg/day in hypercholesterolemic patients. The expanded dose simvastatin U.S. study group. Am J Cardiol 82: 311–316

Stein M, Bell MJ, Ang LC (2000) Hydroxychloroquine neuromyotoxicity. J Rheumatol 27: 2927–2931

Takahashi K, Ogita T, Okudaira H, Yoshinoya S, Yoshizawa H, Miyamoto T (1986) D-penicillamine-induced polymyositis in patients with rheumatoid arthritis. Arthritis Rheum 29: 560–564

Tal A, Rajeshawari M, Isley W (1997) Rhabdomyolysis associated with simvastatin-gemfibrozil therapy. South Med J 90: 546–547

Tobert JA (1988) Efficacy and long-term adverse effect pattern of lovastatin. Am J Cardiol 62: 28J–34J

Velasco E, Finol HJ, Marquez A (1995) Toxic and neurogenic factors in chloroquine myopathy fibre selectivity. J Submicrosc Cytol Pathol 27: 451–457

Volin L, Jarventie G, Ruutu T (1990) Fatal rhabdomyolysis as a complication of bone marrow transplantation. Bone Marrow Transplant 6: 59–60

Wallace CS, Mueller BA (1992) Lovastatin-induced rhabdomyolysis in the absence of concomitant drugs. Ann Pharmacother 26: 190–192

Wasay M, Wolfe GI, Herrold JM, Burns DK, Barohn RJ (1998) Chloroquine myopathy and neuropathy with elevated CSF protein. Neurology 51: 1226–1227

Wright GD, Wilson C, Bell AL (1994) D-penicillamine induced polymyositis causing complete heart block. Clin Rheumatol 13: 80–82

Wong PW, Dillard TA, Kroenke K (1998) Multiple organ toxicity from addition of erythromycin to long-term lovastatin therapy. South Med J 91: 202–205

Yamanishi Y, Ishibe Y, Taooka Y, Mukuzono H, Aoi K, Yamana S (1993) A case of cyclosporin A-induced myopathy. Ryumachi 33: 63–67

Zochodne DW, Ramsay DA, Saly V, Shelley S, Moffat S (1994) Acute necrotizing myopathy of intensive care: electrophysiological studies. Muscle Nerve 17: 285–292

Psychiatrische Störungen

Demenz

C. Prüter

Demenzen bezeichnen syndromal klinisch-neuropsychologische Defizite, denen verschiedene Ätiologien zugrunde liegen können. Bei einer Demenz handelt es sich immer um den Verlust eines vorher vorhandenen Leistungsvermögens. Im Gegensatz zum allgemeinen Verständnis des Begriffes impliziert Demenz nicht eine irreversible Störung, da demenzielle Syndrome im Rahmen von behandelbaren Grunderkrankungen durchaus rückläufig sein können (Cummings u. Benson 1992). Von der ICD-10 werden die folgenden Kriterien für die Diagnose einer Demenz gefordert:

- Beeinträchtigung des Neu- und Altgedächtnisses sowie des abstrakten Denkens, des Urteilsvermögens, anderer höherer kortikaler Funktionen wie Aphasie, Apraxie bzw. Agnosie oder Persönlichkeitsveränderungen, die zu einer Beeinträchtigung des Alltagslebens führen,
- Fehlen einer Bewusstseinstrübung (Ausschluss eines Verwirrtheitszustandes),
- Verminderung der Affektkontrolle, sowie eine Störung des Antriebs- und Sozialverhaltens,
- Dauer von mehr als 6 Monaten.

In den westlichen Industrieländern sind nach epidemiologischen Untersuchungen etwa 5–8% der 65-Jährigen von einer Demenz betroffen. In der Bundesrepublik leben gegenwärtig schätzungsweise 1,5 Mio. Demenzkranke (Haupt 2000). Hauptrisikofaktor für die Manifestation einer Demenz ist das Alter. Einer Demenz können zahlreiche intrazerebrale oder systemische Erkrankungen zugrunde liegen, am häufigsten jedoch sind die neurodegenerativen und vaskulären Ursachen (Jellinger 1996). In ambulanten gerontopsychiatrischen Einrichtungen und Pflegeheimen leiden mehr als 50% der Patienten unter einer Demenz. Aufgrund der veränderten Altersschichtung ist mit einem weiteren Anwachsen des Demenzproblems zu rechnen.

> **Leitsyndrom** aller demenziellen Erkrankungen ist das objektiv messbare Nachlassen des Gedächtnisses, wobei zunächst vor allem die Lernfähigkeit beeinträchtigt ist.

Neben den kognitiven Einbußen finden sich aber auch nichtkognitive Störungen wie Persönlichkeitsveränderungen mit Beeinträchtigung der Motivation, der emotionalen Kontrolle und des Sozialverhaltens. Im Gegensatz zum Delir liegen keine Bewusstseinsänderung oder Verminderung der Vigilanz vor (Förstl u. Kurz 2001). Obwohl eine Demenz in der überwiegenden Mehrzahl der Fälle als Folge einer diffusen Schädigung der Hirnrinde anzusehen ist, gibt es auch bei Erkrankungen des Zwischenhirns, der Stammganglien und des Hirnstammes kognitive Leistungseinbußen. Man kann also »subkortikale« Formen den »kortikalen« Demenzen gegenüberstellen.

Die Alzheimer-Krankheit ist bei Personen jenseits des 60. Lebensjahres mit einem Anteil von 60% die häufigste Ursache für eine Demenz, die vaskuläre Demenz macht etwa 10–30% der Fälle aus (Bickel 1999). Seltenere irreversible Ursachen sind die frontotemporale Degeneration einschließlich der Pick-Krankheit sowie der Lewy-Körperchen-Krankheit. Zu den zumeist behebbaren Ursachen gehören die Hormon- oder Vitaminmangelzustände, Liquorabflussstörungen, wie den kommunizierenden Hydrozephalus, verschiedene Intoxikationen und die Einwirkung von Medikamenten. Hinsichtlich der Inzidenz medikamenteninduzierter Demenzen sind die Angaben in der Literatur unterschiedlich – in einigen Untersuchungen finden sich Medikamente in 2–10% der Fälle als Ursachen für reversible demenzielle Syndrome (Katz et al. 1991; Larson et al. 1987; Starr et al. 1994), in anderen Arbeiten wird generell angenommen, dass Medikamente nur sehr selten Ursache einer Demenz sind (Larson et al. 1992). Zusammengefasst ist die genaue Inzidenz medikamenteninduzierter Demenzen gegenwärtig nicht bekannt (Gray et al. 1999). Generell sind demenzielle Syndrome, die auf eine Medikamenteneinwirkung zurückzuführen sind, reversibel. In vielen Fällen werden allerdings schon vorhandene kognitive Defizite eher verstärkt oder eine sich bereits entwickelnde Pathologie demaskiert, als dass eine Demenz tatsächlich durch Medikamentengabe hervorgerufen wird (Moore u. O'Keeffe 1999).

> ❶ **Verschiedene pathophysiologische Modelle für die medikamenteninduzierte Demenz werden diskutiert, insbesondere Medikamente mit anticholinergen Nebenwirkungen rufen häufig kognitive Störungen hervor.**

Die Degeneration des zerebralen cholinergen Systems mit einer Abnahme der cholinergen Neurotransmission ist ein wesentlicher Pathomechanismus der Alzheimer-Demenz. Aber auch bei gesunden älteren Menschen kommt es zu einer Reduktion der cholinergen Aktivität (Arendt 2002) und bei Untersuchungen der Wirkung anticholinerger

Medikamente an gesunden Senioren führten diese Medikamente zu kognitiven Störungen, die unter Physostigmingabe rückläufig waren (Molchan et al. 1992; McEvoy et al. 1987; Ray et al. 1992; Tune 2001). Medikamente unterschiedlicher Stoffgruppen und Indikationsgebiete (◉ Tab. 20.1), die anticholinerge Wirkung besitzen, können akut oder chronisch zu kognitiven Defiziten oder Demenz führen. Dabei führt der gleichzeitige Einsatz mehrerer anticholinerg wirksamer Medikamente zu einer Addition des Effektes (Schulz 2002). In diese Gruppe

◉ **Tabelle 20.1.** Anticholinerg wirksame Substanzen

Stoffgruppe	Wirkstoffe
Analgetika	Meperidin Morphin Phenobarbital Tiemoniumiodid
Antiasthmatika/Bronchiolytika	Ipratropiumbromid Oxitropiumbromid Theophyllin
Antidepressiva	Tetrazyklika Trizyklika
Antiemetika	Scopolamin
Antiparkinsonmittel	Atropin Benzatropin Biperiden Bornaprin Metixen Procyclidin Pridinol Trihexyphenidyl
Benzodiazepine	
Diuretika	Furosemid
Kalziumkanalblocker	Nifedipin
Kardiaka	Chinidin Digoxin Disopyramid
Kortikosteroide	

▣ Tabelle 20.1 (Fortsetzung)

Stoffgruppe	Wirkstoffe
Magen-Darm-Mittel	Cimetidin Methantheliniumbromid Pirenzepin Ranitidin
Mydriatika	Atropin Cyclopentolat
Neuroleptika (Antipsychotika)	Chlorprothixen Clozapin Haloperidol Olanzapin Phenothiazine
Spasmolytika	Atropin Butylscopolaminiumbromid Drofenin Emeproniumcarregeenat Oxybutynin Pipenzolatbromid Pipoxolan Tropalpin Trospiumchlorid
Zentrale Muskelrelaxantien	Orphenadrin Pridinol

gehören vor allem die trizyklischen Antidepressiva, Antipsychotika, H_1-Rezeptor-Antagonisten (Antihistaminika) und bestimmte Antiarrhythmika. Aber auch andere Neurotransmitter sind wahrscheinlich an der Genese medikamenteninduzierter Demenzen beteiligt, zumal Störungen der dopaminergen, serotonergen und adrenergen Neurotransmission bei Patienten mit Alzheimer-Demenz eine Rolle bei der Entstehung kognitiver Defizite spielen (Engelborghs 1997).

Analgetika

Die meisten Analgetika führen in der Anwendung eher zu deliranten Syndromen denn zu demenzieller Symptomatik. Vielmehr wurden kürzlich Hypothesen über den möglichen protektiven Effekt von nichtsteroidalen Antiphlogistika (NSAID) bei kognitiven Störungen berichtet (Gray et al. 1999). **In verschiedenen Studien ergaben sich divergierende Befunde:** NSAID hatten sowohl einen positiven (Rozzini et al. 1996), negativen (Hanlon et al. 1997; Saag et al. 1995) wie gar keinen Effekt auf die Leistung in Testverfahren zu kognitiven Funktionen (May et al. 1992; Sturmer et al. 1996). Fasst man die Ergebnisse der verschiedenen Untersuchungen zusammen, ergeben sich Hinweise darauf, dass hohe Dosen von NSAID zur Verschlechterung des Gedächtnisses führen können (Hanlon et al. 1997; Saag et al. 1995). Andererseits fand sich eine 50%ige Reduktion der Prävalenz von Alzheimer-Erkrankungen bei Personen, die mit NSAID behandelt wurden, in einer Zusammenfassung von 17 amerikanischen epidemiologischen Studien (McGeer et al. 1996).

Antidepressiva

Verschiedene klinische Studien haben die Effekte einer Therapie mit Antidepressiva auf die allgemeine Kognition (Geretsegger et al. 1994; Hoyberg et al. 1996; Roth et al. 1996; Taragano et al. 1997; Teri et al. 1991) oder spezifische kognitive Teilleistungen (Branconnier et al. 1982; Kerr et al. 1993; Pancheri et al. 1994; Siegfried et al. 1986) bei älteren Patienten untersucht (Knegtering et al. 1994). Insbesondere bei der Behandlung der Altersdepression sind mögliche kognitive Beeinträchtigungen durch Antidepressiva von Bedeutung, da die kognitive Leistungsfähigkeit des älteren Patienten sowohl durch die Depression als auch das Antidepressivum negativ beeinflusst werden kann. Aufgrund der Fülle der Daten werden die Studien tabellarisch aufgeführt (◨ Tab. 20.2 u. 20.3).

Trizyklische Antidepressiva und hier insbesondere **Amitryptilin** sind mit einer reduzierten Reaktionszeit, beeinträchtigtem Abruf aus dem Langzeitgedächtnis und Störungen der Informationsverarbeitung assoziiert (Branconnier et al. 1982; Knegtering et al. 1994; Oxman et al. 1996). Aber auch Präparate mit geringerer anticholinerger Potenz

◘ **Tabelle 20.2.** Einfluss von Antidepressiva auf kognitive Funktionen bei gesunden älteren Probanden

Studie	Probanden (n)	Dosierung (mg/Tag)	Ergebnis
Branconnier u. Cole 1981	15	Trazodon (100) Amitriptylin (50)	– Trazodon führt zu einer vorübergehenden Immediatgedächtnisstörung – Amitriptylin verringert Gedächtnisleistung
Ogura et al. 1983	7	Amitriptylin (25) Dothiepin (25)	Die Schwelle für die Flickerfusionsfrequenz wird von beiden Substanzen erhöht
Moskowitz u. Burns 1986	15	Trazodon (100) Amitriptylin (50) Plazebo	– Amitriptylin verschlechtert geteilte Aufmerksamkeit, Entscheidungsfindung und Vigilanz – Trazodon beeinflusst nur schwierigste Entscheidungsfindung
Ghose u. Sedmann 1987	6	Lofepramin (79–140) Amitriptylin (50) Plazebo	– Amitriptylin verschlechtert die Wahlreaktionszeit – Lofepramin verbessert Wahlreaktionszeit und Gedächtnis
Wesnes et al. 1989	24	Trazodon (100) Moclobemid (100) Moclobemid (300)	– Trazodon verschlechtert Leistung in allen Gedächtnisaufgaben – Moclobemid verbessert die Reaktionszeit und den Abruf
Hindmarch et al. 1990	21	Sertralin (?) Mianserin (?)	– Sertralin hatte keine kognitiven Effekte – Mianserin bewirkte Sedierung

☐ Tabelle 20.3. Einfluss von Antidepressiva auf Kognition bei älteren depressiven oder kognitiv beeinträchtigten Patienten

Studie	Patienten (n)	Antidepressiva (mg/Tag)	Ergebnis
Friedman et al. 1966	62	Imipramin (200)	Keine Effekte
Kendrich u. Post 1976	20	Imipramin (bis max. tolerierte Dosis)	Keine Effekte
Tartaro u. Osborne 1980	10	Tranylcypromin (20–30)	Keine Beeinflussung des Gedächtnisses
Branconnier et al. 1982	75	Amitriptylin (150) Mianserin (60) doppelblind	– Amitriptylin verschlechterte die Reaktionszeit und den Abruf sekundärer Gedächtnisinhalte – Mianserin verursachte vorübergehende Verschlechterung des Immediatgedächtnisses
Georgotas et al. 1983	78	Phenelzin (15–60)	Keine Effekte
Siegfried u. O'Conolly 1986	70	Maprotilin (100) Mianserin (40) Nomifensin (100) doppelblind	Unter allen Substanzen in 4 Wochen Beobachtungszeit Verbesserung, am geringsten bei Maprotilin, am größten unter Nomifensin
Georgotas et al. 1989	78	Nortriptylin (?) Phenelzin (?) doppelblind	Keine Effekte
Hoff et al. 1990	9	Nortriptylin (50–100)	Selektive Verschlechterung des verbalen Lernens und Gedächtnisses
Marcopulos u. Graves 1990	27	Amitriptylin (10–150)	Die Gabe von niedrigen Dosen beider Präparate führte über 3 Wochen zu Gedächtnisdefiziten

◘ Tabelle 20.3 (Fortsetzung)

Studie	Patienten (n)	Antidepressiva (mg/Tag)	Ergebnis
Meyers et al. 1991	9	Nortriptylin (63)	Verschlechterung des immediaten freien Erinnerns mit Verbesserung nach Absetzen. Kein Einfluss auf das verzögerte freie Erinnern
Young et al. 1991	35	Nortriptylin (75)	Höhere Plasmaspiegel führen zu schlechteren Erinnerungsleistungen im »free recall«
Kerr et al. 1993	66	Amitriptylin (75) Fluoxetin (20) doppelblind	Verbesserte Leistung unter der Behandlung mit beiden Substanzen, allerdings langsamer in der Amitriptylingruppe

verursachen Gedächtnisstörungen: **Nortriptylin** verschlechterte das sofortige freie Erinnern in einer Gruppe älterer Patienten mit Depressionen bereits im unteren Dosisbereich (im Mittel 63 mg/Tag). Das Absetzen von Nortriptylin führte zu einer Verbesserung der Gedächtnisleistungen (Meyers et al. 1991).

Insbesondere bei Patienten mit bereits bestehendem demenziellen Syndrom führen Trizyklika regelmäßig zu Verschlechterungen der kognitiven Leistungen (Gray et al. 1999). Unter stark anticholinergen Substanzen kann es somit zu kognitiven Störungen vom Typ einer Demenz kommen.

Trazodon führt zu kognitiven Verschlechterungen bei älteren Patienten, in einer Untersuchung an 15 geriatrischen Patienten führte eine Behandlung mit 100 mg Trazodon in der neuropsychologischen Testung zu Störungen der Entscheidungsfindung im Tracking-Test (Burns et al. 1986). In einer anderen Untersuchung (Branconnier et al. 1981) kam es unter derselben Dosis zu vorübergehenden Störungen des Immediatgedächtnisses.

Antihypertensiva

In Längsschnittstudien war erhöhter Blutdruck im mittleren Lebensalter mit beeinträchtigten kognitiven Funktionen im höheren Alter assoziiert (Prince 1997). Auch durch Blutdruckabfall und induzierte Hyponatriämien können Antihypertensiva zu Gedächtnisstörungen führen. Zentral wirksame α_2-Sympathomimetika wie **α_2-Methyldopa** und **Clonidin** können zu kognitiven Defiziten inklusive Konzentrations- und Gedächtnisstörungen, Akalkulie und Antriebsminderung führen (Keller u. Frishman 2003). Die in der Literatur häufig diskutierte Frage, ob lipophile **β-Blocker** (z.B. Propanolol) mehr ZNS-Nebenwirkungen aufweisen als hydrophile β-Blocker (z.B. Atenolol), kann nach der gegenwärtigen Studienlage kontrovers diskutiert werden (Rauch et al. 1991; Keller u. Frishman 2003). Die Inzidenz von β-Blocker-induzierten kognitiven Störungen ist gering. Da **Diuretika** die Blut-Hirn-Schranke nur minimal passieren, sind Auswirkungen auf kognitive Funktionen eher Folge der Elektrolytentgleisung als einer direkten Wirkung auf das Gehirn (Seno et al. 1969). Es finden sich aber auch Hinweise auf mögliche protektive Effekte von Diuretika bei Demenzen (Guo et al. 1999).

Langzeitstudien

In zwei großen, randomisierten kontrollierten Langzeitstudien (Applegate et al. 1994; Prince 1996) zeigten herkömmliche Antihypertensiva nur minimale negative Effekte auf kognitive Funktionen. In der Untersuchung des britischen Medical Council (Prince et al. 1996) wurden die kognitiven Auswirkungen von Atenolol, Hydrochlorothiazid, Amilorid und Plazebo über 54 Monate bei 2584 Patienten untersucht. Es fanden sich weder schwerwiegende Auswirkungen auf die Kognition noch Unterschiede zwischen den Präparaten und Plazebo hinsichtlich kognitiver Beeinträchtigungen. In der amerikanischen Studie mit einem Beobachtungszeitraum von 5 Jahren (Applegate et al. 1994) konnten hinsichtlich der Ergebnisse in verschiedenen neuropsychologischen Tests keine Unterschiede zwischen den Patienten mit antihypertensiver Behandlung (Chlorthalidon mit oder ohne Kombinationsbehandlung mit Atenolol oder Reserpin) und den Patienten gefunden werden, die Plazebo erhielten. In einer weiteren vergleichenden Untersuchung mit

Atenolol, Enalapril und Diltiazem über 16 Wochen (Applegate et al. 1991) fanden sich in der Untersuchung kognitiver Funktionen keine wesentlichen Einschränkungen unabhängig vom eingesetzten Präparat.

Die mögliche positive Auswirkung des Kalziumkanalblockers **Nimodipin** auf die Minderung der Progredienz von Demenzen ist umstritten. In einer älteren Studie (Kanowski et al. 1988) zeigte sich nach 12 Wochen an 197 Patienten eine signifikante Überlegenheit von Nimodipin gegenüber Plazebo im Bereich der Kognition. Zwei neuere, große Multicenterstudien über 26 Wochen an 819 Patienten konnten hingegen keine Überlegenheit von Nimodipin nachweisen (Morich et al. 1996). In beiden großen klinischen Studien zur Behandlung mit Thiaziddiuretika, Kalziumantagonisten (Amlodipin, Diltiazem), ACE-Hemmern (Captopril, Enalapril) und β-Blockern (Atenolol) konnten keine wesentlichen kognitiven Beeinträchtigungen nachgewiesen werden (Applegate et al. 1994; Prince et al. 1996).

Antikonvulsiva

Phenobarbital und **Primidon** haben das höchste Potenzial, kognitive Störungen hervorzurufen, insbesondere nach Langzeittherapie (Devinsky 1995; Stefan 1999) und bei höheren Dosierungen. In einer amerikanischen Studie mit 622 Patienten wurde die Toxizität von Carbamazepin, Phenytoin, Primidon und Phenobarbital in einem randomisierten Design untersucht (Smith et al. 1987, 1991). Hinsichtlich kognitiver Störungen waren die Patienten der Primidon- und Phenobarbitalgruppen am meisten beeinträchtigt, insgesamt fanden sich kognitive Leistungseinbußen aber bei allen Präparaten und scheinen auch in Abhängigkeit vom Serumspiegel zu stehen (Drane u. Meador 1996). Die Effekte von **Valproat** und **Phenytoin** auf Aufmerksamkeits-, Konzentrations- und Gedächtnistest wurden in einer anderen Studie (Craig u. Tallis 1994) an 47 älteren an Epilepsie ersterkrankten Patienten untersucht. Sie erhielten entweder Valproat (mittlere Dosis 688 mg) oder Phenytoin (mittlere Dosis 247 mg). Es konnten 38 Patienten in die Endauswertung nach 6 Wochen, 3, 6 und 12 Monaten Therapie eingeschlossen werden. Weder für Valproat noch für Phenytoin fanden sich im Vergleich zu den Basisuntersuchungen wesentliche kognitive Beeinträchtigungen.

Bei Kindern wird für Valproat als seltene Komplikation eine reversible Demenz beschrieben, dies auch bei Serumspiegel im therapeutischen Bereich. Im CCT fand sich eine Atrophie, die sich wie die demenzielle Symptomatik 2–3 Wochen nach Absetzen des Valproat komplett zurückbildete (Papazian et al. 1995).

Carbamazepin ist vor allem in der älteren Literatur ausführlich untersucht worden. Es fanden sich im höheren Dosisbereich Verschlechterungen für geschwindigkeitsabhängige manuelle Tätigkeiten und Interferenzaufgaben (z. B. Stroop-Test) Auffälligkeiten, andere kognitive Bereiche blieben ungestört (Trimble 1987). Auch in Studien mit älteren Epilepsiepatienten zeigten sich keine negativen Auswirkungen auf kognitive Funktionen (Read et al. 1998). Dennoch ist zu beachten, dass Carbamazepin über eine erhöhte ADH-Sekretion zur Hyponatriämie und damit auch zu kognitiven Störungen führen kann. In anderen Untersuchungen hatten Carbamazepin und Valproat nach einem Jahr Therapie nur minimale negative Effekte auf die Kognition (Prevey et al. 1996).

Fazit

Zusammenfassend scheinen bei Monotherapie mit Antikonvulsiva und unter regelmäßiger Serumspiegelkontrolle kognitive Nebenwirkungen begrenzbar (Devinsky 1995; Drane u. Meador 1996). Hinsichtlich der neueren Antikonvulsiva zeigten sich in den bisherigen Untersuchungen nur geringe Auswirkungen auf kognitive Funktionen, wobei Studien mit älteren Patienten bisher fehlen (Gray et al. 1999).

Antipsychotika (= Neuroleptika)

Antipsychotika werden sehr häufig in der Behandlung von Verhaltensauffälligkeiten bei alten Menschen und insbesondere Demenzpatienten eingesetzt. Untersuchungen zu Einflüssen von Antipsychotika auf die Kognition im höheren Lebensalter sind hingegen selten. Bei gesunden Probanden führt **Haloperidol** zu Beeinträchtigungen in unterschiedlichen kognitiven Bereichen (Vitiello et al. 1997; Williams et al. 1996). Die Vermutung, dass niedrigpotente Neuroleptika aufgrund ihrer anticholinergen Eigenschaften die Kognition stärker negativ beeinflussen als hochpotente Präparate, ist nicht ausreichend untersucht (Devanand 1996). Eine Einfachblindstudie fand bei Patienten mit Alzheimer-Demenz, die mit Haloperidol in Dosen von 1–5 mg/d behandelt wurden, eine deutliche Verschlechterung der MMSE-Werte (Devanand et al. 1989). In einer doppelblinden, plazebokontrollierten Studie hingegen ergaben sich keine negativen Auswirkungen auf die globale Kognition bei Patienten die über 6 Wochen mit 2–3 mg Haloperidol/Tag behandelt wurden, gemessen mit dem MMSE (Devanand et al. 1998). McShane et al. (1997) untersuchten 71 Demenzpatienten über einen Zeitraum von 20 Monaten und verglichen eine Subgruppe von 20 Patienten mit aggressiven Verhaltensstörungen, die mit verschiedenen Antipsychotika behandelt wurden, mit einer Gruppe von 20 Patienten ohne antipsychotische Therapie. Bei gleichem Ausgangsniveau zeigten die antipsychotisch behandelten Patienten eine signifikant beschleunigte kognitive Verschlechterung gemessen mit dem MMSE. Allerdings konnte die Studie nicht aufzeigen, ob die kognitiven Verschlechterungen ausschließlich auf die Antipsychotika zurückzuführen waren, oder ob die mit ihnen behandelte Symptomatik nicht vielmehr eine Subgruppe von Patienten mit schlechterem Verlauf kennzeichnete. Nur wenige Studien haben die Auswirkungen atypischer Antipsychotika auf die kognitiven Funktionen untersucht. In einer Studie zur Behandlung der Dopa-induzierten Psychose mit **Clozapin** bei Patienten mit Morbus Parkinson (Friedman et al. 1999) fanden sich bei einer mittleren Tagesdosis von 24,7 mg Clozapin im Vergleich mit Plazebo keine negativen Auswirkungen auf die Ergebnisse im MMSE in einer Beobachtungsperiode von 4 Wochen. Aufgrund seiner hohen anticholinergen Wirksamkeit dürfte Clozapin in höheren Dosen für ältere Patienten allerdings problematisch sein. Der Einsatz von **Risperidon** bei Patienten mit einer Alzheimer-Demenz, in einer Tagesdosis von 1–2 mg im Vergleich zu Placebo über 12 Wochen, resultierte nicht in einer signifikanten Reduktion der Werte im MMSE (Katz et al. 1999).

Benzodiazepine

Bei dieser Substanzgruppe ist bekannt, dass sie bereits bei jungen gesunden Probanden die psychomotorische und kognitive Leistungsfähigkeit sowie das Kurzzeitgedächtnis beeinträchtigt (Mintzer et al. 1997). Hinsichtlich der Beeinträchtigung kognitiver Funktionen bei älteren Menschen liegen nur wenige Daten vor (Kruse 1990). Hierbei treten Defizite nicht nur – wie in der Vergangenheit vermutet – unter der Einnahme von Benzodiazepinen mit langer Halbwertszeit auf, sondern amnestische Episoden sind gerade auch bei kurzwirksamen Präparaten beobachtet worden (Sellal et al. 1994). Allerdings finden sich evidente Hinweise auf persistierende kognitive Störungen nach Langzeiteinnahme von Benzodiazepinen mit längerer Halbwertzeit in der Literatur (Golombok et al. 1988; Hanlon et al. 1998; Lucki et al. 1986; Tata et al. 1994). In der von Larson et al. publizierten Studie (1987) konnte gezeigt werden, dass sich vorhandene kognitive Störungen nach Ausschleichen der Benzodiazepinpräparate gut rückbildeten. Hierbei erklären die sedierenden Eigenschaften der Benzodiazepine nicht ausreichend das Auftreten kognitiver Störungen (Wolkowitz et al. 1987; Vgontzas et al. 1995). Auch bei kognitiv unauffälligen älteren Menschen begünstigen Benzodiazepine das Auftreten von kognitiven Störungen, insbesondere bei stationären Aufnahmen. In einer prospektiven Studie verschlechterten sich 11% von 418 Patienten im Alter von 59–88 Jahren nach der stationären Aufnahme. Dabei wiesen Patienten, die ein Dosisäquivalent von 5 mg Diazepam einnahmen, ein 2,3fach erhöhtes Risiko für die Entwicklung kognitiver Störungen im Vergleich zu Patienten ohne Benzodiazepineinnahme auf (Foy et al. 1995).

Zolpidem. Zu den Nonbenzodiazepinhypnotika liegen bisher nur für Zolpidem Untersuchungen hinsichtlich der Beeinflussung kognitiver Funktionen vor. In einer Studie mit doppelblindem Crossover-Design an 24 gesunden älteren Menschen wurden weder unter 5 mg noch unter 10 mg Zolpidem im Vergleich zu Placebo nach 7 Tagen Therapie Störungen kognitiver Funktionen gesehen (Fairweather et al. 1992). Andererseits wurden in einer anderen Studie, in der Patienten mit 5 oder 20 mg Zolpidem behandelt wurden, bereits nach 2 Tagen Therapie in der neuropsychologischen Testung **Aufmerksamkeits- und Gedächtnisdefizite** festgestellt (Scharf et al. 1991). Die kognitiven Nebenwirkungen von Zolpidem scheinen ähnlich wie bei dem Benzodiazepinpräparat Triazolam im Zusammenhang mit der Plasmakonzentration zu stehen. Hier wurden bei Plasmapeakkonzentrationen Störungen des Gedächtnisses beobachtet (Lobo u. Greene 1997).

Chemotherapeutika

Störungen kognitiver Funktionen bei Patienten mit Tumorleiden lassen sich neben den im Weiteren zu beschreibenden Folgen der Behandlung mit Chemotherapeutika auf verschiedene andere Faktoren zurückführen:

- direkte Tumoreinwirkung durch Raumforderung und konsekutive intrazerebrale Drucksteigerung,
- Paraneoplasie,
- Schädigung von Leber und Niere (hepatische oder urämische Enzephalopathie),
- symptomatische Begleittherapie,
- Infektionen,
- Radiatio.

Dennoch tragen Chemotherapeutika in nicht unerheblichem Maße zur Entwicklung akuter oder chronischen kognitiver Störungen bei Tumorpatienten bei (Schulz 2002).

Cytosin-Arabinosid

Bei 10% der Patienten, die mit Dosen ab 3 mg/kg KG behandelt wurden, entwickelten sich 24 h nach der i.v.-Therapie Dysarthrie, Ataxie und kognitive Symptome mit Gedächtnisstörungen und eingeschränkter Orientierung (Hwang et al. 1985). Man muss davon ausgehen, dass weitere Chemotherapeutika zu kognitiven Störungen führen können. So wurde eine nekrotisierende Leukenzephalopathie nicht nur unter Methotrexat (s. u.) sondern auch unter der Behandlung mit Actinomycin, Pyrimethamin oder bei verschiedenen Kombinationstherapien mit Cytosin-Arabinosid beobachtet.

Interferon-alpha und Interleukin-2

In einer Untersuchung mit Patienten, die an chronisch-myeloischer Leukämie erkrankt waren, konnte unter einer Behandlung mit 51 Mio. I.E. Interferon-alpha über 16 Wochen ein reversibles demenzielles Syndrom mit Verschlechterungen des Gedächtnisses, des Denktempos und der Exekutivfunktionen beobachtet werden (Pavol et al. 1995). Ein Patient, der mit Interleukin-2 behandelt wurde, entwickelte ein ähnliches Symptombild.

L-Asparaginase, 5-Fluorouracil, Levamisol

Die genannten Substanzen führen zu einem ähnlichen Symptomkomplex wie beim Methotrexat, wobei die Symptomatik nach Absetzen oder Dosisreduktion rückläufig sein kann oder zumindest teilreversibel (Hook et al. 1992).

Methotrexat

Insbesondere bei intrathekaler aber auch hochdosierter i.v.-Therapie, vor allem in Kombination mit kranialer Radiatio, sind nach Wochen bis Monaten die Entwicklung einer nekrotisierenden, multifokalen Leukenzephalopathie mit demenzieller Symptomatik beschrieben. Neben der demenziellen Symptomatik finden sich neurologische Symptome wie Ataxie, Dysarthrie, Tremor und epileptische Anfälle. Die Demenz entwickelt sich zumeist aus einer vorangehenden progredienten Persönlichkeitsänderung (Glass et al. 1986).

Kortikosteroide

Vereinzelt werden kognitive Defizite und demenzielle Syndrome unter Kortisontherapie berichtet (Hukovic u. Brown 2003). Vor allem akute Störungen der Konzentration und Auffassung wurden bei 700 Patienten in einer amerikanischen Studie beobachtet, die aufgrund verschiedener internistischer Erkrankungen mit Prednisolon in Dosen von 40–80 mg täglich behandelt wurden (Boston Collaborative Drug Surveillance Program 1972). Aber auch chronische Defizite von Aufmerksamkeit, Konzentration und Gedächtnis unter Kortikoidlangzeittherapie wurden beobachtet (Varney et al. 1984). Hier scheint insbesondere das deklarative

Gedächtnis betroffen. Störungen deklarativer Funktionen fanden sich bereits bei gesunden Probanden, die 4–5 Tage mit Kortikoiden behandelt wurden (Newcomer et al. 1994–1999; Wolkowitz et al. 1990). Lupien et al. (1999) untersuchten Störungen des Arbeits- und deklarativen Gedächtnisses wenige Stunden nach intravenöser Therapie mit Hydrokortison. Hierbei erhielten die Patienten entweder Plazebo oder Hydrokortison in 3 verschiedenen Dosen (40, 300 u. 600 µg/kg/h) uber 100 min infundiert. Bei Höchstdosen von Hydrokortison fanden sich signifikante Effekte in verschiedenen neuropsychologischen Testverfahren im Bereich des Arbeitsgedächtnisses, während die deklarativen Gedächtnisfunktionen nur wenig beeinträchtigt wurden.

> Die Frage, ob eine Langzeitbehandlung mit Kortikoiden eher zu Störungen des deklarativen Gedächtnisses führt, während die akute Hochdosistherapie das Arbeitsgedächtnis beeinträchtigt, kann nach der gegenwärtigen Datenlage nicht abschließend beantwortet werden.

Neurobiologisch finden sich Hinweise darauf, dass kurzfristig erhöhte Kortisolserumspiegel zu vorübergehenden Dysfunktionen in Hippokampusneuronen führen, während eine längerfristige Exposition zu dauerhafter Schädigung hippokampaler Neurone führen kann (Sapolsky et al. 1994). Diese Schädigung in einer zerebralen Region mit besonderer Bedeutung für Gedächtnisfunktionen könnte die pathophysiologische Basis der beobachteten demenziellen Symptomatik unter Kortisontherapie sein.

Lithium

Kontrollierte Studien zu kognitiven Nebenwirkungen fehlen. Aus Kasuistiken ergeben sich Hinweise, dass Lithium negative Auswirkungen auf kognitive Funktionen hat (Austin et al. 1990; Smith et al. 1988) und zu Delirien, Gedächtnisstörungen und beeinträchtigter Psychomotorik führen kann. In einer Studie wurden 46 Patienten nach langjähriger Lithiumbehandlung in zwei Phasen neuropsychologisch untersucht: einmal nach Absetzten und dann nach Wiederaufnahme der Lithiumtherapie. In der Phase ohne Lithium zeigten die Patienten in Gedächtnistest, Tappingtest und assoziativem Denken verbesserte Leistungen, die sich nach Wiederaufnahme der Behandlung wieder verschlechterten (Kocsis et al. 1993).

Literatur

Applegate WB, Phillips HL, Schnaper H (1991) A randomized controlled trial of the effects of three antihypertensive agents on blood pressure control and quality of life in older women. Arch Intern Med 151: 1817–1823

Applegate WB, Pressel S, Wittes J (1994) Impact of the treatment of isolated systolic hypertension on behavioral variables: results from the systolic hypertension in the elderly program. Arch Intern Med 154: 2154–2160

Arendt T (2002) Neuronale Pathologie. In: Beyreuther K, Einhäupl KM, Förstl H, Kurz A (Hrsg) Demenzen – Grundlagen und Klinik. Thieme, Stuttgart, S 106–117

Austin LS, Arana GW, Melvin JA (1990) Toxicity resulting from lithium augmentation of antidepressant treatment in elderly patients. J Clin Psychiat 51: 344–345

Bickel H (1999) Epidemiologie der Demenzen. In: Förstl H, Bickel H, Kurz A (Hrsg) Alzheimer Demenz; Grundlagen, Klinik und Therapie. Springer, Berlin Heidelberg New York Tokio, S 9–32

Boston Collaborative Drug Surveillance Program (1972) Acute adverse reactions to prednisone in relation to dose. Clin Pharmacol Ther 13: 694–698

Branconnier RJ, Cole JQ (1981) Effects of acute administration of trazodone and amitriptyline on cognition, cardiovascular function and salivation in the normal geriatric subject. J Clin Psychopharmacol 1(Suppl 6): 82–88

Branconnier RJ, Cole JO, Ghazvinian S (1982) Treating the depressed elderly patient: the comparative behavioural pharmacology of mianserin and amitriptyline. In: Costa E, Racagni G (eds) Typical and atypical antidepressants: clinical practice. Raven Press, New York

Burns M, Moskowitz H, Jaffe J (1986) A comparison of the effects of trazodone and amitriptyline on skills performance by geriatric subjects. J Clin Psychiat 47: 252–254

Craig I, Tallis R (1994) Impact of valproate and phenytoin on cognitive functions in elderly patients: a result of a single-blind randomized comparative study. Epilepsia 35(2): 381–390

Cummings JL, Benson DF (1992) Dementia – a clinical approach. Butterworth-Heinemann, Boston

Devanand DP, Sackheim HA, Brown RP (1989) A pilot study of haloperidol treatment of psychosis and behavioural disturbance in Alzheimer's disease. Arch Neurol 46(8): 854–857

Devanand DP (1996) Antipsychotic treatment in outpatients with dementia. Int Psychogeriatr 8: 355–361

Devanand DP, Marder K, Michaels KS (1998) A randomized, placebo-controlled dose-comparison trail of haloperidol for psychosis and disruptive behaviours in Alzheimer's disease. Am J Psychiat 155: 1512–1520

Devinsky O (1995) Cognitive and behavioural effects of antiepileptic drugs. Epilepsia 36(suppl 2): 46–65

Drane DL, Meador KJ (1996) Epilepsy, anticonvulsant drugs and cognition. Baillieres Clin Neurol 5(4): 77–85

Engelborghs S, DeDeyn PP (1997) The Neurochemistry of Alzheimer's disease. Acta Neurol Belg 97: 67–84

Fairweather DB, Kerr JS, Hindmarch I (1992) The effects of acute and repeated doses of zolpidem on subjective sleep, psychomotor performance and cognitive function in elderly volunteers. Eur J Clin Pharmacol 43: 497–601

Foy A, O'Connelly D, Henry D, Kelly J, Cocking S, Halliday J (1995) Benzodiazepine use as cause of cognitive impairment in elderly hospital inpatients. J Gerontol A BIOl Sci Med Sci 50: 99–106

Förstl H, Kurz A (2001) Demenz. In: Förstl H (Hrsg) Therapie neuro-psychiatrischer Erkrankungen im Alter. Urban & Fischer, München, S 17–34

Friedmann AS, Granick S, Cohen HW et al. (1966) Imipramine (tofranil) vs. placebo in hospitalized psychotic depressives – a comparison of patients' self ratings and psychiatrists' ratings and psychological test scores. J Psychiat Res 4: 13–36

Friedman J, Lannon M, Comella C (1999) Low-dose clozapin for the treatment of drug-induced psychosis in Parkinson's disease. N Engl J Med 340: 757–763

Georgotas A, Reisberg G, Ferris S (1983) First results on the effects of MAO inhibition on cognitive functioning in elderly depressed patients. Arch Gerontol Geriatr 2: 249–254

Georgotas A, McCue RE, Reisberg B et al. (1989) The effects of mood changes and antidepressants on the cognitive capacity of elderly depressed patients. Int Psychogeriatr 1: 135–143

Geretsegger C, Bohmer F, Ludwig M (1994) Paroxetine in the elderly depressed patient: randomized comparison with fluoxetine of efficacy, cognitive and behavioral effects. Int Clin Psychopharmacol 9(1): 25–29

Ghose K, Sedman E (1987) A double blind comparison of pharmacodynamic effects of single doses of lofepramine, amitriptyline and placebo in elderly subjects. Eur J Clin Pharmacol 33: 505–509

Glass JP, Lee YY, Bruner J, Fields WS (1986) Treatment-related leukencephalopathy: a study of three cases and literature. Medicine 65: 154–162

Golombok S, Moodley P, Lader M (1988) Cognitive impairment in long-term benzodiazepine users. Psychol Med 18: 365–374

Gray SL, Lai KV, Larson EB (1999) Drug-induced cognition disorders in the elderly. Drug Safety 21(2): 101–122

Guo Z, Fratiglioni L, Zhu L, Fastbom J, Winblad B, Viitanen M (1999) Occurrence and progression of dementia in a community population aged 75 years and older: relationship of antihypertensive medication use. Arch Neurol 56: 991–996

Hanlon JT, Schmader KE, Landermann LR (1997) Relation of prescription nonsteroidal anti-inflammatory drug use to cognitive function among community-dwelling elderly. Ann Epidemiol 7(2): 87–94

Hanlon JT, Horner RD, Schmader KE (1998) Benzodiazepine use and cognititive function among community-dwelling elderly. Clin Pharmacol Ther 64(6): 684–692

Haupt M (2000) Behandlung demenzieller Erkrankungen. In: Möller H-J (Hrsg) Therapie psychiatrischer Erkrankungen. Thieme, Stuttgart, S 507–541

Hindmarch I, Shillingford J, Shillingford C (1990) The effects of sertraline on psychomotor performance in elderly volunteers. J Clin Psychiat 51: 34–36

Hoff AL, Shulka S, Helms P (1990) The effects of nortriptyline on cognition in elderly depressed patients. J Clin Psychopharmacol 10: 231–232

Hook CC, Kimmel DW, Kvols LK, Scheithauer BW, Forsyth PA, Rubin J (1992) Multifocal inflammatory leukencephalopathy with 5-fluoro-uracil and levamisole. Ann Neurol 31: 262–267

Hoyberg OJ, Maragakis B, Mullin J (1996) A double-blind multicentre comparison of mirtazapine and amitriptyline in elderly depressed patients. Acta Psychiat Scand 93(3): 184–190

Hukovic N, Brown ES (2003) Effects of prescription corticosteroids on mood and memory. Adv Psychosom Med 24: 161–167

Hwang TL, Yung WK, Estey EH, Fields WS (1985) Central nervous system toxicity with high-dose Arabinoside-Cytosine. Neurology 35: 1475–1479

Jellinger KA (1996) Structural basis of dementia in neurodegenerative disorders. J Neural Transm 47: 1–29

Kanowski S, Fischhof P, Hirsemenzel R (1988) Wirksamkeitsnachweis von Antidementiva am Beispiel von Nimodipin. Ein Beitrag zur Entwicklung geeigneter klinischer Prüfmodelle. Z Gerontopsychol Psychiat 1: 35–44

Katz IR, Parmelee P, Brubaker K (1991) Toxic and metabolic encephalopathies in long-term care patients. Int Psychogeriat 3: 337–347

Katz IR, Jeste DV, Mintzer JE (1999) Comparison of risperidone and placebo for psychosis and behavioral disturbances associated with dementia: a randomized double-blind trail. J Clin Psychiat 60: 107–115

Keller S, Frishman WH (2003) Neuropsychiatric effects of cardiovascular drug therapy. Cardiol Rev 11: 73–99

Kendrich DC, Post F (1976) Differences in cognitive status between healthy, psychiatrically ill, and diffusely brain damaged elderly subjects. Br J Psychiat 113: 75–81

Kerr JS, Fairweather DB, Hindmarch I (1993) Effects of fluoxetine on psychomotor performance, cognitive function and sleep in depressed patients. Int Clin Psychopharm 8(4): 341–343

Knegtering H, Eijck M, Huijsman A (1994) Effects of antidepressants on cognitive functioning in elderly patients. Drug Aging 5(3): 192–199

Kruse WH (1990) Problems and pitfalls in the use of benzodiazepines in the elderly. Drug Safety 7: 328–344

Kocsis JH, Shaw ED, Stokes PE (1993) Neuropsychologic effects of lithium discontinuation. J Clin Psychopharm 13: 268–276

Larson EB, Kukull WA, Buchner D (1987) Adverse drug reactions associated with global cognitive impairment in elderly persons. Ann Intern Med 107: 169–173

Larson EB, Kukull WA, Katzman RL (1992) Cognitive impairment: dementia and Alzheimer's disease. Annu Rev Public Health 13: 431–449

Lobo BL, Greene WL (1997) Zolpidem: distinct from triazolam? Pharmacother 31(5): 77–83

Lucki I, Rickels K, Geller AM (1986) Chronic use of benzodiazepines and psychomotor and cognitive test performance. Psychopharmacology 88: 426–433

Lupien S, Gillin CJ, Hauger RL (1999) Working memory is more sensitive than declarative memory to the acute effects of corticosteroids: a dose response study in humans. Behav Neurosci 113: 420–430

Marcopulos BA, Graves RE (1990) Antidepressant effects on memory in depressed older persons? J Clin Exp Neuropsychol 12: 655–663

May FE, Moore MT, Stewart RB (1992) Lack of association of nonsteroidal anti-inflammatory drug use and cognitive decline in the elderly. Gerontology 38: 275–279

McEvoy JP, McCue M, Spring B (1987) Effects of amantadine and trihexyphenidyl on memory on elderly normal volunteers. Am J Psychiat 144: 573–577

McGeer PL, Schulzer M, McGeer EG (1996) Arthritis and anti-inflammatory agents as possible protective factors for Alzheimer's disease: a review of 17 epidemiologic studies. Neurology 47(2): 425–432

McShane R, Keene J, Gedling K (1997) Do neuroleptic drugs hasten cognitive decline in dementia? Prospective study with necropsy follow-up. BMJ 314: 266–270

Meyers BS, Mattis S, Gabriele M (1991) Effects of nortriptyline on memory self-assessment and performance in recovered elderly depressives. Psychopharmacol Bull 27(3): 295–299

Mintzer MZ, Frey JM, Yingling JA, Griffiths RR (1997) Triazolam and zolpidem: a comparison of their psychomotor, cognitive, and subjective effects in healthy volunteers. Behav Pharmacol 8: 561–574

Molchan SE, Martinez RA, Hill JL (1992) Increased cognitive sensitivity to scopolamine with age and a perspective on the scopolamine model. Brain Res Rev 17(3): 215–226

Moore AR, O'Keeffe ST (1999) Drug-induced cognitive impairment in the elderly. Drug Aging 15(1): 15–28

Morich FJ, Bieber F, Lewis JM (1996) Nimodipin in the treatment of probable Alzheimer's disease – results of two multicentre trials. Clin Drug Invest 11: 185–195

Moskowitz H, Burns MM (1986) Cognitive performance in geriatric subjects after acute treatment with antidepressants. Neuropsychobiology 15: 38–43

Newcomer JW, Craft S, Hershey T, Askins K, Bardgett ME (1994) Glucocorticoid-induced impairment in declarative memory performance in adult humans. J Neurosci 14: 2047–2053

Newcomer JW, Selke K, Melson AK, Hershey T, Craft S, Richards K, Alderson AL (1999) Decreased memory performance in healthy humans induced by stress-level cortisol treatment. Arch Gen Psychiat 56: 527–533

Ogura C, Kishimoto A, Mizukawa R et al. (1983) Influence of a single dose of dothiepin and amitriptylin on physiological measures and psychomotor performance in normal young and elderly volunteers. Neuropsychobiology 10: 103–107

Oxman TE (1996) Antidepressants and cognitive impairment in the elderly. J Clin Psychiatry 57 (suppl 5): 38–44

Pancheri P, Delle Chiaie R, Donnini M (1994) Effects of moclobemide on depressive symptoms and cognitive performance in a geriatric population: a controlled comparative study versus imipramine. Clin Neuropharmacol 17(Suppl 1): 58–73

Papazian O, Canaziales E, Alfonso I, Archila R, Duchowny M, Aircardi J (1995) Reversible dementia and apparent brain atrophy during valproate therapy. Ann Neurol 38: 687–691

Pavol MA, Meyers CA, Rexer JL, Valentine AD, Mattis PJ, Talpaz M (1995) Pattern of neurobehavioral deficits associated with interferon alfa. Neurology 45: 947–950

Prevey ML, Delaney RC, Cramer JA et al. (1996) Effects of valproate on cognitive functioning. Comparison with carbamazepine. The Department of Veterans Affairs Epilepsy Cooperative Study 264 Group. Arch Neurol 53(10): 1008–1016

Prince MJ, Bird AS, Blizard RA (1996) Is the cognitive function in older patients affected by antihypertensive treatment? Results from 54 months of the Medical Research Council's treatment trail of hypertension in older adults. BMJ 312: 801–815

Prince MJ (1997) The treatment of hypertension in older people and its effects on cognitive function. Biomed Pharmacother 51: 208–212

Rauch SL, Stern TA, Zusman RM (1991) Neuropsychiatric considerations in the treatment of hypertension. Int J Psychiat Med 21: 291–308

Ray PG, Meador KJ, Loring DW (1992) Central anticholinergic hypersensitivity in aging. J Geriatr Psych Neur 5(2): 72–77

Read CL, Stephen LJ, Stolarek IH, Paul A, Sills GJ, Brodie MJ (1998) Cognitive effects of anticonvulsant monotherapy in elderly patients. Seizure 7: 159–162

Roth M, Mountjoy CQ, Amrein R (1996) Moclobemide in elderly patients with cognitive decline and depression. Brit J Psychiat 168: 149–157

Rozzini R, Ferruci L, Losonczy K (1996) Protective effect of chronic NSAID use on cognitive decline in older persons. Am Geriatr Soc 44(9): 1025–1029

Saag KG, Rubenstein LM, Chrischilles EA (1995) Nonsteroidal anti-inflammatory drugs and cognitive decline in the elderly. J Rheumatol 22(11): 2142–2147

Sapolsky R (1994) Glucocorticoids, stress and exacerbation of exitotoxic neuron death. Semin Neurosci 6: 323–331

Scharf MB, Mayleben DW, Kaffeman M (1991) Dose response effects of zolpidem in normal geriatric subjects. J Clin Psychiat 52: 77–83

Schulz JG (2002) Sonstige toxische Demenzen und andere seltene Demenzformen. In: Beyreuther K, Einhäupl KM, Förstl H, Kurz A (Hrsg) Demenzen Grundlagen und Klinik. Thieme, Stuttgart, S 365–412

Sellal F, Bacon E, Collard M (1994) Memory and benzodiazepines. Rev Neurol Paris 150: 333–337

Seno S, Shaw SM, Christian JE (1969) Distribution and urinary excretion of furosemide in the rat. J Pharmacol Sci 58: 935–938

Siegfried K, O'Connolly M (1986) Cognitive and psychomotor effects of different antidepressants in the treatment of old age depression. Int Clin Psychopharmacol 1(3): 231–243

Smith DB, Mattson RH, Cramer JA (1987) Results of a nationwide Veterans Administration Cooperative study comparing the efficacy and toxicity of carbamazepine, phenobarbital, phenytoin, and primidone. Epilepsia 28(Suppl 3): 50–58

Smith DB (1991) Cognitive effects of antiepileptic drugs. In: Smith D, Treiman D, Trimble MR (eds) Neurobehavioral problems in epilepsy. Raven Press, New York, pp 197–212

Smith SJM, Kocer RS (1988) A Creutzfeld-Jakob like syndrome due to lithium toxicity. J Neurol Neurosurg Ps 51: 120–123

Starr JM, Whalley LJ (1994) Drug induced dementia: incidence, management and prevention. Drug Saf 11: 310–317

Stefan H (1999) Epilepsien. Diagnose und Behandlung. Thieme, Stuttgart

Sturmer T, Glynn RJ, Fields TS (1996) Aspirin use and cognitive function in the elderly. Am J Epidemiol 143(7): 683–691

Taragano FE, Lyketsos CG, Mangone CA (1997) A double-blind, randomized, fixed-dose trail of fluoxetine vs. amitryptiline in the treatment of major depression complicating Alzheimer's disease. Psychosomatics 38(3): 246–252

Tartaro TJ, Osborne DP (1980) MAO-inhibition and memory. N Engl J Med 303: 705–706

Tata PR, Rollings J, Collins M (1994) Lack of cognitive recovery followings withdrawal from long-term benzodiazepine use. Psychol Med 24: 203–221

Teri L, Reifler BV, Veith RC (1991) Imipramine in the treatment of depressed Alzheimer's patients: impact on cognition. J Gerontol 46(6): 372–377

Trimble MR (1987) Anticonvulsant drugs and cognitive function: a review of the literature. Epilepsia 28: 37–45

Tune LE (2001) Anticholinergic effects of medication in elderly patients. J Clin Psychiat 62(Suppl 21): 11–14

Varney NR, Alexander B, McIndoe JH (1984) Reversible steroid dementia in patients without steroid psychosis. Am J Psychiat 141: 369–372

Vgontzas AN, Kales A, Bixler EO (1995) Benzodiazepine side effects: role of pharmacokinetics and pharmacodynamics. Pharmacology 51: 205–223

Vitiello B, Martin A, Hill J (1997) Cognitive and behavioural effects of cholinergic, dopaminergic, and serotonergic blockade in humans. Neuropsychopharmacology 16: 15–24

Wesnes KA, Simpson PM, Christmas L (1989) The effects of moclobemide on cognition. J Neural Transm 28: 91–102

Williams SA, Wesnes K, Oliver SD (1996) Absence of effect of sertraline on time-based sensitization of cognitive impairments with haloperidol. J Clin Psychiat 57(Suppl 1): 7–11

Wolkowitz OM, Weingartner H, Thompson K (1987) Diazepam-induced amnesia: a neuropharmacological model of an organic amnestic syndrome. Am J Psychiat 144: 25–29

Young RC, Mattis S, Alexopoulos GC (1991) Verbal memory and plasma drug concentration in elderly depressives treated with nortriptyline. Psychopharmacol Bull 3: 291–294

Delir

C. Prüter

Ein Delir (synonym Verwirrtheitszustand) entwickelt sich zumeist auf dem Boden einer körperlichen Erkrankung, bei Patienten mit Demenzen, im Anschluss an operative Eingriffe oder nach Medikamenteneinnahme. Heute werden unter dieser Diagnose alle Symptombilder zusammengefasst, die im klinischen Sprachgebrauch oft mit dem obsoleten Begriff des hirnorganischen Psychosyndroms (»HOPS«) bezeichnet werden. In der psychiatrischen Terminologie wurden seit Bonhoeffer (1912) alle psychiatrischen Syndrome, die in Folge einer körperlich angreifenden Noxe akut auftreten, als »akute exogene Reaktionstypen« beschrieben. Bonhoeffer betonte die Noxenunspezifität der akuten exogenen Reaktionstypen, sowie die Symptomunspezifität, d. h. unabhängig von der speziellen Ätiologie können die gleichen psychiatrischen Syndrome auftreten. Nach den heute gültigen internationalen diagnostischen Klassifikationen bezeichnet die Diagnose »Delir« alle psychischen Störungen, **die organische Ursachen haben** und mit **Störungen des Bewusstseins, der Aufmerksamkeit** und **der Kognition** einhergehen. Insbesondere in der Störung des Bewusstseins ergibt sich neben dem akuten Auftreten der Symptome die differenzialdiagnostische Abgrenzung zur Demenz, wobei delirante Zustandsbilder häufig komorbid mit einer Demenz auftreten (Fischer u. Assem-Hilger 2003). Delirien stellen in Allgemeinkrankenhäusern vor allem in den chirurgischen und internistischen Abteilungen ein Problem da. Nach Untersuchungen (Levkoff et al. 1991) kann bei 10–30% der älteren Patienten, die in ein Allgemeinkrankenhaus aufgenommen werden, ein Delir diagnostiziert werden. Je nach Art des Eingriffes schwanken die Inzidenzraten für ein postoperatives Delir zwischen 20–60% (Fisher et al. 1995; Galanakis et al. 2001). Klinisch wird das Delir durch Störungen von Bewusstsein, Aufmerksamkeit, Kognition, Wahrnehmung, Psychomotorik, Schlaf-Wach-Rhythmus und Affektivität gekennzeichnet. Ein Delir entwickelt sich zumeist plötzlich, z. B. einige Stunden nach Medikamenteneinnahme oder innerhalb von 48 h nach einer größeren Operation. Je langsamer die Noxe wirkt, umso verzögerter kommt es zum Auftreten der deliranten Symptomatik. Bei täglicher Einnahme eines niedrigdosierten anticholinerg wirksamen Medikaments tritt ein Delir auf, wenn es zur entsprechenden Überschreitung eines gewissen Gewebespiegels der jeweiligen Substanz kommt. Delirien im Anschluss an operative Eingriffe werden am häufigsten am zweiten postoperativen Tag beobachtet. Substanzentzugsdelirien treten unter Berücksichtigung der jeweiligen Eliminationshalbwertszeit meist einige Stunden bis Tage nach dem abrupten Absetzen auf (z. B. bei Tranquilizern). Die Diagnose wird klinisch gestellt, es empfiehlt sich aufgrund der mannigfaltigen Ursachen eines Delirs neben der psychopathologischen und körperlich-neurologischen Untersuchung je nach Symptombild eine Reihe weiterer diagnostischer Maßnahmen durchzuführen (◘ Tab. 21.1).

Die diagnostischen Kriterien für das Delir nach den Klassifikations-systemen ICD-10 und DSM-IV finden sich in ◘ Tab. 21.2.

Dem manifesten Delir gehen Frühsymptome mit Ängstlichkeit, psychomotorischer Unruhe oder einer erhöhten Reizbarkeit voraus. Zur Vollausprägung des deliranten Syndroms kommt es oft in den frühen Abendstunden (Hewer u. Förstl 1994). Klinisch lassen sich 3 Subtypen

◘ **Tabelle 21.1.** Untersuchungen bei Delir

Untersuchung	Diagnostischer Rückschluss auf
Anamnese	Substanzentzug, Demenz
Temperatur	Entzündung, Sepsis
Blutbild	Anämie, Exsikkose, Entzündung
Elektrolyte, Osmolarität	Exsikkose, hyperosmolares Koma, Elektrolytentgleisung, Hypoparathyreoidismus
Glukose	Hypo-, Hyperglykämie
Leberwerte	Leberversagen
Retentionswerte	Nierenversagen
Arterielle Blutgasanalyse	Respiratorische Insuffizienz
T_3, T_4, TSH	Hypo-, Hyperthyreose
CRP	Entzündung
Vitamin B_{12}	Hypovitaminose
Urinanalyse	Harnwegsinfekt, Substanzmissbrauch
EKG	Kardiale Ursachen
Röntgen-Thorax	Kardiale und pulmonale Ursachen
EEG	Epilepsie
CCT, MRT	Primär zerebrale Ursachen

◘ Tabelle 21.2. Diagnostische Kriterien des Delirs nach ICD-10 und DSM-IV

ICD-10	DSM-IV
1. Bewusstseinsstörung, d. h. verminderte Klarheit der Umgebungswahrnehmung mit eingeschränkter Fähigkeit, die Aufmerksamkeit zu richten, aufrechtzuerhalten und zu verlagern	A. Bewusstseinsstörung, d. h. verminderte Klarheit der Umgebungswahrnehmung mit eingeschränkter Fähigkeit, die Aufmerksamkeit zu richten, aufrechtzuerhalten und zu verlagern
2. Globale Störung der Kognition, Wahrnehmungsstörungen wie Verzerrungen der Wahrnehmung, Illusionen und meist optische Halluzinationen; Beeinträchtigungen des abstrakten Denkens und der Auffassung, mit oder ohne flüchtige Wahnideen aber typischerweise mit einem gewissen Grad an Inkohärenz; Beeinträchtigung des Arbeits- und Kurzzeitgedächtnisses mit relativ intaktem Langzeitgedächtnis und zeitlicher Desorientiertheit; in schweren Fällen auch Desorientierung zu Ort und Person	B. Veränderungen der kognitiven Funktionen (wie Gedächtnisstörung, Desorientiertheit oder Sprachstörung) oder Entwicklung von Wahrnehmungsstörungen (Illusionen, Halluzinationen, darauf aufbauenden Wahnideen), die nicht besser durch eine schon vorher bestehende Demenz erklärt werden können
3. Psychomotorische Störungen (Hypo- oder Hyperaktivität mit vorhersehbarem Wechsel zwischen beiden; verlängerte Reaktionszeit; vermehrter oder verminderter Redefluss; verstärkte Schrecksituation)	
4. Störungen des Schlaf-Wach-Rhythmus (Schlafstörung, in schweren Fällen völlige Schlaflosigkeit, mit oder ohne Schläfrigkeit am Tage oder Umkehr des Schlaf-Wach-Rhythmus, nächtliche Verschlimmerung der Symptomatik, unangenehme Träume oder Albträume, die nach dem Erwachen als Halluzinationen oder Illusionen fortbestehen können)	

◘ Tabelle 21.2 (Fortsetzung)

ICD-10	DSM-IV
5. Affektive Störungen wie Depression, Angst oder Furcht, Reizbarkeit oder Euphorie, Apathie oder staunende Ratlosigkeit. Das Störungsbild entwickelt sich innerhalb einer kurzen Zeitspanne (gewöhnlich innerhalb von Tagen oder Stunden) und fluktuiert üblicherweise im Tagesverlauf, die Gesamtdauer der Störung beträgt weniger als sechs Monate Eine ziemlich zuverlässige Diagnose des Delirs kann sogar dann gestellt werden, wenn die zugrunde liegende Ursache nicht nachzuweisen ist	C. Das Störungsbild entwickelt sich innerhalb einer kurzen Zeitspanne (gewöhnlich innerhalb von Tagen oder Stunden) und fluktuiert üblicherweise im Tagesverlauf D. Es gibt Hinweise aus der Anamnese, der körperlichen Untersuchung oder den Laborbefunden, dass das Störungsbild direkte körperliche Folgeerscheinung eines medizinischen Krankheitsfaktors ist

differenzieren, wobei im Krankenhaus die gehemmte Form und die Mischformen häufiger vorkommen (Meagher et al. 2000):

- **Gehemmtes Delir:** die Psychomotorik ist lethargisch und bewegungsarm. Die Patienten nehmen von sich aus fast keinen Kontakt mit dem Untersucher auf. Erst in der Untersuchung zeigt sich das Vorkommen von Desorientiertheit, Halluzinationen und Wahn.
- **Erregtes Delir:** die Patienten sind agitiert, unruhig, leicht irritierbar, schreckhaft und haben lebhafte Halluzinationen und Wahnvorstellungen, die ihr Handeln bestimmen.
- **Mischformen:** hier kommt es zu nicht vorhersagbaren Wechseln zwischen beiden Zustandsbildern.

Nach verschiedenen Studien gelten als gesicherte Risikofaktoren für die Entwicklung eines Delirs (Galanakis et al. 2001; Inouye u. Charpentier 1996; Trzepac 1996): höheres Lebensalter (besonders = 80 Jahre), vorbestehende Demenz, schlechter körperlicher Allgemeinzustand, hohe Komorbidität, Alkoholabusus, anticholinerge Medikation oder Polypharmazie, Infektion, metabolische Störungen, Elektrolytentgleisungen und niedriger postoperativer Hämatokrit. Bei Patienten mit hoher Vulnerabilität kann ein Delir durch weit geringere oder weniger Noxen ausgelöst werden als bei einem Patienten mit geringer Vulnerabilität. Daher kommen Delirien auch bei jungen Menschen insbesondere nach schwierigen und komplikationsreichen Operationen vor.

Wie bereits oben ausgeführt, hatte Bonhoeffer betont, dass unterschiedliche Noxen das gemeinsame Bild des Delirs verursachen und die Hypothese einer gemeinsamen pathogenetischen Endstrecke formuliert. Diese gemeinsame pathogenetische Endstrecke könnte in neuroanatomischen Strukturen und neurochemischen Veränderungen liegen. So ließen sich Hinweise auf die Rolle des präfrontalen Kortex, des posterioren parietalen Kortex sowie der multimodalen Assoziationskortizes der Temporo-okzipital-Region in der Pathogenese des Delirs finden (Mach et al. 1996; Trzepac 1999). Als am besten belegt kann allerdings die Hypothese eines zentralen cholinergen Defizits und eines monoaminergen (dopaminergen, noradrenergen, serotonergen) Überschusses gelten. Sowohl Anticholinergika wie auch Dopaminagonisten lösen delirante Syndrome aus, während Neuroleptika und Cholinesterasehemmer zur Behandlung deliranter Symptomatik eingesetzt werden (Fischer 2001; Trzepac 2000).

Besonders häufig werden Delirien durch eine Vielzahl von Medikamenten ausgelöst, die entweder das monoaminerge System stimulieren oder im cholinergen System hemmend wirken. Die resultierenden Krankheitsbilder werden als **zentrale anticholinerge Syndrome** (ZAS) bezeichnet. In verschiedenen Studien waren Medikamente bei 11–30% der Patienten, die ein Delir entwickelten, Ursache der Symptomatik (Francis et al. 1990; George et al. 1997; O'Keeffe u. Lavan 1999). Insbesondere Polypharmazie war mit dem erhöhten Risiko eines Delirs verbunden. So war die Verordnung von mehr als 3 Medikamenten während des stationären Aufenthaltes mit einem relativen Risiko von 2,9, ein Delir zu entwickeln, verbunden (Inouye u. Charpentier 1996).

Aufgrund der umfangreichen Datenlage in der Literatur mit vielen Einzelfallberichten zu fast allen Medikamentenklassen konnten in diesem Kapitel nicht alle Substanzen, die ein Delir induzieren können, abgehandelt werden und wir haben uns auf die wichtigsten Substanzen beschränkt. Hierbei haben wir uns auch auf die Medikamente beschränkt, die im klinischen Alltag fachübergreifend häufig eingesetzt werden.

Analgetika

Opioide

Opioide und Opioidanaloga werden vor allem zur Schmerztherapie bei Tumorpatienten und zur postoperativen Analgesie eingesetzt. Der Einsatz dieser Substanzen war in 3 von 5 großen prospektiven Studien bei postoperativen Krankenhauspatienten mit Delirien assoziiert (Francis et al. 1990; Marcantonio et al. 1994; Schor et al. 1992). Der Einsatz von Opioiden gehört somit zu einem der wichtigsten Risikofaktoren für ein postoperatives Delir. Egbert et al. (1990) verglich in einer randomisierten Studie die Wirksamkeit intramuskulär verabreichter Morphine mit der durch Patienten selbst dosierten Morphinapplikation hinsichtlich der postoperativen Schmerzkontrolle. Dabei entwickelten 18% der Patienten, die intramuskulär Morphine erhielten, ein Delir im Vergleich zu 2% in der Gruppe der Patienten, welche die Analgetikagabe selbst kontrollierten. Diese Differenz wurde von den Autoren der höheren Peak-Konzentration der Morphine in der ersten Gruppe zugeschrieben. **Pethidin** scheint von allen Opioiden aufgrund seiner langen Halbwertszeit und des aktiven Metaboliten **Norpethidin** (Halbwertszeit 15–30 h) die höchste delirogene Potenz zu haben. Aufgrund der größtenteils über die Niere erfolgenden Ausscheidung kommt es bei herabgesetzter Nierenfunktion zu einer Akkumulation mit verstärkten, insbesondere anticholinergen Nebenwirkungen, die ein Delir verursachen können (Eisendrath et al. 1987; Miller u. Jick 1978).

Die Art der Applikation scheint für die Auslösung eines Delirs ebenfalls von Bedeutung, epidural oder intramuskulär verabreichte Opioide sind mit einem höheren Risiko für ein Delir verbunden als andere Applikationsformen (Egbert et al. 1990; Marcantonio et al. 1994).

Nichtopioidartige Analgetika

Auch nichtopioidartige Analgetika können ein Delir verursachen. Insbesondere bei hohen Dosen oder Überdosierungen kann **Paracetamol** ebenso zu deliranten Syndromen führen, wie eine akute oder chronische Salizylatintoxikation. Insbesondere ältere Patienten können bei Verabreichung therapeutischer Dosen von Azetylsalizylsäure (ASS) eine chronische Salizylintoxikation mit deliranter Symptomatik entwickeln (Baily u. Jones 1989). Auch für die Gruppe der **nichtsteroidalen Anti-**

phlogistika (NSAID) liegen kasuistische Berichte über Verwirrtheitszustände und Delirien vor (Goodwin u. Regan 1982; Hoppmann et al. 1991; Thornton 1980).

Antibiotika und Chemotherapeutika

Es liegen unzählige Berichte über Delirien unter Therapie mit den unterschiedlichsten Antibiotika vor (Snavely u. Hodges 1984). In der Literatur werden für die Ausbildung einer deliranten Symptomatik unter Antibiotikatherapie als Risikofaktoren genannt:

- psychiatrische Vorerkrankung,
- schwere somatische Erkrankung,
- fortgeschrittenes Lebensalter,
- eingeschränkte Nierenfunktion,
- hohe Dosierung und/oder intravenöse/intrathekale Verabreichung und
- erhöhte Permeabilität der Blut-Hirn-Schranke (Nicholls 1980; Schliamser et al. 1991; Snavely u. Hodges 1984).

Eine genaue Einschätzung der neurotoxischen Wirksamkeit der verschiedenen Antibiotikaklassen ist nach der gegenwärtigen Datenlage schwierig, dennoch liegen die meisten Berichte zu Delirien für **Penicilline, Cephalosporine** und **Quinolone** vor (Andrejak et al. 1992; Downham et al. 1978; Nicholls 1980; Schliamser et al. 1991; Slaker u. Danielson 1991; Thomas u. Reagan 1996). Die Inhibition der GABA-ergen Neurotransmission wird als eine der möglichen Ursachen für die delirogene Wirkung der Fluoroquinolone und Penicilline angesehen (Andrejak et al. 1992; Keller 1991). Auch unter **Fungiziden** und **Antimalariamitteln** sind delirante Syndrome beschrieben (Morrison u. Katz 1989). Delirien können in Folge einer Chemotherapie oder einer Behandlung mit **Cytokinen** auftreten (Baile 1996; Schaefer et al. 2002; Tuxen u. Hansen 1994; Weinrich u. Sarna 1994). Aufgrund der in der onkologischen Chemotherapie häufig angewendeten Polypharmazie lässt sich die verursachende Substanz nur schwierig bestimmen und insbesondere bei ZNS-Tumoren oder Metastasen ist die Ätiologie deliranter Syndrome oft schwer zu eruieren.

Antidepressiva und Lithium

Aus den Überlegungen zur Pathogenese des Delirs wird deutlich, dass vor allem die **trizyklischen Antidepressiva** (TZA) mit ihren anticholinergen Nebenwirkungen delirogen wirken können (Degner et al. 2004; Knegtering et al. 1994). In einer Untersuchung zu Nebenwirkungen der Psychopharmakotherapie bei 15 000 stationär behandelten psychiatrischen Patienten betrug die Inzidenz eines durch Trizyklika ausgelösten Delirs 1,2% (Grohmann et al. 1993). Preskorn et al. (1990) berichten in einer Übersichtsarbeit bei insgesamt 976 Patienten zu den Nebenwirkungen einer Therapie mit TZA von einem deliranten Syndrom bei 58 der behandelten Patienten, das entspricht 6% der untersuchten Patienten. Die beobachteten Risikofaktoren für die Entwicklung eines Delirs waren:

- erhöhter Serumspiegel,
- höheres Lebensalter und
- weibliches Geschlecht.

Amitriptylin ist unter den TZA das mit der höchsten delirogenen Potenz (Lipkowski 1990). Es wird vermutet, dass etwa 5% der älteren Patienten, die mit Amitriptylin oder Imipramin behandelt werden, ein Delir entwickeln (Branconnier u. Cole 1986; Lindesay et al. 1990). Desipramin und Nortriptylin scheinen aufgrund ihrer geringeren anticholinergen Nebenwirkungen seltener ein Delir zu verursachen. Zu Delirien unter Venlafaxin (Degner et al. 2004; Noorden et al. 2002) und Mirtazapin (Bailer et al. 2000) liegen Kasuistiken vor. Selektive Serotoninwiederaufnahmehemmer (SSRI) und MAO-Hemmer scheinen nur selten delirante Syndrome auszulösen. Delirien können aber durch von SSRI verursachten Hyponatriämien entstehen (Woo u. Smythe 1997).

Lithium

Delirante Syndrome unter Lithiumtherapie sind in der Literatur umfangreich beschrieben (Austin et al. 1990; Grohmann et al. 2004; Smith u. Koeen 1988). Sie treten zumeist bei Intoxikationen auf, können aber insbesondere bei älteren Patienten (Patten et al. 2001) auch bei Serumspiegeln im therapeutischen Bereich vorkommen (Brown u. Rosen 1992; Foster et al. 1977; Omata et al. 2003).

Antihypertensiva

Unter **Methyldopa**, einem α_2-Rezeptorantagonisten, der heute aufgrund besser verträglicherer Präparate nur noch selten eingesetzt wird, kann es bei höheren Dosen zu einer deliranten Symptomatik kommen (Patten u. Love 1994; Paykel et al. 1982). Patienten mit eingeschränkter Nierenfunktion sind besonders gefährdet, da die Akkumulation des aktiven Metaboliten zu einer verstärkten Wirkung führen kann. Für die **Thiaziddiuretika** wird das Vorkommen von Delirien kasuistisch berichtet (Lewis 1971; Okada 1985). Da Thiazide kaum die Blut-Hirn-Schranke passieren, sind für die Entstehung eines Delirs ätiologisch die durch die Medikamente verursachten Störungen des Elektrolythaushalts verantwortlich zu machen. **Hydralazin**, eine vasodilatorisch wirksame Substanz, kann in seltenen Fällen eine ängstlich gefärbte delirante Symptomatik auslösen (Paykel et al. 1982). In der Gruppe der β-Blocker liegen Einzelfallberichte über Verwirrtheitszustände und Delirien für **Propanolol** und **Atenolol** vor (Arber 1988; Keller et al. 1997). Insgesamt scheinen delirante Syndrome unter Therapie mit β-Blockern eher selten aufzutreten. Auch für die heterogene Gruppe der Kalziumantagonisten liegen nur Einzelfallberichte über Delirien unter diesen Substanzen vor (Jacobsen et al. 1987).

Antikonvulsiva

Delirante Syndrome und Verwirrtheitszustände treten hauptsächlich unter Phenytoin, Primidon und Phenobarbital auf (Smith 1991), bei Überdosierungen und Intoxikationen auch unter Valproat und Carbamazepin (Gray et al. 1999). Die neueren Antikonvulsiva scheinen insgesamt eine geringere delirogene Potenz zu haben, dennoch liegen sowohl für Lamotrigin (Mueller u. Beeber 2004) als auch für Topiramat (Marcotte 1998; Mula et al. 2003) kasuistische Berichte über delirante Syndrome vor.

Antiparkinsonmedikamente

Verwirrtheitszustände, delirante Syndrome und Psychosen sind häufige Komplikationen der medikamentösen Therapie vor allem des fortgeschrittenen Morbus Parkinson (Young et al. 1997). Ätiologisch ist neben der medikamentösen Therapie auch die Erkrankung selber oder eine komorbide Demenz zu berücksichtigen. Als Risikofaktoren für ein Delir bei Parkinsonpatienten gelten:

- fortgeschrittenes Alter,
- eine Demenz,
- eine Kombinationsbehandlung mit verschiedenen Antiparkinsonmedikamenten sowie
- eine hohe Dosierung dieser Präparate.

Alle in der Parkinsontherapie eingesetzten Medikamente können Delirien auslösen. Bei etwa 5% der Patienten, die mit Standarddosierungen von Levodopa behandelt werden, entwickelt sich ein Delir (Bush et al. 1989; Cummings 1991). Für den Dopaminagonisten Pergolid werden Inzidenzraten von 11–33% (Lieberman et al. 1982; Kurlan et al. 1985) und für Bromocriptin von 12% (Lieberman et al. 1987) für delirante Syndrome berichtet. Auch unter Therapie mit Amantadin und Selegilin treten häufiger Delirien auf (Cummings 1991). In einer weiteren Studie (Joseph et al. 1995) kam es zum Auftreten deliranter Symptomatik während der Umstellung von unretardierten auf retardierte L-Dopa-Präparate.

Vom Delir sind die im Spätverlauf der Erkrankung bei 20–35% der Patienten vorkommenden isolierten Halluzinosen und dopamininduzierten Psychosen zu unterscheiden, bei denen zumeist als nicht bedrohlich empfundene optische Halluzinationen ohne wahnhaftes Erleben bei klarem Bewusstsein auftreten. Halluzinationen beim deliranten Syndrom haben hingegen zumeist bedrohlichen Charakter und sind immer auch mit einer Bewusstseinsstörung verbunden.

Antipsychotika (Neuroleptika)

Antipsychotika werden zur Behandlung des Delirs eingesetzt. **Haloperidol** gilt als Mittel der Wahl bei allen deliranten Syndromen, die auf dem Boden somatischer Grunderkrankungen entstehen. Die Indikation besteht in der Behandlung psychomotorischer Erregung und psychotischer Zustandsbilder (Walden u. Hewer 1998; Benkert u. Hippius 2005). Die Blockade der D_1-Rezeptoren stimuliert die Freisetzung von Azetylcholin (ACh). Der Antagonismus der Neuroleptika an den Dopaminrezeptoren hat also auch eine erhöhte Freisetzung von ACh zur Folge. Somit wird durch eine Neuroleptikatherapie nicht nur die produktiv psychotische Symptomatik durch Dopaminblockade behandelt, sondern durch Verbesserung der cholinergen Transmission auch die delirante Symptomatik insgesamt therapiert. Aufgrund ihrer anticholinergen Wirksamkeit können vor allem niederpotente Antipsychotika delirogen wirken. In einer retrospektiven Studie (Schmidt et al. 1987) entwickelten 1% der Patienten, die mit **Phenothiazinen** behandelt wurden, ein Delir. Nach Schor et al. (1992) sind Antipsychotika mit anticholinerger Wirksamkeit ein unabhängiger Risikofaktor für ein Delir bei Patienten auf somatischen Krankenhausstationen. Dabei war das Risiko bei den Patienten, die mehrere Antipsychotika in Kombination einnahmen, nochmals erhöht. Zu den Antipsychotika mit starker anticholinerger Wirksamkeit gehören **Clozapin** und **Thioridazin**. Unter Behandlung mit diesen Substanzen kann es zu deliranten Syndromen kommen (Feinberg 1993). Auch für das Atypikum **Risperidon** liegen kasuistische Berichte über die Entwicklung eines Delirs vor (Ravena-Springer et al. 1998).

Chemotherapeutika ▶ Antibiotika und Chemotherapeutika

H$_2$-Rezeptorenblocker

Da H_2-Rezeptorenblocker kaum die Blut-Hirn-Schranke durchdringen, ist die Inzidenz für ZNS-Nebenwirkungen insgesamt eher gering. Bei Veränderungen der Permeabilität der Blut-Hirn-Schranke können sie aber zentralnervöse Störungen auslösen, daher liegen auch Berichte über delirante Syndrome unter allen H_2-Rezeptorenblockern vor. **Cimetidin** scheint die höchste delirogene Potenz aufzuweisen, gefolgt von Ranitidin (Canto et al. 1991; Picotte-Prillmayer et al. 1995). Unter Patienten, die intensivmedizinisch und intravenös mit H_2-Antagonisten behandelt wurden, fanden sich Inzidenzen von 2–15% für Delirien (Cera et al. 1982; Kowalsky et al. 1989; Porter et al. 1986; Schentag et al. 1979). Ein Risikofaktor für ein Delir unter Therapie mit H_2-Antagonisten scheint eine eingeschränkte Nierenfunktion zu sein. So fand sich in einer Untersuchung bei 6 von 20 Patienten, die intravenös mit Ranitidin behandelt wurden, eine delirante Symptomatik. Die betroffenen Patienten wiesen eine deutlich erniedrigte Kreatininclearance auf (<50 ml/min) (Slugg et al. 1992). Ob das Auftreten von ZNS-Nebenwirkungen von der Höhe der Dosis, des Plasmaspiegels oder der Konzentration im Liquor abhängt, ist gegenwärtig unklar.

Hypnotika und Sedativa

Benzodiazepine

Benzodiazepine können sowohl bei Entzug als auch als Nebenwirkung der Therapie Delirien verursachen (Moore u. O'Keeffe 1999). Im Entzug entwickelt sich ein Delir je nach Halbwertszeit des eingenommenen Präparates etwa 2–10 Tage nach Absetzen und erreicht schnell ein Maximum. Ein solches Entzugsdelir kann 5–10 Tage andauern und ist gekennzeichnet durch Verwirrtheitszustände, Depersonalisation/Derealisation, psychotische Symptome (Halluzinationen), ängstlich-depressive Syndrome, Krampfanfälle, Oszillopsien, Dysmorphopsien, Photophobie, Hyperakusis, Hypersomnien, Dysästhesien, kinästhetische Störungen oder Muskelzittern und -faszikulationen. Nach etwa viermonatiger Einnahme auch einer therapeutischen Dosis von Benzodiazepinen muss bei abruptem Absetzen mit Entzugssymptomatik gerechnet werden, die allerdings nicht immer so ausgeprägt sein muss wie geschildert.

Insbesondere das abrupte Absetzen kurzwirksamer Benzodiazepine nach Aufnahme in ein Krankenhaus ist eine häufige Ursache für ein Delir (Francis et al. 1990; O'Keeffe u. Lavan 1999).

Eine delirante Symptomatik kann sich aber auch unter Therapie mit Benzodiazepinen entwickeln. In einer prospektiven Studie (Francis et al. 1990) mit 229 älteren stationär behandelten Patienten hatten 7 der 50 Patienten, die ein Delir entwickelten, dieses aufgrund der Einnahme von Benzodiazepinen ausgebildet. Marcantonio et al. (1994) fanden bei 21% der Patienten, die ein postoperatives Delir boten (n = 91), eine Benzodiazepinmedikation. Bei den 154 Patienten, die kein Delir entwickelten, erhielten nur 8% ein Benzodiazepinpräparat. Patienten, die ein langwirksames Präparat wie **Flurazepam** oder **Diazepam** einnahmen oder hohe Dosen erhielten (Tagesdosis >5 mg), wiesen ein signifikant erhöhtes Risiko auf, ein Delir zu entwickeln.

Nonbenzodiazepinhypnotika

In der Gruppe der Nonbenzodiazepinhypnotika liegen zu Zaleplon keine Berichte vor, für Zopiclon und Zolpidem finden sich Kasuistiken über Delirien unter Therapie mit diesen Präparaten (Brodeur u. Stirling 2001; David et al. 1998; Freudenreich u. Menza 2000; Harter et al. 1999; Hill et al. 2004). Insbesondere unter Therapie mit **Zolpidem** könnte bei älteren Patienten ein erhöhtes Risiko für die Ausbildung deliranter Symptomatik nach den vorliegenden Berichten bestehen (Hoyler et al. 1996; Katz 1995; Toner et al. 1999). Hierbei scheint die Pharmakokinetik des Präparates von Bedeutung dafür zu sein, dass überwiegend Frauen in den bisher berichteten Fällen betroffen waren. Frauen haben eine 45% höheren Zolpidemserumspiegel als Männer, bei älteren Frauen (>70 Jahre) ist diese Differenz noch ausgeprägter. Hier liegt im Durchschnitt ein 63% höherer Serumspiegel vor als bei gleichaltrigen männlichen Patienten (Bianchetti et al. 1988).

Kardiaka

Bereits Duroziez beschrieb 1874 ein durch **Digitalispräparate** ausgelöstes Delir und fasste die Symptomatik unter dem Begriff des »deliere digitalique« zusammen. Die Thematik wurde in der Folgezeit ignoriert, bis Smith (1938) über das vermehrte Vorkommen von zentralnervösen Nebenwirkungen der Digitalistherapie bei älteren Patienten berichtete. Delirien können die erste und einzige Symptomatik einer Digoxinintoxikation sein (Smith et al. 1992). Delirante Symptomatik ist eine häufige Komplikation der Therapie mit **Digoxin** (Keller u. Frishman 2003) und kann bereits unter therapeutischen Serumspiegeln auftreten (Eisendrath u. Sweeny 1987; Greenblatt u. Shader 1972). In einer großen retrospektiven kanadischen Datenanalyse über gemeldete Medikamentennebenwirkungen fanden sich 264 Berichte über Digoxinnebenwirkungen, 213 Fälle davon waren Delirien (Patten u. Love 1994).

Die meisten der **Klasse-I-Antiarrhythmika** haben anticholinerge Nebenwirkungen. Entsprechend liegen Berichte über delirante Syndrome für Procainamid (Rice et al. 1988), Quinidin (Deleu et al. 1987; Johnson et al. 1990), Lidocain (Sarvay et al. 1987) und Tocainid (Bikadoroff 1987; Clarke u. El-Mahdi 1985) vor. Auch hier kann eine delirante Symptomatik bei Dosierungen im therapeutischen Bereich auftreten, nur bei Quinidin scheinen Delirien Folge einer Intoxikation zu sein.

Für **Amiodaron**, ein Klasse-III-Antiarrhythmikum, liegen kasuistische Berichte über Delirien vor (Barry u. Franklin 1999; Trohman et al. 1988).

Kortikosteroide

Zu den wichtigen unerwünschten Wirkungen einer Steroidtherapie gehören, neben den affektiven Störungen und der Induktion von akuten oder chronischen kognitiven Störungen, delirante Syndrome (Perantie u. Brown 2002; Sirois 2003). Nichtmedikamentös bedingter Hyperkortisolismus führt zu Delirien und demenziellen Syndromen (Lupien et al. 1994; O'Keeffe u. Devlin 1994). Während die demenziellen Syndrome durch Langzeitbehandlung mit Kortikoiden bedingt sind, kommt es zur Ausbildung von deliranten Syndromen unter **kurzzeitiger Hochdosistherapie** (Patten u. Neutel 2000; Stoudemire et al. 1996). Delirien wurden auch als **Entzugssymptomatik** nach langjähriger Kortikosteroidtherapie berichtet (Campbell u. Schubert 1991).

Lithium ▶ Antidepressiva und Lithium

Neuroleptika ▶ Antipsychotika

Sedativa ▶ Hypnotika und Sedativa

Literatur

Andrejak M, Schmitt JL, Tondriaux A (1992) Neurologic side effects of fluoroquinolones. Therapie 47: 415–418

Arber N (1988) Delirium induced by Atenolol. BMJ 297: 1048

Austin LS, Arana GW, Melvin JA (1990) Toxicity resulting from lithium augmentation of antidepressant treatment in elderly patients. J Clin Psychiat 51: 344–345

Baile WF (1996) Neuropsychiatric disorders in cancer patients. Curr Opin Oncol 8(3): 182–187

Bailer U, Fischer P, Kufferle B, Stastny J, Kasper S (2000) Occurrence of mirtazapine-induced delirium in organic brain disorder. Int Clin Psychopharmacol 15(4): 239–243

Baily RB, Jones SR (1989) Chronic salicylate intoxication: a common cause of morbidity in the elderly. J Am Geriatr Soc 37: 556–561

Benkert O, Hippius H (2005) Kompendium der psychiatrischen Pharmakotherapie. Springer, Berlin Heidelberg New York Tokio

Barry JJ, Franklin K (1999) Amiodarone-induced delirium. Am J Psychiat 156: 119

Bianchetti G, Dubruc C, Thiercelin JF et al. (1988) Clinical pharmacokinetics of zolpidem in various physiological and pathological conditions. In: Sauvanet JP, Langer SZ, Morselli PL (eds) Imidazopyridines in sleep disorders. Raven Press, New York, pp 155–163

Bikadoroff G (1987) Mental changes associated with tocainide, a new antiarrhythmic. Can J Psychiat 32: 219–221

Bonhoeffer K (1912) Die Psychosen im Gefolge von akuten Infektionen, Allgemeinerkrankungen und inneren Erkrankungen. Deuticke, Leipzig

Branconnier RJ, Cole JQ (1986) Effects of acute administration of trazodone and amitryptiline on cognition, cardiovascular function and salivation in the normal geriatric subject. J Clin Psychopharmacol 1(Suppl 6): 825–828

Brodeur MR, Stirling AL (2001) Delirium associated with zolpidem. Ann Pharmacother 35(12): 1562–1564

Brown AS, Rosen J (1992) Lithium induced delirium with therapeutic serum lithium levels: a case report. J Geriatr Psych Neur 5: 53–55

Bush DF, Liss CL, Morton A (1989) An open multicentre long-term treatment evaluation of sinemet. Neurology 39(Suppl 2): 101–104

Campbell HM, Schubert DSP (1991) Delirium after cessation of glucocorticoid therapy. Gen Hosp Psychiat 13: 270–272

Canto TG, Korek JS (1991) Central nervous system reactions to histamine-2-receptor-blockers. Ann Intern Med 114: 1027–1034

Cera FB, Schentag JJ, McMillen M (1982) Mental status, the intensive care unit and cimetidine. Ann Surg 196: 565–570

Clarke CWF, El-Mahdi EO (1985) Confusion and paranoia associated with oral tocianide. Postgrad Med 61: 79–81

Cummings JL (1991) Behavioural complications of drug treatment in Parkinson's disease. J Am Geriatr Soc 39: 708–716

David M, Breton JL, Guy I, Vandel S (1998) Zopiclone and delirium. Therapie 53(1): 78–80

Degner D, Grohmann R, Kropp S, Ruther E, Bender S, Engel RR, Schmidt LG (2004) Severe adverse drug reactions of antidepressants: results of the German multicenter drug surveillance program AMSP. Pharmacopsychiatry 37(Suppl 1): 39–45

Deleu D, Schmedding E (1987) Acute psychosis as idiosyncratic reaction to quinidine: report of two cases. BMJ 294: 1001–1002

Downham TF, Cawley RA, Salley SO (1978) Systemic toxic reactions to procaine penicillin. Sex Transm Dis 5: 4–9

Duroziez P (1874) De deliere et du coma digitaliques. Gaz Hebedo Med Chir 11: 780–785

Egbert AM, Parks LH, Short LM (1990) Randomized trial of postoperative patient-controlled analgesia vs intramuscular narcotics in frail elderly man. Arch Intern Med 150: 1897–1903

Eisendrath SJ, Goldman B, Douglas J (1987) Meperidine-induced delirium. Am J Psychiat 144: 1062–1065

Eisendrath SJ, Sweeny MA (1987) Toxic neuropsychiatric effects of digoxin at therapeutic serum concentrations. Am J Psychiat 144: 506–507

Feinberg M (1993) The problems of anticholinergic adverse effects in older patients. Drug Aging 3: 335–348

Fischer P (2001) Successful treatment of nonanticholinergic delirium with a cholinesterase inhibitor. J Clin Psychopharmacol 21: 118

Fischer P, Assem-Hilger E (2003) Delir/Verwirrtheitszustand. In: Förstl H (Hrsg) Lehrbuch der Gerontopsychiatrie und Psychotherapie. Grundlagen – Klinik – Therapie. Thieme, Stuttgart, S 394–408

Fisher BW, Flowerdew G (1995) A simple model for predicting postoperative delirium in older patients undergoing elective orthopedic surgery. J Amer Geriat Psychiat 43: 175–178

Foster JR, Gershell WJ, Goldfarb AI (1977) Lithium treatment in the elderly: I Clinical usage. J Gerontol 32: 299–302

Francis J, Martin D, Kapoor WN (1990) A prospective study of delirium in hospitalized elderly. JAMA 263: 1097–1101

Freudenreich O, Menza M (2000) Zolpidem-related delirium: a case report. J Clin Psychiat 61(6): 449–450

Galanakis P, Bickel H, Gradinger R (2001) Acute confusional state in the elderly following hip surgery: incidence, risk factors and complications. J Geriatr Psychiat 16: 349–355

George J, Bleasdale S, Singleton SJ (1997) Causes and prognosis of delirium in elderly patients admitted to a district general hospital. Age Ageing 26: 423–427

Goodwin JS, Regan M (1982) Cognitive dysfunction associated with naproxen and ibuprofen in the elderly. Arthritis Rheum 25: 1013–1015

Gray SL, Katie VL, Larson EB (1999) Drug-induced cognition disorders in the elderly. Drug Safety 21(2): 101–122

Greenblatt DJ, Shader RI (1972) Digitalis toxicity. In: Shader RI (ed) Psychiatric complications of medical drugs. Raven Press, New York, pp 25–47

Grohmann R, Ströbel C, Rüther E (1993) Adverse psychic reactions to psychotropic drugs: a report from the AMUP study. Pharmacopsychiatry 3: 84–93

Grohmann R, Hippius H, Helmchen H, Ruther E, Schmidt LG (2004) The AMUP study for drug surveillance in psychiatry – a summary of inpatient data. Pharmacopsychiatry 37(Suppl 1): 16–26

Harter C, Piffl-Boniolo E, Rave-Schwank M (1999) Development of drug withdrawal delirium after dependence on zolpidem and zopiclone. Psychiat Prax 26(6): 309

Hill KP, Oberstar JV, Dunn ER (2004) Zolpidem-induced delirium with mania in an elderly woman. Psychosomatics 45(1): 88–89

Hewer W, Förstl H (1994) Verwirrtheitszustände im höheren Lebensalter – eine aktuelle Literaturübersicht. Psychiat Prax 21: 131–138

Hoppmann RA, Peden JG, Ober SK (1991) Central Nervous System side effects of nonsteroidal anti-inflammatory drugs. Aseptic meningitis, psychosis and cognitive dysfunctions. Arch Intern Med 151: 1309–1313

Hoyler CL, Tekell JL, Silva JA (1996) Zolpidem-induced agitation and disorganization. Gen Hosp Psychiatry 18: 452–453

Inouye SK, Charpentier PA (1996) Precipitating factors for delirium in hospitalized elderly persons. Predicitive model and interrelationship with baseline vulnerability. JAMA 275(11): 852–858

Jacobsen FM, Sack DA, James SP (1987) Delirium induced by verapamil. Am J Psychiat 144: 248

Johnson AG, Day RO, Seldon WA (1990) A functional psychosis precipitated by quinidine. Med J Aust 153: 47–49

Joseph CL, Siple C, McWhorter K (1995) Adverse reactions to controlled release levodopa/carbidopa in older persons: case reports. J Am Geriatr Soc 43: 47–50

Katz SE (1995) Possible paroxetine-zolpidem interaction. Am J Psychiatry 152: 1689

Keller H (1991) Comparison of adverse drug effect profile of different substances such as penicillins, tetracyclines, sulfonamides and quinolones. Infection 19(Suppl 1): 19–24

Keller S, Frishman WH (2003) Neuropsychiatric effects of cardiovascular drug therapy. Cardiol Rev 11(2): 73–93

Keller S, Frishman WH, Nurenberg J (1997) Neuropsychiatric effects of cardiovascular medications. In: Frishman WH, Sonnenblick EH (eds) Cardiovascular Pharmacotherapeutics. McGraw-Hill, New York, pp 1053–1071

Knegtering H, Eijck M, Huijsman A (1994) Effetcs of antidepressants on cognitive functioning of elderly patients: a review. Drug Aging 5: 192–199

Kowalsky SF, Andritz MB, Calvert JF (1989) A prospective evaluation of cimitedine drug use. Hosp Pharm 24: 105–108

Kurlan R, Miller C, Levy R (1985) Long term experience with pergolide treatment of advanced parkinsonism. Neurology 35: 738–742

Levkoff S, Cleary P, Liptzin B (1991) Epidemiology of delirium: an overview of research issues and findings. Int Psychogeriatr 3: 149–167

Lewis WH (1971) Iatrogenic psychotic depressive reaction in hypertensive patients. Am J Psychiat 127: 1416–1417

Lieberman AN, Goldstein M, Gopinathan G (1982) Further studies with pergolide in Parkinsons disease. Neurology 32: 1182–1184

Lieberman AN, Goldstein M, Gopinathan G (1987) D-1 and D-2 agonists in Parkinsons disease. Can J Neurol Sci 14: 466–473

Lindesay J, MacDonald A, Starke I (1990) Delirium in the elderly. Oxford University Press, Oxford

Lipkowski ZJ (1990) Delirium: acute confusional state. Oxford University Press, Oxford

Lupien S, Lecours AR, Lussier I (1994) Basal cortisol levels and cognitive decline in human aging. J Neurosci 14: 2893–2903

Mach JR, Kabat V, Olson D, Kuskowski M (1996) Delirium and right hemisphere dysfunction in cognitively impaired older persons. Int Psychogeriatr 8(3): 373–382

Marcantonio ER, Juarez G, Goldmann L (1994) The relationship of postoperative delirium with psychoactive medications. JAMA 272: 1518–1522

Marcotte D (1998) Use of topiramate, a new anti-epileptic as a mood stabilizer. J Affect Disord 50(2/3): 245–251

Miller RR, Jick H (1978) Clinical effects of meperidine in hospitalized medical patients. J Clin Pharmacol 18: 180–189

Moore AR, O'Keeffe ST (1999) Drug-induced cognitive impairment in the elderly. Drug Aging 15(1): 15–28

Morrison RL, Katz IR (1989) Drug related cognitive impairment: current progress and recurrent problems. Annu Rev Gerontol Geriatr 9: 232–279

Meagher DJ, O'Hanlon D, O'Mahony E (2000) Relationship between symptoms and motoric subtype of delirium. J Neuropsych Clin N 12(1): 51–56

Mueller TH, Beeber AR (2004) Delirium from valproic acid with lamotrigine. Am J Psychiat 161(6): 1128–1129

Mula M, Trimble MR, Lhatoo SD, Sander JWAS (2003) Topiramate and psychiatric adverse events in patients with epilepsy. Epilepsia 44(5): 659–663

Nicholls PJN (1980) Neurotoxicity of penicillin. J Antimikrob Chemother 6: 161–165

Noorden MS van, Vergouwen AC, Koerselman GF (2002) Delirium during withdrawal of venlafaxine. Ned Tijdschr Geneeskd 146(26): 1236–1237

Okada F (1985) Depression after treatment with thiazide diuretics for hypertension. Am J Psychiat 142: 1101–1102

O'Keeffe ST, Devlin JG (1994) Delirium and the dexamethasone suppression test in the elderly. Neuropsychobiology 30: 153–156

O'Keeffe ST, Lavan SN (1999) The clinical significance of delirium subtypes. Age Ageing 28: 115–119

Omata N, Murata T, Omori M, Wada Y (2003) A patient with lithium intoxication developing at therapeutic serum lithium levels and persistent delirium after discontinuation of its administration. Gen Hosp Psychiat 25(1): 53–55

Patten SB, Love EJ (1994) Neuropsychiatric adverse reactions: passive reports to Health and Welfare Canada's Adverse Drug Reaction Database (1965–present). Int J Psychiat Med 24: 45–62

Patten SB, Neutel I (2000) Corticosteroid-induced adverse psychiatric effects. Drug Safety 22: 111–122

Patten SB, Williams JV, Peteu R, Oldfield R (2001) Delirium in psychiatric inpatients: a case control study. Can J Psychiat 46(2): 162–166

Paykel ES, Fleminger R, Watson JP (1982) Psychiatric side effects of antihypertensive drugs other than reserpine. J Clin Psychopharmacol 2: 14–39

Perantie DC, Brown ES (2002) Corticosteroids, Immune Suppression, and Psychosis. Current Psychiatric Reports 4: 171–176

Porter JB, Beard K, Walker AM (1986) Intensive hospital monitoring study of intravenous cimetidine. Arch Intern Med 146: 2237–2239

Preskorn SH, Jerkovich GS (1990) Central nervous system toxicity of tricyclic antidepressants: phenomenology, risk factors, and role of therapeutic drug monitoring. J Clin Psychopharmacol 2: 88–95

Picotte-Prillmayer D, DiMaggio JR, Baile WF (1995) H_2-blocker delirium. Psychosomatics 36: 74–77

Ravena-Springer R, Dolberg OT, Hirshmann S (1998) Delirium in elderly patients treated with risperidone: a report of three cases. J Clin Psychopharmacol 18: 171–172

Rice H, Haltzman S, Tucek C (1988) Mania associated with procainamid. Am J Psychiat 145: 129–130

Sarvay SM, Marke J, Steinberg MD (1987) »Doom anxiety« and delirium in lidocaine toxicity. Am J Psychiat 144: 159–163

Schaefer M, Engelbrecht MA, Gut O, Fiebich BI, Bauer J, Schmidt F, Grunze H, Lieb K (2002) Interferon alpha (IFN a) and psychiatric syndromes. A review. Prog Neuro-Psychoph 26: 731–746

Schentag JJ, Cerra FB, Callieri G (1980) Pharmakokinetic and clinical studies in patients with cimetidine-induced mental confusion. Lancet 1: 117–128

Schliamser SE, Cars O, Norrby SR (1991) Neurotoxicity of beta-lactam antibiotics: predisposing factors and pathogenesis. J Antimicrob Chemother 27: 405–425

Schmidt LG, Grohmann R, Strauss A (1987) Epidemiology of toxic delirium due to psychotropic drugs in hospital. Compr Psychiat 28: 242–249

Schor JD, Levkoff SE, Lipstitz LA (1992) Risk factors for delirium in hospitalized elderly. JAMA 267: 827–831

Sirois F (2003) Steroid psychosis: a review. Gen Hosp Psychiat 25: 27–33

Slaker RA, Danielson B (1991) Neurotoxicity associated with ceftazidirine therapy in geriatric patients with renal dysfunction. Pharmacotherapy 4: 351–352

Slugg PH, Haug MT, Pippenger CE (1992) Ranitidine pharmacokinetic and adverse central nervous system reactions. Arch Intern Med 152: 2325–2329

Smith DB (1991) Cognitive effects of antiepileptic drugs. In: Smith D, Treiman D, Trimble MR (eds) Neurobehavioral problems in epilepsy. Raven Press, New York, pp 197–212

Smith H, Janz TG, Erker M (1992) Digoxin toxicity presenting as altered mental status in a patient with severe chronic obstructive lung disease. Heart Lung 21: 78–80

Smith HL (1938) Cerebral manifestations of digitalis intoxication. Mayo Clin Proc 13: 574–575

Smith SJ, Koen RS (1988) A Creutzfeldt-Jakob like syndrome due to lithium toxicity. J Neurol Neurosurg Ps 51: 120–123

Snavely SR, Hodges GR (1984) The neurotoxicity of antibacterial agents. Ann Intern Med 101: 92–104

Stoudemire A, Anfinson T, Edward J (1996) Corticosteroid-induced delirium, and dependency. Gen Hosp Psychiat 18: 196–202

Thomas RJ, Reagan DR (1996) Association of a Tourette-like syndrome with ofloxazin. Ann Pharmacother 30: 138–141

Thornton TL (1980) Delirium associated with sulindac. JAMA 243: 1630–1631

Toner LC, Tsambiras BM, Catalano G, Catalano MC, Cooper DS (1999) Central nervous system side effects associated with zolpidem treatment. Clin Neuropharmacol 23: 54–58

Trohman RG, Castellanos D, Castellanos A (1988) Amiodarone-induced delirium. Ann Intern Med 108: 68–69

Trzepac PT (1996) Delirium. Advances in diagnosis, pathophysiology and treatment. Psychiat Clin N Am 19(3): 429–448

Trzepac PT (1999) Update on the neuropathogenesis of delirium. Dement Geriatr Cogn Disord 10(5): 330–334

Trzepac PT (2000) Is there a final common neural pathway in delirium? Focus on acetylcholine and dopamine. Semin Clin Neuropsychiat 5(2): 132–148

Tuxen MK, Hansen SW (1994) Neurotoxicity secondary to antineoplastic drugs. Cancer Treat Rev 20: 191–214

Walden J, Hewer W (1998) Organische psychische Störungen: Delir. In: Hewer W, Rössler W (Hrsg) Das Notfall Psychiatrie Buch. Urban & Schwarzenberg, München, S 216–221

Weinrich S, Sarna L (1994) Delirium in the older person with cancer. Cancer 74: 2079–2091

Woo MH, Smythe MA (1997) Association of SIADH with selective serotonin reuptake inhibitors. Ann Pharmacother 31: 108–110

Young BK, Camicioli R, Ganzini L (1997) Neuropsychiatric adverse effects of antiparkinsonian drugs: characteristics, evaluation and treatment. Drug Aging 10(5): 367–383

Organische Psychosen

C. Minov, T. Messer, M. Schmauss

Der Begriff der organischen Psychosen umfasst alle körperlich begründbaren Psychosyndrome (Huber 1972; Kurz 1994; Lauter 1988; Spittler 1993). Es werden hierunter alle **psychischen Störungen** subsumiert, die mit einer Hirnleistungsschwäche und Persönlichkeitsveränderungen einhergehen und **infolge von systemischen oder hirnorganischen Erkrankungen auftreten** (Kapfhammer 2001). Somit unterliegen die organischen Psychosen der Grundlage einer fassbaren oder wahrscheinlichen körperlichen Ätiologie im Gegensatz zu allen anderen psychischen Störungen, die ätiopathogenetisch auf eine multifaktorielle Genese zurückgeführt werden können.

Bereits in der antiken Medizin wurden psychische Störungen als Zeichen und zugleich unmittelbare Folge somatischer Erkrankungen beschrieben. So ist bei Hippokrates erstmals von der »Phrenitis« die Rede, einer psychischen Veränderung, die aus heutiger Sicht mit einem deliranten Verwirrtheitszustand gleichzusetzen wäre (Bynum 2000).

Bis ins späte Mittelalter beruhte die Nosologie psychischer Erkrankungen auf einer Querschnittsbetrachtung klinischer Symptome, sodass organisch bedingte Störungen je nach ihrer Symptomatik den unterschiedlichen Formen von Manie, Melancholie oder Wahnsinn zugeordnet wurden (Förstl 2002). Bereits im 17. Jahrhundert ging der englische Naturwissenschaftler Thomas Willis davon aus, dass »Geisteskrankheiten« als »Gehirnkrankheiten« zu betrachten sind. Er unternahm den zur damaligen Zeit jedoch noch schwierigen Versuch, morphologische Hirnveränderungen mit einzelnen psychischen Störungen in Beziehung zu setzen (Willis 1672). Erst im 19. Jahrhundert wurden durch die Beschreibung der Sprachzentren durch Broca und Wernicke wichtige pathoanatomische Grundlagen für umschriebene zerebrale Veränderungen geschaffen, sodass der Begriff des »Organischen« wieder in den Fokus der wissenschaftlichen Lehre rückte (Broca 1861; Wernicke 1874). Emanuel Mendel führte in seinem Leitfaden der Psychiatrie von 1902 den Begriff der »organischen Psychosen« als psychische Störungen ein, die durch eine nachweisbare Hirnkrankheit und als Folge einer Schädigung des Gehirns verursacht werden (Mendel 1902).

Eine systematische Beschreibung einer Vielzahl von hirnorganischen Psychosyndromen bei Infektionskrankheiten und inneren Erkrankungen erfolgte durch Karl Bonhoeffer ab dem Jahr 1910, der im Rahmen seiner publizierten Kasuistiken akut auftretende und im Verlauf sich bessernde psychische Krankheitsbilder beschrieb und als

»akute exogene Reaktionstypen« bezeichnete (Bonhoeffer 1917). Er unterschied hierbei syndromal Delir, Halluzinose, Erregungszustand, Dämmerzustand und Amenzia als akute und prinzipiell reversible, jedoch ätiologisch unspezifische Symptome und Verlaufsmuster (Bonhoeffer 1918).

Der Begriff des »organischen Psychosyndroms« stammt von **Eugen Bleuler** (Bleuler 1916), der nach dem jeweiligen Schädigungsmuster 2 Arten von akuten oder chronischen Verlaufsformen differenzierte:

1. Das »hirndiffuse Psychosyndrom« beruht auf einem amnestischen Syndrom (Korsakow-Syndrom) mit kognitiven Leistungseinbußen und begleitenden Defiziten in der Aufmerksamkeit, Wahrnehmung und dem Affekt.
2. Dagegen resultiert das »hirnlokale Psychosyndrom« in einer Veränderung von Antrieb und Stimmungslage nach (multi)fokalen Hirnläsionen.

Später fügte sein Sohn Manfred Bleuler ein »endokrines Psychosyndrom« hinzu mit entsprechend endokrin verursachten psychischen Veränderungen von Sozialverhalten, Schlaf oder Sexualität (Bleuler 1954).

Die nosologische Einteilung von organischen Symptomenkomplexen durch Bleuler führte über Jahrzehnte zu der fälschlichen Annahme, es handele sich um eine übergeordnete Bezeichnung für sämtliche psychischen Veränderungen, die auf organischen Beeinträchtigungen des Gehirns beruhen (Peters 1981), sodass in diesem Sinn bis zur Einführung des DSM-III in der amerikanischen Psychiatrie der Terminus »organic brain syndrom« verwendet wurde.

Die weiteren klinischen Beobachtungen führten zu einer kontroversen Diskussion über die Ätiologie, Nomenklatur und Differenzierung von endogen bedingten und organisch bedingten psychischen Störungen, die in dieser Epoche nur zu einer diagnostischen Unsicherheit führte.

Erst Kurt Schneider (Schneider 1948) gelang es, dieses nosologische Dilemma zu beenden, indem er klare diagnostische Kriterien für die Diagnose einer körperlich begründbaren Psychose formulierte:

- Vorliegen belangvoller somatopathologischer Befunde,
- Nachweis eines evidenten Zusammenhangs mit der Manifestation der psychischen Störung,
- fehlende Hinweise auf eine alternative Verursachung,

psychopathologische Besserung bei Behandlung der organischen Grunderkrankung.

Dagegen vertrat Lipowski Ende der 70er Jahre ein breiteres Konzept für organisch bedingte psychische Störungen mit einer eigenen Syndromklassifikation rein deskriptiven Charakters und dem Verzicht von ätiologischen Zuordnungen oder Verlaufskriterien. Hierbei betonte er die Bedeutung kognitiver Störungen zum Nachweis einer organischen Ursache sowie den Einfluss von Dispositions- und Umweltfaktoren (Lipowski 1984).

Ein bestimmtes pathognomonisches Symptom zur Differenzierung einer endogenen vs. einer organischen Psychose gibt es nicht. Demnach können alle für eine Schizophrenie typischen Symptome auch bei einer organischen Psychose vorkommen, die auf einer charakterisierbaren somatischen Grunderkrankung basiert (Pietzcker et al. 1981).

Die moderne Forschung in der Psychiatrie führte zu dem Bemühen einer einheitlichen Operationalisierung von psychopathologischen Syndromen mit dem Ziel, die diagnostische Zuordnung zu verbessern, die sich in den heutigen nosologischen Klassifikationssystemen von ICD-10 und DSM-IV widerspiegelt. In beiden diagnostischen Manualen werden die 3 Syndrome – Demenz, Amnesie und Delir – in eigenen Kapiteln wiedergegeben.

In einer früheren konzeptuellen Einteilung werden sie von Lauter als psychoorganische Syndrome ersten Ranges klassifiziert mit dem gemeinsamen Kennzeichen des Vorherrschens von kognitiven Defiziten (Lauter 1988). Diese psychoorganischen Syndrome werden sowohl im ICD-10 als auch im DSM-IV als eigenständige nosologische Rubriken aufgeführt, wobei im DSM-IV auf die Entität »organisch bedingt« bewusst verzichtet wurde aufgrund der Überlegung, dass dieser Terminus eine fehlende biologische Basis anderer psychischer Störungen (z. B. der Schizophrenie) implizieren könnte.

Den psychoorganischen Syndromen ersten Ranges stehen eine Untergruppe weiterer psychopathologischer Erscheinungsbilder gegenüber, die zwar ebenfalls ätiologisch auf einer organischen Grundlage beruhen, jedoch vorwiegend auf die psychopathologischen Merkmale der Wahrnehmung, des Affekts und der Persönlichkeit fokussieren. Hierzu gehören beispielsweise die organische Persönlichkeitsveränderung, die organische Halluzinose oder die organische Angststörung, die im Klassifikationssystem des DSM-IV zusätzlich mit dem Terminus »aufgrund eines medizinischen Krankheitsfaktors« gekennzeichnet werden (Sass et al. 1996).

Sowohl im ICD-10 als auch im DSM-IV werden die substanzinduzierten psychischen Verhaltensstörungen in einer eigenen Kategorie klassifiziert. Dabei wird gefordert, dass die psychopathologische Veränderung und die daraus resultierende psychische Störung auf den Gebrauch und die Wirkung einer von außen induzierten Substanz zurückzuführen ist (Dilling et al. 1994).

Die ◻ Tab. 22.1 stellt die Gemeinsamkeiten und Unterschiede der beiden nosologischen Klassifikationssysteme von ICD-10 und DSM-IV hinsichtlich der Einteilung der organischen psychischen Störungen dar.

Beide Klassifikationssysteme verzichten bei der Einteilung der organischen psychischen Störung auf die komplexen und nicht immer sicher zu definierenden Variablen des Schweregrades, des Verlaufs und der Reversibilität dieser psychopathologischen Syndrome.

Medikamenteninduzierte Psychosen

Bei der Erstdiagnose einer psychischen Störung sollten zunächst körperliche Ursachen ausgeschlossen werden, die für die psychopathologischen Auffälligkeiten ätiologisch bedeutsam sein könnten. Es gibt ein breites Spektrum an körperlichen Erkrankungen, die mehr oder weniger psychische Störungen hervorrufen können oder aber auch im Sinne einer somatischen Komorbidität auftreten können.

Daneben gibt es eine Vielzahl von Medikamenten, die unerwünschte psychische Arzneimittelwirkungen auslösen können, die häufig im Bereich der inneren Medizin, Dermatologie und Anästhesie eingesetzt werden. Alle Medikamente, die psychotrop wirksam sind, können das zentrale Nervensystem beeinflussen und in seltenen Fällen auch psychotische Zustandsbilder verursachen. Häufig werden solche unerwünschten Arzneimittelwirkungen übersehen, nicht als Medikamenteneffekt identifiziert oder fälschlicherweise als Ausdruck einer eigenständigen psychischen Störung missinterpretiert. Eine ausführliche Auflistung aller Medikamentengruppen mit potenziell psychotropen Effekten ist in ◻ Tab. 22.2 dargestellt.

▣ Tabelle 22.1. Einteilung der organischen psychischen Störungen in ICD-10 und DSM-IV (nach Kurz 2003)

ICD-10		DSM-IV	
Organische, einschließlich symptomatische psychische Störungen	Demenz Organisches amnestisches Syndrom Delir, nicht substanzbedingt	Delir, Demenz, amnestische und andere kognitive Störungen	Demenz Amnestische Störungen Delir Andere kognitive Störung
	Sonstige organische psychische Störungen (Halluzinose, katatone Störung, wahnhafte Störung, affektive Störung, Angststörung, dissoziative Störung, emotional labile Störung, leichte kognitive Störung) Organische Persönlichkeits- und Verhaltensstörung (organische Persönlichkeitsstörung, postenzephalitisches Syndrom, Psychosyndrom nach Schädel-Hirn-Trauma)	Psychische Störung aufgrund eines medizinischen Krankheitsfaktors	Psychotische Störung Affektive Störung Angststörung etc. aufgrund eines medizinischen Krankheitsfaktors
Psychische und Verhaltensstörung durch psychotrope Substanzen	Akute Intoxikationen, Entzugssyndrom mit Delir, psychotische Störung, amnestisches Syndrom, Demenz, sonstige Störungen	Substanzinduzierte psychische Störung	Substanzinduzierte Demenz, amnestische Störung, psychotische Störung, affektive Störung, substanzinduziertes Delir etc.

◘ Tabelle 22.2. Medikamente, die psychotrope Effekte auslösen können (modifiziert nach Goepfert 2005)

Substanzgruppen	Beispiele
Analgetika	NSAID, insbesondere Indomethacin, Sumatriptan
Antibiotika	Tuberkulostatika, z.B. Isoniazid, Rifampicin Betalactam-Antibiotika, z.B. Penicillin Cephalosporine, z.B. Clarithromycin Fluoroquinolone, z.B. Ofloxacin, Ciprofloxacin Makrolidantibiotika Metronidazol Sulfonamide Trimethoprim-Sulfamethoxazol
Anticholinergika	Biperiden Atropin
Antidementiva	Donezepil
Antidepressiva	Trizyklische Antidepressiva Venlafaxin
Antiepileptika	Phenytoin
Antihistaminika	H_2-Blocker, z.B. Cimetidin
Antihypertensiva	ACE-Hemmer β-Blocker Kalziumantagonisten Nitroprussid
Antimykotika	Voriconazol
Antipsychotika	Chlorpromazin Levomepromazin Clozapin Olanzapin
Frei verkäufliche Substanzen	Phenylephrin
Hormonelle Kontrazeptiva	Östrogen-Gestagen-Präparate
Immuntherapeutika	Interferon-alpha Betaferon

◐ Tabelle 22.2 (Fortsetzung)

Substanzgruppen	Beispiele
Kardiaka	Azetazolamid Digoxin Disopyramid Etacrynsäure Procainamid Quinidin
Kortikosteroide	Prednison Dexamethason
Muskelrelaxanzien	Baclofen Tizanidin
Narkotika	Barbiturate
Nonbenzodiazepine	Zolpidem
Parkinsonmedikamente	Levodopa Methyldopa
Virostatika	Antiretrovirale Therapeutika Aciclovir

Einteilung und Differenzialdiagnosen

Vielfach treten unter den o.g. Substanzgruppen **leichtere psychotrope Nebenwirkungen** in Form von Ängstlichkeit, Stimmungsschwankungen, Schwindel und kognitiven Störungen auf, mit denen naturgemäß in den wenigsten Fällen der Psychiater sondern der Internist oder der Allgemeinmediziner konfrontiert werden (Goepfert 2005). Bei **schweren psychotropen Nebenwirkungen** reicht das Spektrum der Symptomatik von Schlafstörungen mit Alpträumen, Ängstlichkeit, Depression, Hyperaktivität, Irritabilität, bizarrem Verhalten bis hin zu Manie, Halluzinationen, Paranoia und Suizidalität (Huber 1998). Darüber hinaus treten häufig im Zusammenhang mit der Einnahme von psychotrop wirksamen Substanzen delirante Zustandsbilder mit einer Bewusstseinsstörung auf. In den seltenen Fällen von schweren unerwünschten Arzneimittelwirkungen können Psychosen induziert werden in ähnlicher Form, wie sie auch durch Alkohol, illegale Drogen oder Toxine entstehen (Cutting 1987). Hierbei bedarf es oftmals einer stationären psychiatrischen Behandlung und – sofern die psychopathologischen Auffälligkeiten in wenigen Tagen nicht selbständig remittieren – einer antipsychotischen Therapie.

Im klinischen Alltag ist die sichere differenzialdiagnostische Zuordnung zwischen »endogener« Psychose und »exogener« psychischer unerwünschter Arzneimittelwirkung als Folge einer medikamentösen Behandlung gelegentlich schwierig. Auf die Diagnose einer rein psychischen unerwünschten Arzneimittelwirkung deutet insbesondere ein enger zeitlicher Zusammenhang mit der Medikamenteneinnahme und ein schnelles Abklingen der Psychose nach Absetzen des Medikaments hin (Bullinger 1987; Grohmann et al. 1987; Jungst u. Mohr 1987).

Eine eigene Gruppe substanzassoziierter unerwünschter Arzneimittelwirkungen stellt das **Absetzen von Medikamenten** dar, die in Form von Entzugserscheinungen ebenfalls delirante oder psychotische Erscheinungsbilder hervorrufen können und folglich die Wichtigkeit einer ausführlichen Anamnese mit Medikamentenerhebung verdeutlichen.

Bislang gibt es keine größeren systematischen Studien zur Prävalenz und Inzidenz medikamenteninduzierter Psychosen. In der Fachliteratur sind aber zumeist einzelne Kasuistiken und einzelne Verläufe vorzufinden. Trotz der Einrichtung eines Spontanerfassungssystems für unerwünschte Arzneimittelwirkungen seitens der Deutschen Arzneimittelkommission muss eine hohe Dunkelziffer nichtdokumentierter Fälle angenommen werden.

Besondere Beachtung im klinischen Alltag verdienen vor allem 2 Medikamentengruppen, die Antibiotika und die Glukokortikoide, die aufgrund ihres breiten Indikationsspektrums und ihres allgemein günstigen Wirkprofils häufig verordnet werden.

Antibiotika

Insbesondere unter den Antibiotika wurden wiederholt psychische Störungen in Form von halluzinatorischen Syndromen oder deliranten Zustandsbildern beschrieben (Farrington et al. 1995; Huber 1998). Vor allem die **Gyrasehemmer** stehen im Verdacht, unerwünschte ZNS-Effekte auszulösen, was in früheren Zulassungs- und Postmarketingstudien mit ermittelten Häufigkeiten von 0,9–2,2% dokumentiert wurde (Jungst u. Mohr 1987; Mulhall u. Bergmann 1995; Shah u. Mulert 1990; Tack u. Smith 1989). In der Psychiatrischen Universitätsklinik München wurden im Rahmen des psychiatrischen Konsiliardienstes in den Jahren von 1990–1994 alle Verdachtsfälle für psychopathologische Auffälligkeiten nach der Einnahme von Gyrasehemmern analysiert, wobei die retrospektive Auswertung von 4189 Berichten bei 29 Patienten den Verdacht auf das Vorliegen einer unerwünschten Arzneimittelwirkung unter Gyrasehemmern ergab (Hollweg et al. 1997). Neben deliranten Syndromen wurden paranoide Syndrome, depressive und manische Bilder, Unruhezustände, sowie je ein soporöses und stuporöses Syndrom ermittelt.

Kortikosteroide

In der Literatur sind eine Vielzahl von Kortison-induzierten Psychosen beschrieben (Sirois 2003), wobei als Ursache die Rolle des Immunsystems im Allgemeinen und die des Kortisols im Speziellen unumstritten ist. Die genauen pathophysiologischen Mechanismen, die bei der Entstehung von unerwünschten psychotropen Nebenwirkungen mitwirken, sind allerdings noch unzureichend geklärt (Huber 1998; Perantie u. Brown 2002). Eine wichtige Rolle könnte eine Dysbalance GABAerger und monoaminerger Neurotransmittersysteme spielen. Darüber hinaus wurden eine genetische Vulnerabilität, die unterschiedliche enzymatische Eliminationsfähigkeit der Leber und die Exkretionsleistung der Niere sowie paranormale Blutplasmakonzentrationen von Medikamenten diskutiert (Lautenschlager u. Förstl 2001; Sternbach u. State 1997).

Polypharmazeutische Therapiestrategien

Eine zunehmende Rolle medikamentös verursachter psychischer Störungen spielen die immer häufiger angewandten polypharmazeutischen Therapiestrategien.

Der Risikofaktor der wechselseitigen Arzneimittelinteraktionen muss als besonders bedeutsam erachtet werden, weil sich die psychotrope Wirkung und Toxizität einzelner Substanzen nicht nur summiert, sondern wahrscheinlich vielfach potenziert, während diese Medikamente alleine eingenommen keine unerwünschten Arzneimittelwirkungen bewirken würden (Sternbach u. State 1997).

Im Hinblick auf intensivpflichtige Patienten ist zu beachten, dass auch die **Applikationsart** einen wesentlichen Einflussfaktor darstellen kann, weil sich die Rate medikamenteninduzierter Psychosen dosisabhängig nach intravenöser oder intrathekaler Anwendung deutlich erhöhen kann.

Psychotrope Effekte entstehen auch durch eine Interaktion auf pharmakokinetischer und pharmakodynamischer Ebene. Dies gilt z. B. für Antibiotika als Komedikation zu Lithium, Benzodiazepinen, Carbamazepin, Valproat, Neuroleptika, Antidepressiva, Methadon oder Disulfiram (Goepfert 2005).

Neben den verschreibungspflichtigen Medikamenten gibt es noch eine Reihe von frei verkäuflichen Medikamenten mit psychotrop wirksamen Substanzen, die ebenso in kausalem Zusammenhang zur Auslösung von Psychosen stehen können (Gardner u. Hall 1982). Hierzu gehören Erkältungsmittel – **Phenylephrin** als häufig beinhaltender Bestandteil – und **Analgetika** (Azetylsalizylsäure) oder **nichtsteroidale Antiphlogistika**, deren Risiken trotz eindeutiger Hinweise in den Fachinformationen weder von den Patienten noch von den behandelnden Ärzten ausreichend beachtet werden.

Weitere Risikofaktoren für medikamenteninduzierte Psychosen stellen die interindividuell unterschiedliche Variabilität der arzneimittelabbauenden Enzyme des **Zytochrom-P450-Systems** dar (Malhotra et al. 2004; Normann et al. 1998). Verschiedene genetische Polymorphismen in den Isoenzymen des Zytochrom-P450-Systems können zu einer individuell langsamen (»slow Metabolizer«) oder schnellen (»fast Metabolizer«) Metabolisierung der eingenommenen Medikamente führen, sodass Patienten durchaus auch unter therapeutischen Dosierungen von Medikamenten deutlich erhöhte oder toxische Blutserumspiegel aufweisen können.

Besondere Beachtung für die Entwicklung medikamenteninduzierter Psychosen sollten ältere Patienten und multimorbide Patienten erhalten, da das Risiko für medikamentös induzierte unerwünschte Arzneimittelwirkungen bereits ab dem 60. Lebens-
jahr deutlich ansteigt (Gray et al. 1999; Moore u. O'Keeffe 1999). Die altersbedingt
physiologisch veränderte Pharmakokinetik mit entsprechend reduzierter Eliminationsfähigkeit der Medikamente stellt einen erheblichen Risikofaktor dar.

Die Therapie der Wahl bei Auftreten von medikamenteninduzierten
Psychosen besteht darin, die Dosis der potenziell psychotropen Substanz zu reduzieren oder diese ganz abzusetzen oder zumindest die Applikationsart zu ändern. Nur in seltenen Fällen und bei einem schweren
Ausprägungsgrad ist eine stationäre psychiatrische Behandlung indiziert und eine spezifische antipsychotische Therapie von Vorteil (Goepfert 2005).

Literatur

Bleuler E (1916) Lehrbuch der Psychiatrie. Springer, Berlin Heidelberg New York Tokio
Bleuler M (1954) Endokrinologische Psychiatrie. Thieme, Stuttgart
Bonhoeffer K (1917) Die exogenen Reaktionstypen. Arch Psychiatr Nervenkr 58: 58–70
Bonhoeffer K (1918) Zur Frage der Klassifikation der symptomatischen Psychosen. Berliner
    Klinische Wochenschrift 45: 2257–2260
Broca P (1861) Nouvelle observation d'aphèmie produit par une lèsion de la moitè postè-
    rieur des deuxième et troisième circonvolutions frontales. Bull Soc Anat Paris 36
Bullinger M (1987) Psychotropic effects of non-psychotropic drugs. Adverse Drug React
    Acute Poisoning Rev 6: 141–167
Bynum B (2000) Phrenitis: what's in a name? Lancet 356: 1936
Cutting J (1987) The phenomenology of acute organic psychosis. Comparison with acute
    schizophrenia. Brit J Psychiat 151: 324–332
Dilling H, Mombour W, Schmidt M, Schulte-Markwort E (1994) Weltgesundheitsorganisa-
    tion: Internationale Klassifikation psychischer Störungen. Huber, Bern
Farrington J, Stoudemire A, Tierney J (1995) The role of ciprofloxacin in a patient with
    delirium due to multiple etiologies. Gen Hosp Psychiat 17: 47–53
Förstl H (2000) Psychiatrie der Gegenwart, 4. Aufl. Springer, Berlin Heidelberg New York
    Tokio
Gardner ER, Hall RC (1982) Psychiatric symptoms produced by over-the-counter drugs.
    Psychosomatics 23: 186–190
Goepfert C (2005) Häufig unerkannt: medikamentös induzierte Psychosen. NeuroTrans-
    mitter: 66–71
Gray SL, Lai KV, Larson EB (1999) Drug-induced cognition disorders in the elderly: inci-
    dence, prevention and management. Drug Saf 21: 101–122

Literatur

Grohmann R, Bullinger-Naber M, Naber D (1987) Psychische Effekte bei Nicht-Psychophar-
maka. MMW/Fortschr Med 129(36): 603–605

Hollweg M, Kapfhammer HP, Krupinski M, Möller HJ (1997) Psychopathological syndromes
in treatment with gyrase inhibitors. Nervenarzt 68: 38–47

Huber G (1972) Klinik und Psychopathologie der organischen Psychosen. In: Teistzer KP,
Meyer JE, Müller M, Strömgren E (Hrsg) Sonderdruck aus: Psychiatrie der Gegenwart,
Forschung und Praxis, Bd II/2, Klinische Psychiatrie, 2. Aufl. Springer, Berlin Heidelberg
New York Tokio

Huber G (1998) Körperlich begründbare psychische Störungen bei Intoxikationen, Allge-
mein- und Stoffwechselstörungen, bei inneren und dermatologischen Erkrankungen,
Endokrinopathien, Generationsvorgängen, Vitaminmangel und Hirntumoren. In: Kis-
ker KP, Lauter H, Meyer JE, Müller C, Strömgren E (Hrsg) Organische Psychosen, Psychiatrie der Gegenwart 6. Springer, Berlin Heidelberg New York Tokio

Jungst G, Mohr R (1987) Side effects of ofloxacin in clinical trials and in postmarketing
surveillance. Drugs 34(Suppl 1): 144–149

Kapfhammer HP (2001) Organic dementia syndrome. Organic mental disorders. Internist
(Berl) 42: 1387–1404

Kurz A (1994) Zur Bedeutung des Begriffs »Organisch« in der heutigen Psychiatrie. Nervenheilkunde 13: 57–62

Kurz A (2003) Organische psychische Störungen. In: Möller HJ, Laux G, Kapfhammer HP
(Hrsg) Psychiatrie – Psychotherapie, 2. Aufl. Springer, Berlin Heidelberg New York Tokio, S 873–881

Lautenschlager NT, Förstl H (2001) Organic psychosis: Insight into the biology of psychosis. Curr Psychiatry Rep 3: 319–325

Lauter H (1988) Die organischen Psychosyndrome. Springer, Berlin Heidelberg New York
Tokio

Lipowski ZJ (1984) Organic brain syndromes: new classification, concepts and prospects.
Can J Psychiat 29: 198–204

Malhotra AK, Murphy GM Jr, Kennedy JL (2004) Pharmacogenetics of psychotropic drug
response. Am J Psychiat 161: 780–796

Mendel E (1902) Leitfaden der Psychiatrie. Enke, Stuttgart

Moore AR, O'Keeffe ST (1999) Drug-induced cognitive impairment in the elderly. Drug
Aging 15: 15–28

Mulhall JP, Bergmann LS (1995) Ciprofloxacin-induced acute psychosis. Urology 46: 102–
103

Normann C, Hesslinger B, Bauer J, Berger M, Walden J (1998) Significance of hepatic cy-
tochrome P450 enzymes for psychopharmacology. Nervenarzt 69: 944–955

Perantie DC, Brown ES (2002) Corticosteroids, immune suppression and psychosis. Curr
Psychiatry Rep 4: 171–176

Peters UH (1981) Organic psychosyndrome – what is that? Dtsch Med Wochenschr 106:
1403–1405

Pietzcker A, Gebhardt R, Freudenthal K, Langer C (1981) The potential of psychopathological symptoms to differentiate diagnostic groups (author's transl). Arch Psychiat Nerven 230: 141–157

Sass H, Wittchen H, Zaudig M (1996) Diagnostisches und statistisches Manual psychischer Störungen DSM-IV. Hogrefe, Göttingen

Schneider K (1948) Klinische Psychopathologie. Thieme, Stuttgart

Shah PM, Mulert R (1990) Safety profile of quinolones. Eur Urol 17 (Suppl 1): 46–51

Sirois F (2003) Steroid psychosis: a review. Gen Hosp Psychiat 25: 27–33

Spittler JF (1993) General aspects of the diagnostic process in acute organic psychoses. Schweiz Arch Neurol 144: 101–111

Sternbach H, State R (1997) Antibiotics: neuropsychiatric effects and psychotropic interactions. Harvard Rev Psychiat 5: 214–226

Tack KJ, Smith JA (1989) The safety profile of ofloxacin. Am J Med 87: 78–81

Wernicke C (1874) Der psychische Symptomenkomplex. Eine psychologische Studie auf anatomischer Basis. Cohn & Weigert, Breslau

Willis T (1672) De Anima Buntorum. Davis, London

Depression

C. Prüter

Die Depression ist eine affektive Störung von Krankheitswert mit typischer Symptomatik. Unter die affektiven Störungen werden Erkrankungen gefasst, die mit einer Störung der Gestimmtheit (Affektivität) in charakteristischer Verbindung mit Störungen des Antriebs und der Psychomotorik einhergehen. Nach ICD-10 unterscheidet man zwischen **depressiven Episoden** unterschiedlichen Schweregrades, der **rezidivierenden depressiven Störung** und der **Dysthymie**. Es besteht eine starke Überschneidung zwischen der depressiven Episode (ICD-10) und der Major Depression im DSM-IV. Das klinische Bild einer depressiven Episode ist nach ICD-10 durch mindestens 2 der 3 folgenden Hauptsymptome gekennzeichnet:

- gedrückte Stimmungslage,
- Interessen- und Freudlosigkeit,
- rasche Ermüdbarkeit und Neigung zu Erschöpfungszuständen mit Verminderung des Antriebs

und mindestens 2 der folgenden Symptome:

- Merk- und Konzentrationsstörungen,
- vermindertes Selbstwertgefühl und Selbstvertrauen,
- Gefühle von Schuld und Wertlosigkeit,
- negative und pessimistische Zukunftsperspektive,
- Selbstverletzungen und Suizidhandlungen,
- Appetitlosigkeit und chronische Obstipation,
- Schlafstörungen mit verkürztem, nicht erholsamen Schlaf und morgendlichem Früherwachen.

Unter den affektiven Erkrankungen sind die depressiven Erkrankungen die häufigsten. Exakte Zahlen zur Häufigkeit hängen von Stichproben- und Diagnosekriterien ab und sind in verschiedenen Ländern und Kulturkreisen unterschiedlich. In Deutschland leiden etwa 5–10% der Bevölkerung an behandlungsbedürftigen Depressionen, bei stationär behandelten Patienten findet sich eine Prävalenz von 20% (Mulrow et al. 1995). Insgesamt wird die Lebenszeitprävalenz depressiver Erkrankungen mit 12–17%, die Einjahresprävalenz mit 5–10% angegeben (Laux 2000). Die Prävalenz von Depressionen bei über 65-Jährigen wird je nach Studie mit 15–25% angegeben (Cohen 1990; Kanowsky 1994). Eine große Anzahl somatischer Erkrankungen kann mit dem Auftreten depressiver Symptome verbunden sein, insbesondere chronische Erkrankungen können zu depressiven Verstimmungen führen. Bei ca. 25% der chronisch körperlich

Erkrankten liegen depressive Störungen vor (Robertson u. Katona 1997). Daneben gibt es aber auch eine größere Zahl von somatischen Erkrankungen, bei denen die depressiven Symptome ein Symptom der Erkrankung selbst sind (◘ Tab. 23.1) und oft auch die initiale Symptomatik darstellen. Daher ist bei der Erstmanifestation einer Depression neben einer genauen Anamneseerhebung sowie der körperlichen und neurologischen Untersuchung eine Reihe von Zusatzuntersuchungen differenzialdiagnostisch notwendig: Laborparameter (Blutbild, BSG, Leber-, Nierenwerte, TSH, fT_3 und fT_4), EKG, EEG, CCT (ggf. MRT).

Da sich bei depressiven Patienten gehäuft eine **subklinische Hypothyreose** findet (8–17% aller und 50% der therapierefraktären depressi-

◘ **Tabelle 23.1.** Erkrankungen, die mit depressiven Störungen einhergehen können

Neurologische Erkrankungen	Zerebrovaskuläre Erkrankungen Neurodegenerative Erkrankungen (z.B. M. Parkinson, M. Alzheimer, Chorea Huntington) Encephalomyelitis disseminata (multiple Sklerose) Epilepsie Schädel-Hirn-Trauma Hirntumoren
Infektionen und entzündliche Erkrankungen	Schwere Infektionserkrankungen allgemein Viruserkrankungen (Enzephalitis, Grippe, Hepatitis, Mononukleose etc.) AIDS Systemischer Lupus erythematodes
Endokrine Erkrankungen	M. Addison M. Cushing Hyperparathyreoidismus Hypothyreose u. Thyreotoxikose
Metabolische Störungen	Dehydratation Folsäuremangel Perniziöse Anämie (Vitamin-B_{12}-Mangel)
Sonstige	Kardiopulmonale Erkrankungen Pankreas- und andere Karzinome Polytrauma Postoperatives Erschöpfungssyndrom Alkoholmissbrauch Intoxikation, z.B. Niedrigdosisabhängigkeit von Benzodiazepinen

ven Patienten) sollte insbesondere die Schilddrüsenfunktion genau untersucht werden (Berger u. Calker 2004). Zu berücksichtigen ist auch der Konsum von Drogen, so findet sich bei 30–40% der Patienten mit Alkoholabhängigkeit komorbid eine Depression (Hoff 2003). Aber auch Kokain, Amphetamin und Cannabisabhängigkeit können mit depressiven Störungsbildern verbunden sein. Genaue Zahlen zur Inzidenz und Prävalenz medikamenteninduzierter Depressionen liegen trotz der umfassenden Literatur zu diesem Gebiet nicht vor. Das ist vor allem auf die sehr unterschiedliche Datenlage zurückzuführen: zu einigen Medikamentengruppen existieren kontrollierte Studien, die meisten Hinweise beziehen sich jedoch auf kasuistische Mitteilungen (Broich 1999). Die Kriterien, nach denen die Diagnose einer depressiven Störung gestellt wurde, werden in vielen dieser Berichte nicht hinreichend dargelegt. Sehr oft werden Symptome wie Apathie, Lethargie und Müdigkeit als depressive Symptome klassifiziert, während andere wichtige typische Depressionssymptome nicht beschrieben werden (Keshavan 1997). Eine genaue Abgrenzung von depressionsähnlichen Symptomkonstellationen von einer voll ausgeprägten Depression kann nur mit Hilfe operationalisierter Kriterien gelingen. Hierfür findet sich im DSM-IV (1994) eine eigene Kategorie **substanzinduzierte affektive Störung**, die in nachfolgender Übersicht dargestellt ist:

Diagnostische Kriterien für substanzinduzierte affektive Störung nach DSM-IV-TR

A. Das klinische Bild wird bestimmt durch eine ausgeprägte und anhaltende Stimmungsveränderung, die durch eines oder beide der folgenden Merkmale charakterisiert ist:
   - depressive Verstimmung oder deutlich reduziertes Interesse oder reduzierte Freude an allen oder fast allen Aktivitäten,
   - gehobene, expansive oder gereizte Verstimmung.
B. Vorgeschichte, körperliche Untersuchung oder Laborbefunde belegen entweder (1) oder (2):
   (1) die Symptome aus Kriterium A entwickeln sich während oder innerhalb eines Monats nach Substanzintoxikation oder -entzug,
   (2) es besteht ein ätiologischer Zusammenhang zwischen einer Medikamenteneinnahme und der Störung.

C. Die Störung kann nicht besser durch eine nichtsubstanzinduzierte affektive Störung erklärt werden. Das Vorliegen einer der folgenden Konstellationen kann darauf hinweisen, dass eine nichtsubstanzinduzierte affektive Störung vorliegt: Das Auftreten der Symptome liegt vor dem Beginn des Substanzgebrauchs oder der Medikamenteneinnahme; die Symptome halten längere Zeit (etwa einen Monat) nach dem Ende eines akuten Entzugs oder einer schweren Intoxikation an oder gehen, gemessen an den Eigenschaften oder der Dosierung der Substanz oder der Einnahmedauer, erheblich über das erwartete Maß hinaus; andere Anhaltspunkte (z. B. rezidivierende Episoden einer Major Depression in der Vorgeschichte) lassen auf das Vorliegen einer eigenständigen, nichtsubstanzinduzierten affektiven Störung schließen.

D. Die Störung tritt nicht ausschließlich während eines Delirs auf.

E. Die Symptome verursachen in klinisch bedeutsamer Weise Leiden oder Beeinträchtigungen in sozialen, beruflichen oder anderen wichtigen Funktionsbereichen.

Beachte: Diese Diagnose sollte nur dann anstelle der Diagnosen Substanzintoxikation oder Substanzentzug gestellt werden, wenn die affektive Symptomatik über das bei der Intoxikation oder dem Entzug von der jeweiligen Substanz zu erwartende Maß hinausgeht und schwer genug ist, um für sich allein genommen klinische Beachtung zu rechtfertigen.

Bestimme den Typus:

- **mit depressiven Merkmalen:** bei vorherrschend depressiver Verstimmung,
- **mit manischen Merkmalen:** bei vorherrschend gehobener, euphorischer oder reizbarer Verstimmung,
- **mit gemischten Merkmalen:** wenn sowohl depressive wie auch manische Symptome vorhanden sind, aber keines von beiden vorherrscht.

Bestimme

- **mit Beginn während der Intoxikation:** wann die Kriterien für eine Intoxikation mit der jeweiligen Substanz erfüllt sind und die Symptome während des Intoxikationssyndroms auftreten.
- **mit Beginn während des Entzugs:** wann die Kriterien für einen Entzug von der jeweiligen Substanz erfüllt sind und die Symptome während oder kurz nach dem Entzugssyndrom auftreten.

Da, wie schon erwähnt, zu fast jeder Medikamentenklasse Berichte zur Auslösung depressiver Symptomatik vorliegen, sollen hier nur die Substanzen berücksichtigt werden, bei denen **nach Gabe oder Absetzen oder im Entzug** gehäuft affektive Störungen berichtet wurden. Es sei darauf hingewiesen, dass depressive Syndrome auch nach Absetzen psychotroper Substanzen wie Amphetamine, Kokain und Ecstasy auftreten (Soyka u. Preuss 2000), eine Erörterung aber den thematischen Rahmen dieses Kapitels sprengen würde.

Antibiotika/antivirale Chemotherapeutika/ Tuberkulostatika

Für das Tuberkulostatikum Iproniazid fanden sich in den 50er Jahren erste Berichte über eine antidepressive Wirksamkeit, die auf einer Hemmung der Monoaminooxidase beruhten (Holdiness 1987). Andere Tuberkulostatika wie Cycloserin oder Ethionamid führen zu einem vermehrten Auftreten von depressiven aber auch manischen Störungen, wobei die Symptome dosisabhängig zu sein scheinen. Insbesondere in der Therapie von Tuberkulosepatienten, die eine Resistenz gegen verschiedene Tuberkulostatika aufwiesen und daraufhin mit Cycloserin behandelt wurden, traten in zwei Studien mit 75/60 Patienten Depressionen bei 13,3–18,3% der Patienten, die wesentliche unerwünschte Arzneimittelwirkungen aufwiesen, auf (Furin et al. 2001; Vega et al. 2004). Penicilline führen bei 4% der Behandelten zu psychischen Störungen, wobei delirante Symptombilder überwiegen. In der Gruppe der Cephalosporine treten vor allem nach hohen Dosen oder intrathekaler Applikation auch depressive Symptombilder auf, bei Cefalexin kommt es zu einer vermehrt dysphorischen Stimmung (Adam et al. 1999). Weitere Antibiotika und Virustatika, die zu depressiver Symptomatik führen, finden sich in ◨ Tab. 23.2. Für alle beschriebenen Substanzen finden sich aber vor allem Berichte über delirante Syndrome, insbesondere nach hoher Dosierung und intravenöser Gabe (Sternbach u. State 1997).

◘ Tabelle 23.2. Psychiatrische Nebenwirkungen von Chemotherapeutika

Substanz(en)	Psychiatrische Symptome
Penicilline	4,1% psychiatrische Syndrome, vereinzelt Depressionen, überwiegend Delir und Halluzinosen
Cephalosporine	Vor allem nach hohen Dosen Syndrome mit vermehrter Reizbarkeit, aber auch Depressionen
Gyrasehemmer	Kasuistisch depressive Syndrome, überwiegend psychotische Symptomatik
Clarithromycin	Vor allem manische Syndrome, gelegentlich depressive Symptomatik
Isoniazid	Reizbarkeit, Depressionen
Protionamid	Depression und Anorexie
Capreomycin	Anhedon-lethargische Symptomatik bei hoher Dosierung
Nitrofurantoin	Kasuistisch dysphorisch-euphorische Symptomatik bei hoher Dosierung
Mefloquin	Depressive Syndrome und Angstzustände in prospektiven Studien bei 1,8–4,9% der Patienten. Insgesamt bei 36% psychiatrische Nebenwirkungen, vor allem Psychosen
Tiabendazol	In 3% Depressionen, Angst- und Unruhezustände
Amantadin, Rimantadin	Depressionen, überwiegend Delir und Psychosen

Antihypertensiva

Dass Antihypertensiva zu den Medikamenten gehören, die im Zusammenhang mit medikamenteninduzierten Depressionen am häufigsten genannt werden, ist auf die Befunde mit **Reserpin** zurückzuführen (Goodwin u. Bunney 1971). Interessant ist, dass dieses Medikament ab 1955 zunächst als Psychopharmakon in der Behandlung der Schizophrenie eingesetzt wurde (Keller u. Frishman 2003). Dieses Alkaloid wirkt über eine Entleerung der präsynaptischen Katecholaminspeicher und die Kenntnis dieses Mechanismus führte zur Entwicklung der Katecholaminmangelhypothese als Ursache der Depression (Bunney u. Davis 1965; Schildkraut 1965). Während initial eine euphorische Stimmung ausgelöst werden kann, führen vor allem hohe Dosen und eine

Langzeiteinnahme bei bis zu 15% der Behandelten zu einer Depression (Rauch et al. 1991). Im Weiteren bestanden andere Nebenwirkungen in Form von optischen Halluzinationen, Häufungen von Alpträumen und vermehrtem REM-Schlaf. In der Hypertoniebehandlung spielt Reserpin aber heute kaum noch eine Rolle. Ebenfalls nur noch selten im Einsatz ist *α*-**Methyldopa**, das heute vorwiegend in der Therapie des in der Schwangerschaft auftretenden Hypertonus eingesetzt wird. Es handelt sich um einen α_2-adrenergen Agonisten. Es wird vermutet, dass es durch die Wirkung an zentralen Rezeptoren zu einer Störung der noradrenergen Transmission kommt (Paykel 1982). Über diesen Mechanismus wird die depressiogene Wirkung des Präparates erklärt, die Inzidenz für Depressionen unter der Behandlung mit a-Methyldopa liegt bei 3,6%. Eine rasche Rückbildung der depressiven Symptomatik nach Absetzen des Medikaments wird in der Literatur durchgängig beschrieben (Keller u. Frishman 2003). Für das zur selben Stoffgruppe gehörende **Clonidin** wird die Inzidenz depressiver Störungen auf nur 1,5% eingeschätzt. Dieses Medikament wird auf dem psychiatrischen Gebiet als Adjuvans in der Alkoholentzugsbehandlung und in der Opiatentgiftung eingesetzt, um eine Dämpfung der enthemmten noradrenergen Aktivität im Locus coeruleus zu erreichen (Behrend 2003; Kiefer 2003). Unter **Prazosin**, einem peripheren α_1-Rezeptorenblocker, wurde eine Inzidenz von 4% für die Entwicklung eines ängstlich-depressiven Syndroms berichtet (Benson et al. 1983; Rauch et al. 1991).

β-Blocker

Zu den *β*-Blockern gibt es zahlreiche Publikationen, in denen die Hypothese vertreten wird, dass diese Substanzen aufgrund ihrer Wirkung an den zentralen *β*-adrenergen Rezeptoren zu einer Verminderung der zentralen Konzentration von Noradrenalin und Serotonin und somit zu Depressionen führen können (Dimsdale et al. 1989; Thiessen et al. 1990). Allerdings findet sich hierzu keine einheitliche Datenlage, zumal es sich um eine heterogene Gruppe von Medikamenten mit unterschiedlichem Rezeptorprofil (β_1 und β_2) und Pharmakokinetik handelt. Insgesamt ist die Inzidenz für depressive Störungen unter Therapie mit dieser Substanzgruppe eher niedrig; so fand sich in einer Übersichtsarbeit über 31 Studien zu diesem Thema z. B. für Propanolol nur eine Inzidenz von 1,1%, Atenolol hatte keinen signifikanten Effekt auf den psychischen Zustand der behandelten Patienten (Keller et al. 1997). Auch für die Hypothese, dass die lipohilen β-Blocker aufgrund der verbesserten Passage der Blut-Hirn-Schranke vermehrt zu psychiatrischer Symptomatik führen, ließ sich in kontrollierten Studien nicht nachweisen. In einer größeren amerikanischen Studie zur Hypertoniebehandlung fand sich hinsichtlich des Vorkommens von depressiven Störungen kein Unterschied zwischen den mit β-Blockern behandelten Patienten und denen, die andere Präparate erhielten (Gerstmann et al. 1996). Dennoch sollte, wenn sich ein depressives Syndrom unter der Behandlung mit einem β-Blocker entwickelt, auf ein alternatives Präparat gewechselt werden, z. B. ACE-Hemmer oder einen Kalziumkanalblocker. Für diese Substanzgruppen, wie für Diuretika (Okada 1985; Lewis 1971) und Hydralazin (Paykel 1982) finden sich nur kasuistische Mitteilungen über die Auslösung von Depressionen. So finden sich Kasuistiken für Verapamil (Dassylva 1993), Nifedipin (Lyndon et al. 1991), Enalapril (Patterson 1989) und Quinapril (Gunduz et al. 1999).

Fazit

Zusammengefasst erscheint nach gegenwärtigem Wissensstand das Risiko, unter β-Blockern eine depressive Störung zu entwickeln, eher gering.

Antikonvulsiva

Das Vorkommen depressiver Erkrankungen ist bei Epilepsiepatienten deutlich erhöht (Prüter u. Norra 2002; Prüter 2003b) und stellt die häufigste psychiatrische Erkrankung in dieser Patientengruppe und die wesentliche Ursache für eine Aufnahme in eine psychiatrische Klinik dar (Kanner et al. 2000; Lambert et al. 1999). Seit langem ist bekannt, dass unter Behandlung mit Antikonvulsiva negativ psychotrope Effekte zu beobachten sind (Prüter u. Norra 2005; Salzberg et al. 2001). Vornehmlich **Phenobarbital** und **Phenytoin** können depressive Symptome hervorrufen, **Primidon** führt gelegentlich zu erhöhter, teils impulsiver Suizidalität (Barabas u. Matthews 1988). Bei Phenytoin wurden sowohl manische, unter überhöhtem Serumspiegel auch schizophreniforme Psychosen beobachtet.

Auch bei den Sulfonamid-Derivaten **Acetazolamid** und **Sultiam** wurden Depressionen und eine vermehrte Reizbarkeit berichtet (Rösche et al. 2004).

Neue Antikonvulsiva. Unter den neuen Antikonvulsiva besteht bei Einnahme von Tiagabin (McConnell u. Duncan 1998), Topiramat (Mula et al. 2003), Vigabatrin (Ring u. Reynolds 1990) und Felbamat (McConnell u. Duncan 1994) ein erhöhtes Depressionsrisiko. In einer neueren Metaanalyse (Levinson u. Devinsky 1999) entwickelten unter **Vigabatrin** bei einer Beobachtungsphase von 3–4 Monaten 12,1% der behandelten Patienten eine manifeste Depression, im Vergleich zu 3,5% in der Plazebogruppe. In einer anderen Studie fand sich eine Inzidenz von 5% für depressive Störungen (Chadwick 1999). Bei **Felbamat** stehen Anorexie, Müdigkeit und Schlaflosigkeit im Vordergrund der unerwünschten psychiatrischen Nebenwirkungen, kasuistisch kam es aber auch zum Auftreten depressiver Syndrome (Rösche et al. 2004). In einer plazebokontrollierten Add-on-Studie mit **Tiagabin** kam es in den behandelten Gruppen zu einer deutlichen Zunahme depressiver Syndrome im Vergleich zu den mit Plazebo behandelten Gruppen (12% vs. 3%, 5% vs. 1%), die dominierende psychiatrische unerwünschte Wirkung waren allerdings psychotische Syndrome (Leppik 1995). Das Auftreten depressiver Störungen unter Therapie mit **Topiramat** zeigt eine deutliche Dosisabhängigkeit mit einer Inzidenz von 9% und 19% bei einer Tagesgesamtdosis von 200 mg bzw. 1000 mg (Schmitz 2002). Zu dem erst seit kurzer Zeit zugelassenen **Levetiracetam** liegen bisher nur wenige Berichte vor. Affektive Störungen wurden bei 0,02% der mit Levetiracetam behandelten Patienten berichtet (Trimble 2000). Fröscher und Rösche (2001) fanden bei 1,8% der Fälle affektive Störungen und in einer aktuellen Studie (Sadek et al. 2002) wurden bei 13,5% der behandelten Patienten psychiatrische Nebenwirkungen festgestellt. Am häufigsten kam es zu Depressivität und Ängstlichkeit.

Psychotrope Effekte

Antikonvulsiva können aber auch positive psychotrope Effekte aufweisen. So sind die stimmungsstabilisierende Wirkung von Carbamazepin und Valproat hinreichend beschrieben (Modighy et al. 1995; Calker et al. 1994). Für Lamotrigin, Gabapentin und Topiramat liegen aber auch Berichte über den erfolgreichen Einsatz in der Therapie bipolar-affektiver Störungen vor (Chengappa et al. 2001; Ryback et al. 1997; Semenchuk u. Labiner 1997). Oxcarbazepin wird hinsichtlich seiner psychotropen Effekte ähnlich wie Carbamazepin eingeschätzt (Rösche et al. 2004). Eine Übersicht über die positiven und negativen psychotropen Effekte von Antikonvulsiva gibt ◻ Tab. 23.3.

◻ **Tabelle 23.3.** Psychotrope Wirkungen von Antikonvulsiva

Substanz	Positive psycho-trope Effekte	Negative psycho-trope Effekte	Psychosen/andere Komplikationen
Barbiturate Primidon	–	Depressionen, Aggressionen, Entzugs-symptome	ADHD Raptusartige Suizidalität
Benzo-diazepine	Anxiolytisch, sedierend	Entzugs-symptome	Enthemmung
Ethosuximid	–	Insomnie	Alternativ-psychosen
Phenytoin	–	Depressionen	Schizophreniforme Psychosen, Enzephalopathien
Carbamazepin	Stimmungs-stabilisierend, Verbesserung der Impulskontrolle	Selten Manie	–
Valproat	Stimmungs-stabilisierend, antimanisch	–	Akute und chronische Enze-phalopathien

◻ Tabelle 23.3 (Fortsetzung)

Substanz	Positive psychotrope Effekte	Negative psychotrope Effekte	Psychosen/andere Komplikationen
Vigabatrin	–	Depressionen, Aggressionen, Entzugssyndrome	ADHD, Enzephalopathien, Alternativpsychosen
Lamotrigin	Stimmungsstabilisierend, antidepressiv	Insomnie	Selten Psychosen
Felbamat	Stimulierend (?)	Agitation, Anorexie, Insomnie	Psychosen
Gabapentin	Anxiolytisch, antidepressiv, stimmungsstabilisierend (?)	Aggressive Syndrome bei Kindern	–
Tiagabin	–	Depression	Nonkonvulsiver Status epilepticus
Topiramat	Stimmungsstabilisierend (?)	Depression	Psychosen
Oxcarbazepin	Stimmungsstabilisierend (?)	– (?)	– (?)
Levetiracetam	–	Depressionen, ängstliche Syndrome, Manien	Vereinzelt Psychosen

Antivirale Chemotherapeutika ▶ Antibiotika/antivirale Chemotherapeutika/Tuberkulostatika

Benzodiazepine

Insbesondere **nach Absetzen** langjährig eingenommener Benzodiazepine kommt es zum Teil zu ausgeprägten depressiven Syndromen (Keshavan 1997), vor allem bei Patienten die aufgrund von Angststörungen und Depressionen mit Benzodiazepinpräparaten behandelt wurden. Ob das Wiederauftreten depressiv-ängstlicher Symptomatik nach Absetzen dieser Substanzen auf der Grunderkrankung beruht, Reboundphänomene oder Entzugssymptome darstellt, ist bisher ungeklärt (Kasper u. Jung 1995). Nach einer amerikanischen Untersuchung sollen diese depressiven Syndrome gut auf eine Behandlung mit dem Benzodiazepinantagonisten Flumazenil ansprechen (Morton u. Lader 1992). In Deutschland ist diese Substanz allerdings nur zur Behandlung der Benzodiazepinintoxikation unter intensivmedizinischem Monitoring zugelassen.

Chemotherapeutika

Psychische Störungen, die Behandlungsbedürftigkeit erreichen, sind bei Malignompatienten häufiger als allgemein angenommen wird. In einer multizentrischen Studie zur Prävalenz psychischer Störungen (Derogatis et al. 1983) konnten bei 47% der erfassten Malignompatienten psychische Auffälligkeiten nachgewiesen werden. Die Prävalenz von Depressionen schwankt in dieser Patientengruppe zwischen 13–68%, hierbei **korreliert der Grad der körperlichen Beeinträchtigung signifikant mit dem Schweregrad der Depression** (Prüter 2003 a). Chemotherapeutika wie Decarbazin, Prednison, Procarbazin, Vincristin, Vinblastin, L-Asparaginase, Tamoxifen und die Interferone können depressive Syndrome auslösen (Lederberg u. Holland 1995). Zu berücksichtigen sind aber auch die Wechselwirkungen mit Anästhetika, Analgetika und anderen Medikamenten mit depressiogener Wirkung sowie einer Bestrahlungsbehandlung. Im Rahmen dieses komplexen Kontextes können depressive Syndrome bei onkologischen Patienten neben einer reaktiven Symptomatik auf die Grunderkrankung auch Ausdruck einer organisch bedingten psychischen Störung oder Folge der pharmakologischen Behandlung des Malignomleidens sein. Die Unterscheidung kann im Einzelfall nicht einfach sein, insbesondere wenn die depressive Symptomatik atypische Züge trägt (Prüter 2003 a). Chemotherapeutika gelten als eine der häufigsten Auslöser für Depressionen bei Malignompatienten (Lesko 1997). Für eine durch diese Medikamente ausgelöste Depression sprechen ein klarer zeitlicher Zusammenhang zwischen Auftreten der depressiven Symptomatik und dem Beginn einer Chemotherapie (Schwarz 1995). Es ist allerdings darauf hinzuweisen, dass ein kausaler Zusammenhang zwischen diesen Substanzen und affektiven Störungen in Studien bisher nicht nachgewiesen werden konnte.

H$_2$-Rezeptorenblocker

Es liegen kasuistische Mitteilungen über das Vorkommen depressiver Syndrome unter Therapie mit Cimetidin, Famotidin und Ranitidin vor; allerdings kommt es wesentlich häufiger vor allem nach intravenöser Applikation zu deliranten Symptombildern (Olden et al. 1996).

Hormone

Hormonelle Erkrankungen wie M. Addison, M. Cushing, Hyperparathyreoidismus, Hypothyreose und Thyreotoxikose können zu depressiven Störungen führen (Berger u. Calker 2004), insbesondere die **mittelgradig bis stärker ausgeprägte Hypothyreose** führt zu einem gehemmt-apathischen Syndrom. Solche depressiven Störungen können aber auch durch ärztlich verordnete Hormonpräparate induziert werden.

Kortikosteroide

Sicher am besten untersucht sind die depressiven Störungen für Kortikosteroide (Wada et al. 2001). Allerdings scheinen unter einer Kortikoidtherapie manische Syndrome häufiger als depressive Störungsbilder aufzutreten und es ergeben sich Hinweise auf einen Geschlechterbias: Frauen sind häufiger betroffen als Männer (Brown et al. 1998; Naber et al. 1996). Insbesondere Patienten mit Lupus erythematodes und multipler Sklerose (MS) scheinen ein erhöhtes Risiko für die Entwicklung affektiver Störungen unter Kortikosteroiden aufzuweisen (Diaz-Olivarietta et al. 1999; Futrell et al. 1992). Hierbei ist allerdings zu berücksichtigen, dass Patienten mit MS eine Lebenszeitprävalenz von 50% für eine Major Depression aufweisen (Kaufmann 2001). Depressive Störungsbilder entwickeln sich häufiger unter Therapie mit Glukokortikoiden wie **Prednison,** seltener unter Mineralokortikoiden wie Dexamethason. Dabei steigt die Inzidenz dosisabhängig von 4% bei unter 40 mg Tagesdosis auf bis zu 20% bei über 80 mg Tagesdosis (Sadovnick et al. 1996). Im zeitlichen Ablauf treten affektive Störungen entweder zu Beginn der Therapie auf oder im Therapieverlauf bei Änderungen der Dosierung, hier sowohl bei Erhöhung wie bei Erniedrigung der Dosis. Im Allgemeinen bilden sich die depressiven Symptome nach Absetzen der Kortikoide vollständig zurück. Allerdings erlauben manche Erkrankungsbilder kein Absetzen der Kortikoide, sodass eine antidepressive medikamentöse Behandlung erforderlich wird. Hier sollte auf trizyklische Antidepressiva verzichtet werden, da hierunter vermehrt psychotische Dekompensationen berichtet wurden (Keshavan 1997).

Anabole Steroide

Affektive Störungen wurden auch unter der Therapie mit anabolen Steroiden berichtet, wie sie z. B. zur Therapie des primären oder sekundären Hypogonadismus eingesetzt werden (Keshavan 1997). Depressive oder manische Syndrome wurden nach amerikanischen Untersuchungen bei 22% der Sportler berichtet, die anabole Steroidpräparate missbräuchlich zur Leistungssteigerung einsetzten (Broich 1999; Pope u. Katz 1988). Hierbei kann es auch nach dem Absetzen solcher Substanzen zur Ausbildung depressiver Störungen kommen, die dann offensichtlich gut auf Serotoninwiederaufnahmehemmer ansprechen (Malone u. Dimeff 1992).

Östrogene/Gestagene

Zu affektiven Störungen nach Einnahme von **oralen Kontrazeptiva** ist die Datenlage unklar. Zwar finden sich in der Literatur immer wieder Kasuistiken über depressive Verstimmungen (Kendler et al. 1988), aber in kontrollierten doppelblinden Studien ließ sich kein eindeutiger Zusammenhang zwischen depressiven Störungen und der Einnahme oraler Kontrazeptiva belegen (Long et al. 1993; Patten et al. 1993). Ebenso unklar ist die Datenlage zur Auswirkung der **Hormontherapie** bei Frauen in der **Menopause** (Soares et al. 2003). Da es in dieser Lebensphase gehäuft zur Erstmanifestation affektiver Störungen kommt, ist die differenzialdiagnostische Beurteilung der Induktion durch die Einnahme von Hormonpräparaten schwierig. Andererseits finden sich erste Hinweise auf eine antidepressive Wirksamkeit von Östrogenpräparaten bei Frauen in der Menopause (Jarkova et al. 2002; Nickelsen et al. 1999; Strickler et al. 2000).

Immunmodulatoren

Die Interferone Interferon-alpha (IFN-α), Interferon-beta (IFN-β) und Interferon-gamma (IFN-γ) gehören zu den Zytokinen, die sich durch antivirale, antiproliferative und immunstimulatorische Eigenschaften auszeichnen und sich daher zur Therapie viraler und maligner Erkrankungen eignen. IFN-α wird dabei zur Behandlung der chronisch aktiven Hepatitis B und C, sowie der Haarzell-Leukämie, Non-Hodgkin-Lymphomen und dem Kaposi-Sarkom bei AIDS-Patienten eingesetzt. IFN-β und -β-1a finden neben der Tumortherapie ein breites Einsatzgebiet in der Behandlung der schubförmig remittierenden multiplen Sklerose. Patienten mit Morbus Wegner schließlich erhalten eine IFN-γ Therapie (Tiegs 1999). Unter IFN-α treten immer wieder schwere neuropsychiatrische Störungsbilder und vor allem depressive Syndrome mit impulsiver Suizidalität auf (Schäfer et al. 2002). Es wird eine Abhängigkeit von der Dosis und der Applikationsform berichtet: schwere depressive Syndrome treten unter intravenöser oder intraventrikulärer Hochdosisbehandlung auf, leichtere depressive Störungsbilder unter subkutaner niedrigdosierter Dauertherapie. Insgesamt entwickelten je nach Studie 30–80% der aufgrund einer Hepatitis C mit IFN-α behandelten Patienten psychiatrische Störungsbilder, wobei depressive Störungen dominierten (Schäfer et al. 2002; Gool et al. 2003).

> Als wichtigster Risikofaktor für die Entwicklung einer Depression unter IFN-α Therapie gelten depressive Zustandsbilder vor Beginn der Therapie (Miyaoka et al. 1999; Musselmann et al. 2001).

In der Untersuchung von Miyaoka et al. (1999), in der bei 4,5% der Patienten vor Therapiebeginn ein depressives Syndrom diagnostiziert werden konnte, zeigte sich ein signifikanter Anstieg depressiver Störungen während der Therapie. Zwischen der 7. und 20. Woche der Therapie entwickelten 43% der behandelten Patienten nach den Kriterien des DSM-IV eine Major Depression. Als möglicher pathogenetischer Faktor wird die Modulation der opioiden, serotonergen, dopaminergen und glutamatergen Neurotransmission durch IFN-α angesehen (Pollak u. Yirmiya 2002; Schäfer et al. 2003). Depressionen und Suizidalität konnte auch bei Patienten mit MS unter Therapie mit IFN-β-1b beobachtet werden (IFNB Multiple Sclerosis Study Group 1993), nicht aber unter IFN-β-1a (Jacobs et al. 1996). Depressive Syndrome bilden sich nach Absetzen der Behandlung mit Zytokinen im Allgemeinen gut zurück.

Kardiaka

Unter Digitalispräparaten und insbesondere unter **Digoxin** wurde über das Auftreten von depressiver Symptomatik mit Lethargie, Abgeschlagenheit, Schlafstörungen und Appetitmangel berichtet (Schleifer et al. 1991). In einer epidemiologischen Studie von »Health and Welfare Canada« wurden 264 Fälle von induzierten psychischen Störungen berichtet – von diesen waren allerdings nur 4 Fälle Depressionen (Patten et al. 1994). Bei den **Antiarrhythmika** existieren nur Kasuistiken für das Auftreten von depressiven Symptomen unter Procainamid, Lidocain (Pfeiffer et al. 1976) und Amiodaron (Ambrose et al. 1999). Hier muss allerdings die bei kardiologischen Erkrankungen häufige Komorbidität mit depressiven Störungen berücksichtigt werden, da hierdurch die Beurteilung eines kausalen Zusammenhanges zwischen der Therapie mit

Antiarrhythmika und der Entwicklung einer Depression erschwert wird (Levenson 1993).

Lipidsenkende Substanzen

In mehreren Studien zu Veränderungen der Lebensqualität unter Therapie mit lipidsenkenden Substanzen in den 90er Jahren zeigte sich ein gehäuftes Vorkommen depressiver Syndrome mit erhöhter Mortalität durch Suizide und gewalttätiges Verhalten (Frank et al. 1992; Neaton et al. 1992). In der Honolulu Heart Study (1992) kam es vermehrt zu Suiziden unter den Patienten, die mit Lipidsenkern behandelt wurden. In einer weiteren großen Studie fand sich in der Gruppe von Männern mit niedrigem Serumcholesterinspiegel ($< 4{,}14$ mmol/l) eine signifikant erhöhte Suizidrate (Neaton et al. 1992). Allerdings konnte ein solcher Zusammenhang in anderen Studien nicht gezeigt werden (Law et al. 1994; Pekkanen et al. 1989; Smith et al. 1994). In der Lovastatin-Studie (Lines 1994) konnte nach 48 Wochen kein signifikant erhöhtes Vorkommen psychiatrischer Störungen bei den mit Lovastatin behandelten Patienten im Vergleich zur Plazebogruppe (0,6% vs. 0,4%) festgestellt werden. In Studien mit Lovastatin und Pravastatin konnte kein wesentlicher Einfluss der lipidsenkenden Substanzen auf kognitive Funktionen und die Stimmung nachgewiesen werden (Muldoon et al. 2000; Stewart et al. 2000; Wardle et al. 2000). Andererseits berichten mehrere Kasuistiken über das Auftreten depressiver Störungen unter Behandlung mit den HMG-CoA-Reduktase-Inhibitoren Simvastatin und Pravastatin (Duits et al. 1993; Kassler-Taub et al. 1993; Lechleitner et al. 1992). Hinsichtlich der Pathogenese diskutierte Engelberg (1992), dass die Senkung des Serumcholesterins mit einer verminderten Viskosität der Zellmembranen zentraler Neurone einherginge, wodurch es zu einer verminderten Exposition von oberflächlich liegenden Serotoninrezeptoren komme. Dies führe zu einer verminderten Serotoninaufnahme in zerebrale Neurone und die Abnahme der zentralen Serotoninkonzentration führe zum Auftreten depressiver Störungen. Nach der gegenwärtigen Datenlage scheinen depressive Symptome eher nach Therapie mit **Pravastatin**, **Lovastatin** und **Cholestyramin** aufzutreten (Engelberg 1992; Lechleitner et al. 1992).

Neuroleptika

In der Literatur wird das Vorkommen einer so genannten pharmakogenen Depression unter Neuroleptikatherapie diskutiert. Die differenzialdiagnostische Abgrenzung zu postpsychotischen Depressionen nach einer schizophrenen Episode und zur primären oder sekundären Negativsymptomatik einer Schizophrenie ist allerdings schwierig (Möller et al. 1994). Da depressive Symptome im Rahmen der pharmakogenen Depression zumeist unter Therapie mit typischen Neuroleptika auftreten und mit extrapyramidalmotorischen Symptomen einhergehen, wird vermutet, dass es sich bei diesen depressiven Syndromen um eine Folge der extrapyramidalen Störungen handeln könnte. Hierauf könnte auch hinweisen, dass die depressive Symptomatik sich häufig unter Gabe eines Anticholinergikums zurückbildet (Bandelow et al. 1990; Möller u. Zerssen 1986). Insgesamt werden in der Literatur für die ausschließlich neuroleptikabedingte Depression stark schwankende Häufigkeitszahlen angegeben (Bandelow et al. 2000). Atypische Neuroleptika wie Clozapin, Olanzapin und Quetiapin scheinen hingegen eine antidepressive Wirkung zu haben (Olbrich et al. 2004).

Tuberkulostatika ▶ Antibiotika/antivirale Chemotherapeutika/Tuberkulostatika

Vitamine

Das Vitamin-A-Derivat Isoretinoin (13-cis-Retinsäure) wird vor allem in der Behandlung der schweren Akne eingesetzt. In den letzten 15 Jahren mehren sich Berichte über depressive Störungsbilder unter der Therapie mit **Isoretinoin** (Ng et al. 2003). In einer amerikanischen Studie (Scheinmann et al. 1990) fand sich bei 1% von 700 mit Isoretinoin behandelten Patienten eine Depression. Keiner der Patienten hatte eine Vorgeschichte mit affektiven oder anderen psychiatrischen Erkrankungen. Es gab keine Beziehung zur Dosis oder Dauer der Behandlung. Etwa 2–7 Tage nach Beendigung der Therapie mit Isoretinoin bildeten sich die depressiven Symptome vollständig zurück. In einer neueren

Übersichtsarbeit (Wysowski et al. 2001) wird über 431 an die amerikanische »Food and Drug Administration« berichtete Fälle von Depressionen bei Patienten berichtet, die in den Jahren von 1982 bis 2000 mit Isoretinoin behandelt wurden. Dabei mussten sich 110 Patienten einer stationären Behandlung in einem psychiatrischen Krankenhaus unterziehen und es traten 37 Suizidfälle auf. In dieser Untersuchung waren immerhin bis zu 44% der Patienten in der Vorgeschichte ohne Isoretinointherapie bereits einmal an einer depressiven Störung erkrankt. Insgesamt scheint das Risiko für die Entwicklung einer Depression unter Therapie mit Isoretinoin am ehesten für die Gruppe von Patienten mit psychiatrischen Vorerkrankungen erhöht.

Literatur

Adam D, Löscher T, Michel D, Mertens TH (1999) Antiinfektive Chemotherapie. In: Müller-Oerlinghausen B, Lasek R, Düppenbecker H, Munter KH (Hrsg) Handbuch der unerwünschten Arzneimittelwirkungen. Urban & Fischer, München, S 38–109

Ambrose A, Salib B (1999) Amiodarone-induced depression. Br J Psychiat 174: 366–367

Bandelow B, Muller P, Gaebel W (1990) Depressive syndromes in schizophrenic patients after discharge from hospital. ANI Study Group Berlin Düsseldorf Göttingen Munich. Eur Arch Psy Clin N 240: 113–120

Bandelow B, Müller P, Frick U (1992) Depressive syndromes in schizophrenic patients under neuroleptic therapy. ANI Study Group Berlin Düsseldorf Göttingen Munich. Eur Arch Psy Clin N 241: 291–295

Bandelow B, Grohmann R, Rüther E (2000) Unerwünschte Begleitwirkungen der Neuroleptika und ihre Behandlung. In: Möller HJ (Hrsg) Therapie psychiatrischer Erkrankungen. Thieme, Stuttgart, S 217–235

Barabas G, Matthews WS (1988) Barbiturate anticonvulsants as a cause of severe depression. Pediatrics 82: 284–285

Behrend K, Brack J, Tretter F (2003) Opiatentzugsbehandlung. In: Krausz M, Haasen C, Naber D (Hrsg) Pharmakotherapie der Sucht. Karger, Basel, S 40–70

Benson D, Peterson LG, Bartay J (1983) Neuropsychiatric manifestations of antihypertensive medications. Psychiatr Med 1: 205–214

Berger M, Calker D van (2004) Affektive Störungen. In: Berger M (Hrsg) Psychische Erkrankungen. Klinik und Therapie. Urban & Fischer, München, S 542–636

Broich K (1999) Substanzinduzierte unipolare und bipolare Störungen. In: Marneros A (Hrsg) Handbuch der unipolaren und bipolaren Erkrankungen. Thieme, Stuttgart, S 544–551

Brown ES, Suppes T (1998) Mood symptoms during corticosteroidtherapy. A review. Harvrad Rev Psychiat 5: 239–246

Bunney WE, Davis JM (1965) Norepinephrine in depressive reactions. A review. Arch Gen Psychiat 13: 483–494

Calker D van, Walden J (1994) Valproat in der Psychiatrie. W. Zuckschwerdt, München

Chadwick D (1999) Safety and efficacy of vigabatrin and carbamazepine in newly diagnosed epilepsy: a multicentre randomised double-blind study. Vigabatrin European Monotherapy Study Group. Lancet 345: 476–479

Chengappa KNR, Gershon S, Levine J (2001) The evolving role of topiramate among other mood stabilizers in the management of bipolar disorder. Bipolar Disord 3: 215–232

Cohen GD (1990) Prevalence of psychiatric problems in older adults. Psychiatr Ann 20: 433–438

Dassylva B (1993) Verapamil may cause depression. Can J Psychiat 38: 299–300

Derogatis LR, Morrow GR, Feting J (1983) The prevalence of psychiatric disorders among cancer patients. JAMA 249: 751–766

Diaz-Olavarietta C, Cummings JL, Velazquez J (1999) Neuropsychiatric manifestations of multiple sclerosis. J Neuropsych Clin N 11: 51–57

Dimsdale JE, Newton RP, Joist T (1989) Neuropsychological side effects of beta blockers. Arch Int Med 149: 514–525

Duits N, Bos FM (1993) Depressive symptoms and cholesterol lowering drugs. Lancet 341: 114

Engelberg H (1992) Low cholesterol and suicide. Lancet 339: 727

Frank JW, Reed DM, Grove JS (1992) Will lowering population levels of serum cholesterol affect total mortality? J Clin Epidemiol 45: 333–346

Fröscher W, Rösche J (2001) Levetiracetam. Arzneimitteltherapie 19: 275–281

Furin JJ, Mitnick CD, Shin SS et al. (2001) Occurrence of serious adverse effects in patients receiving community-based therapy for multidrug-resistant tuberculosis. Int J Tuberc Lung Dis 5(7): 648–655

Futrell N, Schultz LR, Millikan C (1992) Central nervous system disease in patients with systemic lupus erythematosus. Neurology 42: 1649–1657

Gerstman BB, Jolson HM, Bauer M (1996) The incidence of depression in new users of beta-blockers and selective antihypertensive. J Clin Epidemiol 49: 809–815

Goodwin F, Bunney WE (1971) Depression following reserpine: a reevaluation. Semin Psychiatry 3: 435–448

Gool AR van, Kruit WHJ, Engels FK, Stoter G, Bannink M, Eggermont AMM (2003) Neuropsychiatric side effects of interferon-alfa therapy. Pharm World Sci 25(1): 11–20

Gunduz H, Georges JL, Fleishman S (1999) Quinalapril and depression. Am J Psychiatry 156: 1114–1115

Hoff P (2003) Depressive Syndrome und Alkohol. In: Hegerl U, Hoff P (Hrsg) Depressionsbehandlung unter komplizierenden Bedingungen. Komorbidität-Multimedikation-Geriatrische Patienten. Uni-Med, Bremen, S 70–74

Holdiness M (1987) Neurobiological manifestations and toxicities of the antituberculosis drugs: a review. Med Toxicol 2: 33–51

IFNB Multiple Sclerosis Study Group (1993) Interferon beta-1b is effective in relapsing-remitting multiple sclerosis, I: clinical results of a multicenter, randomized, double-blind, placebo-controlled trial. Neurology 43: 655–661

Jacobs LD, Cookfair DL, Rudnick RA (1996) Intramuscular interferon beta-1a for disease progression in relapsing multiple sclerosis. The Multiple Sclerosis Collaborative Research Group (MSCRF). Ann Neurol 39: 285–294

Jarkova NB, Martenyi F, Masanauskaite D (2002) Mood effect of raloxifene in postmenopausal women. Maturitas 42(1): 71–75

Kanner AM, Nieto JC (1999) Depressive disorders in epilepsy. Neurology 53 (5 Suppl 2): 26–32

Kanowsky S (1994) Age-dependent epidemiology of depression. Gerontology 40 (Suppl 1): 1–4

Kasper S, Jung B (1995) Psychiatrisch relevante Nebenwirkungen der nichtpsychopharmakologischen Pharmakotherapie. Nervenarzt 66: 649–661

Kassler-Taub B, Woodward T, Markowitz TS (1993) Depressive symptoms and pravastatin. Lancet 341: 371–372

Kaufmann DM (2001) Clinical Neurology for Psychiatrists. WB Saunders, Philadelphia, pp 369–392

Keller S, Frishman WH, Nurenberg J (1997) Neuropsychiatric effects of cardiovascular medications. In: Frishman WH, Sonnenblick EH (eds) Cardiovascular Pharmacotherapeutics. McGraw-Hill, New York, pp 1053–1071

Keller S, Frishman WH (2003) Neuropsychiatric effects of cardiovascular drug therapy. Cardiology in Review 11(2): 73–93

Kendler K, Martin N, Heath A, Handelsman D, Eaves L (1988) A twin study of the psychiatric side effects of oral contraceptives. J Nerv Ment Dis 176: 153–160

Keshavan MS (1997) Iatrogenic depression. In: Robertson MM, Katona CLE (eds) Depression and physical illness, vol 6. Wiley & Sons, Chichester

Kiefer F (2003) Spezielle pharmakologische Entzugsstrategien. In: Krausz M, Haasen C, Naber D (Hrsg) Pharmakotherapie der Sucht. Karger, Basel, S 14–22

Lambert MV, Robertson MM (1999) Depression in epilepsy: etiology, phenomenology and treatment. Epilepsia 40 (Suppl 10): 21–47

Laux G (2000) Depressive Episode und rezidivierende depressive Störung. In: Möller HJ, Laux G, Kapfhammer HP (Hrsg) Psychiatrie und Psychotherapie. Springer, Berlin Heidelberg New York Tokio, S 1104–1148

Law MR, Thompson SG, Wald NJ (1994) Assessing possible hazards of reducing serum cholesterol. BMJ 308: 373–379

Lechleitner M, Hoppichler F, Konwalinka G (1992) Depressive symptoms in hypercholesterolaemic patients treated with pravastatin. Lancet 340: 910

Lederberg MS, Holland JC (1995) Psycho-Oncology. In: Kaplan HI, Sadock BJ, Grebb JA (eds) Comprehensive Textbook of Psychiatry/VI. Williams & Wilkins, Baltimore, pp 1570–1592

Leppik E (1995) Tiagabine: the safety landscape. Epilepsia 36 (Suppl 6): 10–13

Lesko LM (1997) Psychologic Issues. In: DeVita VT, Hellman S, Rosenberg SA (eds) Cancer. Principles & Practice of Oncology, 5th edn. Lippincott-Raven, Philadelphia, pp 2879–2891

Levenson J (1993) Cardiovascular disease. In: Stoudemire A, Fogel B (eds) Psychiatric care of the medical patient. Oxford University Press, Oxford

Levinson DF, Devinsky O (1999) Psychiatric adverse events during vigabatrin therapy. Neurology 53: 1503–1511

Lewis WH (1971) Iatrogenic psychotic depressive reaction in hypertensive patients. Am J Psychiat 127: 1416–1417

Lines C (1994) Hazards of reducing cholesterol. BMJ 309: 541

Long T, Kathol R (1993) Critical review of data supporting affective disorder caused by nonpsychotropic medication. Ann Clin Psychiat 5: 259–270

Lyndon RW, Johnson G, McKeough G (1991) Nifedipine induced depression. Br J Psychiatry 36: 447–448

Malone D, Dimeff R (1992) Use of fluoxetine in depression associated with anabolic steroid withdrawal: a case report series. Am J Psychiat 53: 130–132

McConnell HW, Duffy J, Kress K (1994) Behavioral effects of felbamate. J Neuropsych Clin N 6: 323–326

McConnell HW, Duncan D (1998) Behavioral effects of antiepileptic drugs. In: McConnell HW, Snyder PJ (eds) Psychiatric comorbidity in epilepsy. APP, Washington DC, pp 205–244

Miyaoka H, Otsubo T, Kamijima K, Ishii M, Onuki M, Mitamura K (1999) Depression from interferon therapy in patients with hepatitis C. Am J Psychiat 156: 1120–1123

Modighy K, Robak OH, Vestergaard P (1995) Anticonvulsants in Psychiatry. Wrightson Biomedical, Petersfield

Möller HJ, Zerssen D von (1986) Depression in schizophrenia. In: Burrows GD, Norman TR, Rubinstein G (eds) Handbook of studies on schizophrenia, Part I. Elsevier, Amsterdam, pp 183–191

Möller HJ, Praag HM van, Aufdembrinke B (1994) Negative symptoms in schizophrenia: considerations for clinical trials. Psychopharmacology 115: 221–228

Morton S, Lader M (1992) Alpidem and lorazepam in the treatment of patients with anxiety disorders: comparison of physiological and psychological effects. Pharmacopsychiatry 25: 177–181

Mula M, Trimble MR, Lhatoo SD, Sander JWAS (2003) Topiramate and psychiatric adverse events in patients with epilepsy. Epilepsia 44(5): 659–663

Muldoon MF, Barger SD, Ryan CM (2000) Effects of lovastatin on cognitive function and psychosocial well-being. Am J Med 108: 538–547

Mulrow LD (1995) Case-finding instruments for depression in primary care settings. Ann Int Med 122: 913–921

Musselmann DL, Lawson DH, Gumnick JF et al. (2001) Paroxetine for the prevention of depression induced by high-dose interferon alpha. N Engl J Med 344: 961–966

Naber D, Sand P, Heigl B (1996) Psychopathological and neuropsychological effects of 8-days' corticosteroid treatment. Psychoendocrinology 21: 25–31

Neaton JD, Blackburn H, Jacobs D (1992) Serum cholesterol level and mortality findings for men screened in the Multiple Risk Factor Intervention Trial. Arch Int Med 152: 1490–1500

Ng CH, Schweitzer I (2003) The association between depression and isoretinoin use in acne. Aus NZ J Psychiat 37: 78–84

Nickelsen T, Lufkin EG, Riggs BL (1999) Raloxifene hydrochloride, a selective estrogen receptor modulator: safety assessment of effects on cognitive function and mood in postmenopausal women. Psychoneuroendocinology 24(1): 115–128

Okada F (1985) Depression after treatment with thiazide diuretics for hypertension. Am J Psychiat 142: 1101–1102

Olbrich HM, Leucht S, Fritze J, Lanczik MH, Vauth R (2004) Schizophrenien und andere psychotische Störungen. In: Berger M (Hrsg) Psychische Erkrankungen. Klinik und Therapie. Urban & Fischer, München, S 454–540

Olden K, Lydiard R (1996) Gastrointestinal disorders. In: Rundell J, Wise M (eds) Consultation-Liaison-Psychiatry. American Psychiatric Press, Washington

Patten SB, Love EJ (1993) Can drugs cause depression? A review of the evidence. J Psychiatr Neurosci 18: 92–102

Patten SB, Love EJ (1994) Neuropsychiatric adverse reactions: passive reports to Health and Welfare Canada's Adverse Reaction Database (1965–present). Int J Psychiat Med 24: 45–62

Patterson JF (1989) Depression associated with enalapril. South Med J 82: 402–403

Paykel ES, Flemminger R, Watson JP (1982) Psychiatric side effects of antihypertensive drugs other than reserpine. J Clin Psychopharmacol 2: 14–39

Pekkanen J, Nissien A, Punsar S (1989) Serum cholesterol and the risk of accidental or violent death in a 25 year follow-up. The Finnish Cohorts of the Seven Countries Study. Arch Int Med 149: 1589–1591

Pfeiffer HJ, Greenblatt DJ, Koch-Weser J (1976) Clinical use and toxicity of intravenous lidocaine (a report from the Boston Collaborative Drug Surveillance Programm). Am Heart J 92: 168–173

Pollak Y, Yirmiya R (2002) Cytokine-induced changes in mood and behaviour: implications for ›depression due to a general medical condition‹, immunotherapy and antidepressive treatment. Int J Neuropsychoph 5: 389–399

Pope H, Katz D (1988) Affective psychotic symptoms associated with anabolic drug use. Am J Psychiat 145: 487–490

Prüter C (2003a) Depressive Syndrome bei malignen Erkrankungen. In: Hegerl U, Hoff P (Hrsg) Depressionsbehandlung unter komplizierenden Bedingungen. Komorbidität-Multimedikation – Geriatrische Patienten. Uni-Med, Bremen, S 64–70

Prüter C (2003b) Depressive Syndrome bei Epilepsien. In: Hegerl U, Hoff P (Hrsg) Depressionsbehandlung unter komplizierenden Bedingungen. Komorbidität-Multimedikation – Geriatrische Patienten. Uni-Med, Bremen, S 38–44

Prüter C, Norra C (2002) Depressive Störungen und ihre Behandlung bei Epilepsiepatienten. Nervenheilkunde 21: 372–378

Prüter C, Norra C (2005) Mood disorders and their treatment in patients with epilepsy. J Neuropsych Clin N 17: 20–28

Rauch SL, Stern TA, Zusman RM (1991) Neuropsychiatric considerations in the treatment of hypertension. Int J Psychiat Med 21: 291–308

Ring HA, Reynolds EH (1990) Vigabatrin and behaviour disturbances. Lancet 335: 970–971

Robertson MM, Katona CLE (1997) Depression and physical illness. Wiley, Chichester

Rösche J, Uhlmann C, Möller AA (2004) Psychische Störungen. In: Fröscher W, Vasella F, Hufnagel A (Hrsg) Die Epilepsien. Grundlage-Klinik-Behandlung. Schattauer, Stuttgart, S 243–262

Ryback RS, Brodsky L, Munasifi F (1997) Gabapentin in bipolar disorder. J Neuropsychiatry 9: 301–305

Sadek A, Fix A, French J (2002) Levetiracetam-related behavioural adverse events: a post marketing study. Epilepsia 43: 151

Sadovnick AD, Remick RA, Allen J (1996) Depression and multiple sclerosis. Neurology 46: 628–632

Salzberg MR, Vajda FJE (2001) Epilepsy, depression and antidepressant drugs. J Clin Neurosci 8(3): 209–215

Schäfer M, Engelbrecht MA, Gut O, Fiebich BL, Bauer J, Schmidt F, Grunze H, Lieb K (2002) Interferon alpha (IFN-α) and psychiatric syndromes. A review. Prog Neuro-Psycho 26: 731–746

Schäfer M, Schwalger M, Pich M, Lieb K, Heinz A (2003) Neurotransmitter changes by interferon-alpha and therapeutic implications. Pharmacopsychiatry 36 (suppl 3): 203–206

Scheinmann PL, Peck GL, Rubinow DR, DiGiovanna JJ, Abangan DL, Ravin PD (1990) Acute depression from isoretinoin. J Am Acad Dermatol 22: 1112–1114

Schildkraut JJ (1965) The catecholamine hypothesis of affective disorders: a review of supporting evidence. Am J Psychiat 122: 509–522

Schleifer S, Slater W, Macari-Hinson M (1991) Digitalis and beta-blocking agents: effects on depression following myocardial infarction. Am Heart J 121: 1397–1402

Schmitz B (2002) Effects of antiepileptic drugs on behaviour. In: Trimble MR, Schmitz B (eds) The Neuropsychiatry of Epilepsy. Cambridge University Press, Cambridge, pp 241–255

Schwarz R (1995) Psychoonkologie. In: Faust V (Hrsg) Psychiatrie. Ein Lehrbuch für Klinik, Praxis und Beratung. Gustav Fischer, Stuttgart, S 561–568

Semenchuk MR, Labiner DM (1997) Gabapentin and lamotrigine: prescribing guidelines for psychiatry. J Prac Psych and Behav Hlth 12: 334–342

Smith GD, Shipley MJ, Marmot MG et al. (1994) Plasma cholesterol concentrations and mortality: the Whitehall Study. JAMA 267: 70–76

Soares C, Poitras JR, Prouty J (2003) Effect of reproductive hormones and selective estrogen receptor modulators on mood during menopause. Drugs Aging 20(2): 85–100

Soyka M, Preuss UW (2000) Körperlicher Entzug. In: Möller HJ (Hrsg) Therapie psychiatrischer Erkrankungen. Thieme, Stuttgart, S 584–604

Stewart RA, Sharples KJ, North FM (2000) Long term assessment of psychological well-being in a randomized placebo-controlled trail of cholesterol reduction with pravastatin. Arch Int Med 160: 3144–3152

Sternbach H, State R (1997) Antibiotics: Neuropsychiatric effects and psychotropic interactions. Harvard Rev Psychiatry 5: 214–226

Strickler R, Stovall DW, Meritt D (2000) Raloxifene and estrogen effects on quality of life in healthy postmenopausal women: a placebo-controlled randomized trial. Obstet Gynecol 96(3): 359–365

Thiessen B, Wallace S, Blackburn J (1991) Increased prescribing of antidepressant subsequent to beta-blocker therapy. Arch Int Med 150: 2286–2290

Tiegs G (1999) Immuntherapeutika. In: Müller-Oerlinghausen B, Lasek R, Düppenbecker H, Munter KH (Hrsg) Handbuch der unerwünschten Arzneimittelwirkungen. Urban & Fischer, München, S 306–316

Trimble MR (2000) Anticonvulsants and behaviour: the profile of new drugs with respect to psychosis and depression. Epilepsia 41 (Suppl Florence): 114

Vega P, Sweetland A, Acha J, Castillo H, Guerra D, Smith Fawzi MC, Shin S (2004) Psychiatric issues in the management of patients with multidrug-resistant tuberculosis. Int J Tuberc Lung Dis 8(6): 749–759

Wada K, Yamada N, Sato T, Suzuki H, Miki M, Lee Y, Akiyama K, Kuroda S (2001) Corticosteroid-induced psychotic and mood disorders. Psychosomatics 42(6): 461–466

Wardle J, Rogers P, Judd P (2000) Randomized trial of the effects of cholesterol-lowering dietary treatment on psychological functioning. Am J Med 108: 547–553

Wysowski DK, Pitts M, Beitz J (2001) Depression and suicide in patients treated with isoretinoin. N Engl J Med 344: 460–466

Farbtafeln

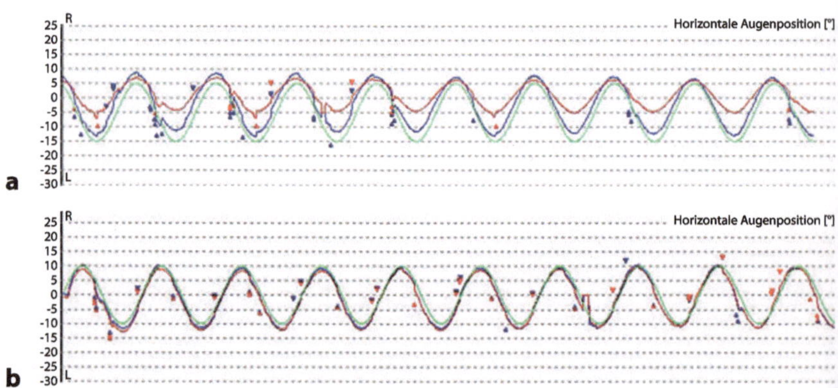

◘ Abb. 11.1 a, b. Darstellung des präsynaptischen Dopamintransporters mittels DAT-Scan. **a** Bei einer Patientin mit medikamentös-bedingtem Parkinson-Syndrom zeigt sich eine normale und seitengleiche Belegung im Striatum. **b** Bei einem Patienten mit linksseitig betontem Morbus Parkinson fällt eine Minderbelegung vor allem im Putamen auf, die entsprechend der Klinik rechtsseitig stärker ausgeprägt ist

◘ Abb. 14.1 a, b. Nachweis einer internukleären Ophthalmoplegie mittels der Video-okulographie. Der 21-jährige Patient mit Psychose (Phasenprophylaktikum/Antidepressivum) klagte über intermittierende Unsicherheit beim Laufen, die von unsystematischem Schwindel begleitet wurde. **a** Man erkennt das Adduktionsdefizit des rechten Auges (*rote Linie*) und einen angedeuteten dissoziierten Nystagmus des linken Auges beim Blick nach rechts. Die *grüne Linie* gibt das Reizsignal wieder, **b** zeigt eine komplette Normalisierung des Befundes ca. 50 min später. Zu diesem Zeitpunkt war der Patient beschwerdefrei. (Mit freundlicher Genehmigung von Frau V. Mannartz – VOG-Labor)

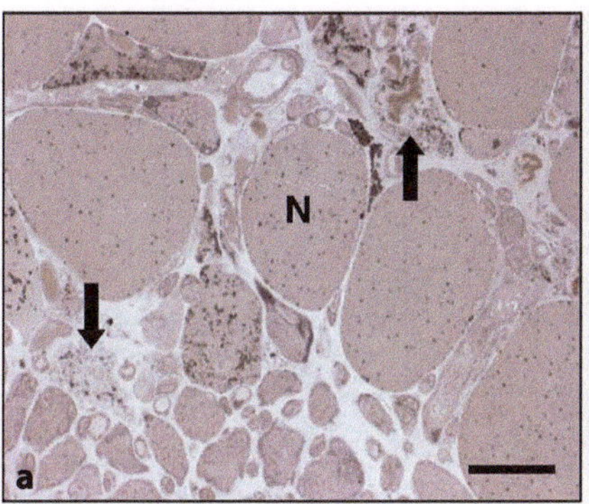 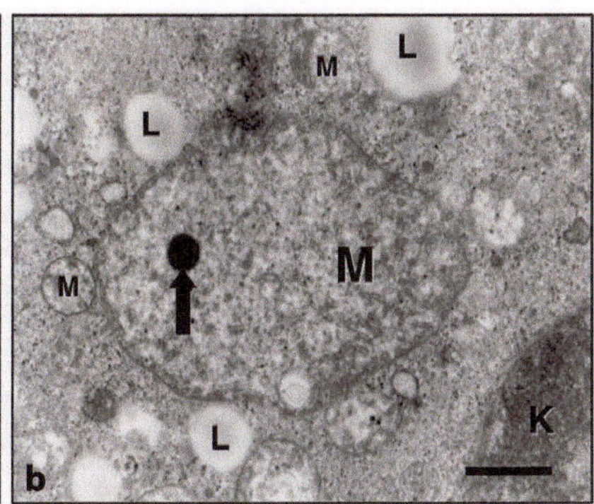

◘ Abb. 19.1 a, b. Myopathie bei HIV-Infektion und Zidovudintherapie. **a** Ausgeprägte, z. T. gruppenförmige (*links unten*) Muskelfaseratrophie (*N:* normal große Muskelfaser mit einem Durchmesser von 50 µm), nekrotische Muskelfasern (*Pfeile*) und erhebliche Akkumulation granulären osmiophilen (*schwarzen*) Materials, das überwiegend Lipidtropfen entspricht. Kunstharzeinbettung, Semidünn-Querschnitt, Paraphenylendiamin-Färbung. Maßstab: 40 µm. **b** Elektronenmikroskopische Abbildung. Ein stark vergrößertes (*großes »M«*) Mitochondrion in einer Muskelfaser weist eine Proliferation vesikulärer Elemente und einen globoiden Einschluss (*Pfeil*) auf. Die kleinen »*M*« markieren normal große Mitochondrien. Im Sarkoplasma finden sich stark vermehrte Lipidtropfen. *K:* Muskelfaserkern. Maßstab: 5 nm

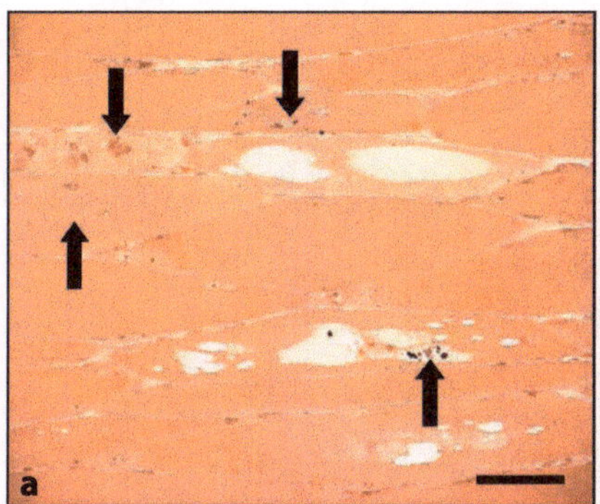 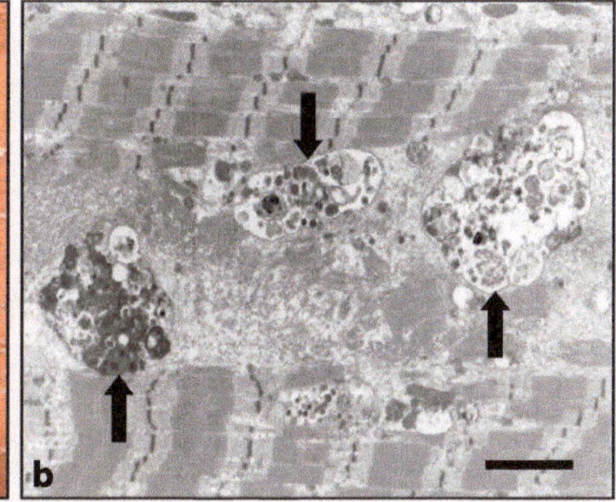

◘ Abb. 19.2 a, b. Colchicin-Myopathie bei Mittelmeerfieber. **a** Ausgeprägte Vakuolisierung der Muskelfasern in Kombination mit unterschiedlich osmiophilen (*schwarzen*) Ablagerungen (*Pfeile*). Kunstharzeinbettung, Semidünn-Längsschnitt, Paraphenylendiamin-Färbung. Maßstab: 50 µm. **b** Elektronenmikroskopische Abbildung. In einer Zone myofibrillärer Auflösung liegen die für diese Myopathieform typischen pleomorphen granulären Ablagerungen in Vakuolen. Maßstab: 1 µm

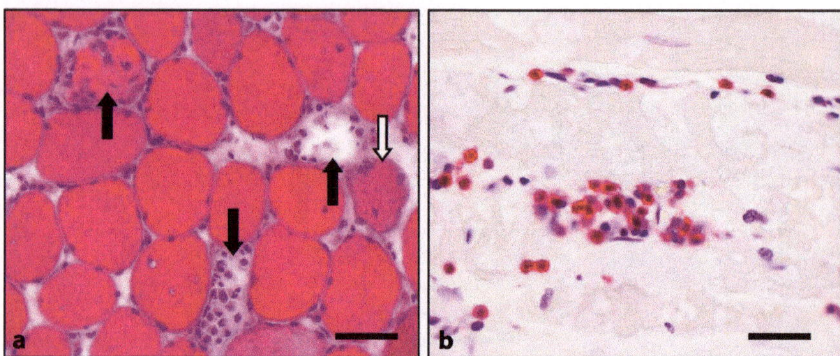

◨ **Abb. 19.3 a, b.** Statin-Myopathie. **a** Akute nekrotisierende Myopathie mit zahlreichen Muskelfasernekrosen in verschiedenen Phasen des Abbaus (*dunkle Pfeile*). Eine basophile Muskelfaser (*heller Pfeil*) zeigt eine Muskelfaserregeneration an. Gefrierquerschnitt, HE-Färbung. Maßstab: 40 μm. **b** Bei Statinmyopathie besteht nicht selten eine erhebliche entzündliche Komponente. In diesem Fall (gleicher Patient wie in **a**) finden sich im Endomysium Ansammlungen von CD45R0-immunreaktiven T-Zellen (*rot*) als Zeichen einer Myositis. Gefrier-Längsschnitt, Immunhistochemie mit Hämalaun-Gegenfärbung. Maßstab: 40 μm

Sachverzeichnis

A

Abciximab   37
Acebutolol   332
ACE-Hemmer   371
Acetazolamid   429
Acetylsalizylsäure   290, 291
Aciclovir   55
Almitrin   318
alpha-Methyldopa   90, 428
alpha-2-Methyldopa   370
Amantadin   395, 427
Aminoglykoside   330
Aminophyllin   14
Amiodaron   192, 225, 233, 260, 261, 270,
    271, 312, 313, 344, 399, 437
Amitriptylin   125, 169, 194, 262, 315, 316,
    393, 366
Amoxapin   224
Amphotericin B   56, 208
Analgetika, nichtsteroidale Antiphlostika
    (NSAID)   366, 391
Antidepressiva, trizyklische   366
Antihypertensiva   370
Antikonvulsiva   371
Antimalariamittel   392
Antipsychotika (Neuroleptika), 372,373
Aprenolol   260
Atenolol   135, 394, 429
Atracurium   350
Azetylsalizylsäure   36, 121, 391
Azidothymidin   345

B

Baclofen   56, 100, 101, 139, 140, 171
Benperidol   146
beta-Blocker   370
Betahistidin   132
Bismuth   244

Bortezomib   319
Botulinumtoxin   332, 333
Bromocriptin   395
Bromvalerylurea   244

C

Capreomycin   427
Carbamazepin   94, 128, 170, 241, 258, 331,
    372, 394
Carboplatin   256, 295
Cephalosporine   392, 426, 427
Cerivastatin   351
Chemotherpeutika   375
Chinidin   257
Chinin   292
Chloramphenicol   271
Chloroquin   257, 272, 306, 333, 334, 346
Chlorpromazin   173
Chlorprothixen   146
Cholestyramin   438
Cimetidin   133, 195, 225, 244, 397, 434
Cinnarizin   209, 225
Ciprofloxacin   26, 331
Cisplatin   62, 256, 278, 296, 309, 310
Citalopram   124, 194, 212
Clarithromycin   427
Clomethiazol   106
Clomipramin   194, 262
Clonidin   90, 133, 370, 428
Clopenthixol   146
Clopidogrel   37
Clozapin   51, 147, 173, 197, 211, 221, 373,
    396, 439
Colchicin   347
Cotrimoxazol   186
Cyclophosphamid   213
Cycloserin   426
Cyclosporin A   14, 62, 63, 195, 213, 242, 348
Cytarabin   242, 243, 296
Cytokine   392
Cytosinarabinosid   213, 375

D

Dantrolen 101
Dapson 306
Decarbazin 433
Deferoxamin 274
Delirs 393
Desipramin 393
Dexamethason 435
Diazepam 170, 398
Diazoxid 225
Diclofenac 121
Dideoxycytidin 305
Dideoxyinosin 305
Digoxin (Digitalispräparate) 399
Dimenhydrinat 132
Diphenhydramin 132
Dipyridamol 8
Disulfiram 244, 316
Diuretika 370
Domperidon 210, 222
D-Penicillamin 334, 349

E

Ehtionamid 426
Enalapril 429
Enfluran 167
Etacrynsäure 255, 294
Ethambutol 272, 273

F

Famotidin 133, 434
Felbamat 9, 430
Flunarizin 127, 209, 225
Fluorouracil 243

5-Fluorouracil 242, 376, 256
Fluoxetin 124, 194, 212
Flupentixol 146
Fluphenazin 211, 220
Flupirtin 75
Flurazepam 398
Fluvoxamin 124, 194, 212
Fungizide 392
Furosemid 255, 294

G

Gabapentin 95, 130, 331
Glutethimid 244
Glyzeroltrinitrat 12
Goldsalze 319
Granisetron 9
Guanabenz 134
Gyrasehemmer 415, 427

H

Haloperidol 146, 211, 220, 372, 396
Heparin 38, 49
Hydralazin 394
Hydrochloroquin 346
Hydrochlorothiazid 137
Hydroxychloroquin 272
Hydroxyurea 306
Hypothyreose, 423

I

Ibuprofen 121, 183, 184
Imipramin 125, 169, 194, 262, 368, 393
Indometacin 122

Interferon-alpha (IFN-α)   143, 275, 293, 320,
335, 376, 436, 437
Interferon-beta (IFN-β)   143, 293, 436
Interferone   11
Interferon-gamma (IFN-γ)
Interleukin-2   376
Iproniazid   246
Isofluran   167
Isoniazid   169, 235, 273, 274, 307, 427
Isoretinoin (13-cis-Retinsäure)   439
Isosorbitdinitrat   12
Isosorbitmononitrat   12

K

Kalziumantagonisten   371
Ketamin   167
Kortikosteroide   376

L

Lamotrigin   96, 131, 260, 394
L-Asparaginase   376, 433
L-Dopa   97, 223
Levamisol   367
Levetiracetam   96, 430
Levodopa   138, 395
Levomepromazin   147
Lidocain   399, 437
Lithium   27, 28, 58, 59, 107, 150, 197, 209,
236, 237, 263, 317, 376
Lovastatin   351, 438

M

Magnesiumsulfat   336
Makrolide   331

Maprotilin   169, 368
Mebhydrolin   225
Meclozin   132
Mefloquin   257, 427
Melperon   147
Metamizol   261
Metformin   85
Methadon   261
Methotrexat   49, 64, 65, 376
Methyldopa   134, 394
Methylphenidat   153
Methysergid   225
Metoclopramid   127, 210, 222
Metoprolol   135
Metronidazol   235, 307
Mianserin   80, 368
Minozyklin   26
Mirtazapin   80, 125, 393
Moclobemid   123, 194
Modafinil   153
Morphine   391
Moxonidin   90

N

Nalixidinsäure   26
Naproxen   185
Nateglinid   85
Neurotransmission
– adrenerge   365
– dopaminerge   365
– serotonerge   365
Nifedipin   429
Nitrofurantoin   308, 309, 427
Nomifensin   368
Nonbenzodiazephinhypnotika   374
Norfloxacin   331
Norpethidin   391
Nortriptylin   369

Sachverzeichnis

O

Ofloxazin   26
OKT$_3$ 185
Olanzapin   104, 211, 222, 439
Omeprazol   276
Ondansetron   9
Oxcarbarzepin   96, 241

P

Paclitaxel   296
Pancuronium   350
Paracetamol   391
Paroxetin   124, 194, 212
Penicillamin   320
Penicilline   168, 331, 392, 426, 427
Perazin   147
Pergolid   395
Perhexilin   314
Perhexilinmaleat   244
Pethidin   391
Phenelzin   368
Phenobarbital   170, 259, 371, 394, 429
Phenothiazine   396
Phenprocoumon   39
Phenylbutazon   122
Phenytoin   131, 170, 238, 239, 240, 259, 317,
    331, 371, 394, 429,
Pimozid   211
Pindolol   135, 198
Pipamperon   147
Practolol   332
Pravastatin   351, 438
Prazosin   428
Prednison   433, 434
Primidon   259, 371, 394, 429
Procainamid   399, 437
Procarbazin   433
Promazin   173
Promethazin   147

Propafenon   260
Propranolol   135, 332, 394, 429
Propofol   167, 51, 97, 244
Prothipendyl   147
Protionamid   427

Q

Quetiapin   104, 211, 222, 439
Quinapril   429
Quinidin   399
Quinolone   392

R

Ranitidin   133, 397, 434
Rimantadin   427
Repaglinid   85
Reserpin   134, 427, 428
Risperidal   211
Risperidon   104, 221, 373, 396

S

Scopolamin   125
Selegilin   395
Sertralin   124, 194, 212
Sevofluran   167
Sildenafil   13, 276, 277
Simvastatin   351, 438
Stavudin   305
Streptomcin   254
substanzinduzierte affektive Störung
– diagnostische Kriterien   424
– nach DSM-IV-TR   424
Sulpirid   127
Sultiam   430

T

Tacrolismus   65, 66, 196, 242
Tadalafil   13
Tamoxifen   279, 433
Taxol   310
Tetrazykline   25, 331
Thalidomid   321, 322
Theophyllin   14, 141, 175, 198
Thiaziddiuretika   394
Thioridazin   147, 396
Tiabendazol   427
Tiagabin   430
Tiaprid   145
Timolol   332
Tirofiban   37
Tizanidin   100, 101, 139, 140
Tocainid   399
Topiramat   394, 430, 96
t-PA   41
Tranylcypromin   124, 368
Trazodon   80, 369
Trifluorpromazin   127, 173
Trihexiphenidyl   145
Tropisetron   9, 128

V

Valproat   61, 131, 170, 171, 199, 213, 371, 394
Vancomycin   293
Vardenafil   13
Vecuronium   350
Venlafaxin   125, 393
Verapamil   429
Vesanoid   49
Vigabatrin   277, 278, 430
Vinblastin   433
Vincristin   280, 296, 311, 312, 353, 433
Vitamin A   29
Vitamin-B_6 321

W

Warfarin   39

Z

Zaleplon   152, 398
zentrale anticholinerge Syndrome   390
Zolpidem   152, 374, 398
Zopiclon   152, 398